AF509597

MANUEL

D'ACCOUCHEMENT

ET DE

PATHOLOGIE PUERPÉRALE

BIBLIOTHÈQUE DE L'ÉLÈVE ET DU PRATICIEN

Collection publiée dans le format in-18 jésus. Cartonnage diamant, tranches rouges

OUVRAGES PARUS DANS CETTE COLLECTION :

Histoire de la Médecine, d'Hippocrate à Broussais et ses successeurs, par le Dr J.-M. Guardia. 1 vol. de 600 pages. Prix.................... 7 fr. »

Manuel pratique de Médecine mentale, par le Dr E. Régis, ancien chef de clinique de la Faculté de médecine de Paris à Sainte-Anne, précédé d'une préface de M. B. Ball, professeur de Clinique des maladies mentales à la Faculté de Médecine de Paris. 1 vol. de 600 pages avec planches. Prix.......................... 7 fr. 50

Manuel pratique de Laryngoscope et de Laryngologie, par le Dr G. Poyet, ancien interne des hôpitaux de Paris. 1 vol. de 400 pages avec 30 figures de texte et 24 dessins chromolithographiques hors texte. Prix.................... 7 fr. 50

Manuel pratique des Maladies de l'Oreille, par le Dr P. Guerder. 1 vol. de 320 pages. Prix.. 5 fr. »

Manuel d'Ophtalmoscopie, par le Dr A. Landolt, directeur du laboratoire d'opthalmologie à la Sorbonne. 1 vol. avec figures dans le texte. Prix........... 3 fr. 50

Hygiène de la Vue, par le Dr G. Sous (de Bordeaux). 1 vol. de 350 pages avec 67 figures. Prix.. 6 fr. »

Manuel d'Accouchement et de Pathologie puerpérale, par le Dr A. Corre. 1 volume de 650 pages avec 80 figures et 4 planches chromolithographiées hors texte Prix.. 6 fr. »

Traité pratique des Maladies des organes sexuels, par le Dr Langlebert. 1 vol. de 550 pages avec figures. Prix.. 7 fr. »

Manuel clinique de l'Analyse des Urines, par P. Yvon, pharmacien de 1re classe, ancien interne des hôpitaux de Paris. 2e édition, revue et augmentée. 1 vol. de 320 pages, avec 37 figures dans le texte et 4 planches hors texte. Prix..... 6 fr. »

Manuel pratique des Maladies de la Peau, par le Dr F. Berlioz, professeur à l'Ecole de médecine de Grenoble. 1 vol. de 500 pages. Prix............. 6 fr. »

Traité pratique de Massage et de Gymnastique médicale, par le Dr J. Schreiber, ancien professeur libre à l'Université de Vienne, membre des Sociétés d'Hygiène et d'Hydrologie de Paris. 1 vol. de 350 p. avec 117 figures dans le texte. Prix. 7 fr. »

Manuel pratique de Médecine thermale, par le Dr H. Candellé, ancien interne des hôpitaux de Paris, membre de la Société d'Hydrologie médicale. 1 vol. de 450 pages. Prix.. 6 fr. »

Guide thérapeutique aux Eaux minérales et aux Bains de mer, par le Dr Campardon avec une préface de M. Dujardin-Beaumetz. 1 vol. de 300 pages. Prix. 5 fr. »

Manuel d'Hygiène et d'Education de la première Enfance, par le Dr Bourgeois, médecin-major de la Garde républicaine. 1 vol. de 170 pages. Prix... 3 fr. »

Des Vers chez les enfants et des Maladies Vermineuses, par le Dr Elie Goubert. Ouvrage couronné (médaille d'or) par la Société protectrice de l'Enfance. 1 vol. de 180 pages, avec 60 figures dans le texte. Prix....... .... 4 fr. »

Nouveaux éléments d'Histologie, par le Dr R. Klein, professeur adjoint d'anatomie et de physiologie à l'Ecole médicale de Saint-Bartholomew's hospital de Londres, traduit de l'anglais et augmenté de nombreuses notes, par le Dr G. Variot, chef de clinique des Enfants assistés et préparateur des travaux d'histologie de la Faculté de médecine de Paris, et précédé d'une préface du professeur Ch. Robin. 1 vol. de 540 pages avec 183 figures dans le texte. Prix..................•...... 8 fr. »

Manuel de Dissection des Régions et des Nerfs, par le Dr Charles Auffret, professeur d'Anatomie et de Physiologie à l'Ecole de médecine navale de Brest. 1 vol. de 471 pages, avec 60 figures originales dans le texte exécutées pour la plupart d'après les préparations de l'auteur. Prix.................................... 7 fr. »

Manuel pratique de Médecine militaire, par le Dr Auder, médecin-major à l'Ecole spéciale militaire de St-Cyr. 1 vol. de 300 p., avec pl. hors texte. Prix.... 5 fr. »

Guide du Médecin et du Pharmacien de Réserve de l'armée territoriale et du Médecin auxiliaire, par A. Petit, médecin-major de 1re classe, attaché à la direction du service de santé du 16e corps d'armée. 1 vol. de 250 pages, avec figures et planches en couleur. Prix.. 5 fr. »

MANUEL

D'ACCOUCHEMENT

ET DE

PATHOLOGIE PUERPÉRALE

PAR LE

Dr A. CORRE

Avec 80 figures dans le texte

ET QUATRE PLANCHES EN COULEUR HORS TEXTE

PARIS

OCTAVE DOIN, ÉDITEUR

8, PLACE DE L'ODÉON, 8

—

1885

Tous droits réservés.

PRINCIPAUX TRAVAUX DE L'AUTEUR

La pratique de la chirurgie d'urgence, 1872.

La mère et l'enfant dans les races humaines, 1882.

Traité des fièvres bilieuses et typhiques des pays chauds, 1883.

ÉVREUX, IMPRIMERIE DE CHARLES HÉRISSEY

PRÉFACE

Nous devons dire pourquoi nous avons écrit ce manuel, après tant d'autres, que n'abandonne pas la faveur du public médical, et avec juste raison.

C'est que, dans la plupart des livres consacrés à la science des accouchements, les matières, souvent présentées d'une façon un peu confuse, ou sont exposées avec une trop grande minutie de détails, ou sont l'objet d'une description trop sommaire. L'étudiant et le jeune médecin se perdent dans la lecture des grands traités ; mais, s'ils se reportent vers les manuels, ils n'y rencontrent rien qui élève leurs connaissances au-dessus du savoir limité de la sage-femme (à part la description de quelques opérations).

La pathologie relative à la grossesse et à l'état puerpéral a surtout été négligée : c'est par elle, cependant, que, dans la pratique usuelle, le médecin soutiendra la supériorité de sa situation et l'honneur attaché à son titre.

Nous avons voulu condenser, dans ce volume,

un grand nombre de renseignements nécessaires à l'étudiant qui aspire au doctorat, et au médecin qui débute en la carrière. Nous nous sommes efforcé d'être complet, avec concision et sans banalité, et surtout de faire connaître l'état de la science dans le domaine des maladies puerpérales et de la chirurgie obstétricale. Nous avons conservé notre indépendance d'opinions sur certains points de doctrine. Mais nous nous empressons de déclarer que nous avons pris, comme base de notre rédaction, les travaux récents émanés des maîtres de la Faculté de Paris et de leurs élèves les plus distingués : c'est à l'abri de noms connus de tous, et que l'on trouvera cités presque à chaque page de notre livre, que nous prenons confiance, en présentant celui-ci au public qui le doit juger.

Nous avons consacré trois chapitres à la physiologie, à l'hygiène et à la pathologie du nouveau-né, estimant que les soins de l'accoucheur ne s'arrêtent pas à la femme qui vient d'accomplir l'acte parturitif, mais qu'ils doivent s'étendre à l'enfant, pendant les premières semaines de son existence.

Dr A. CORRE.

MANUEL D'ACCOUCHEMENT
ET DE PATHOLOGIE PUERPÉRALE

PREMIÈRE PARTIE

ANATOMIE ET PHYSIOLOGIE DES ORGANES DE LA GÉNÉRATION CHEZ LA FEMME

CHAPITRE PREMIER

BASSIN : DÉFINITION ET IMPORTANCE OBSTÉTRICALE. — SQUELETTE : OS ET ARTICULATIONS, ÉTUDE D'ENSEMBLE. — PARTIES MOLLES DE REVÈTEMENT.

I. — DÉFINITION ET IMPORTANCE OBSTÉTRICALE DU BASSIN.

Le bassin est une cavité osseuse, irrégulièrement conique, évasée à sa partie supérieure, plus étroite et comme tronquée à sa partie inférieure, cavité revêtue de parties molles à l'extérieur et à l'intérieur, servant de base de sustentation au tronc dans la plupart des attitudes, contenant et protégeant le rectum, la vessie et les organes internes de la génération. Il renferme l'utérus, chargé du produit de la conception encore aux premiers mois de son développement, et, plus tard, donne passage à ce produit, devenu le fœtus apte à vivre : il règle l'accouchement, et à ce titre, il doit être étudié dans ses principaux détails anatomiques.

II. — SQUELETTE DU BASSIN.

A. — *Os et articulations.*

Le bassin est constitué par *quatre os*; — deux impairs, médians, symétriques, fermant la cavité en arrière, et la reliant à la colonne vertébrale, dont ils sont la continuation : le *sacrum*, os en forme de coin, obliquement dirigé de haut en bas et d'avant en arrière, à base supérieure donnant lieu, par sa réunion angulaire avec la colonne lombaire, à une saillie antérieure appelée le *promontoire* ou *l'angle sacro-vertébral*, et à sommet inférieur, ramené quelque peu en avant grâce à l'incurvation longitudinale de l'os; le *coccyx*, sorte de réduction du précédent, dont il continue la courbe en l'exagérant par sa direction en avant; — deux pairs, insymétriques, délimitant la cavité sur les côtés et en avant, où ils s'adossent l'un à l'autre, séparés en arrière par le sacrum , les *os coxaux* ou *iliaques :* leur forme est celle d'un quadrilatère irrégulier, tordu vers sa partie moyenne et décomposable en trois parties :

Une supérieure, large, étalée, offrant des insertions musculaires puissantes en dehors ; en dedans, une surface lisse et légèrement excavée *(fosse iliaque interne),* que limite inférieurement une crête arrondie (*ligne* ou *crête innominée*);

Une moyenne, répondant à l'articulation de l'os avec la tête du fémur, creusée en dehors, pour cette articulation, d'une *cavité* dite *cotyloïde*, et, en dedans, lisse et plane ;

Une inférieure, comparable à un triangle largement évidé au centre *(trou ovale* ou sous-pubien), fermé à son angle inféro-externe par une grosse tubérosité (*ischion*), à son angle antéro-interne par une lame épaisse, s'adossant à sa congénère du côté opposé (*pubis*) ; à son angle supéro-externe, par l'union des branches que l'ischion et le pubis envoient vers la cavité cotyloïde : deux autres branches, qui, de ces mêmes saillies, vont à l'encontre l'une de l'autre suivant une direction ascendante et descendante, délimitent de chaque côté ce qu'on appelle l'*arcade pubienne*, large concavité ouverte en bas.

La circonférence de l'os iliaque comprend :

Un bord supérieur, épais, contourné en S, qui limite en haut la portion évasée ou supérieure de l'os (*crête iliaque*) ;

Un bord antérieur, à concavité antéro-externe, sinueux, étendu de l'extrémité antérieure du précédent (*épine iliaque antéro-supérieure*) à la partie interne et supérieure du pubis (*épine du pubis*, qu'il ne faut pas confondre avec une saillie regardant en arrière, dont Budin a fait ressortir l'importance obstétricale et qu'il conviendrait d'appeler épine *intérieure* du pubis) : on distingue, sur ce bord, en dedans de la gouttière du muscle psoas-iliaque, une *éminence* lisse et arrondie dite *ilio-pectinée* ;

Un bord inférieur compris entre le pubis et l'ischion

et formant, à sa partie supérieure, la *surface d'articulation du pubis*, épaisse et elliptique ; à sa partie inférieure, amincie, la demi-arcade du pubis ;

Un bord postérieur, étendu de l'extrémité postérieure de la crête iliaque (*épine iliaque postéro-supérieure*) à l'ischion, très échancré, offrant, vers la partie moyenne de sa concavité, l'*épine sciatique*, qui la partage en deux échancrures (*grande et petite échancrures sciatiques*), et, tout à fait en arrière, la *surface auriculaire* d'articulation avec le sacrum (oblique en bas, en arrière et en dedans).

Le sacrum s'articule avec la colonne vertébrale suivant les modes d'articulation des vertèbres entre elles (amphiarthrose ou symphyse au centre, arthrodies sur les côtés). Les os iliaques s'articulent avec les fémurs par énarthrose.

L'*articulation du sacrum et du coccyx* est une sorte d'arthrodie plutôt qu'une symphyse : elle permet au coccyx de se mouvoir sur le sacrum, grâce à l'existence d'une petite synoviale, et la pointe coccygienne peut ainsi se redresser en arrière dans une étendue de 2 centimètres et même 2 centimètres et demi.

Les articulations des os iliaques avec le sacrum (*articulations sacro-iliaques*) et de leurs portions pubiennes entre elles (*articulation pubienne*) sont des symphyses. Les uns considèrent ces symphyses, chez la femme adulte, comme assez lâches, pour mériter presque le nom d'arthrodie et permettre des mouvements d'ampliation utiles dans l'accouchement (Lenoir) ; les autres déclarent que les mouvements sont à peu près nuls, et que la pluralité des pièces osseuses au bassin a seulement pour but d'assurer une meilleure protection aux organes contre les traumatismes, par la décomposition des chocs transmis de haut en bas ou de bas en haut (Depaul).

B. — *Bassin en général.*

La surface intérieure du bassin, qui seule intéresse l'accoucheur, se divise en quatre régions.

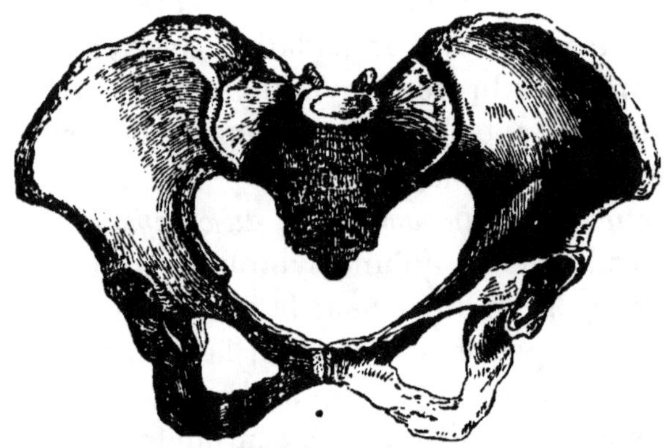

Fɪɢ. 1. — Bassin de la femme.

1º *Grand bassin.* C'est la partie évasée du cône. Sa forme est celle d'un entonnoir échancré en arrière (échancrure lombaire), largement ouvert en avant (échancrure ilio-pubienne), à parois latéro-postérieures représentées par les *fosses iliaques internes*, qui constituent uue double gouttière aux muscles psoas-iliaques.

Dimensions (en centimètres) :

Du milieu de la crête iliaque à la crête innominée   9 à   9,5
Distance maximum entre les crêtes............ 27 — 28
D'une épine iliaque antéro-supérieure à l'opposée 25 — 26
De l'apophyse épineuse de la dernière vertèbre
    lombaire à l'une ou à l'autre épine iliaque
    antéro-supérieure........ 19
De l'épine iliaque antéro-supérieure d'un côté à
    l'épine iliaque postéro-supérieure du côté opposé 21

2º *Détroit supérieur*. C'est le premier passage que doit traverser le fœtus dans son parcours de la

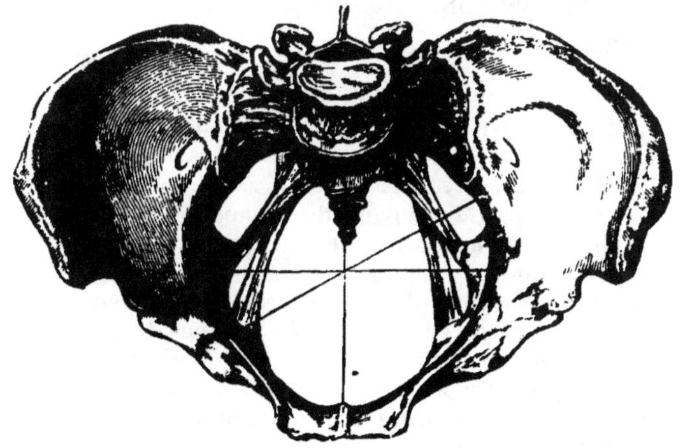

Fig. 2. — Détroit supérieur du bassin avec ses diamètres.

filière pelvienne. Il est délimité par une ligne circulaire et saillante, que constituent, en arrière, l'*angle sacro-vertébral* et le bord antérieur de la base du sacrum, latéralement la *crête innominée*, en avant, la branche horizontale du *pubis*, avec la rentrée médiane des *épines intérieures*. Sa forme est ovale, ellipsoïde, circulaire, triangulaire, en cœur de carte à jouer. Elle varie beaucoup selon le degré de saillie du promontoire et de développement transversal ou antéro-postérieur du pubis.

Le *plan*, c'est-à-dire la surface à laquelle appartient le détroit supérieur, forme avec l'horizon (la femme étant debout) un angle de 59° à 60° (Nægelé). — L'*axe*, ou la ligne perpendiculaire abaissée sur le centre du plan, serait assez bien représenté par une ligne qui, partant d'un point voisin de l'ombilic, se prolongerait en arrière et en bas, de manière à tomber vers la pointe coccygienne (Nægelé).

Dimensions :

Diamètre antéro-postérieur ou conjugué :
   Vrai : de la partie médiane du promontoire à la partie postéro-supérieure de la symphyse pubienne.. 11
   Utile : de la partie médiane du promontoire aux épines intérieures du pubis (Budin)......... 10,5
Diamètres obliques : d'une éminence iléo-pectinée à la symphyse sacro-iliaque du côté opposé (en France, le côté de l'éminence iléo-pectinée donne sa dénomination au diamètre; en Angleterre, c'est la symphyse sacro-iliaque)............... 12
Diamètre transverse, distance maximum entre les crêtes innominées.................................. 13
Circonférence....................................... 36 à 40

3° *Petit bassin* ou *excavation*. L'excavation est délimitée, en arrière, par la face antérieure, concave, du sacrum et du coccyx, unis l'un à l'autre, latéralement par les surfaces quadrilatères des os iliaques qui répondent à l'arrière fond des cavités cotyloïdes, et par les ligaments qui s'étendent des ischions et des épines sciatiques au sacrum et à la partie supérieure du coccyx (*grands et petits ligaments sacro-sciatiques*), en avant par les pubis. Son développement diminue d'arrière en avant, où l'excavation n'est plus fermée que par une paroi de très faible hauteur, comme

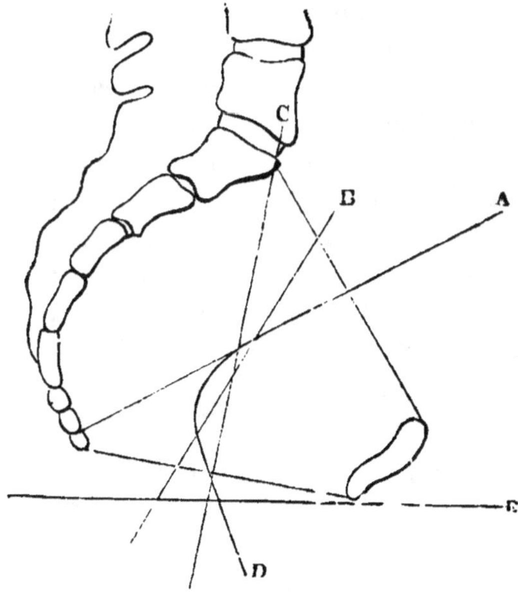

Fig. 3. — Axes du bassin.

A, axe du plan supérieur ; — B, axe du plan moyen ;
C, axe du plan inférieur ; — D, axe du canal ; — E, horizon.

aussi de haut en bas, les ischions étant plus rapprochés l'un de l'autre que les points extrêmes opposés de la crête innominée, qui répondent au diamètre transverse du détroit supérieur.

L'*axe théorique* serait une ligne perpendiculaire à un *plan moyen*, étendu de la partie moyenne de la courbe sacro-coccygienne à la partie moyenne de la symphyse du pubis, ou, selon la définition de Naegelé : *la ligne courbe aboutissant au centre des détroits, en restant toujours à égale distance des parois du petit bassin.* Il n'a pas d'importance obstétricale. — L'*axe pratique*, au contraire, est l'expression de conditions réelles qui rendent sa connaissance utile. Dans sa détermination, l'on tient compte de ce fait, que « sur le sujet complet, et dans les derniers moments du travail, lorsque le fœtus touche l'anneau vulvaire, l'excavation ne forme qu'une partie du canal que l'enfant doit parcourir ; l'autre portion, périnéo-pubienne, essentiellement transitoire, qui lui fait suite, est formée par des parties molles, par le périnée énormément allongé et distendu. » (Joulin). L'axe de l'excavation devient celui du canal pelvi-périnéal : il appartient à la *circonférence d'un cercle vertical, ayant 6 centimètres de rayon et la symphyse pubienne pour centre* (Carus).

Dimensions :

Hauteur de la paroi postérieure :
 Suivant la corde de l'arc sacro-coccygien. . 12
 Suivant la courbe sacro-coccygienne. . . . 15
Hauteur des parois latérales 10
Hauteur de la paroi antérieure (symphyse pubienne) 4
Diamètre antéro-postérieur moyen (varie suivant la courbure du sacrum) . . . . . 12 à 13,5
Diamètre transverse (au niveau des épines sciatiques). 12
Diamètres obliques (des trous sous-pubiens aux grandes échancrures sciatiques . . . 12
Circonférence 36

1.

4º *Détroit inférieur*. Il termine la voie pelvienne. Très irrégulier, largement échancré en avant (*arcade pubienne*), fermé sur les côtés par les tubérosités ischiatiques et les ligaments sacro-sciatiques, en arrière par le sommet du coccyx, il répond à un *plan* théorique qui s'étendrait de la partie inférieure de la symphyse du pubis à la pointe coccygienne. Ce plan est oblique de haut en bas et d'arrière en avant, parce que la pointe du coccyx est généralement plus élevée que le sommet de l'arcade pubienne (différence de hauteur entre les deux points, 1 centim., 5) et il forme avec l'horizon un angle de 10º à 11º. Prolongé, il rencontrerait le plan du détroit supérieur à 3, 5 en avant de la symphyse. — L'*axe* du détroit est représenté par une perpendiculaire qui, coupant à angle droit le diamètre coccy-pubien, s'élèverait dans l'intérieur du bassin, croiserait vers le milieu de cette cavité l'axe du détroit supérieur, en formant avec lui un angle obtus en avant, et irait enfin se terminer sur l'angle sacro-vertébral.

Dimensions :

Diamètre antéro-postérieur ou coccy-pubien (de la partie postérieure et inférieure de la symphyse au sommet du coccyx, susceptible de redressement) . . . . . .11 à 12,5

Diamètres obliques (du tiers postérieur des grands ligaments sacro-sciatiques au point de réunion des branches descendante du pubis et ascendante de l'ischion du côté opposé) 11

    Par refoulement des ligaments. . .11,5

Diamètre transverse (bi-ischiatique). . .11

Circonférence. 35

Dimensions particulières de l'arcade pubienne :
    Largeur à la partie inférieure . . . 9,5
    Hauteur 6
    Ouverture de l'angle . . . . . . 90º à 100º

De la comparaison des chiffres qui précédent, il résulte :

1º Que les conditions les plus favorables pour l'engagement du fœtus au travers du canal pelvien se rencontrent : au détroit supérieur, suivant les diamètres obliques et transverse ; dans l'excavation, à peu près indifféremment suivant tous les diamètres ; au détroit inférieur, suivant le diamètre antéro-postérieur;

2º Que la condition la plus favorable au dégagement (sortie) du fœtus, nécessairement offerte par la voie la plus courte à parcourir pour arriver au débouché du canal, se rencontre à la paroi antérieure, réduite à la hauteur de la symphyse pubienne.

C. — *Variétés du bassin.*

Selon les *sexes*. — La conformation du bassin, chez l'homme, répond aux besoins d'une locomotion puissante (os épais, à empreintes musculaires très fortes, à symphyses serrées ; bassin plus développé suivant la verticalité et, dans sa moitié supérieure, suivant l'horizontalité, plus étroit dans sa moitié inférieure, Verneau) ; chez la femme, aux besoins d'une locomotion moins active et à ceux d'une fonction spéciale, la parturition (os graciles, articulations moins serrées, moins de hauteur dans l'ensemble du bassin, mais plus d'ampleur en sa moitié inférieure, d'où voie fœtale courte et facile ; arcade pubienne très ouverte ; hanches élargies).

Selon les *âges*. — Pendant l'enfance, le bassin, en partie cartilagineux, n'offre aucune différence sexuelle appréciable ; il est presque aussi haut que large, et son développement est corrélatif de celui des organes qu'il renferme. « Le grand bassin, qui supporte les organes digestifs, est plus développé et s'élargit plus vite que le petit bassin, qui est destiné aux organes génitaux, dont l'évolution est tardive, et qui ne sont appelés à entrer en fonctions que longtemps après les organes chargés de la nutrition de l'individu. » (Lenoir). — Le diamètre transverse ne commence à offrir quelque prédominance sur le diamètre antéro-postérieur, au détroit supérieur. qu'à partir de la puberté : à 9 ans, chez la jeune fille, les deux diamètres sont égaux (7-7) ; à 13 ans, le diamètre transverse l'emporte de 1 centim. et demi (8-9, 5) ; à 18 ans, de près de 2 centim. (9,75-11,5). — Dans la vieillesse, les os deviennent plus denses, les articulations sèches et quelquefois ankylosées ; le grand bassin s'affaisse sous le poids des viscères abdominaux, parce que les crêtes iliaques n'ont plus, dans les muscles du ventre, un soutien suffisant (Ribes) ; l'excavation et le détroit inférieur se rétrécissent.

Selon certaines modalités des *individus* : on a signalé des relations entre le degré de développement du bassin et celui de la taille, de la tête, etc.

Selon les *races*. — Le bassin de la Négresse est relativement plus allongé que celui de l'Européenne ; le diamètre transverse, bien que prédominant, offre une moindre différence avec le diamètre antéro-postérieur, au détroit supérieur. (Voir notre livre *la Mère et l'Enfant dans les races humaines*.)Mais le bassin humain, dans son type le plus dégradé, s'éloigne considérablement du type anthropoïde (chez le gorille, la parturition ne se fait plus par la voie sous-pubienne, mais bien par une gouttière inter-ischiatique ; elle se fait plus en arrière encore chez l'orang et le gibbon).

III. — PARTIES MOLLES DE REVÊTEMENT.

Au grand bassin, au détroit supérieur et dans l'excavation, les muscles qui tapissent la surface interne des os (psoas-iliaques, obturateurs internes et pyramidaux), s'ils amortissent la rudesse des pressions, diminuent les dimensions du canal pubien (cette diminution ne prend toutefois quelque importance qu'au niveau du diamètre transverse du détroit supérieur, parfois réduit d'un centimètre et demi par l'épaisseur des psoas-iliaques). — Comme les muscles sont recouverts par des vaisseaux (vaisseaux iliaques) et par des nerfs (nerfs cruraux, obturateurs, branches d'origine des sciatiques), on s'expliquera les varices, les œdèmes et les crampes qui se produiront au cours de la grossesse, par la compression de ces organes.

En haut, la grande échancrure ilio-pubienne est fermée par les muscles abdominaux, qui, pendant la gestation, soutiendront l'utérus, et, pendant la parturition, viendront en aide à ses contractions ; — en bas,

le détroit inférieur est complété par les parties molles
du *périnée* (1º plan superficiel : peau et fascia super-
ficialis, fibres dartoïques, aponévrose superficielle ;
2º plan moyen : muscles périnéo-vulvaires, sphincter
anal et sphincter vaginal, ischio-coccygiens et ischio-
caverneux, transverses superficiels et profonds,
aponévrose moyenne, traversée par le vagin et
l'urèthre ; 3ᵉ plan profond ou supérieur : releveur
de l'anus et aponévrose supérieure ou pelvienne),
parties molles qui aident à à l'expulsion du fœtus
(Tarnier), tout en la ralentissant, afin de prévenir les
dangers d'une action trop hâtive.

CHAPITRE II

ORGANES DE LA GÉNÉRATION CHEZ LA FEMME : VULVE ET VAGIN, UTÉRUS, OVAIRES ET TROMPES. — OVULATION, MENSTRUATION, FÉCONDATION. — GLANDES MAMMAIRES.

Les organes de la génération, chez la femme, sont : 1° la *vulve* et le *vagin*, qui servent à la réception de l'organe mâle, chargé de l'émission du sperme; 2° l'utérus, où le germe ovulaire fécondé subira son incubation; 3° les *ovaires*, producteurs de l'ovule, et les *trompes*, canaux d'excrétion de l'ovule.

I. — VULVE ET VAGIN

La *vulve* est un ensemble de parties qui délimitent l'entrée des voies génitales. On y distingue :

1° Le *mont-de-Vénus*, éminence située en avant de la symphyse pubienne et constituée par une couche épaisse de tissu adipeux, que recouvre une peau très riche en follicules pileux;

2° Les *grandes lèvres*, gros bourrelets cutanés en dehors, muqueux en dedans, renfermant une poche fibreuse où vient s'épanouir le ligament rond, au milieu d'une masse adipeuse (*bourse de Broca*), et qui sont étendus du mont de Vénus au périnée, où, par leur réunion, ils forment la *fourchette*;

3° Les *petites lèvres*, replis muqueux situés en dedans des précédents, ne se réunissant pas l'un à l'autre en arrière, mais se rejoignant en avant, après s'être dédoublés pour constituer une sorte de revêtement au clitoris (*prépuce du clitoris*);

4° Le *clitoris*, petit organe érectile, analogue des corps caverneux chez l'homme;

5° Le *vestibule*, surface muqueuse située au-dessous du clitoris, entre les petites lèvres, et présentant à sa partie inférieure, au-dessus d'un tubercule dû au relief des fibres musculaires longitudinales-antérieures du vagin, le *méat urinaire*;

6° L'*orifice du vagin*, délimité, au-dessous de la muqueuse, par le muscle sphincter du vagin, et sur les côtés duquel viennent s'ouvrir des *glandes* en grappes, dites *vulvo-vaginales*, en rapport de développement avec les ovaires;-

7° L'*hymen*, membrane destinée à fermer l'orifice du vagin, tout en permettant l'écoulement des liquides qui le traversent, et dont les débris, après les premiers rapprochements sexuels, forment les *caroncules myrtiformes*.

Le *vagin*, conduit adaptable aux dimensions du pénis en érection, s'étend de la vulve au pourtour du col de l'utérus. Il est dirigé suivant l'axe de l'excavation pelvienne (oblique en bas et en avant). Par sa paroi antérieure, qui mesure 7 cent. 5, il est en rap-

port avec la vessie et l'urèthre ; par sa paroi postérieure, longue de 9 cent. 5, il répond au rectum. Son
extrémité supérieure embrasse la base du col utérin.
— La *muqueuse*, qui tapisse intérieurement le vagin,
se continue avec la muqueuse extérieure du col; elle
forme, en se repliant sur cette partie, un cul-de-sac
antérieur et un cul-de-sac postérieur; elle est dépourvue de glandes (Sappey), et son épithélium est pavimenteux. — Au-dessous d'elle, on rencontre de nombreux réseaux vasculaires, qui, sur les côtés et près de
l'orifice vulvaire, aboutissent à deux organes érectiles
(*bulbes* du *vagin*), et une *tunique musculaire*, composée de fibres transversales et de fibres longitudinales (ces dernières condensées en deux faisceaux médians, l'un antérieur et l'autre postérieur). — Tout
à fait en dehors, le vagin est revêtu par une couche
de tissu cellulaire, qui le sépare des organes voisins et se continue avec le tissu cellulaire pelvien. —
La *séreuse péritonéale* n'arriverait pas jusqu'au
vagin en avant ; mais, en arrière, elle le double
dans l'étendue de son quart supérieur (Sinéty).

II. — UTÉRUS.

L'utérus (ou la matrice) est *situé* dans la cavité du
petit bassin, sur la ligne médiame, entre la vessie et
le rectum, au-dessus du vagin, au-dessous de la masse
des intestins, maintenu par ses ligaments propres,
dont les plus importants, les ligaments larges,
fixent sur ses côtés les ovaires et les trompes.

Son *volume* et son.*poids* varient suivant les conditions de sa fonctionnalité :

	LONG. millim.	LARG. millim.	EPAIS. millim.	POIDS. gramm.
Chez la femme vierge . . .	60	33	22	30
Après les premiers rapprochements sexuels	62	40	23	» »
Après plusieurs grossessses .	68	43	26	45
A la ménopause	68	41	» »	» »

Sa *forme* est celle d'une poire ou d'un cône mousse. La portion renflée ou supérieure (*corps*) est un peu comprimée d'avant en arrière. La portion effilée ou inférieure (*col, museau de tanche*) est cylindroïde et saillante dans le vagin. Les deux portions sont creusées d'une *cavité* qui s'ouvre en se dernier conduit.

La *direction* générale de l'organe est oblique en bas et en arrière.

Le *corps* offre : — à l'extérieur, une surface lisse, en avant légèrement convexe et séparée de la vessie par un repli du péritoine (cul-de-sac utéro-vésical); en arrière plus bombée et séparée du rectum par un autre repli péritonéal, descendant au-delà de la terminaison du vagin (cul-de-sac utéro-vagino-rectal); sur les côtés, en rapport avec les ligaments larges, les trompes et les ovaires ; en haut (*fond*), arrondie et recouverte par le péritoine, répondant au plan du détroit supérieur, qu'elle ne dépasse pas; — à l'intérieur, une cavité tapissée par une muqueuse rosée et unie, cavité presque réduite à l'état virtuel par l'adossement des faces antérieure et postérieure, de forme triangulaire, pourvue à ses angles supérieurs d'un orifice de communication très étroit avec les trompes, à son angle inférieur, d'un orifice de communication plus perméable avec le col (orifice interne du col).

Le *col* se continue supérieurement avec le corps

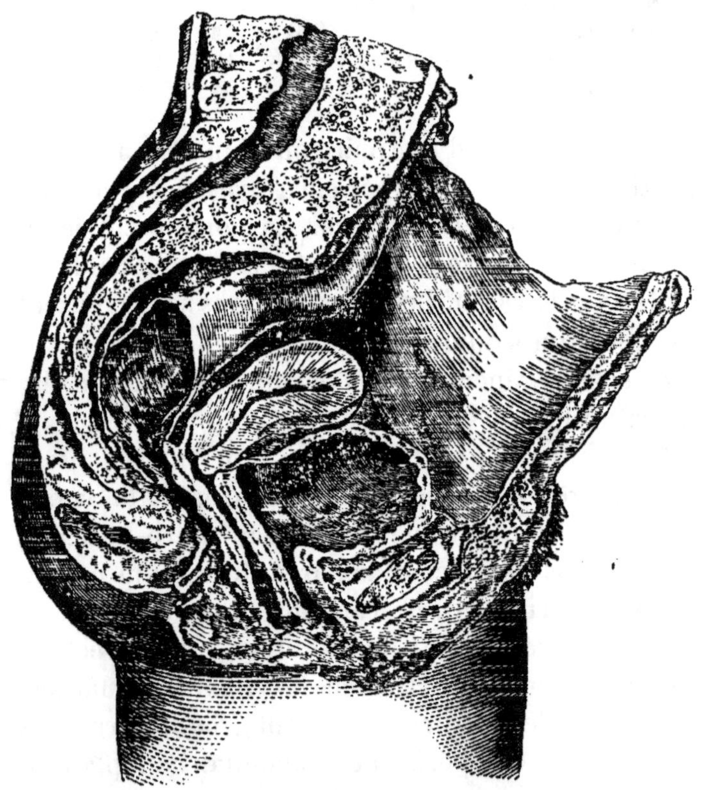

Fig. 4. — Coupe longitudinale montrant les rapports de l'utérus (cadavre congelé).

sans autre ligne de démarcation extérieure appréciable qu'un léger coude circulaire. Il présente, à son extrémité libre, un orifice qui met sa cavité, et par suite celle du corps, en communication avec le vagin (orifice externe du col). Chez la vierge, le col présente une forme conique allongée, à base supérieure et à sommet inférieur: sa couleur est d'un rouge vif, sa consistance élastique, sans dureté; son orifice est rond ou triangulaire, plus rarement représenté par une fente linéaire. Chez la femme qui a eu des enfants, le col, plus volumineux, est cylindroïde ou quelquefois plus large à sa partie inférieure qu'à sa partie supérieure, de consistance ferme; sa couleur est d'un blanc à peine rosé; son orifice a la forme d'une dépression transversale, limitée par deux lèvres inégales, sinueuses, échancrées (traces de déchirures subies pendant l'accouchement). La cavité du col, comprise entre les orifices, est fusiforme, et tapissée par une muqueuse rosée, ridée et plissée (*arbre de vie* ou *feuille de fougère*).

Au point de vue de la *structure*, l'utérus présente à étudier :

1° Une *enveloppe séreuse, doublée d'un tissu conjonctif lâche*, en communication avec le tissu conjonctif qui tapisse les différents organes et les parois de l'excavation pelvienne. La séreuse fait nécessairement défaut à la portion de l'utérus qui proémine dans le vagin, et, sur les côtés du corps, elle se dédouble pour former les *ligaments larges* : ce sont deux replis péritonéaux verticalement étendus des parties latérales du corps de la matrice aux parois du bassin, recouvrant une couche de tissu conjonctif qui sert de substratum à de nombreux vaisseaux, bien ouverts inférieurement et laissant ainsi communiquer leur

couche conjonctive avec celle du plancher pelvien,
elle-même en communication avec le tissu conjonctif
sous-jacent au muscle releveur de l'anus, condensés
au contraire à leur bord supérieur, qui, libre, se décompose en trois replis secondaires ou *ailerons* : l'antérieur renferme un cordon fibreux et arrondi qui va
s'engager dans le canal inguinal et se perdre dans
les grandes lèvres (*ligament rond*) ; le postérieur,
l'ovaire et le moyen, la trompe. Ces dispositions anatomiques expliquent la diffusion des inflammations
peri-utérines et le danger de leur terminaison par
suppuration. Les ligaments larges sont le meilleur
soutien de la matrice ; mais l'organe est encore fixé
dans la situation qu'il occupe, par deux autres paires
de replis séreux, les *ligaments vésico-utérins* ou antérieurs (sans grande importance) et les *ligaments recto-
utérins* ou postérieurs, qui, étendus de la partie
inférieure du corps de l'utérus à la partie moyenne
du sacrum, en contournant le rectum, constitue-
raient le principal obstacle à l'abaissement de la
matrice et à son refoulement en avant, d'après Richet.

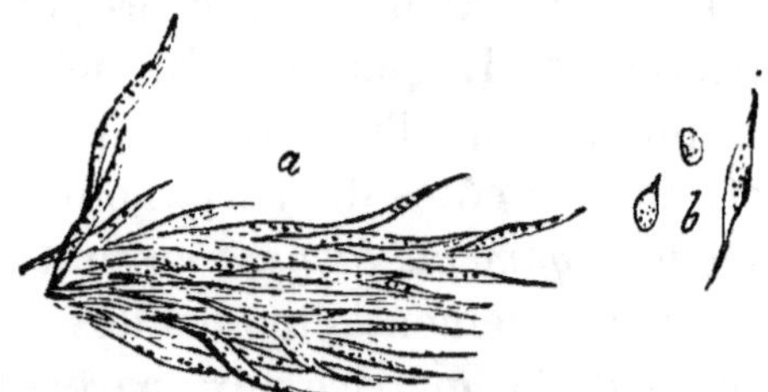

FIG. 5. — Fibres musculaires de l'utérus à l'état de vacuité.

2° Une *couche fibro-musculaire* (tissu propre de

l'utérus), constituée par un tissu conjonctif très dense et par des fibres musculaires lisses, qui paraissent entrecroisées sans ordre régulier bien appréciable, en dehors de l'état gravide.

3° Une *membrame muqueuse*, qui offre trois portions distinctes : — *a*. Dans la cavité du corps, la muqueuse possède un chorion très dense, très adhérent et confondu avec la couche fibro-musculaire, un épithélium cylindrique-vibratile, des glandes nombreuses serrées les unes contre les autres, disposées perpendiculairement à la surface, utriculaires, à cul-de-sac ordinairement simple, et à épithélium cylindrique (Frey) ou nucléaire (Ch. Robin). — *b*. Dans la cavité du col, la muqueuse est tapissée par un épithélium cylindrique vibratile, sur le bord libre de ses replis, et, sur leurs côtés comme au fond de leurs sillons, par un épithélium cylindrique-caliciforme ; les glandes sont courtes, à culs-de-sacs lobés, à épithélium caliciforme : ce sont de .véritables glandes en grappes : « à cette différence de structure (d'avec les glandes du corps) est liée une différence de fonction ; tandis que les glandes du corps produisent un liquide peu consistant, filant, presque séreux, celles du col sécrètent un mucus épais, gélatiniforme, résistant à la pression, formant des masses semi-solides, susceptibles d'oblitérer leur orifice et de donner ainsi naissance à des petits kystes (*œufs de Naboth*). Cette substance muqueuse épaisse est toujours le produit de cellules caliciformes, en quelque point de l'organisme qu'on la rencontre. » (Sinéty.) — *c*. A la surface extérieure du col, la muqueuse est la continuation de celle du vagin : elle n'a pas de glandes et son épithélium est pavimenteux.

4° *Des vaisseaux*. Les *artères*, contournées en spirale, sont fournies par les branches utérines de l'iliaque interne ou hypogastrique et des ovariennes (aortiques). — Les *veines*, très développées, largement anastomosées entre elles et avec celles des ligaments larges, des ovaires et du vagin (*plexus pampiniforme*), vont aboutir à l'iliaque interne et à la veine cave inférieure. — La circulation est très active dans tout l'ensemble de l'appareil génital, qui représente un vaste système érectile (Rouget) : les réseaux sanguins, entremêlés de fibres conjonctives et musculaires, se condensent en certaines régions, donnant naissance à des noyaux bulbaires (centre des ligaments larges, centre des ovaires, bulbes du vagin et clitoris), qui ont pour but de mieux assurer l'adaptation des organes de l'homme et de la femme au moment de la copulation — Les vaisseaux *lymphatiques* sont nombreux et ils présentent une disposition fort remarquable, bien étudiée par Léopold, Sinéty et Ranvier : autour des glandes de la muqueuse utérine et de leurs réseaux capillaires, il existe des gaînes lymphatiques qui sont mises en communication, par des espaces lacunaires et des fentes particulières, avec les réseaux lymphatiques sous-péritonéaux ; ceux-ci revêtent toute la surface extérieure de l'utérus et aboutissent à des vaisseaux situés dans l'épaisseur des ligaments larges ; ils envoient au péritoine des espèces de tubes, appelés *puits lymphatiques*, qui, dans les cas d'inflammation septicémique à la surface interne de l'utérus, deviennent une voie d'apport infectieux menaçante pour la grande séreuse abdominale.

5° Des *nerfs*. Ils prennent leur origine du plexus sacré et du système ganglionnaire, par les plexus rénaux et hypogastriques (Robin). Leur mode de terminaison n'est pas encore bien déterminé.

III. — OVAIRES ET TROMPES

Les *ovaires*, préposés à la sécrétion de l'ovule'

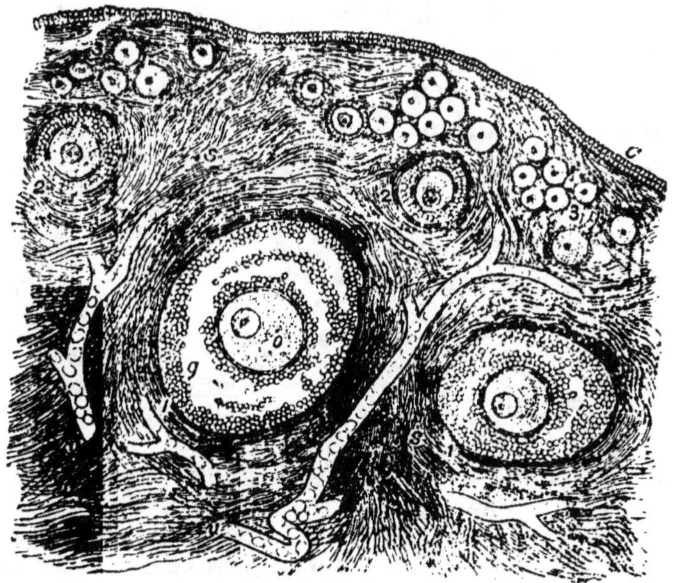

FIG. 6. — Coupe de la substance corticale de l'ovaire.

e, épithélium ; — *s*, stroma ; — 1, 2, 3, follicules à divers degrés de développement ; — *o*, ovules ; — *v*, vaisseaux. (Turner)

forment deux petites masses ovoïdes, situées dans l'épaisseur de l'aileron postérieur des ligaments larges, de chaque côté du fond de la matrice. Leurs dimensions sont les suivantes : longueur (dimension transversale), 4 centim.; hauteur, 2; épaisseur, 1.5. — Tout l'intérêt de ces organes réside en leur *structure*. On y distingue :

1° Un *revêtement d'épithélium cylindrique*, continu, à l'origine, avec le péritoine (*épithélium-germe*, parce qu'il donnerait naissance aux ovules, au cours de la vie fœtale), plus tard séparé de la séreuse par une mince couche de tissu conjonctif;

2° Une couche de *tissu conjonctif* assez dense, blanche (*tunique albuginée*), intimement confondue avec le stroma sous-jacent;

3° Un *stroma* constitué par du tissu conjonctif de moindre densité que le précédent et entremêlé de fibres musculaires lisses, très riche en vaisseaux sanguins au centre de l'organe (*bulbe ovarique*), renfermant, dans sa zone périphérique, les *follicules de Graaf*.

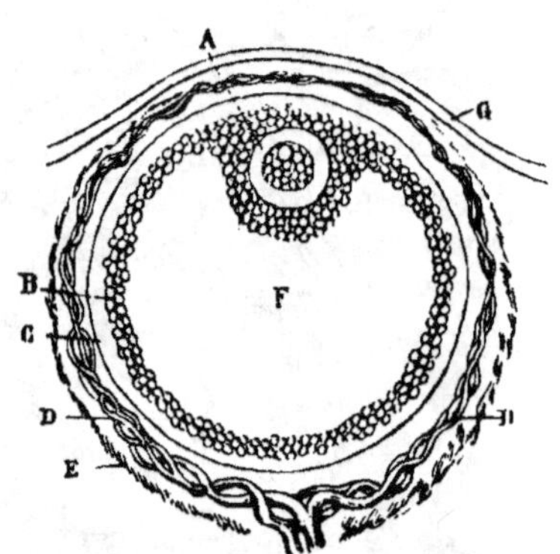

Fig. 7. — Coupe d'un follicule de Graaf.

A, ovule ; — B, membrane granuleuse; — C, enveloppe externe du follicule; D, ses vaisseaux ; — E, stroma ovarien ; — F, cavité du follicule ; — G, enveloppe externe de l'ovaire.

Ces follicules sont de petits corps sphériques, extérieurement limités par une couche conjonctive et vasculaire, qui émane du stroma ovarien.

En dedans de cette couche, on rencontre :

Une couche de *tissu rétitulé*, lymphatique, contenant dans ses mailles de nombreuses cellules de formes et de dimensions variées, appelées *cellules de l'oariule*;

Une couche d'*épithélium nucléaire*, la *membrane granuleuse*;

Un liquide formé par l'exsudation d'une légère quantité de sérum et par la destruction d'un certain nombre des cellules de la membrane granuleuse;

Vers l'un des pôles du follicule, un amas de cellules, dérivées des précédentes, le *cumulus proliger*, et, au centre de cet amas, l'*ovule* ou germe femelle, vésicule de 1 à 2 dixièmes de millimètre de diamètre.

L'*ovule* offre tous les éléments d'une cellule complète, ou plutôt, c'est le type de la cellule. On y distingue : 1° une *membrane* d'enveloppe, dite *vitelline*, transparente et formée par du tissu conjonctif, perforée d'un grand nombre de pertuis chez quelques animaux; 2° une masse jaune, visqueuse, constituée par des matières grasses et albumineuses, le *vitellus* (protoplasma); 3° une *vésicule* centrale, appelée *germinative* (noyau), elle-même pourvue d'un corpuscule nucléolaire, la *tache germinative*,

Les *trompes* (trompes de Fallope), sont les conduits chargés d'excréter l'ovule, de l'amener dans la cavité où il doit subir l'incubation, après avoir avoir été fécondé, ou la destruction, s'il n'a pas subi l'imprégnation spermatique. Ce sont des canaux flexueux, situés dans l'épaisseur de l'aileron moyen des ligaments larges, prenant leur origine, par un étroit orifice, aux angles supérieurs de l'utérus, se dilatant progressivement à mesure qu'ils s'éloignent de cet organe, se développant, au voisinage de l'ovaire, en une sorte d'entonnoir frangé. Au pourtour de cet entonnoir, la séreuse péritonéale s'arrête au contact de la muqueuse des trompes, et, par un exemple unique dans l'économie, la cavité utéro-tubaire s'ouvre ainsi dans la cavité du péritoine (ce qui explique le passage des liquides intra-utérins, dans le péritoine en certains cas accidentels). La muqueuse est pourvue d'un épithélium cylindrique-vibratile, et, au-dessous d'elle, on rencontre une couche musculaire à fibres circulaires (internes) et longitudinales (externes).

Les ovaires et les trompes possèdent de nombreux vaisseaux, dont nous avons déjà signalé les relations avec l'appareil circulatoire utérin.

IV. — OVULATION, MENSTRUATION ET FÉCONDATION.

A. — L'*ovulation* est le nom qu'on donne à la fonction ovarique. Elle consiste dans la sécrétion ovulaire. Les vésicules de Graaf existent chez le fœtus : au moment de la naissance, on en compte jusqu'à 30,000 (Foulis); mais un grand nombre sont resorbées et celles qui persistent n'arrivent à maturité, c'est-à-dire n'atteignent un développemeent complet, qu'à partir de la puberté. A cette époque, commence l'*évolution* des follicules. Périodiquement, l'un d'eux grossit, se porte vers la périphérie de l'ovaire, se déchire et abandonne son contenu à la trompe.

L'évolution du follicule est spontanée; mais elle

peut être provoquée ou tout au moins favorisée, par les excitations génésiques.

La vésicule, distendue par l'excès du liquide qu'elle renferme, cède au niveau du point où elle est le moins soutenue, c'est-à-dire là où elle affleure la surface de l'ovaire. Elle se vide, revient aussitôt sur elle-même et se cicatrise : elle est oblitérée par une masse jaune, plissée, autrefois attribuée à la coagulation de sang que les vaisseaux déversaient au moment de la rupture, aujourd'hui reconnue constituée par l'hypertrophie des cellules de l'oariule (*corps jaune*; par l'effet d'une action sympathique curieuse et encore inexpliquée, les corps jaunes qui succèdent à l'émission d'un ovule fécondé sont plus considérables que les corps jaunes, succédant à l'émission d'un ovule demeuré stérile).

L'ovule, chassé par la poussée du liquide intra-folliculaire, et par la rétraction des parois de la vésicule, rencontre l'entonnoir de la trompe, prêt à le recueillir : les franges du pavillon ont éprouvé pendant l'évolution de la vésicule, une véritable érection, par influence réflexe, et elles ont embrassé la presque totalité de la surface ovarienne, pour prévenir la chute de l'ovule dans le péritoine.

L'ovule chemine ensuite, débarrassé de l'enveloppe du cumulus proliger, mais, entouré par une couche muco-albumineuse, que lui fournit la muqueuse de la trompe, et sous l'action des cils vibratiles et sous l'action du peristaltisme du conduit, jusqu'à la cavité utérine, où doit s'accomplir sa destinée.

B. — L'évolution périodique des vésicules de Graaf détermine, dans tout l'ensemble de l'appareil génital, une suractivité remarquable, qui se traduit, du côté de l'utérus, par l'hyperémie hémorrhagique de la muqueuse : ce phénomène a reçu le nom de *menstruation*.

La menstruation apparaît à l'époque de la puberté : elle indique que la jeune fille est en possession, sinon de l'aptitude au mariage (nubilité), qui suppose des qualités physiques et morales souvent encore très imparfaitement développées, au moins de celle à la fécondation. Elle se reproduit dès lors tous les vingt-huit jours, pendant toute la durée de la vie génésique *utile* de la femme (jusqu'à quarante-cinq ou cinquante ans), excepté au cours de la grossessse, qui la suspend généralement.

Vers l'âge de treize à quinze ans, dans notre climat et dans notre race, la jeune fille éprouve comme une transformation. Les formes du corps s'arrondissent, le squelette accentue son type, l'appareil génital se prépare à ses fonctions : le mont-de-Vénus se couvre de poils, en même temps que les seins commencent à proéminer, les ovaires et l'utérus sont plus volumineux. A la première évolution folliculaire, un sentiment de pesanteur aux lombes et au bassin, des lassitudes inaccoutumées, quelquefois des douleurs abdominales intenses, surprennent l'enfant devenue femme, et bientôt un écoulement séro-sanguinolent se produit par la vulve : ce sont les premières *règles* (menstrues, menstrua, καταμήνια). Les suivantes sont mieux caractérisées :

Leurs *phénomènes locaux* se repartissent en trois périodes : — dans la première, de un à deux jours, la muqueuse utéro-vaginale sécrète un mucus à odeur pénétrante et de couleur brunâtre ; — dans la seconde, de trois à cinq jours, il y a un écoulement de sang rutilant, dont la quantité varie entre 90 et 500 gr.; — dans la troisième, la sécrétion muqueuse du début reparaît : quant à l'expulsion d'un flocon albumineux, qui ne serait que la muqueuse utérine détachée (caduque menstruelle), rien n'est moins démontré.

Les *phénomènes sympathiques* sont une douleur lombaire, irradiée vers le plancher du bassin, la tuméfaction passagère des seins, la coloration bistrée des paupières, la lassitude, l'augmentation de l'impressionnabilité.

Quand le terme de la fonction utérine approche (*ménopause*), les règles deviennent moins régulières, leur écoulement est modifié (*leucorrhée*) et quelquefois des tendances fluxionnaires se manifestent en certains organes prédisposés.

Le plus grand nombre des physiologistes rattachent la menstruation à l'évolution des follicules de Graaf : elle est le résultat d'un réflexe, qui a son point de départ à l'ovaire; sous l'influence de l'irritation ovarique, la muqueuse utérine se congestionne, subit une desquamation de son épithélium, et les vaisseaux, ainsi amoindris dans leur résistance, au moment où leur tension est accrue, se rompent et donnent issue au sang. Le sang provient de la muqueuse du corps; il est plutôt veineux qu'artériel, mais il n'offre aucune autre particularité que son mélange avec le mucus des voies génitales, mélange qui le maintient fluide et met obstacle à sa coagulation.

Plusieurs observateurs rejettent actuellement cette théorie. Hottenier et Sinéty ont constaté la parfaite intégrité de la muqueuse utérine pendant la menstruation. L'écoulement sanguin serait le produit d'une exhalation, accompagnée, sans doute, de la diapédèse d'un certain nombre de globules; l'hypérémie des organes génitaux serait un acte périodique, analogue au rut des animaux et indépendant de l'ovulation. Les faits sur lesquels s'appuie cette doctrine nous paraissent ou trop exceptionnels ou trop hâtivement interprétés, pour suffire à renverser l'ancienne théorie de la menstruation (ovulation observée à toutes les périodes de la vie de la femme, depuis la plus tendre enfance jusqu'à l'extrême vieillesse, Jakson; ruptures de vésicules constatées chez des femmes non menstruées, Sinéty; menstruation persistante chez des femmes dont les ovaires n'offraient aucune trace de rupture folliculaire ou avaient été enlevés, Terrier, Goodmann; ovulation continuée pendant toute la durée de la grossesse, Scanzoni; fécondation et grossesse plusieurs années après la cessation des règles, Barker).

C. — La *fécondation* consiste dans le contact intime de l'ovule, l'élément femelle, et du spermatozoïde, l'élément mâle de toute reproduction. Elle est assurée par certains actes extérieurs (copulation), mais elle peut se produire en dehors d'eux (fécondation à la suite d'un simple rapprochement vulvaire ou périvulvaire, fécondation artificielle). — Elle n'est pas instantanée, car elle ne saurait avoir lieu avant que le sperme et l'ovule aient accompli, pour se rencontrer, un trajet qui exige toujours un temps déterminable et variable. — Elle a pour siège la surface de l'ovaire (grossesse ovarienne), le quart externe de la trompe (où se forme la couche albumineuse, impénétrable aux spermatozoïdes, d'après les recherches de Coste ; grossesses tubaires), l'utérus (Buffon, Pouchet, Darwin). — L'ovule progresse vers la matrice sous les influences que nous avons mentionnées, et les spermatozoïdes progressent vers l'ovule en raison des mouvements propres dont ils sont animés et des attractions subies par les liquides où ils se meuvent (capillarité, aspiration et péristaltisme utéro-tubaire). Arrivés au contact de l'ovule, les spermatozoïdes sont aussitôt recouverts par la couche albumineuse sécrétée par la muqueuse tubaire ; ils traversent la membrane vitelline, se résolvent en granulations et se mélangent avec le vitellus : alors commencent les phénomènes du développement de l'œuf et de la gestation.

Comme l'évolution folliculaire est isolée, l'imprégnation spermatique d'un seul ovule, et, par conséquent, le développement d'un seul œuf est la règle. Cependant on observe des cas de développement simultané de plusieurs œufs (grossesses gémellaires).

Pour expliquer ces faits, les uns, qui admettent que toute fécondation suspend aussitôt l'ovulation et amène rapidement, dans la matrice, des modifications, dont l'oblitération de l'orifice interne du col est le résultat, supposent l'imprégnation, après un seul rapprochement sexuel, d'un ovule à double vitellus, de deux ovules issus d'un même follicule, ou de deux ovules détachés en même temps de follicules différents ; les autres reconnaissent la possibilité de deux imprégnations successives ou très rapprochées (*superfécondation*), ou plus éloignées (*superfétation*), qu'ils déduisent de l'observation des faits suivants : accouchement de jumeaux de race différente (nègre et blanc), accouchement successif de deux enfants, à terme ou non à terme, avec un intervalle de un à quatre mois (Bonnar cite l'exemple de deux enfants venus à terme, le second cent vingt-sept jours après le premier : le second ne pouvait être le produit d'une nouvelle imprégnation après la naissance du premier, puisqu'il n'aurait eu que cent vingt-sept jours, ni le premier être un jumeau prématurément délivré, puisqu'il n'aurait eu que cinq mois).

V. — GLANDES MAMMAIRES.

L'appareil de la génération, chez la femme, est complété par une paire d'organes glandulaires, les *mamelles*, qui doivent fournir au nouveau-né son premier aliment, le lait. — Les mamelles se présentent sous l'aspect de deux demi-globes, situés à la partie antérieure de la poitrine, de chaque côté du sternum. A leur centre, au milieu d'une zone de coloration rosée ou brunâtre (*aréole*), se dresse une saillie érectile, conique ou subglobuleuse, où viennent s'ouvrir les conduits excréteurs (*mamelon*). — Les mamelles appartiennent au type des glandes en grappes. Leurs *acini* sont groupés en lobules, qui, eux-mêmes, sont répartis en une quinzaine de lobes. Les *canaux* excréteurs ou *galactophores* naissent de ces lobes et demeurent distincts les uns des autres, d'après Sappey ; ils offrent, sur leur trajet, des dilatations, surtout prononcées au niveau de l'aréole, et se terminent au mamelon, où ils sont très contractés; leur paroi conjonctive renferme des fibres élastiques nombreuses et même des fibres musculaires. Lobes et lobules sont séparés par un tissu conjonctif assez dense (fibro-adipeux), en communication, d'une part avec le tissu cellulaire sous-cutané ; d'autre part, avec une couche plus ou moins épaisse de tissu cellulaire, interposée entre la glande et l'aponévrose du muscle grand pectoral. Au niveau de l'aréole, le tissu cellulaire sous-cutané fait défaut.

DEUXIÈME PARTIE

GROSSESSE

PREMIÈRE SECTION. — *Grossesse normale.*

CHAPITRE PREMIER

DÉVELOPPEMENT GÉNÉRAL DE L'ŒUF
FŒTUS A TERME

I. — DÉVELOPPEMENT GÉNÉRAL DE L'ŒUF

A. — *Formation de la membrane-germe (blastoderme).*

Après la fécondation, l'ovule devient le siège et le point de départ d'une série de *différenciations cellulaires*, qui, de l'élément figuré le plus simple, aboutissent aux éléments complexes de l'organisme le plus élevé.

Le *vitellus*, ou protoplasma de la cellule ovulaire, se rétracte, se partage en deux masses, autour de la duplication probable de la vésicule et de la tache germinative (noyau et nucléole de la cellule), que représente un globule central d'apparence graisseuse. Par *sillonnements successifs*, les masses vitellines et leurs globules arrivent à constituer un groupement de cellules protoplasmatiques, rendues polyédriques par compression réciproque : c'est le *corps mûriforme*.

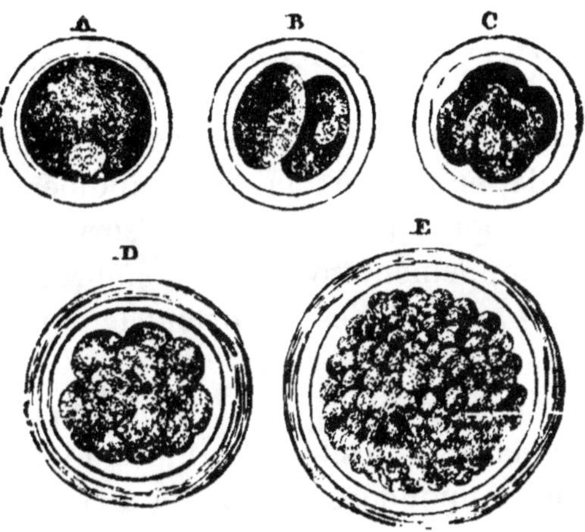

Fig. 8. — Segmentation vitelline.

Les cellules du corps mûriforme, refoulées contre la membrane vitelline par un liquide qui se forme au centre de leur amas, se condensent en membrane, en même temps que leur protoplasma se revèt d'une enveloppe : la membrane ainsi constituée, en dedans de la vitelline, est le *blastoderme*, d'où vont naître à leur tour :

1° Le *disque embryonnaire*, épaississement cellulaire, qui deviendra l'embryon ou le fœtus ;

2° Trois *feuillets* de types cellulaires différents, qui, d'une part, seront l'origine des développements particuliers de l'organisme embryonnaire, et, d'autre part, l'origine des membranes protectrices de cet organisme : le feuillet externe, superficiel, *séreux*, *animal* ou *épiblaste;* le feuillet interne, profond, *muqueux, végétatif* ou *endoblaste,* et le feuillet moyen, intermédiaire ou *mésoblaste.*

B. — *Développement des membranes de l'œuf.*

Les feuillets du blastoderme comprendront une portion fœtale, en rapport de développement avec le fœtus, et une portion extra-fœtale, surtout en rapport de développement avec les membranes qui le doivent envelopper. Celles-ci portent le nom général de *chorions.*

Le *premier chorion* est la *membrane vitelline,* qui se recouvre de petites villosités, destinées à fixer l'œuf à la surface de la muqueuse utérine, et à recueillir, par endosmose et imbibition, les sucs nécessaires à sa nutrition.

Le *deuxième chorion* est fourni par le feuillet externe du blastoderme, d'où son nom de *blastodermique:* comme le précédent, il est recouvert de villosités, qui empruntent à l'organisme maternel les éléments de la nutrition embryonnaire, sans l'intermédiaire d'aucun vaisseau. — Cependant, l'embryon s'est soulevé : il s'est incurvé sur lui-même et vers le centre de l'œuf, et, en s'incurvant, il a déterminé :

Du côté de sa convexité, le froncement du feuillet externe du blastoderme, qui, peu à peu, a formé une poche distincte, bientôt séparée de sa membrane d'origine, et remplie par un liquide séreux, au milieu duquel baigne le fœtus (*amnios* et *liquide amniotique*);

Du côté de sa concavité, en rapport avec le feuillet interne, l'étranglement de ce feuillet en deux portions : l'une incluse, d'où sortiront les organes abdominaux ; l'autre extérieure, réservoir nutritif d'existence éphémère et pourvu de vaissaux, la *vésicule ombilicale.*

Le *troisième chorion* est bien toujours constitué par le feuillet externe du blastoderme, mais doublé d'une trame conjonctivo-vasculaire, qui donne à l'enveloppe

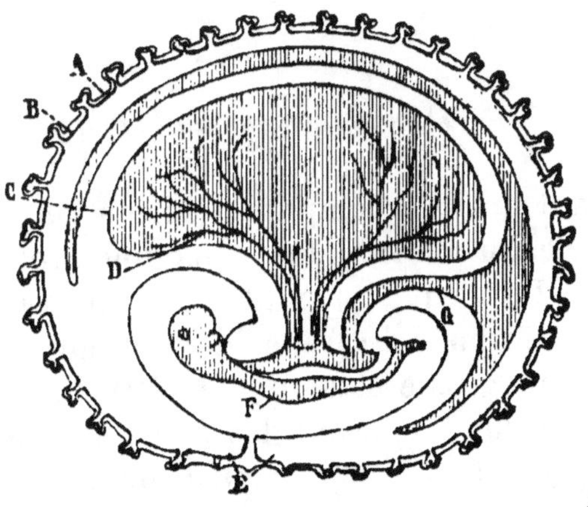

Fig. 9. — Développement de l'œuf : *A,* trace du chorion vitellin : — *B,* chorion blastodermique ; — *C,* vésicule ombilicale ; — *D,* ses vaisseaux ; — *E,* amnios ; — *F,* embryon ; — *G,* allantoïde en cours de développement.

fœtale une circulation propre. Cette trame émane d'un bourgeon vésiculeux, *l'allantoïde,* qui se développe aux dépens de la portion intra-fœtale du feuillet interne, à mesure que la vésicule ombilicale s'efface : le bourgeon s'allonge en une sorte de pédicule (*cordon*), qu'entoure l'amnios, et qui, au sein d'un tissu particulier (*tissu allantoïdien, magma réticulé, gélatine de War-*

thon), renferme deux artères et deux veines (*vaisseaux ombilicaux*), s'épanouit, au niveau de l'insertion de l'œuf à la matrice, en un gâteau épais et arrondi, puis, au-delà, en une trame mince et uniforme sur la surface interne du chorion : la circulation finit par se concentrer à la portion centrale, où les villosités prennent un grand développement (*placenta*), tandis qu'elles se résorbent et disparaissent sur le reste de l'étendue de la surface choriale.

C. — *Développement de l'embryon.*

Pendant que s'accomplit la formation des membranes, l'embryon subit lui-même une évolution progressive. Le disque primitif s'est épaissi, allongé, creusé en forme de carène ; des extrémités s'y dessinent, l'une grosse et arrondie (*tête*), l'autre étroite et presque aiguë (*queue*) ; des *lames* se soulèvent de chaque côté d'un sillon médian longitudinal (*ligne primitive*), les unes destinées à former le dos, les autres le ventre. Bientôt apparaissent les organes.

Au feuillet séreux ou externe (portion fœtale, représentée, au début, par l'amas de cellules dont nous venons de voir naître la masse embryonnaire) se rattachent : 1° le système nerveux central et les bourgeons sensoriaux ; 2° le squelette et les muscles ; 3° la peau ; 4° les organes génito-urinaires externes, simples expansions du tégument externe.

Au feuillet muqueux ou interne (portion renfermée dans l'excavation embryonnaire) se rapportent : 1° le tube digestif et ses glandes annexes (simples culs-de-sacs du tube à l'origine) ; 2º le péritoine ; 3º les organes génito-urinaires internes : un vaste sinus, en communication avec le rectum (*cloaque*), et avec la cavité du pédicule de l'allantoïde (*ouraque*), donne naissance à trois cœcum : l'un forme le *corps de Wolff* (rein primordial, testicule-ovaire, canal déférent-trompe), un autre l'*utricule de Müller* (prostate-utérus), le dernier, le *rein* définitif ; le sinus, en se séparant du rectum, devient la vessie, souvent encore en communication avec l'ouraque, au moment de la naissance.

Au feuillet intermédiaire (vasculaire de Reichert) appartiendraient les formations bronchio-pulmonaire et circulatoire. Le cœur apparaît de bonne heure, sous la forme d'un petit point pulsatil, au-dessous du renflement céphalique. La première circulation, destinée à la vésicule ombilicale et éphémère comme elle, comprend deux artères et deux veines (*vaisseaux omphalo-mésentériques*). La seconde, dite placentaire, correspond à l'évolution allantoïdienne : le cœur se cloisonne en ventricules et oreillettes, mais ces dernières restent en communication par le *trou de Botal* ; les artères pulmonaire et aorte sont reliées l'une à l'autre par un *canal artériel ;* deux *artères ombilicales* mettent en rapport l'aorte avec le placenta ; de deux *veines ombilicales*, l'une disparaît, et celle qui persiste, venant du placenta, contribuera à la formation de la veine porte et de la veine cave inférieure, en même temps qu'à la formation du foie vasculaire ou glycogénique (vaisseaux et lobules), distinct du foie biliaire (canalicules), qui dérive du tube digestif. Après la nais-

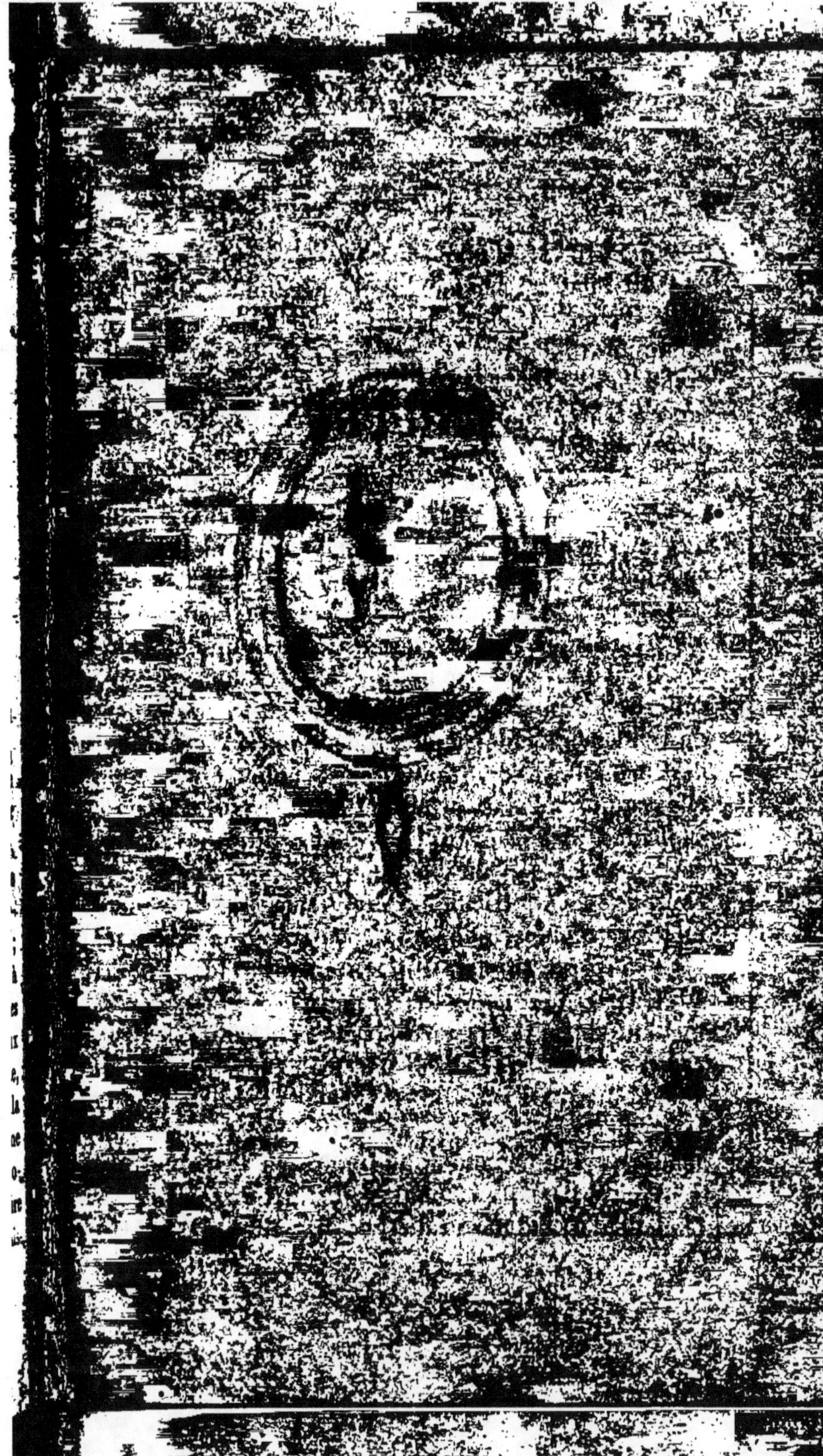

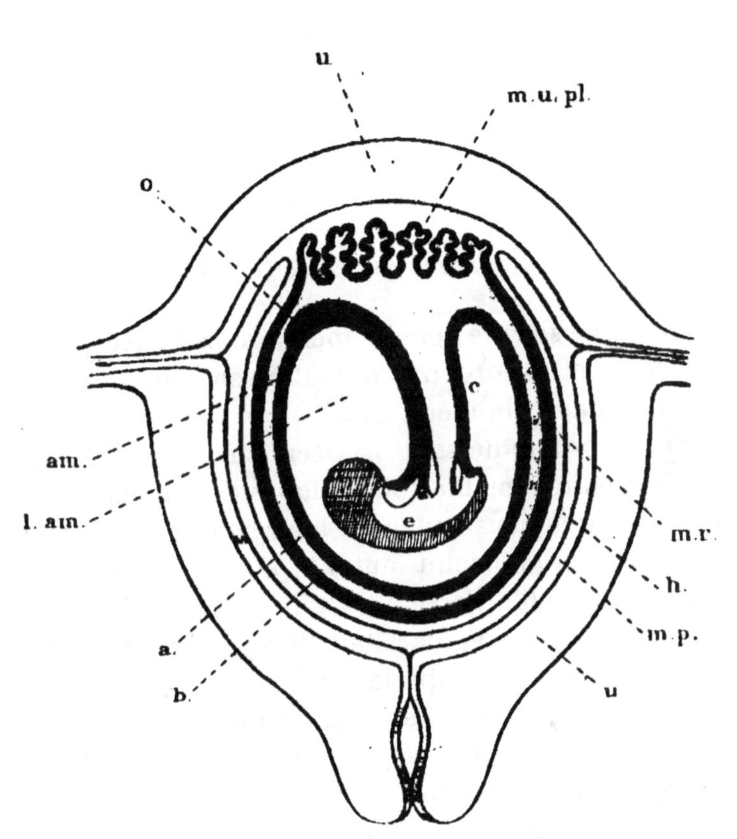

SCHÉMA DES MEMBRANES DE L'ŒUF.

u, tissu propre de l'utérus ; — *m.u.pl.*, muqueuse utéro-placentaire ; — *m.p.*, muqueuse pariétale ; — *m.r.*, muqueuse réfléchie ; — *h.*, hydropérione ; — *e.*, embryon ; — *am.*, amnios ; — *l.am.*, liquide amniotique : — *o.*, vestige de la vésicule ombilicale ; — *a.*, couche allantoïdienne doublant le chorion blastodermique, *b.*, — *pl.*, placenta ; — *c.*, cordon ombilical.

O. DOIN, Editeur. Paris Imp. Monrorq

sance seulement, la circulation devient définitive, par la disparition des vaisseaux placentaires, du canal artériel et du trou de Botal.

II. — FŒTUS A TERME.

A. — *Annexes du fœtus* (PL. I.).

On désigne sous ce nom les membranes d'enveloppe, le placenta et le cordon, qui établissent les rapports entre le fœtus et la mère.

Les *membranes* ne sont pas seulement constituées par les productions blastodermiques dont nous avons parlé. La muqueuse utérine bourgeonne au contact de l'ovule, se réfléchit autour de l'œuf (*muqueuse réfléchie*), et cette portion exhubérante, d'abord séparée de la portion pariétale (*muqueuse pariétale*), par une couche de liquide (*hydropérione*), se soude ultérieurement avec elle. L'enveloppe ainsi formée porte le nom de *caduque*, parce qu'elle se détache de la matrice, en même temps que l'œuf. Celui-ci a donc : 1° une membrane maternelle (caduque : muqueuses réfléchie et pariétale); 2° des membranes propres, représentées par le *chorion* (feuillet externe du blastoderme, doublé de la trame allantoïdienne ou magma réticulé) et par l'*amnios*. L'ensemble des membranes, distendues par le liquide amniotique, est désigné sous le nom de *poche des eaux*. — Le *liquide amniotique*, limpide, de coloration citrine, quelquefois légèrement opalescent, semble être le mélange d'un produit de sécrétion séreuse, fourni par l'épi-

thélium de l'amnios, et d'un produit d'excrémen-
tition, analogue à l'urine : il renferme des principes albuminoïdes, comme les sérosités, mais en
proportion beaucoup moindre (10, au lieu de 25
à 60 p. 1000, Delore), et les principes caractéristiques
de l'urine (urée, créatine, créatinine, phosphates, ces
derniers toujours au-dessous de 2 p. 1000, Delore).
Il est relativement plus abondant pendant les premiers
mois de la grossesse que pendant les derniers : à
l'époque du terme, sa quantité est d'environ 500 gr.
Son rôle est purement physique (protection du fœtus
contre les violences extérieures et contre les pressions
utérines, protection de l'utérus contre les mouvements
du fœtus, mobilisation du fœtus nécessaire à son
adaptation progressive avec les parties maternelles,
action dilatatrice sur le col et lubréfaction de la voie
vaginale, au moment de l'accouchement).

Le *placenta* (délivre, arrière-faix), est une masse d'apparence charnue, de consistance molle et spongieuse,
discoïde, épaisse à son centre (environ 2 centim.),
très amincie à son pourtour (quelques millimètres),
mesurant de 15 à 20 centim. en diamètre, et qui fixe
le fœtus à la matrice par l'intermédiaire du cordon.
Il occupe généralement le fond ou les côtés
du corps de l'utérus; mais il peut s'insérer sur
une région quelconque de la surface interne de
l'organe et même sur le col. Sa face utérine
ou adhérente est inégale, mamelonnée, lobulée :
elle doit cet aspect à des groupements de villosités
appelées *cotylédons*. Sa face libre ou fœtale, lisse, recouverte par l'amnios, reçoit les vaisseaux du cordon.

Son pourtour se continue avec le chorion. — Le placenta n'est, en réalité, qu'une condensation des *villosités* choriales, qui demeurent séparées, disséminées par petits îlots, chez les femelles de certains mammifères (herbivores), et quelquefois même réparties en deux ou plusieurs groupes dans l'espèce humaine (placentas

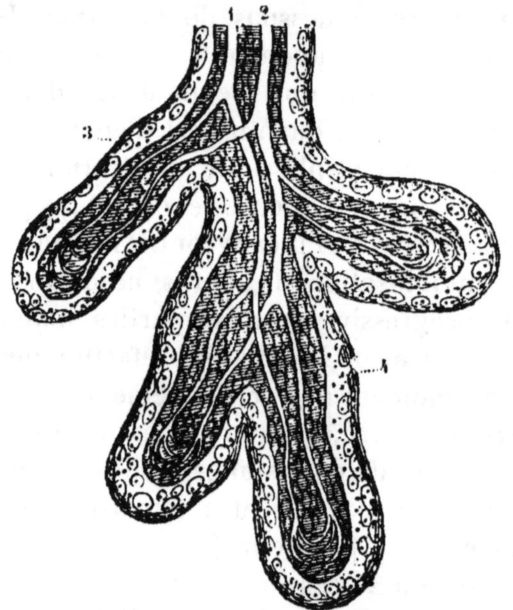

FIG. 10. — Villosité placentaire.

1, 2. vaisseaux ; — 3, revêtement chorial ; — 4, tissu allantoïdien soutenant les vaisseaux.

lobés et placentas multiples). Ces villosités forment des bourgeons plus ou moins lobés, disposés par touffes qui s'enchevêtrent les unes aux autres, et dont les extrémités libres sont en rapport avec la muqueuse utérine ; à leur intérieur, les ramuscules périphériques des vaisseaux du cordon s'anastomosent en anses :

chaque lobe d'une villosité a son anse vasculaire propre, qui se déverse dans les vaisseaux de la villosité ; mais ceux-ci ne communiquent pas avec les vaisseaux des villosités voisines. Les villosités sont constituées par le tissu allantoïdien (magma réticulé), qui sert de substratum aux vaisseaux, et par un revêtement de tissu chorial. Elles s'enfoncent dans l'épaisseur de la muqueuse utérine, sont isolées les unes des autres par des poussées de l'épithélium utérin, qui pénètre dans leurs intervalles ; mais elles n'ont avec les vaisseaux de la matrice que des rapports de *contiguité* : elles sont isolées du sang maternel par l'épithélium utérin et par la paroi très amincie des sinus qu'il recouvre. D'après quelques observateurs, il existerait un espace lacunaire, rempli par de la lymphe ou de la sérosité (*lait utérin*), entre l'épithélium de la muqueuse utérine et le chorion des villosités.

Comme l'épithélium de la matrice est très adhérent au chorion des villosités, il accompagne le placenta dans sa chute, et celui-ci apparaît ainsi décomposable en une portion fœtale (*placenta proprement dit ou fœtal*) et en une portion maternelle *placenta maternel* ou *caduque sérotine*).

Le *cordon* (cordon ombilical) est cette tige molle et cylindroïde, qui, partant de l'ombilic du fœtus, se termine vers le centre, ou quelquefois vers le bord du disque placentaire. Il renferme, au milieu du tissu allantoïdien, qui représente le pédicule de la vésicule allantoïde primitive, et que l'on désigne ici sous le nom de gélatine de Warthon, les vaisseaux ombilicaux (deux artères et une veine), ordinairement contournés en spirale de gauche à droite, les artères extérieures à la veine ; le dernier vestige du pédicule de la vésicule ombilicale ; parfois une anse d'intestin. On n'y rencontre ni nerfs, ni vaisseaux lymphatiques. Son revêtement est formé par l'amnios, et, à son origine, par un bourrelet cutané, court prolongement de la peau de l'abdomen au niveau de l'ouverture ombilicale (la gaîne amniotique se continue directement avec la peau du fœtus, sans aucune interruption, si ce n'est un changement de couleur et d'épaisseur, Tarnier). — Le cordon a une longueur moyenne de 45 à 60 centim., une grosseur égale à celle du petit doigt (plus volumineux, on le dit gras ; plus aminci, on le dit maigre : ces différences, comme aussi les nodosités qu'on remarque fréquemment sur la tige, tiennent aux variations quantitatives ou de répartition de la gélatine de Warthon). — Les vaisseaux se bifurquent et se subdivisent en troncs secondaires à la surface du placenta, mais quelquefois avant d'arriver à celle-ci.

B. — *Fœtus.*

D'abord très mobile au sein du liquide amniotique et n'affectant d'autre situation que celle que lui imprime la densité prépondérante de la région scapulaire ou du segment céphalique, le fœtus, à mesure qu'il devient plus volumineux (la quantité du liquide amniotique subissant une réduction corrélative) acquiert plus de fixité et tend à *se présenter* d'une certaine manière à l'entrée de la voie pelvienne. Il se prépare, pour ainsi dire, au passage, en se pelotonnant sur lui-même et en se plaçant dans les meilleures conditions d'adaptation par rapport au bassin et à la matrice.

La tête est fléchie; les bras sont croisés sur la poitrine, les cuisses ramenées vers l'abdomen, les genoux venant au contact des bras, les jambes fléchies sur les cuisses et souvent entrecroisées, les pieds rapprochés des fesses.

Dans le plus grand nombre des cas, la tête est dirigée en bas, se présentant par l'occiput à l'aire du détroit supérieur. On a voulu tour à tour expliquer ce rapport habituel par les mouvements instinctifs du fœtus (mais ce rapport existe même quand le fœtus a cessé de vivre), à une direction déterminée dès les premiers temps de la formation de l'œuf (l'œuf, chez les oiseaux, s'engage toujours dans l'oviducte par la même extrémité; mais quelle déduction applicable à l'homme peut-on logiquement tirer de ce fait?), à la prédominance du poids de la tête (mais, chez les quadrupèdes, où la pesanteur devrait contrarier l'engagement par la tête, c'est encore par cette région qu'il se produit d'ordinaire). La cause de ce phénomène est à rechercher, comme nous le verrons plus loin, dans les conditions anatomiques d'accommodation réciproque de la masse fœtale et des organes maternels.

Le fœtus à terme pèse, en moyenne, de 3,000 à 3,500 gr., et sa longueur oscille entre 39 et 55 centim.; les garçons ont généralement un développement supérieur à celui des filles (d'après Simpson, ils pèseraient 250 gr. et mesureraient 1 centim. de plus que ces dernières). Le cordon est inséré à 1 centim. au-dessous du milieu de la longueur du corps; le scrotum contient souvent les testicules ; la peau est recouverte par une couche plus ou moins épaisse de matière grasse, produit de la desquamation épithéliale et de la sécrétion des glandes sébacées (*sebum, smegma, vernix caseosa*), qui, au moment de l'accouchement, contribuera à la lubréfaction des parties.

La tête et le tronc méritent d'être étudiés avec une attention spéciale, en raison de leur volume et des conditions que ce volume impose à l'accouchement.

a. — La *tête fœtale* a la forme d'un ovoïde à grosse extrémité dirigée en arrière. — Elle comprend deux régions : la *face*, petite, offrant à considérer, dans leurs rapports habituels, les saillies des pavillons auriculaires, du nez et du menton, les saillies moins importantes des pommettes et du pourtour orbitaire, l'orifice buccal ; — le *crâne*, aux os minces, incomplètement calcifiés, réunis par des cartilages ou par des membranes lâches : il existe une suture médiane frontale, une suture médiane bi-pariétale (sagittale), une suture transverse fronto-pariétale (coronale), et une transverse occipito-pariétale (lambdoïde), dont il est très important de savoir apprécier la direction et la situation des points d'entrecroisement, par rapport aux diverses régions du bassin. Le centre de convergence des deux portions du frontal et des deux pariétaux répond à un espace membraneux, de forme losangique, dont l'angle antérieur est beaucoup plus allongé que le postérieur et les latéraux : c'est la *grande fontanelle* ou *fontanelle bregmatique*, parce qu'elle est située en cette région du crâne qui s'appelle le bregma. Le centre de convergence

des pariétaux et de l'angle supérieur de l'écaille occipitale (lambda) répond à un autre espace membraneux, moins considérable que le précédent et de forme
triangulaire, c'est la *petite fontanelle* ou *fontanelle*

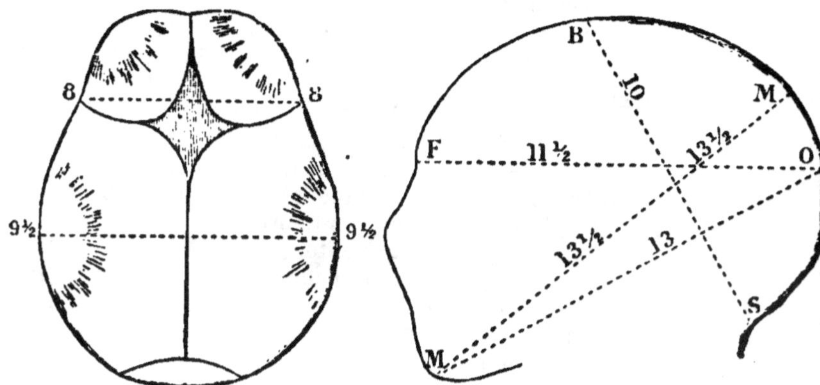

Fig. 11. — Tête fœtale :
Sutures et fontanelles,
diamètres transverses (Budin).

Fig. 12. — Tête fœtale :
diamètres
antéro-postérieurs (Budin).

lambdoïdienne, occipitale. La première est aussi appelée
antérieure et la seconde *postérieure*. Les sutures et les
fontanelles, quand les os se rapprochent sous les
pressions qu'ils ont à supporter au cours de l'accouchement, peuvent s'effacer et même disparaître ; mais
leur place reste alors indiquée par la saillie des bords
osseux qui les délimitent. Au toucher, l'on ne pourra
confondre la partie antérieure de la suture sagittale,
où s'entrecroisent quatre bords saillants, avec la partie
postérieure de la même suture, où s'entrecroisent seulement trois bords saillants.

Les principaux *diamètres* de la tête sont les suivants
en centimètres) :

Antéro-postérieurs ou longitudinaux :	BUDIN.
occipito-mentonnier (protubérance occipitale, saillie du menton).	13 à 13,5
occipito-frontal (protubérance occipitale, saillance moyenne du front ou racine du nez, Budin).	11 — 12 (11,42)
sous-occipito-bregmatique (région sous-occipit., milieu de la grande fontanelle). [1]	8,5 — 9,5 (9,73)

Verticaux :	
cervico (ou trachelo) bregmatique (bord antérieur du trou occipital ou partie antérieure du cou, milieu de la grande fontanelle),	9 — 9,5
remplacé par le sous-mento-bregmatique (pointe du menton, milieu de la grande fontanelle).	(10)
fronto-mentionnier,	8
remplacé par le sous-mento-frontal (partie inférieure du menton, partie moyenne du front).	(10)

Transverses :	
bi-pariétal (d'une saillie pariétale à l'autre).	9 — 9,5 (9,23)
bi-temporal (d'une oreille à l'autre, transverse minimum).	8 — 8,5 (7,95)

D'après les auteurs classiques, le plus grand diamètre de la tête est l'occipito-mentonnier. Pour Budin, « le plus grand diamètre antéro-postérieur est un diamètae sus-occipito-mentonnier, étendu du menton à la suture sagittale, » à une distance variable de la pointe de l'occiput.

A la suite de nouvelles recherches, Budin et Ribemont ont reconnu les dimensions suivantes à la tête du fœtus à terme (enfant d'un poids moyen de 3,250 gram.) : Diamètre max., 13 centim. et demi ; — occipito-mentonnier, 13 centim. ; — occipito-frontal, 11 centim. et demi ; — sous-occipito-bregmatique, 10 centim. ; — bi-pariétal, 9 centim. et demi ; — bi-temporal, 8 centim. ; — grande circonférence (diam. max.), 38 centim. ; — petite circonférence (diam. sous-occipito-bregmatique), 31 cent. et demi.

[1] Ce diamètre est plus ou moins rapproché de la verticale quand la tête n'est pas fléchie.

Si on compare ces dimensions avec celles du bassin, on s'aperçoit aussitôt qu'une adaptation n'est possible qu'avec certains diamètres de la tête fœtale, au détroit supérieur ; comme le diamètre transverse est très diminué par l'épaisseur des muscles psoas-iliaques, c'est le diamètre oblique qui règle l'adaptation : le fœtus ne lui peut présenter qu'un diamètre longitudinal inférieur à son étendue, c'est-à-dire que le diamètre sous occipito-bregmatique ou un diamètre intermédiaire entre celui-ci et l'occipito-frontal (diamètre sous-occipito frontal). Dans l'excavation et au détroit inférieur, grâce à la concavité du sacrum et à la rétrocession du coccyx, c'est le diamètre antéro-postérieur qui commande à son tour l'adaptation : la tête pourrait, à la rigueur, lui présenter son diamètre longitudinal occipito-frontal ; mais, demeurant fléchie, elle continue à opposer un diamètre sous-occipital au plus grand diamètre pelvien, à l'avantage de sa progression. Quant au diamètre transverse de la tête, sa dimension maximum de 9,5 le rend toujours et partout adaptable, dans l'aire où un diamètre longitudinal a trouvé lui-même son accommodation.

Cependant, comme la voie pelvienne peut être légèrement rétrécie ou diminuée par une grande épaisseur de parties molles, le fœtus, être de gros volume (garçons), l'adaptation serait *trop juste*, dans beaucoup de cas, si la tête ne subissait une *réduction*. — Pour adapter à la plus forte dimension pelvienne son diamètre sous-occipito-bregmatique, la tête doit se fléchir sur la poitrine ; mais cette flexion est limitée par le degré d'extensibilité des articulations rachidiennes : l'existence d'une *charnière fibro-cartilagineuse* à l'union de la portion écailleuse et de la portion basilaire de l'occipital, en arrière du trou occipital et de chaque côté (Budin), permet un allongement longitudinal, associé à un amoindrissement vertical du crâne, qui remédie à l'insuffisance de la flexion. — En outre, grâce à leur union par sutures membraneuses, les os peuvent chevaucher les uns sur les autres, dans une certaine étendue de leur portion marginale, et, grâce à leur souplesse et à leur élasticité, subir des aplatissements considérables, là où leur saillance gêne ou entrave l'engagement : la tête porte, à la naissance, les traces de ces modifications, apparaissant d'autant plus allongée, dans un sens, qu'elle a été plus énergiquement comprimée dans un autre : elle a pu ainsi perdre près d'un centimètre suivant le diamètre principal de son adaptation.

b. — Le *tronc* se décompose en région supérieure ou thoracique, avec les membres supérieurs, et en région inférieure ou du siège, avec les membres inférieurs. Quand il se présente à la voie pelvienne suivant son axe longitudinal, il la traverse avec facilité, ses diamètres étant ou inférieurs à ceux de la tête, ou beaucoup plus réductibles, en raison de la souplesse et de la laxité des parties :

Diam. thoraciques : bi-acromial (d'un acromion à
                 l'autre). 12
                 sterno-dorsal (diamètre antéro-postérieur de la poitrine) 9,5

Diam. du siége : bi-iliaque (diamètre transv.
                     du bassin).   8
                  sacro-pubien (diamètre an-
                     téro-postérieur du bassin).   5,5
                  bi-trochanterien (hanches) .   9

C. — *Nutrition du fœtus.* (Pl. II.)

Le fœtus a des fonctions propres. Mais, comme il est renfermé dans un milieu intérieur, comme il ne peut emprunter qu'à la mère, pour s'accroître et se développer, ces fonctions n'ont qu'une indépendance relative et demeurent limitées.

Le fœtus sent et se meut : les manifestations de son innervation cérébro-spinale ne sortent pas de la sphère des actes réflexes.

Il se nourrit avec les matériaux, déjà tout préparés pour l'assimilation, que lui fournit l'organisme maternel : son travail se borne à fixer les principes nécessaires à la formation de ses tissus (matières albuminoïdes et sels minéraux), à séparer de ceux-ci les principes qui leur sont inutiles ou nuisibles. Il n'y a pas de digestion ; mais il y a une dépuration excrémentitielle, accomplie par le foie, les reins, l'appareil tégumentaire. Le foie sécrète de la bile, et c'est elle, qui, mélangée au produit de la desquamation épithéliale de l'intestin, constitue le *méconium*, ce liquide visqueux et verdâtre, que le nouveau-né évacue par le rectum, dans les premières heures de sa vie nouvelle. Le rein sécrète de l'urine, qui reste accumulée dans la vessie, et la peau lui vient peut-

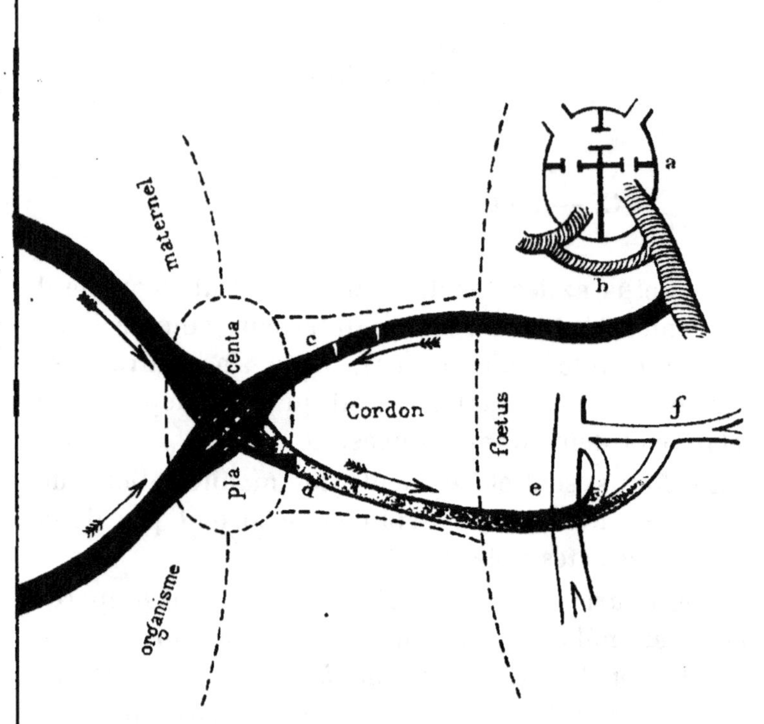

SCHÉMA DE LA CIRCULATION.

CHEZ LE FŒTUS :

a., cœur fœtal ; — *b.*, canal artériel, entre les artères aorte et pulmonaire ; — *c.*, système artériel excrémentitiel, artères ombilicales, chargées de sang veineux ; — *d.*, système veineux oxygénateur, veine ombilicale, chargée de sang artériel ; — *e.*, veine cave inférieure ; — *f.*, veine porte.

O. DOIN, Éditeur.   Paris Imp. Monrocq

être en aide : car l'urée qu'on rencontre dans le liquide amniotique indique une dépuration vers l'amnios susceptible d'émaner à la fois de l'une et l'autre voie éliminatrice. Il n'y a pas de respiration, si on entend par ce mot l'aspiration de l'oxygène libre dans l'air extérieur : les poumons sont inertes ; mais le sang maternel apporte au sang fœtal l'oxygène dont il a besoin, comme il reçoit de lui l'acide carbonique dont il se doit débarrasser.

Le placenta est le centre et l'intermédiaire des échanges : s'il vient à s'altérer, à se détacher de la mère ou à être séparé du fœtus, celui-ci succombe par inanition ou asphyxie. Les échanges ne sont pas directs, car il n'y a pas continuité dans les circulations : ils se font par endosmose et exosmose, au travers des villosités choriales et de l'épithélium utérin qui les revêt. Le sang arrive des artères maternelles, chargé d'oxygène et de matériaux plastiques, qui, dans le placenta, sont entraînés par les ramuscules d'origine de la veine ombilicale, et charriés par cette veine jusqu'au fœtus. [1] Presque aussitôt, dans cet organisme aux combustions réduites, comme chez les animaux en léthargie hibernante, le sang revivifiant se mélange au sang veineux qui revient des membres inférieurs et des organes abdominaux, se jette avec lui dans la veine cave inférieure. C'est un liquide indifférent qui circule au travers des vaisseaux ; aussi, les communications entre l'oreillette droite et l'oreillette gauche,

---

[1] Notre figure schématique exprime l'alternance des échanges entre la mère et le fœtus ; l'entrecroisement des circulations ne doit pas impliquer l'idée de leur contiuuité.

entre l'artère pulmonaire et l'artère aorte, n'ont-elles pas les conséquences qu'elles auraient après la naissance, alors que l'hématose respiratoire établit une démarcation tranchée entre les circulations artérielle et veineuse. Vers la terminaison de l'aorte, le sang fœtal a perdu la plus grande partie de ses propriétés réparatrices, il est chargé d'acide carbonique, et c'est par la voie des artères ombilicales que va se faire l'élimination de cet acide. Ainsi, dans l'appareil circulatoire *extra-fœtal*, la veine continue le rôle des artères maternelles et leur emprunte le liquide qu'elles renferment; les artères charrient du sang veineux, qu'elles rendent aux veines de la mère; dans l'organisme fœtal lui-même, le sang est un mélange de sang veineux et de sang artériel : il est pauvre en fibrine et très remarquable par le nombre et le volume de ses hématies.

La mère ne fournit pas seulement au fœtus ce qui lui est utile et nécessaire : elle lui abandonne les principes infectieux dont elle est imprégnée; aussi voit-on le fœtus participer souvent aux maladies de la mère, et l'enfant naitre avec les stigmates de ces maladies (syphilis, variole, septicémie puerpéale, etc.)

A partir du sixième mois, le fœtus est apte à vivre de la vie extérieure, si une circonstance imprévue le sépare violemment de sa mère. Mais ses chances de survie ne commencent guère à devenir sérieuses qu'au-delà du huitième mois.

(Le tableau ci-joint, résumant les progrès du développement fœtal, a été établi d'après les documents réunis par Briand et Chaudé, Pinard et Playfair).

10 PÉRIODES de 28 jours : Schrœder, Hecker	9 PÉRIODES de 30 jours : Auteurs français	POIDS du placenta, en gram.	LONGUEUR du cordon, en centlm.	POINT D'INSERTION du cordon	POIDS DU FŒTUS en gram.	LONGUEUR du fœtus en cent.	DÉVELOPPEMENTS CARACTÉRISTIQUES
	1					0.2	Amnios, vésicule ombilicale. L'embryon n'est encore qu'une petite masse gélatineuse sans distinction de parties.
1							
	2				3		Allantoïde. Embryon recourbé sur lui-même; extrémités distinctes; cœur à 2 cavités; corps de Wolff; rudiments de colonne vertébrale et de centres nerveux; poiuts d'ossification aux clavicules et au maxillaire inférieur.
2							
	3			Partie infro de l'abdomen.	60	10	Placenta (condensation des villosités choriales).
3		36	7		11	7 à 9	
	4			Un peu au-dessus des pubis.	125	15	Tête et ventre volumineux; peau commençant à se caractériser; muscles suffisamment formés pour produire des mouvements appréciables; ossifications à l'occiput, au frontal, aux apophyses mastoïdes; méconium dans le duodénum; anus ouvert; sexes différenciables.
4		80	19		57	10 à 17	
	5			Plus éloigné des pubis.	250	20-25	Peau formée, couverte d'un duvet soyeux; cheveux, ongles; point d'ossification à l'ischion.
5		178	31		284	18 à 27	
	6				400	25-30	Tissu adipeux sous la peau; sebum; cils aux paupières; testicules dans l'abdomen; clitoris proéminent. Moitié de la longueur du corps correspondant à l'appendice sternal.
6		273	37		634	28-34	
	7				1500	32-33	Paupiéres entr'ouvertes; testicules rapprochés de l'anneau inguinal; méconium dans l'intestin grêle et le gros intestin.
7		374	42		1218	35-38	
	8			Cordon à 2 ou 3 cent. au-dessous du point correspondant à la moitié du corps.	2000	40-42	La membrane qui jusqu'alors recouvrait la pupille disparaît; testicules quelquefois dans le scrotum; point d'ossification au niveau de la dernière vertèbre sacrée.
8		431	46		1569	39-41	
	9			Cordon correspondant un peu au-dessous du milieu du corps.	3000 à 3500	45-55	Point d'ossification entre les deux condyles du fémur.
9		461			1971	42-44	
10		481			2334	46	

CHAPITRE II

GROSSESSE. — MODIFICATIONS QU'ELLE DÉTERMINE
DANS L'ORGANISME. — ÉVOLUTION GÉNÉRALE.

I. — DÉFINITION ET VARIÉTÉS DE LA GROSSESSE.

La grossesse est l'état de la femme qui porte en elle un ou plusieurs germes, depuis le moment de la fécondation jusqu'à.celui de l'accouchement.

Elle est *simple*, quand il n'existe qu'un seul germe ; *multiple (gémellaire)*, quand il en existe plusieurs ; — *utérine*, si le germe se développe dans la matrice, *extrautérine*, s'il se développe en dehors de cet organe (grossesses ovarienne, tubaire, abdominale).

Bien qu'elle soit un acte physiologique, elle entraîne, dans l'organisme féminin, des modifications profondes, souvent très voisines de la morbidité, modifications que nous étudierons dans le type normal habituel, la grossesse utérine simple.

II. — MODIFICATIONS QUE DÉTERMINE LA GROSSESSE.

Elles sont d'ordre nutritif, sympathique ou mécanique.

La nutrition générale paraît subir un amoindrissement relatif, au profit de la nutrition particulière de l'utérus, chargé du produit de la conception. — Le sang augmente en quantité (la tension est accrue dans les vaisseaux; à la périphérie, les téguments sont comme gorgés de sucs; les membres sont plus gros, les bagues ne jouent plus autour des doigts avec la même facilité qu'auparavant, les traits du visage sont épaissis; le cœur gauche, obligé à déployer plus de force, pour maintenir le courant artériel, s'hypertrophie, et les parenchymes pulmonaire, hépatique, rénal, hypérémiés, deviennent le siége d'une activité qui parfois dépasse la limite physiologique : *pléthore gravidique*). Mais, en même temps, le sang renferme une proportion d'eau plus considérable, moins de globules rouges, moins de fer et moins d'albumine (la pléthore gravidique est, pour cette raison, dite *séreuse*). Dans les derniers mois, la fibrine augmente et le sang est plus coagulable (changement probablement en rapport avec la nécessité de modérer l'hémorrhagie qui accompagne toujours la délivrance , Chantreuil). — Le pouls est accéléré, la température légèrement élevée : les combustions sont plus actives (accroissement de l'excrétion de l'urée), parce que la mère doit satisfaire à la nutrition de son propre organisme et de l'organisme fœtal; aussi les sécrétions sont-elles modifiées.

L'utérus éveille autour de lui des manifestations sympathiques nombreuses, qui, à leur tour, ont une influence plus ou moins considérable sur les phénomènes nutritifs. Il exerce enfin sur les organes avoi-

sinants des pressions, qui entravent ou modifient leur
fonctionnalité. Lui-même présente les changements
les plus remarquables.

A. — *Appareil génital.*

a.— *Utérus.* Ses modifications sont physiques (anatomiques) et fonctionnelles.

Les *modifications physiques* consistent dans des
changements de :

1° *Volume.* Le *corps* augmente nécessairement de
volume à mesure que le fœtus acquiert un plus grand
développement, et cet accroissement se traduit par
une distension parallèle de l'abdomen ; dans les
premiers mois, l'ampliation se fait surtout suivant les
diamètres antéro-postérieur et transverse ; dans les
derniers mois, surtout suivant le diamètre vertical :

	DIAM. VERT.	DIAM. TRANSV.	DIAM. A.-P.
A l'état de vacuité . . .	6.2	4	2.3
Au 4ᵉ mois de la grossesse .	10	10	10
Au 9ᵉ mois.	35	24	23

Le *col* augmente un peu de volume dans les premiers mois ; puis, à partir du cinquième, il se raccourcit, en rapprochant ses deux orifices, au point
de ne plus former qu'un léger bourrelet aux approches du travail (effacement) ;

2° *Capacité.* Celle du *corps* augmente d'abord dans
la portion supérieure, ensuite dans la portion inférieure ; celle du *col* diminue ;

3° *Consistance* et *épaisseur.* Au *corps*, la paroi utérine n'augmente guère d'épaisseur qu'au niveau de l'insertion du placenta ; elle est un peu amincie vers le col, et partout elle présente une consistance assez ferme.—Le *col* perd graduellement de sa consistance : le ramollissement marche de bas en haut ; limité, dans les premiers mois, à la partie inférieure du col, il atteint peu à peu les parties les plus élevées, et il est général à l'époque du terme ;

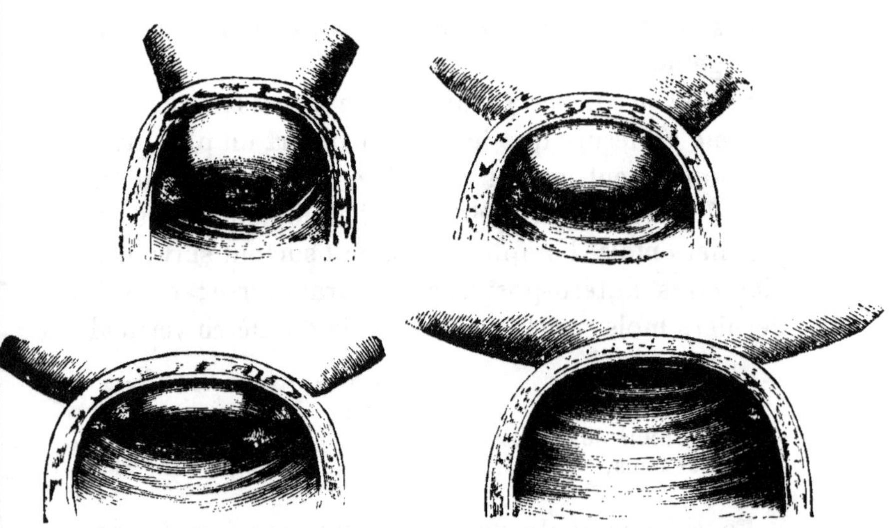

Fig. 13, 14, 15, 16. Raccourcissement du col aux 3e, 6e, 7e et 9e mois (Playfair).

4o *Poids.* De 40 gr., à l'état de vacuité, l'utérus arrive à 800 gr., à la fin de la grossesse ;

5o *Forme.* Le ·corps est successivement pyriforme, ovoïde et sphéroïde. Le *col* diminue progressivement de hauteur, mais ne s'efface que dans les derniers temps. Chez la primipare, il devient cylindroïde ; son orifice externe s'arrondit, s'entr'ouvre légèrement vers le huitième mois, un peu plus au neuvième, mais n'est perméable qu'à la fin de la grossesse. Chez la multipare, il est moins régulier; l'orifice externe, transversal, est assez large et souvent perméable dès les premiers mois: la cavité, en entonnoir, reste fermée par l'orifice interne jusqu'aux dernières semaines, où cet orifice se dilate faiblement ;

6° *Direction, situation, rapports.* Au début, il y aurait abaissement de la matrice, avec tendance à la rétroversion (Jacquemier); plus tard, l'organe éprouve un mouvement d'ascension (Joulin). — Le *corps*, quand il a dépassé l'aire du détroit supérieur, est dévié en avant et latéralement (presque toujours à droite) : il ne peut s'étendre en arrière, à cause de la résistance du rachis; il ne peut opposer sa convexité postérieure à la convexité lombaine, sans osciller vers l'un ou l'autre côté : il tourne à droite, soit en raison de la prédominance des mouvements et des attitudes habituels ou de la rigidité plus grande du ligament rond de ce côté (Boivin), soit en raison de l'obstacle qu'il rencontre à gauche dans l'S iliaque et le rectum, distendus par les matières fécales. En même temps, le corps éprouve une légère torsion sur son axe, vers la fin de la gestation, de telle sorte que la face antérieure regarde en avant et un peu à droite. Le fond de l'utérus arrive successivement : au niveau du détroit supérieur (fin du troisième mois), à 5 centim. au-dessus de ce détroit (fin du quatrième mois), à 2 centim. au-dessous de l'ombilic (cinquième mois), à 2 centim. au-dessus de l'ombilic (sixième mois), à 8 centim. au-dessus de ce même point (huitième mois), à l'épigastre (neuvième mois). Puis, vers la fin du neuvième mois, l'organe s'abaisse et son segment inférieur s'engage plus ou moins dans la région supérieure de l'excavation. — Le *col* reste élevé, et il est ordinairement dirigé très en arrière, du côté opposé à la déviation latérale du corps (rarement, il est dirigé en avant). — Dans les dernières semaines de la gestation, les raports de l'utérus sont les suivants :

> *Col :* répond à la partie la plus élevée de la paroi postérieure du vagin.
>
> *Corps :* face antérieure : vessie, quelquefois anse intestinale, paroi abdominale ; — face postérieure : rectum, angle sacro-vertébral et colonne lombaire, vaisseaux iliaques primitifs, aorte, veine cave inférieure, piliers du diaphragme, mésentère et intestins ; — faces latérales : vaisseaux iliaques internes et externes, muscles psoas-iliaques, ovaires, trompes et ligaments larges, parois latérales de l'abdomen : à droite, cœcum ; à gauche, S iliaque ; — extrémité supérieure : paroi abdominale, colon transverse, grande courbure de l'estomac ; — extrémité inférieure : face interne des pubis, excavation et vagin.

7° *Texture.* — *a. Membrane séreuse* (péritoine) : elle s'accommode à l'ampliation utérine par déplissement des ligaments larges et par production d'éléments nouveaux (prolifération démontrée par la conservation de l'épaisseur normale de la membrane, malgré son extension). — *b. Couche musculeuse :* elle s'accroît d'une façon remarquable par augmentation du volume et du nombre de ses éléments, qui se répartissent en couches superposées et en faisceaux très distincts. Au *corps*, il existe : 1° une *couche externe,* constituée par des fibres transversales et par des fibres longitudinales (celles-ci sont condensées en un faisceau médian, *arciforme*, qui, après avoir parcouru la face postérieure, s'étale en gerbe sur le fond de l'organe et envoie des fibres aux trompes et aux ligaments larges); 2º une *couche interne*, composée de fibres transversales, longitudinales, obliques (faisceaux triangulaires, antérieur et postérieur, prenant leur origine vers le col, et s'épanouissant entre les orifices des trompes), orbiculaires (anneaux concentriques autour des orifices des trompes); 3º une *couche moyenne* ou intermédiaire, relativement très épaisse au niveau de l'insertion du placenta, formée par des fibres qui s'entrecroisent en tous sens autour des vaisseaux et adhèrent aux parois des veines. Au *col*, la couche moyenne disparaît, et les couches externe et interne se composent principalement de fibres transversales-orbiculaires.— *c. Membrane muqueuse:* elle est plus épaisse et plus vasculaire, surtout au niveau de l'insertion du placenta. Nous avons dit comment elle se réfléchissait autour de l'œuf, et comment sa portion réfléchie s'unissait à la portion pariétale pour former à celui-ci une enveloppe extérieure qui l'accompagne dans son expulsion (*caduque*). La portion en rapport avec le placenta (*utéro-placentaire*, *sérotine*) n'abandonne à l'œuf que son revêtement épithélial : elle ne mérite donc pas le nom de caduque, qu'on lui a longtemps imposé. Au col, la muqueuse n'éprouve d'autres changements qu'une hypertrophie relative et l'effacement de ses plis. — *d. Vaisseaux :* ils sont nombreux et plus développés ; les veines, au niveau de l'insertion placentaire, acquièrent un volume considérable (*sinus*); leurs parois, très amincies, sont fortifiées par les fibres du tissu conjonctivo-musculaire dans la profondeur, et par l'épithélium de la sérotine à la surface : après l'accouchement, la chute de cet épithélium laisse les veines ouvertes et béantes (d'où l'hémorrhagie qui accompagne l'expulsion du placenta); mais le resserrement des éléments contractiles ne tardent pas à les fermer par l'adossement de leurs parois (d'où l'arrêt très rapide de l'écoulement sanguin dans les circonstances ordinaires). — *e. Nerfs* : ils augmentent de volume comme les autres éléments.

Les *modifications physiologiques* consistent dans l'exaltation des propriétés du tissu propre de la matrice et dans la suspension de la menstruation. — La *sensibilité* de l'organe est accrue ainsi que son *excitabilité réflexe*. — La *contractilité* se développe à mesure que les fibres musculaires augmentent en nombre et en volume : elle donne à l'utérus son rôle actif au cours de la parturition ; comme elle se rattache à des éléments de l'ordre organique (fibres lisses), les contractions qu'elle engendre sont intermittentes, péristaltiques, indépendantes de la volonté ; elle est sollicitée par les excitations directes (mouvements du fœtus, irritation causée par le fœtus mort, devenu corps étranger, manœuvres exercées à l'intérieur ou à l'extérieur de l'utérus) ou indirectes (émotions morales, vomissements, douleurs en diverses régions), accrue par certaines substances (seigle ergoté), diminuée par d'autres (opium) et aussi par la distension ou la fatigue excessive du muscle utérin (inertie); elle s'accompagne de douleurs plus ou moins vives. (Voir le chapitre de l'accouchement.) — La *tonicité*, ou la tendance à la rétraction des organes contractiles, en dehors de la stimulation nerveuse, vient en aide à la contraction : continue et non douloureuse, elle permet au muscle des repos nécessaires, et, quand il vient à perdre son activité, comme après la mort de la mère, elle suffit quelquefois à achever l'œuvre d'expulsion commencée (expulsion du fœtus et retrait de l'utérus après l'opération césarienne *post mortem*). — La *suppression des règles*, pendant la grossesse, est une conséquence naturelle de la cessation de l'ovulation et de la disparition des surfaces qui fournissent l'écoulement, après l'adossement et l'union intime des muqueuses réfléchie et pariétale. On cite cependant des exemples, au cours de la gestation, d'écoulements sanguins périodiques, que l'on a cru pouvoir rapporter à la persistance de la menstruation.

b. — *Ovaires* et *trompes*. Ces organes sont appendus aux côtés de la matrice, suivant une direction presque verticale, et répondent à l'union de son tiers supérieur avec ses deux tiers inférieurs. L'ovulation est suspendue, d'après l'opinion la plus générale, pendant toute la durée de la grossesse; mais certains faits tendent à prouver qu'elle peut continuer, au moins exceptionnellement, au cours de la gestation. Voir la *Fécondation*).

c. — *Vagin*. Il subit un allongement correspondant à l'élévation de l'utérus; sa vascularité augmente : les artères donnent, vers le quatrième mois, des pulsations très appréciables au doigt (*pouls d'Osiander*) ; la muqueuse offre une coloration foncée, un aspect granuleux, et, très fréquemment, elle paraît être le siége d'un écoulement leucorrhéique.

d. — Appareil mammaire. En relation sympathique très étroite avec l'utérus, les seins participent à son exaltation nutritive. Ils augmentent de volume et deviennent le siége de picotements douloureux ; les mamelons sont plus gros et plus érectiles ; l'aréole se boursouffle, prend une teinte brunâtre, et, vers le quatrième mois, se recouvre de petites saillies (*tubercules papillaires de Montgomery*), que l'on considère comme des rudiments de glandes mammaires isolés (Charpentier); au sixième mois, elle s'entoure d'une zone inégalement colorée par des dépôts de pigment (*aréole secondaire* ou *mouchetée*), et, du septième au huitième mois, le derme trop tendu, venant à s'érailler par places, la peau est comme sillonnée de raies blanches, argentées, irrégulières, qui répondent à ses ruptures au-dessous de l'épiderme (*vergetures*). Ces changements sont liés au développement des acini, jusqu'alors comme atrophiés. Le sécrétion lactée n'atteint cependant sa pleine activité qu'après l'accouchement.

B. — *Appareils de la nutrition générale.*

Quelques-uns des phénomènes que nous venons de mentionner aux mamelles se produisent en d'autres régions. On remarque des vergetures sur la peau de l'abdomen, qui est très distendue, des dépôts de pigment sur les téguments du ventre et de la face, ou même sur toute l'étendue de la surface cutanée (Moreau). Cette pigmentation, qui se rattache aux conditions nouvelles de la circulation périphérique (couche de Malpighi), est ordinairement transitoire ; mais elle persiste quelquefois après l'accouchement : à l'abdomen, elle se traduit par une *ligne brune*, étendue du pubis au-delà de l'ombilic (fin du deuxième mois et mois suivants, maximum de la pigmentation au sixième) ; à la face, par des colorations brunâtres au front, à la lèvre supérieure, aux paupières (*masque*).

L'*urine* est plus riche en urée, plus pauvre en matières minérales et surtout en phosphates : ces derniers peuvent même disparaître pendant les premiers mois ; ils redeviennent plus abondants dans les trois derniers. Dans quelques cas, l'urine contiendrait du sucre (Blot) ; mais jamais elle ne renferme d'albumine, à moins de complication morbide. Elle présente, du deuxième ou du troisième mois au huitième, une aptitude particulière (qu'on rencontre également dans les urines de divers états pathologiques, caractérisés par une désassimilation très active, phthisie pulmonaire, fièvres graves, etc.) à engendrer, par le repos et à sa surface, une pellicule mince, irisée, puis blanchâtre, à laquelle on a donné le nom de *kyestéine*. La kyestéine n'est pas un produit spécial : c'est un mélange de granulations graisseuses, de granulations de carbonate de chaux et de petits cristaux de phosphate ammoniaco-magnésien, au milieu desquels on distingue une grande quantité de vibrioniens, venus de l'extérieur, mélange qui prendrait naissance au sein des urines alcalines ou neutres, par dédoublement du carbonate d'ammoniaque dérivé de l'urée et du phosphate acide de chaux, combinaison de l'acide du premier avec la base du second (carbonate de chaux) et de l'acide du second avec la base du premier (phosphate d'ammoniaque) : dans les derniers mois, la présence d'acide lactique dans l'urine mettrait obstacle à la formation de la kyestéine, en prévenant la décomposition de l'urée en carbonate d'ammoniaque (Regnault).

La *sécrétion salivaire* est quelquefois augmentée pendant le premier mois (ptyalisme). La *fonction digestive* s'accompagne de troubles nerveux au début de la grossesse (anorexie, gastralgie, nausées et vomissements), et, dans les derniers mois, la défécation (comme aussi la miction) rencontre une entrave dans la compression que l'utérus exerce autour de lui à l'entrée des voies pelviennes.

La *respiration* semblerait plus active d'après l'augmentation de la quantité d'acide carbonique expiré ; mais elle est parfois rendue pénible par des troubles sympathiques (toux nerveuse, dyspnée du début), et, dans les derniers mois, elle est gênée par le refoulement mécanique des poumons.

La *circulation* est modifiée dans sa tension générale, modifiée par les conditions de l'innervation (palpitations nerveuses, syncopes, impressionnabilité du pouls), modifiée enfin dans ses conditions locales par les pressions utérines (tendance aux varices et aux œdèmes dans les membres inférieurs). Nous avons déjà parlé de la pléthore gravidique et de l'état du sang

C. — *Appareils de la relation.*

Le *système nerveux* ressent une impression profonde, sous l'influence de la fécondation. Au moment même de l'imprégnation, la femme éprouverait des sensations particulières, qui seraient pour elle le premier indice de la conception. On peut mettre en doute la réalité de ces manifestations ; mais on ne saurait méconnaître la rapidité avec laquelle l'utérus gravide traduit son action sur le centre cérébro-spinal, en présence des troubles sympathiques qu'il éveille, dès les premières semaines : troubles sensitifs (odontalgie, névralgies diverses), troubles moteurs (spasmes) et troubles cérébraux (changements dans le caractère, les goûts, l'affectivité).

Le *squelette* n'échappe pas à l'influence gravidique. Les articulations pelviennes deviennent plus lâches ; les os sont modifiés dans leur structure. Les phosphates disparaissent de l'urine, chez la mère, pendant tout le temps de leur consommation maximum par le fœtus : assimilés par la femme en trop grande proportion, ils vont former au crâne des dépôts transitoires, appelés *ostéophytes ;* assimilés en trop faible proportion, ils manquent aux os, qui se ramollissent et se déforment (*ostéomalacie*).

III. — ÉVOLUTION GÉNÉRALE DE LA GROSSESSE.

La grossesse comprend un ensemble de développements progressifs chez le fœtus, qui ne peuvent s'accomplir que dans une période déterminée. Cette période offre une *durée* moyenne de 270 jours (neuf mois de 30 jours), à 280 (dix mois de 28 jours) : par exception, elle se prolonge jusqu'à 300 jours. Les modifications que nous avons passées en revue se succèdent ou s'accentuent davantage à des époques régulières, comme l'indique notre tableau :

TABLEAU RÉSUMANT LA PROGRESSION DES PRINCIPAUX CHANGEMENTS QUE DÉTERMINE LA GROSSESSE.

1er, 2e et 3e *mois*. — Troubles nerveux, suppression persistante des règles, utérus plus lourd et sensiblement abaissé, seins plus volumineux.

4e *mois*. — Tubercules de Montgomery, pigmentation de l'aréole, diminution ou disparition des phosphates dans l'urine, utérus élevé et déjà assez volumineux : fond à 5 centim. au-dessus de la ligne sacro-pubienne (détroit supérieur), col très haut, orifice externe permettant l'introduction de la pulpe digitale chez la multipare, simplement arrondi chez la primipare.

5e *mois*. — Fond de l'utérus à 2 centim. au-dessous de l'ombilic. Col ramolli dans sa portion inférieure.

6e *mois*. — Aréole mouchetée, ligne brune abdominale, kyestéine à son maximum, fond de l'utérus à 2 centim. au-dessus de l'ombilic. Orifice externe du col très ouvert chez la multipare.

7e *mois*. — Vergetures à l'abdomen, phosphates commençant à reparaître dans l'urine, fond de l'utérus à 4 ou 5 centim. au-dessus de l'ombilic.

8e *mois*. — Vergetures aux seins, disparition de la kyestéine, fond de l'utérus à 8 centim. au-dessus de l'ombilic. Col entr'ouvert à son orifice externe chez la primipare, très légèrement perméable à l'orifice interne chez la multipare. Troubles mécaniques (respiration, défécation, miction).

9e *mois*. — Gêne respiratoire et de la défécation à son maximum (dans les dernières semaines, respiration plus libre, mais défécation plus difficile). Fond de l'utérus à l'épigastre. Col entièrement ramolli, s'effaçant dans les dernières semaines, un peu dilaté à l'orifice interne seulement chez les multipares.

CHAPITRE III

DIAGNOSTIC DE LA GROSSESSE

Le diagnostic de la grossesse comprend : 1º le diagnostic de l'état gravidique d'après l'ensemble de ses signes propres ; 2º le diagnostic différentiel de cet état et des manifestations qui le peuvent simuler ou masquer ; 3º le diagnostic de la nature et de l'espèce de la grossesse ; 4º le diagnostic de l'époque de la grossesse.

I. — DIAGNOSTIC GÉNÉRAL DE LA GROSSESSE.

Il repose sur l'appréciation de deux ordres de signes :

A. — *Signes de probabilite*, fournis par la mère : *anamnestiques*, obtenus par l'interrogation, et *actuels*, obtenus par l'interrogation, l'inspection, la palpation, le toucher vaginal et l'auscultation utérine.

a.— *Signes anamnestiques.* Ce sont les circonstances relatives à l'imprégnation, dont la femme prétend avoir conscience, la suppression des règles, en rapport avec le moment de cette imprégnation, divers phénomènes ordinairement liés à l'état gravidique et dont l'énumération est faite au médecin. Celui-ci n'attachera qu'une médiocre importance aux signes anamnestiques, car la femme, qui seule en est l'interprète, peut se croire enceinte sans l'être et raconter de bonne foi des manifestations fictives ou illusoires, avoir quelque intérêt à simuler un état qui n'est pas le sien, comme, en d'autres cas, à dissimuler un état de grossesse trop réel.

b. — Signes actuels. Ceux-là sont constatés par le médecin lui-même, soit après interrogation, soit d'emblée. Ils ont une valeur en rapport avec la sagacité de l'observateur, mais toute relative, parce qu'ils ne prennent pas encore pour base le seul élément d'une démonstration certaine de la grossesse, le fœtus. Nous connaissons déjà ces différents signes par les modifications que la grossesse imprime à l'organisme féminin, modifications qui sont bien caractéristiques de l'état gravidique, mais qui peuvent cependant se rencontrer, isolées ou réunies, en d'autres états, de nature pathologique (maladies des organes de la génération, tumeurs utérines ou ovariennes).

Par *l'interrogation*, on sera conduit à rechercher les troubles fonctionnels dont nous avons précédemment parlé, et par les *moyens d'exploration physiques*, en même temps que l'on rattachera ces troubles aux modifications matérielles appréciables des organes, on appréciera les changements survenus dans l'habitude extérieure et dans l'appareil de la génération.

1° Signes fournis par *l'habitude extérieure*. Visage exprimant la langueur, pâle et plombé par places, masque; poitrine plus développée, accroissement du volume des seins, vergetures, aréole mouchetée, tubercules papillaires ; ventre proéminent, distendu, sillonné de vergetures : ligne brune ; dépression ombilicale exagérée, puis effacée avec les progrès de l'ampliation ; attitude et démarche modifiées par le déplacement du centre de gravité (celui-ci, étant reporté plus en avant, exige le rejet en arrière de la portion supérieure du tronc) et aussi quelquefois par le relâchement des symphyses du bassin (mouvements oscillants).

2° Signes fournis par *l'appareil génital*.

La *palpation* permet de reconnaître l'état de réplétion de l'utérus. La femme est couchée sur le dos, les épaules soutenues par un oreiller, les cuisses légèrement fléchies, l'abdomen recouvert par la chemise ; les mains, étendues à plat, délimitent la matrice, constatent la hauteur du fond, la forme et le degré de consistance de l'organe (sensation kystique, fluctuation parfois très nette, Pajot) et les contractions spontanées, intermittentes, dont il est le siège pendant les derniers mois (Hicks).

Le *toucher vaginal* permet d'apprécier la situation, la direction, les dimensions, la forme et la consistance du col, l'état de l'orifice externe, en même temps que l'élévation de la température et les battements artériels (pouls d'Osiander) dans le vagin. — La femme sera debout, adossée contre une muraille ou un meuble, les jambes écartées ; couchée sur le dos, comme pour l'opération du palper abdominal, ou sur le côté ; mais, dans tous les cas, couverte de ses vêtements ordinaires. Le médecin, placé en face d'elle ou à son côté, de la main gauche, relèvera doucement le fond de la matrice, pendant qu'il procédera au toucher avec un ou deux doigts de la main droite, préalablement enduits d'un corps gras. L'indicateur écarte les grandes lèvres à leur partie inférieure, pénètre dans le vagin suivant l'axe de ce conduit, et la face palmaire tournée vers sa paroi antérieure ; il va chercher le col en haut et très en arrière : il ne pourra l'atteindre qu'autant que le coude sera bien ramené entre les cuisses de la femme ; mais souvent, il sera arrêté, sans parvenir à son but, par la saillie dorsale des autres doigts repliés contre le périnée. En introduisant le médius avec l'indicateur, on gagne un centimètre ; mais la saillie des deux derniers doigts gêne encore, pour une exploration minutieuse, et met obstacle à une pénétration suffisante, en certains cas où le col demeure très élevé : il faudrait alors, si le diagnostic de la grosseur devait être associé à celui de quelque état suspect de la voie pelvienne, pratiquer le toucher avec les quatre derniers doigts ou la main tout entière, opération douloureuse et pouvant même exiger l'anesthésie préalable chez une primipare.

L'auscultation donne la notion des modifications circulatoires survenues dans la matrice. Elle doit toujours être médiate, et parce qu'elle est ainsi plus décente, et parce qu'elle laisse au médecin le choix d'une position commode de la tête, favorable à la netteté de ses perceptions ; elle n'exige pas de stéthoscope particulier, mais il est avantageux de la pratiquer avec un instrument à tube un peu long. La femme est couchée sur le dos, les cuisses modérément fléchies, le ventre recouvert par la chemise ou par un tissu léger. L'instrument est placé successivement sur les régions de l'abdomen qui répondent au fond, aux parties latérales et inférieures du corps de la matrice. Les bruits dévoilés et qui appartiennent à la mère sont des borborygmes intestinaux, les bruits du cœur transmis à l'hypogastre, le souffle qui accompagne parfois la pulsation des gros troncs vasculaires du bassin, et enfin le *souffle utérin*, dû aux conditions nouvelles de la circulation utérine. — Le souffle utérin est isochrône avec le pouls maternel, mobile, superficiel ou profond ; il a pour siège ordinaire les parties latérales et inférieures de la matrice, apparaît au quatrième mois, augmente jusqu'au septième ou au huitième, puis reste stationnaire en son intensité ; il est tantôt doux, tantôt ronflant, sibilant, vibrant ou râpeux, intermittent ou continu avec ou sans redoublement. Ce souffle, qu'on a attribué au passage du sang des artères funiculaires (ou du cordon) dans le placenta (bien à tort, puisqu'il persiste après la délivrance), serait dû au passage du sang des artères utérines, de leurs troncs d'apport, dans leurs divisions plus amples, au milieu des parois de la matrice, c'est-à-dire au passage du liquide d'un canal étroit dans des voies très larges (Tarnier et Chantreuil).

3° Signes fournis par les *différents organes et appareils* de la nutrition et de la relation. (V. le chap. précédent.)

B. — *Signes de certitude*. Ils sont fournis par le corps, dont l'existence, au sein de l'utérus, est la caractéristique par excellence de la grossesse, le fœtus. Ils sont au nombre de trois.

1° *Mouvements passifs* (*ballottement*). Lorsqu'on imprime, avec le doigt, un léger choc sur le segment inférieur de l'utérus, la masse fœtale, mobile dans la cavité amniotique, éprouve un mouvement d'ascension, bientôt suivi d'un retour vers son point de départ : il en résulte un choc, que l'on désigne sous le nom de *ballottement*. — On détermine le ballottement dans la position debout ou couchée de la femme, la main gauche soutenant le fond de la matrice, l'indicateur de la main droite, porté en haut et en arrière dans le vagin, exerçant une pression légère et instantanée en avant ou au niveau du col. — Le signe se manifeste à partir du quatrième mois, devient de plus en plus accusé jusqu'au huitième, puis moins nettement appréciable au-delà de cette période, en raison des progrès du développement fœtal. Il manque dans les cas d'insertion vicieuse du placenta sur le segment inférieur de l'utérus. Lorsqu'il existe, il ne peut être rapporté qu'au déplacement d'une masse volumineuse, libre dans un liquide, comme l'est précisément le fœtus. On a pris pour du ballottement fœtal la fluctuation d'une môle dans l'utérus, le déplacement en totalité de l'utérus lui-même ou celui d'une pierre dans la vessie (Cazeaux).

2° *Mouvements actifs*. Le fœtus, en possession d'organes de locomotion, peut exécuter des mouvements : les mouvements de totalité, auxquels on a voulu attribuer les modalités des présentations et des positions, sont loin d'être démontrés ; mais les mouvements partiels sont bien réels, et ils se traduisent par des chocs, des soubresauts, des frottements que la mère perçoit et que reconnaît aussi l'accoucheur. Ces mouvements sont spontanés, ou provoqués par l'ébranlement de la matrice, les pressions, les percussions, les frictions exercées sur l'abdomen : le médecin les apprécie par la palpation ou par l'auscultation. Intermittents, sans régularité, ils répondent au plan abdominal du fœtus, parce qu'ils sont dus aux déplacements des membres, repliés sur ce plan, et sont ordinairement plus prononcés vers le fond de la matrice, où répondent les pieds : ils seront donc d'une grande utilité pour la reconnaissance de la situation et de l'attitude du fœtus avant l'accouchement. — Les mouvements actifs peuvent être constatés dès le cinquième mois par le médecin; mais ils le sont beaucoup plus tôt par la mère. Leur valeur est considérable. Toutefois, leur absence ne saurait infirmer les autres signes de la grossesse; car, chez quelques femmes, ils apparaissent très tardivement, sont suspendus pendant une période plus ou moins longue, ou même font défaut pendant la plus grande partie de l'évolution gravidique. On évitera de confondre, avec les sensations que fournissent au toucher et à l'oreille les mouvements fœtaux, celles qui pourraient provenir de l'organisme maternel (contractions des muscles de l'abdomen, borborygmes intestinaux, etc.).

3° *Bruits du cœur fœtal.* L'importance de ce signe a été soupçonnée par Mayor, révélée par Le Jumeau de Kergaradec, mais seulement démontrée et établie sur une base rigoureusement scientifique par le professeur Depaul (1847). — Les battements du cœur fœtal ont été comparés au tic-tac d'une montre, enveloppée d'un linge : ils sont doubles, réguliers, voilés, comme les bruits de cet instrument ainsi dissimulé. On les perçoit, vers la fin du quatrième mois, à l'aide du stéthoscope, promené (sans pression) sur le ventre de la mère, au voisinage de l'ombilic et vers les parties latérales-inférieures de la matrice (surtout à gauche), où ils ont en général leur foyer maximum : leurs irradiations, suivant une direction parallèle au grand axe du fœtus, servent à apprécier la situation des extrémités de l'enfant par rapport au bassin, et leur netteté particulière indique la présence du dos en avant (cette région égale, dense, directement appliquée contre la paroi abdominale de la mère, offrant les meilleures conditions de transmission). — Les battements du cœur fœtal oscillent entre 108 et 160 par minute. Ils ne sont pas isochrones au pouls maternel. Les deux circulations sont bien indépendantes. Mais cependant, comme la nutrition de l'enfant reste subordonnée aux conditions physiologiques ou morbides de l'organisme qui l'alimente, les battements du cœur fœtal subissent, dans une certaine mesure, l'influence des modifications intimes éprouvées par la mère : leur fréquence augmente avec l'élévation de la température et avec l'accélération du pouls chez la femme.

Les mouvements actifs et les bruits du cœur du fœtus indiquent l'existence d'un enfant vivant. Leur absence ne serait donc pas une preuve d'un état non gravide : elle servirait seulement à établir, si l'on constatait d'ailleurs, avec le ballottement, un ensemble de signes probables correspondant à une période

déterminée du développement utérin, que la grossesse
a été enrayée.

II. — DIAGNOSTIC DIFFÉRENTIEL
DE LA GROSSESSE

a. — La grossesse peut être *simulée* par des manifestations subjectives ou objectives.

Chez quelques femmes nerveuses, hystériques, obsé-
dées par l'ardent désir d'avoir un enfant, il se produit
des illusions bizarres : ces femmes disent éprouver
tous les phénomènes qu'elles ont entendu donner
comme les manifestations habituelles de la grossesse ;
elles sentent *leur enfant* remuer, et la distension souvent énorme du ventre par des produits gazeux ajoute
à la conviction de leur maternité. Le médecin reconnaîtra sans peine ces *fausses grossesses*, par l'examen
méthodique de la matrice et l'absence des signes
fœtaux ; mais il devra se montrer plein de ménagements et de réserve quand il aura à désabuser les
malades de leur erreur.

D'autres états simulent la grossesse par un ensemble de phénomènes réels, appréciables par la femme
et par le médecin, et survenus en des circonstances
susceptibles de motiver quelque hésitation dans le
diagnostic. Mais ces états ne s'accompagnent jamais
de signes fœtaux et leurs signes abdominaux présentent des particularités qui les éloignent des signes de
même ordre observés dans la grossesse : on peut
ainsi résumer le diagnostic différentiel auquel ils donnent lieu :

ETAT MORBIDE	GROSSESSE

A l'utérus :

| *Aménorrhée.* — Par absence de menstruation ou par écoulement leucorrhéique supplémentaire : état général ou local déjà connu, pas d'augmentation du volume de l'utérus, pas de douleurs abdominales ; | Augmentation du volume de l'utérus après cessation d'un écoulement menstruel habituel ; |
| Par suppression brusque ou rétention des règles; circonstances étiologiques particulières, douleurs vives, augmention du volume de l'utérus, mais passagère, ordinairement. | Persistante et progressive, non accompagnée de phénomènes douloureux. |

Métrite. — Circonstances étiologiques et douleurs irradiées particulières, fièvre, utérus médiocrement augmenté de volume, dur ou de consistance molle (empâtement).

Hydrométrie ou hydropisie utérine. — Métrite antérieure, augmentation plus ou moins rapide et considérable du volume du ventre; tumeur arrondie, molle, très fluctuante (amincissement des parois utérines); quelquefois pertes de liquide séreux, séro-muqueux ou purulent; symptômes généraux graves.

Physométrie ou tympanite utérine. — Développement rapide et plus ou moins considérable du ventre, résonnance tympanique, éructations vaginales et quelquefois disparition subite de la tumeur à la suite d'un effort.

Absence de phénomènes inflammatoires et fébriles;

Développement graduel de l'utérus, consistance ferme et élastique, tumeur inégale à la palpation (fœtus au milieu du liquide amiotique),

Mate à la percussion.

Tumeurs utérines. — Evolution lente et caractères *sui generis*.

Aux ovaires et aux trompes :

Tumeurs kystiques. — Siège initial à l'un des côtés du ventre, évolution lente, caractères *sui generis*; matrice délimitable par la palpation profonde, au début, et, à toutes les époques, par le toucher vaginal et rectal, simplement modifiée dans ses rapports (déplacements). } Tumeur toujours médiane, à évolution caractéristique et constituée par la matrice.

Aux organes circonvoisins :

Adiposité abdominale. — Développement adipeux dans les autres régions, pas de tumeur délimitable.

Ascite. — Hydropisies concomitantes en diverses régions, déplacement de la matité abdominale, pas de tumeur profonde délimitable.

Tympanite intestinale. — Sonorité caractéristique.

Hypertrophies d'organes et tumeurs diverses. — Antécédents; tumeurs de siège, de forme, de volume et de consistance variables, à évolution lente, parfois rapidement modifiables par les moyens thérapeutiques. } Tumeur délimitable par la palpation, à matité fixe, répondant à la matrice : ensemble des signes de la grossesse.

b. — La grossesse peut être *masquée* par quelques uns des états précédents : embonpoint excessif, ascite, tumeur abdominale.

III. — DIAGNOSTIC DE L'ESPÈCE ET DE LA NATURE
DE LA GROSSESSE.

Voir : grossesse gémellaire, grossesse extra-utérine, grossesse molaire.

IV. — DIAGNOSTIC DE L'ÉPOQUE DE LA GROSSESSE.

Voir : évolution générale de la grossesse.

On calcule approximativement l'époque du terme de la grossesse d'après celle de la suppression des règles : — par mois de 28 jours : on ajoute 280 jours à un jour quelconque de la première semaine après la dernière période menstruelle (Montgomery); — par mois de 30 jours : on compte 7 jours à partir du début de la dernière période menstruelle, et l'on ajoute une année moins 3 mois (Nægele), ou 9 mois à partir de la dernière période menstruelle. Le docteur Lacassagne a publié une carte-calendrier de la grossesse qui permet d'en reconnaître le terme sans aucun calcul.

CHAPITRE IV

GROSSESSE GÉMELLAIRE

I. — DÉFINITION, FRÉQUENCE, CONDITIONS ÉTIOLOGIQUES.

La grossesse gémellaire est caractérisée par le développement simultané de deux ou de plusieurs fœtus dans l'organisme maternel.

Sa fréquence varie selon les races et certaines conditions individuelles. — En France, on l'observe 1 fois sur 99 grossesses; en Angleterre, 1 fois sur 116 : elle est surtout commune en Russie et en Irlande, et elle devient rare en Allemagne. — L'influence héréditaire a été notée dans quelques familles. Mais les influences prédisposantes les mieux appréciées jusqu'à ce jour sont celles de la multiparité et de l'âge des mères : la tendance à la grossesse gémellaire est en raison directe de l'âge de la femme et du nombre de ses grossesses antérieures.

Nous renvoyons à la première partie de ce manuel pour les explications physiologiques (théorie de la fécondation unique et des fécondations successives).

II. — CARACTÈRES ANATOMIQUES.

a. — Relatifs aux organes de la génération. La grossesse gémellaire coïncide parfois avec un cloisonnement anormal de la matrice (utérus double) ; mais, dans l'immense majorité des cas, la matrice offre sa conformation habituelle. Ses parois sont plus amincies que dans la grossesse simple, en raison de la distension plus grande qu'elle a à supporter. Chez les femmes mortes en couches ou en période de gestation, on aurait rencontré tantôt un seul corps jaune, tantôt deux corps jaunes, un sur chaque ovaire ou les deux sur un même ovaire.

b. — Relatif aux annexes du fœtus. Il existe une seule poche (fusion complète des membranes), ou deux poches distinctes : dans ce dernier cas, chaque œuf conserve ses enveloppes propres, ou bien les caduques et les chorions disparaissent au niveau de l'adossement des poches, les membranes amniotiques demeurant seules complètes. Que la poche soit unique ou double, la quantité du liquide amniotique est toujours médiocre. — Les placentas sont isolés, réunis l'un à l'autre par une sorte de pont membraneux, adhérents, sans qu'il y ait cependant fusion de leurs vaisseaux, ou bien les vaisseaux, soit dès leur portion superficielle (troncs principaux), soit dans leurs portions profondes (capillaires), constituent un système circulatoire unique, distribué à une seule masse placentaire. — Les cordons sont séparés, ou naissent d'une tige unique à une distance plus ou moins grande de l'insertion placentaire. — Bien entendu, nous ne faisons allusion qu'au cas de grossesse franchement gémellaire (les grossesses triples, quadruples ou quintuples sont des exceptions que nous laissons de côté, mais qui, d'ailleurs, ne donneraient lieu qu'à des considérations analogues aux précédentes, avec plus de complexité dans les variétés des annexes).

c. — *Relatifs aux fœtus.* Les grossesses gémellaires ne sont pas l'indice d'une heureuse fécondité dans la race ou dans la famille : leurs produits donnent une prédominance en faveur du sexe féminin, précisément égale à la prédominance en faveur du sexe masculin constatée dans les grossesses ordinaires; ils sont, en général, moins développés que les fœtus isolés et plus souvent atteints de malformations. — Les fœtus occupent le plus habituellement une position verticale dans la matrice, les deux têtes ou une tête et un siége, répondant à l'aire du détroit supérieur

III. — CARACTÈRES CLINIQUES, DIAGNOSTIC, MARCHE.

Les caractères de la grossesse gémellaire sont ceux de la grossesse simple, avec certaines particularités dues au plus grand développement de la matrice et à la condition des produits.

a. — *Signes de probabilité* : exagération des phénomènes mécaniques, gêne considérable de la respiration et de la défécation, œdème des parties génitales externes et de la région sus-pubienne; ventre volumineux, très développé transversalement, médiocrement saillant à sa partie antérieure ; mais large, bilobé vers la ligne médiane ; nombreuses inégalités (fœtales), reconnues à la palpation ; sillonnement de la poche des eaux quelquefois constatée par le toucher vaginal (Depaul).

b. — *Signes certains :* ballottement peu sensible, en raison de la moindre mobilité des fœtus ; mouvements actifs tumultueux (?), double foyer de bruits cardia-

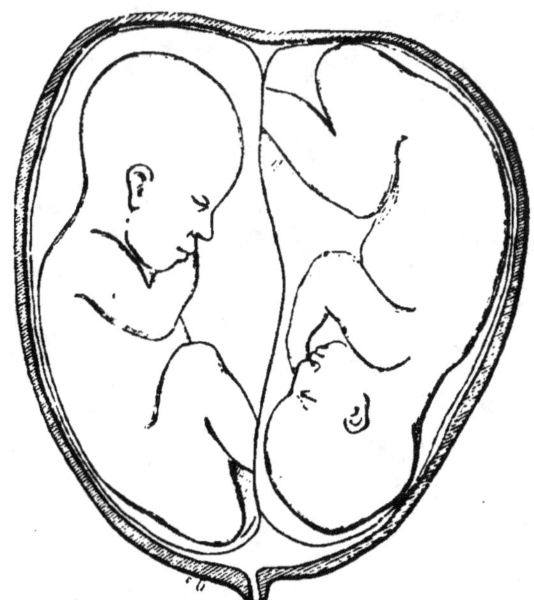

Fig. 17. — Grossesse gémellaire :
Fœtus placés l'un à côté de l'autre (Budin).

ques : il n'existe pas d'isochronisme entre ces foyers, l'un est toujours plus bas que l'autre et s'entend du côté opposé, quelle que soit la présentation (Depaul).

Il importe toutefois de remarquer, avec Budin, que, dans l'appréciation des signes de la grossesse gémellaire, on doit avant tout tenir compte de la situation occupée par les œufs et les fœtus dans la cavité utérine. On peut distinguer trois principales variétés de cas : 1° les deux fœtus sont placés l'un à côté de l'autre ; 2° ils sont l'un au-dessus de l'autre ;

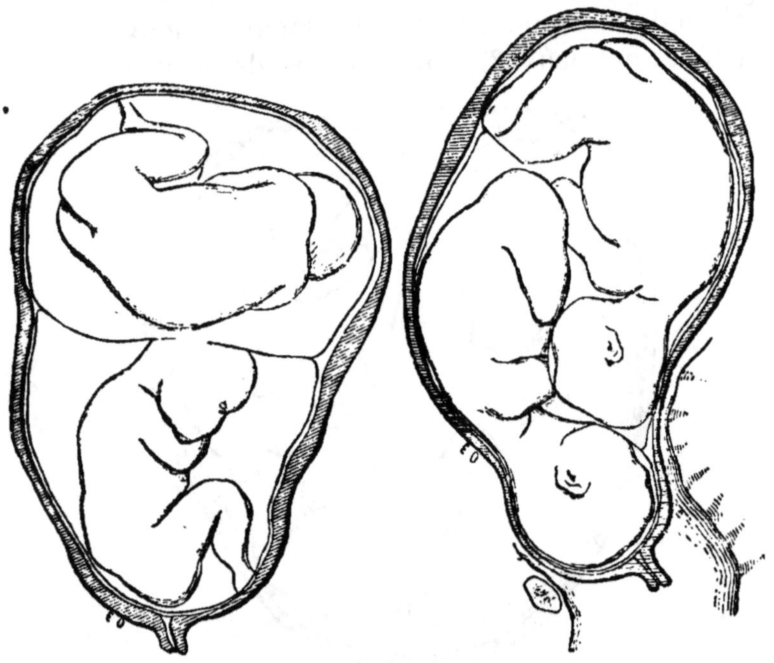

FIG. 18. — Grossesse gémellaire : L'un des fœtus superposé à l'autre (Budin).

FIG. 19. — Grossesse gémellaire : L'un des fœtus au devant de l'autre (Budin).

3° ils sont enfin l'un au devant de l'autre. Il est bien évident que les résultats fournis par la palpation et par l'auscultation ne sont pas les mêmes, dans ces différentes variétés, qu'on n'entendra les bruits du cœur fœtal qu'en un seul point, dans le dernier cas ;

que la dépression longitudinale médiane du ventre fera défaut dans ce cas comme dans le second.

Assez fréquemment, la grossesse gémellaire n'arrive pas à terme, soit en raison de la distension excessive de la matrice, soit à cause de l'insuffisance de la vitalité dans les produits ou dans l'un d'eux. Le travail prématuré, à une époque plus ou moins avancée, est ordinairement la conséquence de la mort de l'un des fœtus, qui est seul expulsé, ou dont l'expulsion est suivie de celle de l'autre fœtus.

CHAPITRE V

HYGIÈNE DE LA GROSSESSE.

Si la femme offre une prédisposition reconnue à l'avortement, une prédisposition ou un état morbides particuliers, susceptibles d'être aggravés sous l'influence de la grossesse, l'hygiène doit s'appliquer à protéger l'organisme par les moyens qui s'adressent à ces conditions spéciales. Mais, dans les conditions ordinaires, la grossesse n'exige pas que la femme se soumette à un genre de vie nouveau, lorsque son hygiène habituelle est bonne.

Le séjour à la ville ou à la campagne est indifférent. Cependant, l'habitat à la ville est mauvais, pour les jeunes femmes qui s'abandonnent aux entraînements exagérés des plaisirs mondains, et il peut devenir dangereux, au cours de certaines épidémies ; l'habitat à la campagne crée, d'autre part, un isolement qui énerve les caractères trop enclins à la mélancolie, les porte à attacher trop d'importance aux plus légères souffrances, et fait appréhender aux primipares le moment de la parturition : il est préjudiciable si le pays est marécageux, une impaludation pouvant devenir une cause d'avortement, tout au moins contribuer à affaiblir la femme et à la placer dans une situation fâcheuse après l'accouchement.

Les vêtements seront, autant que possible, amples et peu serrés, de manière à ne pas ajouter à la gêne des fonctions respiratoire et digestive.

L'hiver, un pantalon de molleton est utile, parce qu'il protège mieux que les jupes le bas du ventre contre les impressions du froid. Une ceinture ne serait à conseiller que dans les cas de distension pénible du ventre, chez les primipares, de relâchement excessif de la paroi abdominale, chez les multipares, ou d'une laxité exagérée des symphyses chez les unes ou chez les autres. Le corset entrave certainement la respiration, la digestion, l'ampliation et l'ascension de la matrice; mais il n'est pas vrai qu'il exerce sur le mamelon l'influence qu'on a prétendu : il soutient les seins sans les comprimer, et les mamelons trop courts ou rentrants sont la conséquence, non d'une action mécanique, mais d'une conformation naturelle défectueuse, que l'on devra combattre, dans les dernières semaines, au moyen de titillations, de tractions légères, de succions ou d'applications prudentes de ventouses. Chez quelques femmes, la suppression du corset entraîne une fatigue lombaire des plus pénibles. Si l'on ne peut déterminer la femme à abandonner cette pièce de son vêtement, on lui fera du moins comprendre la nécessité de la choisir souple et élastique et de la porter médiocrement serrée.

Les bains froids n'ont aucun inconvénient chez les femmes qui en ont l'habitude. Les bains chauds, réduits à leur but de propreté, ne peuvent être qu'utiles : trop fréquents et trop prolongés, ils seraient débilitants ; convenablement employés, ils calment l'éréthisme nerveux qui parfois tourmente les jeunes femmes au cours de leurs premières grossesses et ils aident au relâchement des parties périnéo-vulvaires. Les pédiluves tièdes et de courte durée, n'ont aucun danger ; il n'en serait pas de même des pédiluves très chauds et de trop longue durée, pour peu que la femme fût en possession d'une prédisposition abortive. Les lotions vulvaires de propreté ne doivent jamais être suspendues.

La femme ne changera rien à son régime habituel, si ce régime lui convient.

On veillera à entretenir la liberté du ventre au moyen de lavements ou par l'administration de légers purgatifs (rhubarbe, huile de ricin, citrate de magnésie ou sulfade de soude). S'il survenait de la rétention des urines, on pratiquerait le cathétérisme. (Voir opérations, I.)

Il est malheureusement trop évident qu'on ne peut enlever toutes les femmes à des occupations que l'on estime nuisibles pour elles, mais qui leur assurent le pain quotidien. Mais à celles qui, privilégiées du sort, ont le libre choix de leurs actes, on recommandera l'exercice modéré, au grand air. L'exercice du cheval expose à des secousses et à des chutes qui le doivent faire proscrire ; mais nous ne voyons pas en quoi la promenade en voiture peut être condamnable, les personnes qui s'y livrent n'allant pas préférer aux véhicules bien suspendus, généralement en usage dans les villes, les véhicules lourds et cahotants des campagnards. Le séjour en chambre et le repos plus ou moins sévère ne seraient indiqués que dans les cas de prédisposition à l'avortement ou à l'accouchement prématuré.

L'interdiction trop absolue des rapports sexuels serait plus regrettable qu'utile : un coït modéré ne compromet en rien l'évolution de la grossesse, et une sévérité déplacée jetterait peut-être le mari dans une voie qu'il aurait peine à abandonner plus tard, au grand détriment de la famille.

La femme évitera, autant qu'elle le pourra, les causes d'émotions trop vives. Mais c'est là, nous le reconnaissons, un conseil plus aisé à formuler qu'à suivre ou à faire adopter !

CHAPITRE PREMIER

MALADIES DES ORGANES DE LA GÉNÉRATION ET DE L'OEUF

États douloureux de l'utérus au cours de la grossesse. — Aux diverses périodes de la grossesse, la matrice est quelquefois le siège de douleurs plus ou moins intenses : tantôt ces douleurs sont liées à des contractions, qui sont elles-mêmes l'un des phénomènes initiaux d'un travail prématuré ; tantôt elles se rattachent à des états morbides, qui peuvent devenir le point de départ de contractions expulsives, mais ne constituent pas fatalement, dans tous les cas, une cause d'avortement ou d'accouchement avant terme.

Les douleurs utérines, indépendantes de tout travail anormal, se rapportent .

1° A la *congestion* de la matrice. — Première moitié de la grossesse. — Congestion consécutive à un refroidissement, à des rapprochements sexuels immodérés, coïncidant peut-être avec le retour d'une poussée menstruelle qui ne trouve plus les conditions de sa manifestation, paraissant souvent subordonnée à des influences de constitution, de tempérament ou de diathèse (femmes vigoureuses, sanguines, arthritiques et herpétiques).—Col tuméfié, rougeâtre, mou, fréquemment le siège d'un écoulement leucorrhéique ; douleurs nettement localisées à l'utérus, mobiles, erratiques, gravatives ou lancinantes, exacerbantes, apyrétiques, accompagnées de douleurs vers la région lombo-sacrée, de prurit vulvaire, de nausées et de vomissements. Perte hémorrhagique à redouter, avec ou sans avortement. — Repos, bains, injections vaginales émollientes, émissions sanguines modérées.

2o A la *métrite* : elle succède à l'état précédent ou résulte, quelquefois, d'une infection (voir fièvre puerpérale) ; elle est une cause fréquente d'avortement ou d'accouchement prématuré. Traitement général et local (applications topiques sur l'abdomen), comme dans la métrite puerpérale.

3° Au *rhumatisme* utérin : antécédents rhumatismaux ; douleurs d'étendue variable, fixes ou mobiles, alternant avec des manifestations de même nature en diverses, régions du corps, fièvre ; repos, calmants, salicylate de soude.

4° A des *adhérences* anciennes : à la suite d'une métro-péritonite, liée ou non à un état parturitif antérieur, la matrice a contracté des adhérences, qui, à un certain moment, mettent obstacle à son ampliation ; dans ce cas, l'on constate une déviation particulière de l'organe, les douleurs sont persistantes, localisées en un point ; elles revêtent le caractère de tiraillements assez pénibles pour amener comme une sorte d'épuisement nerveux. Si les adhérences sont étendues, si elles n'éprouvent aucun processus de ramollissement, l'avortement se produira infaillible-ment. Expectation.

5° A la *distension de l'utérus* et de l'abdomen : primipares, derniers mois de la grossesse ; douleurs fixes, permanentes, réparties sur toute l'étendue de la paroi abdominale, diminuées par la compression. Calmants, bains, ceinture, et surtout expectation.

Métrorrhagie. — En des cas très exceptionnels, l'hémorrhagie qui se manifeste par les voies géni-tales, chez la femme enceinte, est liée à une mens-truation persistante ; le plus ordinairement, elle se rattache à l'avortement ou à l'accouchement préma-turé par décollement placentaire (3° p., 2° s., IV, V).

Hydrorrhée. — On donne ce nom à une maladie de la grossesse, que caractérisent des pertes de li-quide limpide et incolore, généralement produites sans cause appréciable. On l'observe rarement avant le quatrième mois, surtout vers le sixième, et chez les multipares ; dans quelques circonstances seulement, on parvient à remonter jusqu'à une cause détermi-nante (chute, coup, fatigue excessive). Les conditions anatomiques de la maladie sont encore obscures : on l'a rapportée tour à tour à la rupture d'une hydatide logée entre l'œuf et la paroi utérine, ou à celle d'un œuf jumeau avorté, à la transsudation, ou à l'issue, par une déchirure de la caduque pariétale, de l'hydro-périone, à la transsudation du liquide amniotique au travers des membranes ou à l'écoulement de ce liquide par une déchirure de la poche des eaux sur un point élevé.

Brusquement, souvent pendant le repos de la nuit, la femme éprouve la sensation d'un liquide qui s'écoule par la vulve, sans douleur, sans contractions de la matrice. Le liquide, dont l'abondance est variable, offre l'apparence de la sérosité ; quelquefois il est un peu coloré par du sang. L'écoulement diminue graduellement ou s'arrête soudain, comme il a apparu ; souvent, il se reproduit à diverses reprises, avant de se supprimer complètement (écoulement à répétitions). A ces caractères (auxquels on ajoutera l'absence de toute modification du col) il serait difficile de confondre l'hydrorrhée avec un début de travail.

Le pronostic est bénin. Quelquefois cependant l'écoulement s'accompagne de contractions et pourrait devenir le point de départ d'un accouchement prématuré si l'on ne prenait aucune mesure préventive. Indication : le repos au lit, dans le décubitus horizontal.

Hydramnios. — La maladie consiste, ainsi que son nom l'exprime, dans une production anormale de liquide amniotique, production que l'on a rapportée, sans preuve péremptoire, à une inflammation de la membrane amniotique.

Début insidieux : douleurs utérines vagues, pesanteur dans le bassin. Développement du ventre ordinairement rapide : vers le cinquième ou le sixième mois, l'abdomen offre l'ampliation d'une grossesse déjà arrivée à terme. Troubles mécaniques de la respiration. L'excès de la distension amène souvent la rupture de la poche des eaux, et, avec elle, l'expulsion prématurée du fœtus. On distinguera l'hydramnios de l'ascite, en se rappelant que, dans cette dernière, le développement du ventre s'est accompli graduellement et sous l'influence de conditions particulières, qu'il existe une fluctuation manifeste en certaines régions et de siège variable suivant la position, une infiltration concomitante habituelle des parties génitales externes et des membres inférieurs ; en outre, l'utérus est reconnu vide et de dimensions normales par la palpation profonde et le toucher vaginal.

On ne doit guère compter sur l'efficacité des saignées répétées et des purgatifs. Le médecin est obligé à l'expectation jusqu'au moment où les progrès de la maladie entraînent quelque menace de suffocation : la ponction capillaire des membranes est alors indiquée, soit par l'orifice utérin, soit au travers du segment de la matrice qui répond à la partie supérieure et postérieure du vagin (en avant du col).

Ulcérations du col. — Fréquentes et sans gravité ; elles guérissent spontanément après l'accouchement. Quelques médecins, prétendant qu'elles sont l'occasion des vomissements incoercibles de la grossesse, donnent le conseil de les cautériser.

Leucorrhée, végétations vulvaires. — Manifestations assez communes, dans les derniers mois, et qu'il faut éviter de confondre avec les manifestations de même ordre d'origine spécifique. Elles ne comportent qu'un traitement palliatif. Elles disparaissent ordinairement après l'accouchement.

Prurit vulvaire et utérin. — Névralgie se traduisant par des démangeaisons parfois très douloureuses, et souvent rebelle aux moyens thérapeutiques. Chloral, opiacés, bromure de potassium à l'intérieur. Dans le prurit vulvaire, glycérine, pommade au calomel, lotions avec une solution faible de bichlorure de mercure, lotions avec de l'eau ou très froide ou très chaude. Dans le prurit utérin, injections vaginales calmantes, à l'acide pyroligneux (à 8 p. 100 d'eau, Prochownick).

CHAPITRE II

MALADIES DES ORGANES DE LA NUTRITION ET MALADIES DE LA NUTRITION EN GÉNÉRAL

I. — TROUBLES ET MALADIES DE L'APPAREIL DIGESTIF.

Gingivite. — Ce sont les Drs A. et D. Pinard qui, les premiers, ont attiré l'attention sur cette maladie, fréquente pendant la grossesse. Elle serait liée à l'augmentation de la tension vasculaire ou à un réflexe de même ordre que l'odontalgie (Didsbury). Mais d'autres causes nous paraissent nécessaires : la dyscrasie gravidique intervient, sans doute, à la manière de la dyscrasie scorbutique, pour amener les conditions de la circulation locale à un degré d'action pathogène. Le Dr Didsbury note, comme influences prédisposantes, les diathèses scrofuleuse, tuberculeuse et syphilitique, la multiparité, la présence habituelle du tartre et le défaut de propreté buccale.

L'affection débute, en général, vers le quatrième mois. Elle siège particulièrement sur la partie antérieure des mâchoires (de préférence sur l'inférieure), et dépasse rarement les canines. Rougeur et tuméfaction, douleur, hémorrhagies, ébranlement des dents, entrave à la mastication. Maladie tenace, ne disparaissant quelquefois qu'un mois ou deux après l'accouchement, et entraînaut souvent la chute d'une ou de plusieurs dents saines.

Teinture d'iode, hydrate de chloral mélangé à une teinture astringente, acide chromique (Magitot : on touche les gencives avec un petit tampon d'ouate, chargé d'une parcelle d'acide chimiquement pur écrasée).

Odontalgie. — Phénomène névralgique, souvent très pénible et rebelle aux moyens calmants habituels. Opiacés à l'intérieur, si les douleurs sont trop opiniâtres et privent la femme de sommeil.

Ptyalisme. — Ne devient morbide que si la sécrétion salivaire est assez considérable pour déterminer des troubles digestifs et compromettre la nutrition générale. Ne pas compter sur l'efficacité des moyens topiques (glace, gargarismes astringents, chlorate de potasse, etc.). Comme le ptyalisme est sous la dépendance d'une perturbation nerveuse, essayer plutôt l'opium à l'intérieur.

Anorexie. — Ordinairement nerveuse et concomitante de la gastralgie.

Gastralgie. — Trousseau a très heureusement défini ses caractères habituels en quelques mots : *trouble dans les sensations :* anorexie portant sur tous les aliments, ou sur certains aliments, appétit accru jusqu'à la boulimie, ou perverti jusqu'à la malacia (la femme se jette avec voracité sur les substances le moins alibiles ou même répugnantes), douleur épigastrique, de caractère, de durée et de périodicité variables ; — *intégrité dans les fonctions :* digestion souvent régulière, nutrition excellente. — Mais, à côté de cette gastralgie idiopathique, il y a la gastralgie qui accompagne l'état anémique, les vomissements répétés, l'embarras gastrique ou gastro-intestinal.— Révulsifs, antispasmodiques, narcotiques ; évacuants, s'il existe des signes d'irritation gastrique ou intestinale ; toniques et reconstituants, s'il existe de l'anémie. Surveiller la femme, si elle présente des perversions d'appétit susceptibles d'amener une altération de sa santé.

Vomissements. — Ils apparaissent à des époques variables de la grossesse, souvent à son début. Il est difficile d'établir les relations de leur fréquence habituelle avec le tempérament, la constitution, l'état de multiparité ou de primiparité, etc. ; plus difficile encore d'établir, à côté de l'état gravide de l'utérus, le point de départ local, occasionnel, de l'ensemble des mouvements réflexes qui caractérisent l'acte. On a cru pouvoir rattacher celui-ci, en quelques circonstances, à la résistance du péritoine à l'ampliation (primipares, Joulin), à l'inflammation des membranes de l'œuf (hydramnios), à une affection de la matrice (rétroversion ou antéversion, métrite, ulcération ou hyperesthésie du col), à un état de susceptibilité gastrique particulier [1].

---

[1] Mentionnons ici une remarque curieuse, que nous serions heureux de voir infirmée ou appuyée par le témoignage des

Les vomissements se manifestent tantôt spontanément, après les repas ou dans leurs intervalles, tantôt à l'occasion d'une ingestion d'aliments ou de boissons, d'un mouvement, d'une impression olfactive ou visuelle désagréable. Ils sont rares ou très répétés, accompagnés de douleurs épigastriques plus ou moins intenses, de ptyalisme, de diarrhée séreuse. Les matières rejetées, en abondance variable, sont des aliments à divers degrés d'élaboration, des liquides ingérés comme boisson, du mucus visqueux et filant, mélangé à de la salive et à de la bile, parfois à du sang. — Dans la *forme légère* ou commune, les vomissements ne sont que pénibles ; mais ils ne compromettent ni l'existence de la mère, ni celle de l'enfant ; ils peuvent persister, plus ou moins fréquents, pendant toute la durée de la grossesse ou disparaître au bout de quelque temps. Dans la *forme grave* (*vomissements incoercibles*), ils entravent profondément les conditions de la nutrition chez la mère et chez l'enfant, éveillent sympathiquement des contractions utérines, qui aboutissent à l'avortement ou à l'accouchement prématuré, réduisent la femme au dernier degré de la prostration nerveuse et de l'anémie : après l'expulsion du produit de la conception, ils s'arrêtent généralement, et la femme reprend graduellement des forces ; mais, en quelques cas, la patiente épuisée succombe dans le marasme ou reste exposée aux dangers de l'inertie utérine.

médecins de la marine : les quelques femmes enceintes qu'il nous a été donné d'observer, à bord de navires, nous ont paru moins sujettes au mal de mer que les autres passagères, non en état gravidique.

Traitement. — 1° *Moyens hygiéniques.* Déplacement quelquefois d'influence heureuse (voyages, séjour à la campagne, etc.). Changements dans l'heure, la fréquence, l'abondance et la composition des repas. Choix d'aliments de faciles tolérance et assimilation : café, lait, coco, koumys, bouillons froids, gelée de bœuf, etc. Aliments d'instinct (nous entendons par là ceux que l'expérience a démontrés le mieux supportés à la femme, et qui ne répondent pas toujours aux prévisions du médecin). Peptones. Alimentation par la voie rectale. — 2° *Moyens s'adressant à l'innervation générale et à l'organe gastrique.* a. *internes :* glace ; liquides effervescents (potion de Rivière) et alcooliques (vin de Champagne) ; narcotiques, antispasmodiques, sédatifs divers par les voies buccale, rectale, hypodermique : opiacés, chloroforme, éther, chloral, acide hydrocyanique dilué (3 à 5 gouttes dans une potion effervescente), oxalate de cérium (3 à 5 grains = 15 à 25 centigr., en pilules, Simpson), mixture créosotée de la pharmacopée anglaise, acide pyroxylique (5 gouttes toutes les quatre heures, Playfair) ; bromure de potassium, salicine, teinture d'iode, etc., sous-nitrate de bismuth à doses massives ; vomitifs et purgatifs (action perturbatrice ou substitutive ?). — b. *externes :* glace à l'épigastre, à la colonne cervicale (Chapmann), révulsifs à la région stomacale. — 3° *Moyens s'adressant à l'utérus et à l'œuf.* Sangsues (1 à 2) ou tampon belladoné au col ; dilatation digitale du col (moyen dangereux et sans efficacité démontrée) ; cautérisation du col avec le nitrate d'argent ; redressement des déviations s'il y a lieu (Hewitt).

Dans les cas très graves, quand la femme est menacée de mort prochaine, seulement après son consentement formel et après l'avis d'un ou de plusieurs confrères : ou provoquer la mort du fœtus par ponction capillaire de l'œuf et injection d'un alcaloïde toxique (Joulin : on a, en effet, remarqué que les vomissements cessaient après la mort de l'enfant) ; ou provoquer l'avortement ou l'accouchement prématuré : celui-ci, dans les derniers mois, et à plus forte raison dans les dernières semaines de la grossesse, susceptible de sauver tout à la fois la mère et l'enfant ; considérer cependant que si la grossesse est parvenue à un terme avancé, l'enfant souffre beaucoup moins qu'on ne pourrait le supposer, d'après l'état anémique de la mère, et que l'état de la patiente dicte principalement l'urgence de l'intervention.

Constipation. — Commune, surtout mécanique, souvent accompagnée de céphalagie pénible. Eaux minérales laxatives, purgatifs divers, lavements.

Diarrhée. — Nerveuse, ordinairement séro-muqueuse, quelquefois bilieuse, quelquefois aussi accompagnée de fièvre. On l'a vue assez abondante pour amener le marasme, ou assez douloureuse pour provoquer le travail. Opiacés, chlorodyne, sous-nitrate de bismuth, ratanhia.

Ictère.—Chez la femme enceinte, l'état nerveux peut déterminer, en certaines circonstances, la contraction spasmodique des canaux biliaires (Churchill) et l'utérus comprimer ces canaux en refoulant contre

eux le gros intestin (Meunier); l'accroissement général de la tension sanguine et l'accroissement particulier de la tension dans le système de la veine cave
inférieure, plus directement soumis aux influences
mécaniques du développement gravidique, maintiennent le foie à un haut degré d'hypérémie et de
suractivité fonctionnelle; la glande doit éliminer les
produits excrémentitiels de deux organismes (souvent encore suppléer aux reins, devenus insuffisants)
et l'excès du travail d'élimination amène l'état catarrhal de la muqueuse des voies biliaires : sécrétion plus
considérable, excrétion moins libre, voilà des conditions communes de résorption biliaire. — La suractivité fonctionnelle conduit à l'irritation dégénérative
des cellules hépatiques. Chez la femme enceinte,
l'infiltration graisseuse du foie est de règle (Tarnier,
Vulpian). Sans doute, en plus d'un cas, elle est susceptible d'être rapportée surtout à l'accumulation
des matières grasses que l'organe n'élimine pas assez
vite. Mais, en d'autres cas, il est difficile de ne pas la
rattacher à la dégénération des cellules, comme dans
l'atrophie jaune aiguë : les matériaux de la bile ne
sont plus éliminés par le foie, et l'organisme éprouve
cet empoisonnement que Peter a appelé la *typhisation cholémique*. Les troubles nutritifs favorisent
cette tendance à la dégénération du parenchyme
hépatique. Il est même probable que l'atrophie
jaune aiguë et l'intoxication excrémentitielle qui
l'accompagne sont ordinairement consécutifs a une
modification intime des éléments du sang, produite sous l'influence d'une septicémie : l'ictère n'est

pas toujours bilieux, ni toujours exclusivement bilieux, il peut être hémaphéique (Pouchet) : la femme
en état gravide est manifestement prédisposée à la
réceptivité infectieuse : il n'est pas impossible qu'elle
engendre en elle-même l'infectieux de la putridité,
sous l'influence d'un traumatisme latent, ou qu'elle
l'absorbe en des conditions banales (miasme des
égouts, etc). ; il est indiscutable qu'elle a subi une infection putride ou typhique primitive, quand l'ictère
revêt la forme épidémique, au cours d'une constitution médicale particulière et plus ou moins généralisée (l'ictère gravidique peut alors être identique à
l'ictère de la puerpéralité).

Bardinet admet trois formes, dans l'ictère des
femmes enceintes :

1° L'*ictère simple*, bénin, sporadique, caractérisé
par la coloration jaune-verdâtre uniforme de la
peau et des muqueuses extérieures, par des urines à
réaction bilieuse franche et dépourvues d'albumine ;
par une grande lenteur du pouls, de la constipation,
une marche rapide et exempte de complications :
cette forme réclame à peine un traitement médical
(purgatifs légers) ;

2° L'*ictère abortif*, épidémique, d'origine infectieuse extra-puerpérale, car l'ictère ne frappe pas
exclusivement les femmes enceintes, il revêt seulement chez elles une gravité exceptionnelle, et détermine presque fatalement l'avortement (celui-ci, loin
d'amener une détente, est généralement suivi d'une
aggravation des accidents) ;

3° L'*ictère ataxique* ou *malin*, tantôt sporadique,

tantôt épidémique; dans ce dernier cas, il est ou né de la même influence que le précédent, ou lié à l'infection perpérale.

L'ictère grave (qui, selon nous, doit comprendre les formes abortive et ataxique) est caractérisé par une coloration jaune des téguments inégale, variable d'intensité, souvent accompagnée de pétéchies; par des urines biliphéiques ou hémaphéiques (Gubler), ordinairement albumineuses, par des hémorrhagies gastro-intestinales, par la stupeur, le coma, le délire, l'abattement des forces, l'état fébrile ou subfébrile. Traitement des symptômes et de l'état général (alcoolature d'aconit et quinquina préconisés comme préventifs en temps d'épidémie, Lavoix).

II. — TROUBLES ET MALADIES DE L'APPAREIL URINAIRE.

Rétention d'urine.— Elle reconnaît pour causes : pendant les premiers mois, l'état spasmodique du canal uréthral ou du col vésical, la compression de celui-ci par le museau de tanche, l'utérus étant en rétroversion ; pendant les derniers mois, la compression des voies d'excrétion par la présentation plus ou moins engagée (primipares). Indications en rapport avec la nature particulière de la cause, cathétérisme.

Incontinence d'urine.—Elle se rattache, pendant les premiers temps de la grossesse, à une irritation sympathique des fibres musculaires de la vessie; pendant les derniers temps, à la compression utérine, qui s'oppose à la distension du réservoir urinaire, ou à la paralysie des fibres du col, consécutive à une compression énergique et prolongée par la présentation plus ou moins engagée. Indications en rapport avec la nature particulière de la cause, soins de propreté.

Albuminurie.— Nous l'étudions parmi les maladies de l'appareil urinaire, de même que nous avons décrit les ictères à la suite des maladies de l'appareil digestif, parce que, primitive ou secondaire, la lésion locale apparaît comme le caractère dominant de l'affection.

L'albuminurie est toujours susceptible d'être rapportée à l'une des trois conditions suivantes : 1° à une modification de la composition du sang (albuminurie *dyscrasique*) ; 2° à une modification de la tension vasculaire (albuminurie *mécanique*) ; 3° à une modification de la texture des reins (albuminurie *irritative* ou symptomatique de la néphrite). Ces conditions peuvent se rencontrer chez la femme enceinte, aggravées, mais non déterminées par la grossesse (maladie préexistante) ou engendrées sous l'influence de l'état gravide (albuminurie propre de la grossesse).

L'albuminurie est commune au cours de la grossesse et de l'accouchement (un cas sur cinq à six grossesses). Sa fréquence, minime dans les premiers mois, a son maximum après le sixième, est en raison inverse de l'âge et du nombre des grossesses chez la femme, en raison directe du degré de développement de l'enfant : les jeunes femmes et les primipares sont le plus ordinairement atteintes, et les manifestations morbides

seraient souvent en rapport avec le volume considérable de l'enfant (le sexe masculin n'exerce d'autre influence que celle du développement relatif qu'il comporte ainsi, habituellement). — L'état gravidique est
une cause d'albuminurie : — 1º par les modifications
qu'il imprime au sang : la nutrition est amoindrie
sous l'influence des troubles digestifs, d'une hématose
incomplète, du défaut d'une stimulation convenable
émanant des centres nerveux ; l'apport en matières
albuminoïdes est trop considérable pour les besoins
de la mère et de l'enfant, et l'excès passe dans l'urine
(hyper-albuminose) ; ou l'apport de ces matières est
insuffisant, soit que la femme, condamnée aux privations de la misère, se nourrisse mal, soit que l'enfant
consomme une trop grande part de la nourriture
commune : le sang est alors pauvre en albumine (hy-
po-albuminose), la proportion du sérum augmente par
rapport à la masse globulaire, le sérum est plus aqueux
et transsude plus facilement au travers du filtre
rénal, entraînant la matière azotée que l'organisme
est devenu impuissant à utiliser ; — 2º par les modifications qu'il imprime à la tension vasculaire : la
transsudation du sérum est favorisée : par l'augmentation de la tension générale, liée à l'état de pléthore ;
par l'augmentation de la tension rénale, corrélative
de l'accroissement de la tension générale, ou liée à la
compression que l'utérus exerce soit sur les veines
rénales et la veine cave inférieure (Brown-Séquard a
fait observer que l'albuminurie pouvait momentanément disparaître par l'inclinaison du corps en avant,
et la fréquence de la maladie chez les femmes jeunes,

primipares, s'explique par le défaut d'assouplissement du ventre, qui contraint l'utérus à demeurer fortement appliqué contre la paroi postérieure de l'abdomen), soit sur l'aorte au-dessous des artères rénales (influence inadmissible avant le sixième mois, Dumas) [1]; — 3° par les modifications qu'il imprime au tissu des reins : les glandes urinaires, soumises à une hyperémie permanente par l'accroissement de leur tension vasculaire, à un travail éliminateur plus considérable, par le fait de cette hyperémie et des changements survenus dans la composition du serum, éprouvent d'abord une irritation fonctionnelle, traduite par la desquamation épithéliale passagère et fugace des tubuli ; plus tard, une irritation franchement pathologique, traduite par les lésions de la néphrite : la maladie de Bright a sa plus grande fréquence, chez les femmes, pendant la période d'activité utérine (Robert).

Nous n'avons pas à rappeler les symptômes de l'albuminurie, ni les moyens que l'on emploie pour rechercher l'albumine dans l'urine. Nous dirons seulement que l'albuminurie, étant en rélation très étroite avec l'état anémique, étant l'expression d'une perturbation nutritive caractérisée par la prédominance relative des actes de la désassimilation, étant liée enfin, primitivement ou secondairement, à une altération rénale qui met obstacle à l'élimination de certains produits excrémentitiels, peut s'accompagner de

[1] D'après Becquet, à chaque époque cataméniale, les reins deviendraient, pendant la grossesse, le siège d'une congestion vaso-motrice dérivative, par suite de leurs relations sympathiques avec l'utérus.

manifestations très complexes : *hydropisies* de siège
variable et souvent généralisées ; *hémorrhagies* externes
ou internes (cerveau), *troubles visuels* (rétinite albuminurique, amaurose albuminurique), *symptômes
cérébraux* divers (coma), *convulsions éclamptiques.*
(Voir chap. III.)

L'albuminurie gravidique est aiguë ou chronique ;
elle persiste quelquefois après l'accouchement. Elle
se termine heureusement dans les cas simples, trop
souvent par la mort dans les cas compliqués ; elle
prédispose aux hémorrhagies *post partum.* Nous
résumerons ainsi son pronostic, d'après Dumas : 1°
l'albuminurie de la grossesse est généralement plus
sérieuse que l'albuminurie du travail ; 2° cachectique,
elle est grave, comme aussi dans le cas où il existe
une altération organique des reins (reconnaissable
par l'examen microscopique des urines, cylindres
épithéliaux granulo-graisseux et cylindres hyalins) ;
3° la gravité s'accroît par la répétition dans plusieurs
grossesses successives, et avec la persistance de l'état
morbide dans l'intervalle des grossesses ; 4° l'albuminurie non compliquée est bénigne chez la primipare,
peu grave chez la multipare, si elle apparaît tardivement : précoce, elle est plus sérieuse chez la primipare
et très grave chez la multipare ; 5° la persistance après
l'accouchement est toujours un signe fâcheux ; 6° le
pronostic est subordonné à la nature particulière des
complications (voir l'éclampsie) ; 7° l'acuité des
accidents, leur marche rapide indiquent un danger
imminent ou prochain pour la mère et pour l'enfant.

Indications. — 1° *relatives à l'état aigu* : combattre l'état congestif ou déjà phlegmasique des reins (émissions sanguines générales ou locales, ces dernières préférables, seules praticables d'ailleurs si la femme est très affaiblie; dérivatifs intestinaux : purgatifs légers; révulsifs cutanés : proscrire les vesicatoires à la cantharide); calmer la douleur qui accompagne la fluxion locale (embrocations calmantes, opiacés); — 2° *relatives à l'état subaigu* : désobstruer les tubuli des dechets qui les encombrent et rendre au filtre rénal une tonicité convenable (diurétiques et alcalins, puis astrigents : tannin, perchlorure de fer); — 3° *relatives à l'état chronique* : modifier l'état du sang (regime réparateur, toniques); — 4° *relatives aux complications* : prévenir et combattre l'empoisonnement excrémentitiel, en assurant l'élimination des produits de désassimilation par la peau (ammoniaque, poudre de Dower, frictions stimulantes) ou par l'intestin (purgatifs); combattre les manifestations accidentelles, d'après les moyens propres qu'elles comportent; — 5° *traitement lacté*. Il satisfait à des indications multiples : il est réparateur, sudorifique et diurétique, désobstruant du rein et éliminateur des principes excrémentitiels, dérivatif puissant dans le cas d'hydropisies; il agit vite et bien, est facile à employer, facile aussi à supporter, parce qu'il remplit son but avant que la répugnance pour le liquide survienne chez les malades. Il a donné les meilleurs résultats au professeur Tarnier, amené la guérison au bout de 8 à 15 jours, même en certains cas graves : l'éminent professeur formule ainsi ce traitement :

1er jour, 1 litre de lait et 2 portions d'aliments ; 2e jour, 2 litres de lait et 1 portion d'aliments ; 3e jour, 3 litres de lait et une demi-portion d'aliments ; 4e jour et suivants, 4 litres de lait, ou lait à discrétion, sans autres aliments ni boissons.

III. — TROUBLES ET MALADIES DE L'APPAREIL RESPIRATOIRE.

Toux nerveuse.— Premier mois ou dernière période de la grossesse. Temporaire ou persistante, mais sans continuité, sèche, quinteuse, souvent très fatigante. Résultats négatifs de l'auscultation ; révulsifs, antispasmodiques, opiacés,

Dyspnée. — *Nerveuse* (étouffements spontanés), début de la grossesse : eau de fleur d'oranger, éther, pilules d'assa-fœtida (Trousseau et Pidoux) ;— *hyperémique*, milieu de la grossesse, femmes vigoureuses et de tempérament sanguin ; signes de congestion pulmonaire ; émissions sanguines, révulsion cutanée, dérivation intestinale, etc. ; — *mécanique* : liée à l'hydramnios, ou se manifestant dans les derniers temps de la grossesse ; expectation, à moins de suffocation imminente (ponction de l'œuf dans le cas d'hydramnios).

IV. — TROUBLES ET MALADIES DE L'APPAREIL CIRCULATOIRE.

Hypertrophie du cœur. — L'augmentation de la masse sanguine et les entraves mécaniques apportées à la circulation dans certains territoires, exigent un surcroît d'activité du muscle cardiaque ; aussi l'hypertrophie de cet organe est-elle fréquente pendant la grossesse (augmentation de volume du cœur, traduite par l'augmentation de la matité précordiale). Elle est compensatrice, et disparaît avec la cause qui l'a déterminée. Elle serait générale, d'après les uns, limitée au ventricule gauche, d'après les autres.

Syncope. — Fréquente à l'époque des premiers mouvements de l'enfant, rarement grave. Décubitus horizontal, aspersions du visage avec de l'eau fraîche, révulsifs à la région cardiaque, etc.

Palpitations. — Nerveuses et quelquefois liées à une prédisposition idiosyncrasique (premiers temps de la grossesse : bonne hygiène morale et physique, antispasmodiques) ; ou symptomatiques de l'hypertrophie cardiaque (expectation, digitale).

Varices. — *a. des membres inférieurs.* Rares chez les jeunes femmes, deux fois plus fréquentes chez les multipares que chez les primipares, plus communes dans les professions qui obligent à la station debout prolongée (blanchisseuses, lingères, cuisinières), elles rencontrent, dans l'état gravidique, des conditions très favorables à leur développement : augmentation de la tension dans le système cave inférieur et obstacle au retour du sang veineux : 1° par compression des veines iliaques (cette influence se fait sentir entre le quatrième et cinquième mois, quand l'utérus à déja atteint un volume assez considérable, et surtout à droite

en raison de l'inclinaison de l'organe du côté droit) ; 2°
par déversement d'une plus grande quantité de sang
au debouché des veines des membres inférieurs et
du bassin, conséquence de l'ampliation vasculaire de
l'appareil utérin (le sang du système veineux situé au-
dessous de la veine cave inférieure, trouvant devant
lui une tension supérieure à la sienne, ralentit son
mouvement, P. Richard). Varices superficielles et profondes, souvent compliquées d'œdème, parfois d'ulcération, prédisposant à l'érysipèle et à la thrombose ;
dans quelques cas, ruptures et hémorrhagies observées
(Budin). Traitement palliatif. — *b. de la vulve et du
vagin.* Ces varices peuvent être l'origine d'hémorrhagies graves, soit pendant la grossesse, soit pendant
ou après le travail (*thrombus*). Eviter les traumatismes (prudence dans les rapports sexuels
au cours de la grossesse, dans les manœuvres
opératoires au cours de l'accouchement); repos et
décubitus horizontal, compression au moyen d'une
pelote insufflée et d'un bandage en T. — *c. de l'anus
et du rectum* (*hémorrhoïdes*). Varices favorisées dans
leur développement par la constipation (Duret), surtout
prononcées dans les derniers temps de la grossesse et
dans les présentations du sommet (engagement précoce
redoublant la compression des veines hémorrhoïdales
ou plutôt de la veine hypogastrique, leur commun
debouché). Incommodes et même très pénibles :
démangeaisons, douleur, chaleur, tuméfaction (bourrelet), épreintes et ténesme, fièvre quelquefois ; ruptures et hémorrhagies, inflammation et abcès, complications assez fréquentes. Combattre la constipation,

réduction et contention des hémorrhoïdes, s'il y a lieu; lotions froides, liniments calmants, etc., en cas de suppuration, ponction et pansement antiseptique des abcès.

Œdèmes. — Ils se produisent sous l'influence combinée de l'état anémique, souvent, mais non toujours, accompagné d'albuminurie; et des compressions mécaniques qui déterminent la stase sanguine, souvent, mais non toujours, la cause de varices concomitantes. Traitement tout palliatif.

V. — TROUBLES ET MALADIES DE LA NUTRITION EN GÉNÉRAL.

Chez la femme enceinte, les conditions de la nutrition sont modifiées avec celles de la circulation générale et avec l'état du sang. Il y a augmentation de la masse sanguine, d'où tendance à la pléthore, par *excès de la réplétion*; il y a en même temps diminution des hématies et des matériaux réparateurs solubles, d'où tendance aux manifestations anémiques par *défaut de plasticité*. Ce n'est plus la santé habituelle et ce n'est pas encore la maladie, dans les circonstances ordinaires; mais c'est une sorte d'état intermédiaire, qui, sous l'influence d'actions de milieu ou idiosyncrasiques, peut devenir franchement pathologique, aboutir à une pléthore morbide, à le diathèse séreuse ou à l'anémie pernicieuse.

Pléthore gravidique. — Chez les femmes délicates, elle est souvent heureuse : elle imprime aux centres nerveux une stimulation qui réagit favorablement sur l'ensemble des appareils de la nutrition : le sang acquiert des qualités plastiques supérieures à celles qu'il possédait auparavant, et c'est ainsi que, sous l'influence d'une première grossesse, disparaît quelquefois la chlorose. — Mais, chez les femmes de constitution vigoureuse, l'amoindrissement de la plasticité de sang, ne compense pas les effets de son accroissement quantitatif : la nutrition semble se faire trop puissante, sous l'influence de l'hyperémie des organes ; le cœur droit s'hypertrophie, de l'anxiété précordiale et des palpitations se produisent, des congestions viscérales, parfois accompagnées d'hémorrhagies, donnent lieu à des symptômes dont l'importance et la nature varient selon le rôle fonctionnel des organes : céphalalgie, vertiges, dyspnée, imminence d'apoplexie ou d'asphyxie, troubles digestifs. Il faut alors intervenir par les moyens qui diminuent la tension vasculaire : on devra surtout recourir aux purgatifs, réserver la saignée pour certains cas d'urgence exceptionnelle : car toute perte de sang un peu copieuse suffit pour transformer la pléthore en une anémie grave.

Que l'augmentation de la masse du sang coïncide avec une diminution par trop considérable des éléments plastiques, avec une hydrémie par trop prononcée, comme cela s'observe précisément après les grandes pertes sanguines, et comme cela se rencontre chez les femmes profondément débilitées soit par une maladie antérieure à la grossesse, par des gestations répétées, par des vomissements incoercibles ou par les privations de la misère, il y aura :

7.

Dyscrasie hydropisique et cachectique. —
Cet état, désigné sous les noms de *diathèse*, de *crase*
ou de *cachexie séreuse*, *d'hydropisie des femmes enceintes*, *d'anémie pernicieuse des femmes enceintes*, nous
paraît bien dépendre des modifications du sang; mais
il exige en outre certaines conditions particulières de
l'organisme, peut-être en relation avec un trouble
fonctionnel du système vaso-moteur (Joulin) ou des
centres nerveux qui commandent aux actes de l'hé-
matopoïèse. La production des hydropisies est aussi
favorisée par diverses conditions locales toutes mécaniques (stase veineuse dans les membres inférieurs,
stase abdominale en rapport avec la gêne de la circulation hépatique, stase liée à la gêne de la circulation
pulmonaire).

La maladie débute au cours de la grossesse, ou bien
elle se déclare après la délivrance, mais évidemment
préparée pendant l'évolution gravidique. Souvent elle
reconnaît pour cause occasionnelle une impression de
froid. — On distingue une *forme aiguë*, à laquelle
on devrait peut être réservée le nom d'anémie pernicieuse, et une *forme chronique*, qui seule mériterait
celui de diathèse ou de crase séreuse :

a. — *Caractères communs* : signes ordinaires de
l'anémie, souffle anémique, dyspnée, décoloration
des tissus, réduction considérable du chiffre des globules et de leur valeur physiologique, etc. ; — hydropisies de siège et d'étendue variables, *toujours sans
albuminurie* (ce qui les différencie nettement des hydropisies liées aux troubles de la fonction rénale); —
diarrhée séreuse habituelle, et, si la maladie apparaît

ou persiste après l'accouchement, affaissement des seins, diminution ou suppression des lochies.

b. — Caractères différentiels :

<table>
<tr><td>FORME AIGUE</td><td>FORME CHRONIQUE</td></tr>
</table>

Frissons au début, fièvre.
OEdème commençant par la face et rapidement généralisé.

Hémorrhagies capillaires, pétéchies.
Rate volumineuse.
Marche rapide et progressive ; terminaison fréquente par la mort (épuisement, complications puerpérales).

Apyrexie.
OEdème commençant par les membres inférieurs (malléoles). Trois degrés bien marqués dans l'évolution des hydropisies : 1° membres inférieurs et organes externes de la génération ; 2° tronc, membres supérieurs et face ; 3° épanchements dans les cavités séreuses (ascite, etc.).

Marche lente, rémissions, terminaison plus souvent favorable (maladie jugée par la délivrance ou par l'établissement de la sécrétion lactée) que fatale (syncope, asphyxie, épuisement).

Sous l'une et l'autre forme, la cachexie séreuse présente des analogies très remarquables avec le beri-beri, considéré par un grand nombre de médecins comme une dyscrasie d'origine alimentaire, mais, selon nous, maladie de l'innervation de nature infectieuse (myélite diffuse ou névrite périphérique). En Europe, l'absence du beri-beri éloigne toute chance d'erreur dans le diagnostic (le cas unique de beri-beri nostras qui aurait été observé à Brest, cas simultanément donné comme beri-beri hydropique et comme myxœdème, et à l'autopsie duquel nous avons assisté, répondait simplement a une médiastino-péricardite hypertrophique). Mais, hors d'Europe, en Chine, au Japon, au Brésil, la cachexie séreuse et le beri-beri pourraient être d'autant plus aisément confondus, que ce dernier offre une prédilection marquée pour les femmes grosses : dans le beri-beri, il n'existe pas toujours d'hydropisies; il existe, en revanche, des paralysies et des troubles sensitifs particuliers, et l'œdème présente une mobilité qui contraste avec la fixité des hydropisies cachectiques. — Dans les pays palustres, la cachexie séreuse doit être différenciée de la cachexie malarienne; souvent l'influence gravidique et l'influence tellurique se combinent pour produire un état mixte, mais l'élément malarien sera toujours révélé par les antécédents, des manifestations fébriles à type défini, l'hypertrophie splénique, et, dans une certaine mesure, par l'action thérapeutique du sulfate de quinine.

Fièvre des femmes enceintes. — Quelques médecins admettent une fièvre gravidique idiopathique. Jacquemier l'explique par une excitation réflexe du centre nervo-cardiaque. Il est certain que la grossesse provoque, dans l'économie, un éréthisme qui se traduit par l'accélération du pouls et une légère élévation de la température; mais on peut hésiter à considérer cette exaltation fonctionnelle comme un état morbide. Cependant, la fièvre présenterait parfois les allures d'une fièvre symptomatique de la tuberculose pulmonaire : exacerbations vespérales, sueurs, amaigrissement, toux; mais aucuns signes locaux objectifs. — Régime, bains, tempérants, laxatifs.

CHAPITRE III

Manie. — La folie gravidique, beaucoup moins fréquente que la puerpérale, se déclare à une époque variable de la grossesse, mais ordinairement entre le troisième et le quatrième mois. Elle est plus commune après trente ans, que chez les jeunes femmes, chez les primipares que chez les multipares, chez les femmes à tempérament nerveux, à caractère pusillanime et à antécédents héréditaires. Elle affecte la forme mélancolique, souvent avec tendance à la kleptomanie ou au suicide. Elle disparaît spontanément soit avant, soit après l'accouchement. Surveillance et expectation.

Névralgies. — Fréquentes et très tenaces, continues ou intermittentes, de siége variable : on les observe, le plus, ordinairement à la tête (rameaux de la cinquième paire). Narcotiques, aconitine (1 milligr.), révulsifs cutanés. Un grand nombre de troubles que nous avons mentionnés en divers appareils ou organes sont de nature névralgique.

Chorée. — Elle se déclare à peu près dans les mêmes conditions que la manie et comporte le même pronostic. Toutefois, quand les convulsions sont un peu intenses, elles peuvent éveiller les contractions utérines et devenir le point de départ d'un travail anticipé. Expectation, antispasmodiques, opiacés, toniques.

Eclampsie. — Les convulsions épileptiformes qui caractérisent cette maladie, heureusement rare, se manifestent dans les derniers mois de la grossesse ou pendant le travail (cause de dystocie indirecte), quelquefois après l'accouchement.

Caractères cliniques. Presque toujours, il existe des *prodrômes* ; ce sont, d'après Depaul : une *céphalalgie* de siége variable, fréquemment accompagnée d'étourdissements, de syncopes, de troubles visuels ou auditifs ; quelquefois, une *douleur épigastrique*, que sa fixité et son intensité rapprochent du clou hystérique ; une *anasarque* localisée (malléoles, membres inférieurs, paupières, face) ou généralisée, souvent accompagnée d'épanchements dans les grandes cavités splanchniques ; l'*albuminurie*, symptôme de haute importance, mais non absolument constant.

La maladie se manifeste tout à coup par des *accès épileptiformes, suivis de coma*. — La malade perd connaissance : — dans une première phase (*invasion*), le visage est coloré, agité de frémissements ; l'œil est animé, roulant, puis il reste fixe et presque toujours dirigé en haut et à gauche ; la tête se balance d'un côté à l'autre, les membres éprouvent des secousses intermittentes, les bras sont en pronation, les avant-bras fléchis, les pouces en adduction sous les autres doigts fortement fléchis ; — dans une deuxième phase, le visage devient pâle et livide, les yeux ont une immobilité effrayante ; ils demeurent tournés vers le côté gauche, tandis que la tête est inclinée vers l'épaule droite ; la bouche entr'ouverte laisse s'avancer au-dehors la pointe de la langue, qui tremblotte ; les mâchoires sont rigides, le tronc et les membres raidis (*convulsions toniques*) ; — dans une troisième phase, il se fait comme une brusque détente : des mouvements convulsifs se produisent à la face, aux paupières, aux mâchoires (la langue, surprise entre les arcades, peut alors être lésée), au tronc et aux membres (*convulsions cloniques*). — Les spasmes s'étendent aux muscles de la vie organique, il y a souvent des émissions involontaires d'urines et de matières fécales ; l'utérus lui-même se contracte avec énergie et peut expulser l'enfant au cours de l'accès ; le pouls est fréquent, irrégulier, la chaleur accrue, la respiration difficile.

Au bout de quelques secondes, d'une minute, une ample inspiration se produit par les fosses nasales, bientôt suivie d'une expiration buccale, avec apparition d'écume sanguinolente entre les lèvres ; le corps est en *résolution* ; la malade n'a pas encore recouvré la sensibilité et la conscience ; elle exhale cependant quelques plaintes et la respiration reste stertoreuse. Peu à peu, cet état se dissipe, ou bien un nouvel accès se déclare, avant que la connaissance soit revenue : un nombre d'accès plus ou moins considérable peuvent ainsi se succéder au cours du coma consécutif au premier, et leur ensemble constitue l'*attaque* d'éclampsie. Celle-ci est unique, ou bien elle se répète plusieurs fois. Dans les cas graves, quel que soit l'intervalle qui sépare les accès, il y a perte de connaissance continue ; les accès tendent d'ailleurs à se rapprocher et à se prolonger davantage à mesure que la maladie accentue sa sévérité.

L'éclampsie se termine par la mort de la femme au cours de l'accès ou dans la période de coma (asphyxie par immobilisation de la cage thoracique, spasme de la glotte et du diaphragme ; arrêt de la circulation par spasme cardiaque ; apoplexie cérébrale) ; — d'autres fois, par une maladie pulmonaire (congestion) ou encéphalique (congestion, épanchement, avec troubles intellectuels, sensoriaux ou moteurs), engendrée sous l'influence des modifications circulatoires que détermine l'accès ; — par retour à la santé après un accouchement prématuré, ou, plus rarement, sans interruption dans la marche ultérieure de la grossesse. — La maladie peut occasionner des lésions diverses, qui la compliquent ou aggravent ses conséquences (ruptures de la matrice ou du périnée, section de la langue, etc.). Elle prédispose la femme à l'infection puerpérale, en diminuant sa résistance et en augmentant sa réceptivité.

Le *pronostic* est donc sévère pour les femmes ; l'éclampsie a pour elles un résultat fatal immédiat 20 fois sur 100 ; la mortalité est moins grande quand les accès se déclarent après l'accouchement que lorsqu'ils se produisent avant ou pendant le travail. —

Quant aux enfants, il en meurt près de deux sur trois; la mort a lieu dans la matrice ou quelque temps après la naissance ; dans le premier cas, elle est occasionnée par l'arrêt de l'hématose, amené lui-même par la compression ou le décollement prématuré du placenta au cours des contractions utérines ; dans le second, elle reconnaît pour cause la faiblesse du nouveau-né, non encore parvenu à son entier développement (accouchement prématuré), l'asphyxie, ou peut-être le même empoisonnement qui a détermimé l'éclampsie chez la mère (on a observé des convulsions chez des enfants, quelque temps après la naissance).

L'éclampsie provoque l'accouchement, quand elle survient pendant les derniers mois de la grossesse ; mais elle ne hâte pas toujours la marche du travail ; les contractions utérines sont générales, et si, au corps, elles tendent à amener l'expulsion du contenu, au col, elles tendent à resserrer l'anneau qui s'oppose à l'expulsion ; aussi, la dilatation est-elle souvent très lente ; mais, parvenue à un certain degré, elle s'achève très rapidement, et la dernière période est de courte durée (les déchirures de la vulve et du périnée sont, pour cette raison, un accident fréquent).

Le *diagnostic* de l'éclampsie repose avant tout sur l'appréciation des conditions au milieu desquelles apparaît l'attaque. Mais, comme d'autres maladies convulsives peuvent se rencontrer chez la femme au cours de la grossesse, bien que sans relations avec celle-ci, le diagnostic doit être complété par l'examen comparé des symptômes et des circonstances étiologiques. — L'*épilepsie* a des accès très éloignés, non suivis d'une période de coma (ou du moins d'un coma de longue durée); elle n'a pas de prodrômes urémiques et elle ne s'accompagne pas d'albuminurie. — L'*hystérie* est plus tumultueuse que l'éclampsie ; pendant la crise, la femme se déplace, jette des cris bruyants, et, quand surviennent les convulsions, celles-ci sont surtout cloniques ; l'intelligence est ordinairement conservée. — La *catalepsie* et le *tétanos* sont caractérisés par des convulsions toniques. — L'*ivresse* a ses tremblements propres, sa loquacité, un coma qui succède à des excès ou connus ou dévoilés par l'odeur qui s'exhale de la femme. — L'*intoxication saturnine* et l'*intoxication palustre*, réveillées sous l'influence de la parturition, donnent quelquefois lieu à des manifestations convulsives, susceptibles d'être confondues avec l'éclampsie ; mais les convulsions saturnines s'observent en des conditions d'altérations nutritives et d'étiologie particulières, et chez des sujets dont le liseré gingival accuse nettement l'état d'intoxication ; l'accès épileptiforme, en pays paludéen, a pour critérium l'action du sulfate de quinine : nous devons cependant déclarer que nous avons assisté deux fois à l'évolution d'accès pernicieux épileptiformes que la quinine n'arrivait pas à modifier autant que nous l'espérions, et qu'il nous eût été impossible de différencier de l'éclampsie, avec certitude, s'ils étaient survenus chez des femmes enceintes.

Lésions. Les *altérations humorales*, sans doute les plus importantes, sont encore mal connues : l'urine renferme habituellement, mais non constamment, de l'albumine, le sang présente souvent une apparence normale, ou il est plus fluide ; d'après quelques analyses, il contiendrait une moindre proportion d'albumine et un excès d'urée. — Les *altérations solidiques* consistent en des lésions secondaires produites sous l'influenee des perturbations circulatoires pendant les accès : congestions, foyers hémorragiques, œdèmes et épanchements séreux aux centres nerveux et aux organes pleuro-pulmonaires. Les reins sont en général hyperémiés, le siége d'une desquamation épithéliale et d'une exsudation albumino-fibrineuse, que traduit l'état des urines ; mais parfois ils ne présentent qu'une congestion très légère ou même sont indemnes de toute altération appréciable. (Depaul).

Etiologie. L'éclampsie se manifeste sous l'influence de conditions individuelles — *a.* locales : toutes les causes qui agissent sur l'utérus pour entraver la grossesse et la parturition et déterminent par contre-coup un violent ébranlement de l'innervation, distension douloureuse de la matrice dans l'hydramnios et la grossesse gémellaire, obstacles divers à l'accouchement, résistance du col, etc. ; — *b.* générales : toutes les causes qui déterminent et maintiennent l'idiosyncrasie nervosique chez la femme : impressionnabilité naturelle, accrue souvent par la fatigue, la détresse physique et morale, l'anémie ; — *c.* mixtes : primiparité prédisposée et par le défaut d'assuétude des organes à leur nouvelle fonction et par les conditions spéciales d'impressionnabilité qu'engendre un acte accompli pour la 'première fois. — Une manœuvre obtétricale douloureuse, une émotion morale vive, une impression pénible quelconque, quelquefois la gêne inavouée d'une rétention d'urine, sont les causes occasionnelles ordinaires de l'attaque convulsive. — Mais l'influence intime qui fait la maladie, la science n'a pas réussi à la définir. D'après l'opinion la plus générale, l'éclampsie est le résultat d'une altération du sang ; les plus grandes divergences apparaissent, quand il s'agit d'établir la nature de cette altération.

Les uns rattachent la maladie à l'albuminurie : les convulsions sont dues à un empoisonnement excrémentitiel, qui lui-même se rapporte à l'état d'altération de l'appareil rénal ; l'albuminurie et la toxémie sont deux phénomènes connexes, la première étant liée à la destruction de l'épithélium rénal (arrêt de l'acte sécréteur, qui consiste dans la séparation et la résorption de l'albumine du sérum, à mesure de la filtration de ce liquide); la seconde à l'amoindrissement du champ d'élimination (inertie et obstruction des tubuli). On a incriminé l'*urée*, puis (ce principe n'ayant pas toujours été retrouvé dans le sang en proportion suffisante pour expliquer ses méfaits, ayant même été reconnu, par l'expérimentation, absolument incapable de donner lieu aux accidents qu'on lui attribuait) le *carbonate d'ammoniaque*, l'un des produits de la décomposition de l'urée. Mais le carbonate d'ammoniaque a fait défaut dans les liquides de l'organisme, et les symptômes déterminés par lui, chez les animaux, n'ont pas répondu à ceux de l'éclampsie (Cl. Bernard). L'on a songé alors à substituer aux théories de l'urémie et de l'ammoniémie, celle de l'*urinémie*, d'un empoisonnement par les matières extractives de l'urine. Il est certain, d'après les belles recherches de Selmi, de Gautier, de Brouardel, que l'urine doit éliminer des substances douées de propriétés toxiques énergiques. Mais, sur ce nouveau terrain, la doctrine sombre encore et définitivement, devant ces objections irréfutables : 1° que les reins ne sont pas altérés d'une manière appréciable dans tous les cas d'éclampsie (Depaul) ; 2° que l'éclampsie ne se déclare pas chez toutes les femmes atteintes d'albuminurie, même avec altération chronique des reins préexistante à la grossesse (sur un total de 311 cas d'albuminurie constatée pendant la grossesse par Blot, Stoltz, Devilliers, Mayer, Litzmann, Braun et Imbert Gourbeyre, nous relevons 131 cas d'éclampsie, soit une proportion de 42,12 p. 100) ; 3° que l'éclampsie précède parfois l'albuminurie : il faut bien alors reconnaître que les deux syndromes dépendent d'une cause commune, ou que l'albuminurie et la néphrite sont les conséquences de la congestion locale déterminée par les convulsions.

D'autres observateurs ont attribué l'éclampsie à une anémie cérébrale ; le sang est plus aqueux pendant la grossesse et il est encore appauvri sous l'influence d'une albuminurie accidentelle ; en même temps, il y a augmentation de la tension artérielle, favorisée par l'hypertrophie cardiaque habituelle : c'est l'état désigné sous le nom de pléthore gravidique. Dans ces conditions, le cerveau peut éprouver une hyperémie temporaire, suivie d'une suffusion séreuse, qui comprime les petits vaisseaux et occasionne l'anémie, ou plutôt l'ischémie. Mais cette théorie ne tient aucun compte des phénomènes précurseurs de l'attaque.

Il est bien probable que l'éclampsie est la manifestation d'une toxémie. Mais il est impossible d'établir la nature de l'empoisonnement, dans l'état présent de nos connaissances. La récente découverte d'une ptomaïne toxique dans le liquide amniotique (Moursou) deviendra peut-être l'origine d'une nouvelle hypothèse. Mais les recherches ultérieures doivent, à notre avis, s'étendre au-delà des conditions pathogéniques individuelles, celles-ci paraissant susceptibles d'être subordonnées à des influences de milieu (l'éclampsie semble en effet revêtir quelquefois l'allure épidémique) [1].

Traitement. — 1° *Moyens préventifs de l'attaque :* traiter l'albuminurie, qui, si elle n'est pas la condition absolument nécessaire de l'éclampsie, se montre en relation d'intimité si grande avec elle, qu'en la combattant, on est en droit d'espérer combattre du même coup le processus inconnu d'où menace de sur-

[1] L'hypothèse d'une étiologie bactéridienne de l'éclampsie vient d'être émise au dernier congrès pour l'avancement des sciences. On avait déjà le microbe du tétanos, nous aurons le microbe de l'éclampsie, et bientôt, sans doute, aussi ceux de l'hystérie, de l'épilepsie, de la méningite, etc.

Signalons enfin deux observations du Dr d'Espine, relatives à une éclampsie scarlatineuse et à une éclampsie gravidique, avec potassiémie constatée à l'analyse ; quelques faits ont été mis en avant pour attribuer les accidents rapportés à l'urémie à un empoisonnement par les sels de potasse, qui, en agissant sur les nerfs cardiaques, augmenteraient la tension artérielle, et c'est en cela que les observations du Dr d'Espine peuvent offrir un grand intérêt.

gir l'attaque convulsive ; — modifier l'état de l'innervation, trop susceptible et trop ébranlable : bains tièdes, bonne alimentation, amers, fers, dans les derniers
mois de la grossesse : aux approches du travail, administrer de petites doses d'opium ou de chloral, en potion ou en lavement, surveiller la vessie ; au cours du
travail, éviter toute manœuvre susceptible d'impres-
sionner la femme sans utilité, et surtout les attouchements trop multipliés du col, au début de la dilatation. — 2º *Moyens préventifs des accidents susceptibles
de se produire au cours de l'attaque, imminente* : assurer
une protection convenable à la femme contre la violence de ses propres mouvements (matelats étendus
autour de la malade, maintien des membres confiés
à des aides vigoureux et de sang-froid); prévenir les
lésions de la langue, en la refoulant en arrière des arcades dentaires (le bouchon est insuffisant, le coin de
bois dangereux ; plein d'un mouchoir porté entre les
dents et coins ramenés en arrière, sans qu'il soit besoin de nouer fortement, Depaul).—3º *Moyens dirigés
contre l'accès* : ils ont pour but de combattre les convulsions et les congestions concomitantes ou consécutives. — Pour un très grand nombre de médecins,
l'anesthésie par le chloroforme doit occuper la première place, dans la thérapeutique de l'éclampsie. On
a reproché aux inhalations d'augmenter la congestion cérébrale, mais sans apporter aucune preuve à
l'appui de cette opinion. Il semblerait plutôt démontré qu'elles diminuent la tension vasculaire, en même
temps qu'elles apaisent les spasmes musculaires.
L'expérience est d'ailleurs le meilleur critérium de

leur efficacité : Playfair n'hésite pas à déclarer que la mortalité par éclampsie a beaucoup diminué depuis leur emploi, et Charpentier, sur 63 cas traités d'après cette méthode, a noté 48 fois l'arrêt ou l'amoindrissement des attaques, et seulement un décès. On soumet la femme tantôt à une inhalation presque continue, qui la maintient dans un état d'anesthésie permanente, tantôt à des inhalations de courte durée, au moment où se manifestent les premiers symptômes d'un accès ; ce dernier procédé nous paraît remplir suffisamment l'indication sédative, sans offrir les dangers du premier. Si l'on estime nécessaire d'obtenir une action anesthésique prolongée, compatible avec une surveillance moins rigoureuse de la patiente, il est préférable d'avoir recours au *chloral*, administré isolément ou associé au *bromure de potassium*, à la morphine, à l'opium. — Les *opiacés* ont leurs partisans. Nous ne comprenons guère qu'on les rejette, sous le prétexte qu'ils arrêtent le travail, dans une maladie où l'exagération des contractions utérines est fâcheuse, au cours de la dilatation, à cause de la résistance spasmodique du col, au cours de l'expulsion, à cause d'une action trop hâtive, compromettante pour le périnée, c'est-à-dire dans les conditions où le médicament peut rendre les plus signalés services, s'il est administré à doses convenables. Nous redoutons davantage un aggravement de l'état congestif, sous l'influence de l'opium ; mais on écarte ce danger en combinant l'administration de cette substance avec l'emploi des saignées. — Les *saignées*, elles aussi, ont été et sont encore très vivement critiquées ; il est évident qu'elles ne sauraient convenir chez toutes les femmes ; mais il est impossible de récuser les bons effets qu'elles produisent chez les femmes vigoureuses ou seulement de constitution moyenne. Depaul est demeuré jusqu'au bout fidèle aux émissions sanguines générales, larges et répétées, qu'il faisait suivre de l'administration des opiacés par la bouche ou le rectum. C'est aussi la méthode préférée par un accoucheur très distingué et de grand expérience, M. Delattre (de Brest), qui, depuis longtemps, combat l'éclampsie avec la formule suivante : saignée de 500 à 600 gr. d'emblée, ou plus considérable, selon l'état du pouls ; puis lavement laudanisé (2 gr. de laudanum pour 100 gr. d'eau), ou injection hypodermique équivalente [1], qu'on répète, après 6 ou 8 heures, s'il n'y a pas d'amendement notable dans les convulsions. — Les *purgatifs*, les *affusions froides* le long du rachis, les applications de *glace* sur la tête peuvent contribuer à diminuer la congestion des centres encéphalo-rachidiens, comme aussi les *révulsifs cutanés* énergiques ; mais ceux-ci, chez une femme très irritable, comme chez les enfants, ne sont pas toujours sans inconvénient. — La *déplétion de l'utérus*, jugeant ordinairement les attaques, quand elles se produisent dans les derniers temps de la grossesse, on l'a érigée en méthode curative. On a proposé de

---

[1] Notre confrère pousse jusqu'à **3** gr. l'administration du laudanum, en certains cas ; d'après des expériences personnelles, il estime qu'il faut employer jusqu'à **7** ou **8** centigr. d'un sel de morphine, pour obtenir l'effet équivalent des doses de laudanum sus-mentionnées.

débarrasser immédiatement l'utérus, avant même que le travail fût commencé (procédés de l'accouchement prématuré artificiel) ou d'extraire le fœtus après dilatation naturelle suffisante du col : sans doute l'accouchement se fera spontanément ; une manœuvre de la part du médecin augmentera peut-être momentanément les convulsions chez la femme ; mais plus tôt la matrice sera vidée, plus tôt aussi l'attaque aura chance d'être terminée, à l'avantage de la mère et de l'enfant.

Affections oculaires. — La grossesse détermine des troubles visuels de nature variée, récemment étudiés par Power et par Metaxas. Ces troubles sont liés : 1° à des lésions non toujours appréciables du système nerveux, affections intra-oculaires (rétine et terminaison des nerfs optiques) ou extra-oculaires (nerf optique, chiasma, ganglions centraux) : scotomes, hémiopie, amauroses ; 2° à l'exagération de la tension artérielle : congestions et inflammations, névrite optique, glaucôme hémorrhagique, anévrysmes miliaires de la rétine, décollement rétinien ; 3° à l'anémie, à l'albuminurie, et, dans certains cas, à la glycosurie : asthénopie, ulcères de la cornée, cataracte, exsudations de la rétine, etc. — Pronostic variable : parmi ces affections, les unes peuvent entraîner la perte irremédiable de la vue, les autres disparaître après la grossesse ou l'état puerpéral. — Pas de traitement particulier.

Paralysies. — Elles se rattachent : 1° à une lésion des centres nerveux préexistante à l'état de grossesse,

mais aggravée par lui ; 2° à l'albuminurie (tous les médecins n'admettent pas les paralysies albuminuriques) ;
3° à l'ischémie des centres nerveux, dérivant de la dyscrasie anémique, ou à une hémorrhagie produite au
cours d'une attaque éclamptique ; 4° à une action réflexe émanée de l'utérus (inertie des centres, consécutive à leur excitation, selon la théorie de Brown-
Séquard). Elles se présentent sous les formes hémi-
plégique et paraplégique, plus ordinairement sous la
première. Elles varient dans leurs caractères, comme
dans leur pronostic et leur mode de traitement,
selon leurs conditions pathogéniques.

Arthrites rhumatoïdes.—Chez quelques femmes,
à diverses périodes de la grossesse, il se produit brusquement, simultanément ou successivement au niveau
de deux ou de plusieurs articulations, parfois après des
frissons et au milieu d'un léger état fébrile, une douleur
très vive, bientôt suivie de tuméfaction et de rougeur ;
les mouvements sont pénibles ou impossibles ; puis,
au bout d'un certain temps, la maladie se localise
sur une seule articulation, le genou, le plus ordinairement, le coude ou le poignet. La résolution est
lente, la terminaison heureuse, dans le plus grand
nombre de cas. Presque toujours, l'accouchement
met fin à l'affection ; mais quelquefois cependant, la
guérison n'est pas complète : l'articulation conserve
de la roideur ou même reste ankylosée. — Cette arthrite, qui se manifeste sous l'influence du froid et
de l'humidité, à la suite d'une fatigue ou d'un traumatisme, serait, d'après les uns, de nature rhumatis-

male (diathèse constatée chez plusieurs femmes), et
comme elle coïncide fréquemment avec la leucorrhée,
elle serait comparable au rhumatisme blennorrha-
gique, dont elle rappelle les allures (Lorain, Peter,
Huchard, Tison); d'après les autres, elle représenterait
une maladie distincte du rhumatisme, une arthropathie
rhumatoïde (Quinquaud), née sous l'influence de l'état
gravidique ou puerpéral (après l'accouchement, on
voit aussi apparaître des arthrites, sous l'influence
de la septicémie ou de la septico-pyohémie). —
Traitement : immobilisation de l'articulation ; au
début, émissions sanguines locales, onction avec la
pommade mercurielle belladonée, larges cataplasmes ;
plus tard, révulsifs cutanés, vésicatoires, mouvements
modérés pour prévenir l'ankylose, et, s'il reste ultérieurement quelque roideur, massage, bains sulfu-
reux, bains de vapeur. Satisfaire aux indications de
l'état général (toniques, etc.).

**Relâchement et inflammation des symphyses
pelviennes.**— Sous l'influence de la grossesse, les ligaments des symphyses pelviennes éprouvent un relâchement parfois assez considérable, pour permettre le déplacement des surfaces articulaires : les froissements
qui en résultent peuvent devenir une cause d'inflammation très douloureuse et fort grave, car la mort est
la conséquence habituelle de leur terminaison par
suppuration. Toutefois, celle-ci n'est guère observée
que dans les inflammations infectieuses, consécutives à
l'accouchement. Fièvre, gène au niveau des articulations malades, puis douleur aiguë, très intense, exa-

gérée par la pression et le mouvement, bientôt accompagnée de tuméfaction qui gagne les parties voisines. « Lorsque l'inflammation se localise sur la symphyse sacro-iliaque, la tuméfaction, peu appréciable à l'extérieur, s'étend surtout vers l'intérieur du bassin. Les mouvements du tronc exaspèrent la douleur. La tumeur agit par compression sur les plexus nerveux pelviens; on note alors, dans le membre inférieur, des fourmillements, des tiraillements, et parfois même de la paralysie. Quand la symphyse pelvienne est enflammée, la mobilité de ses branches est facilement appréciable, une tumeur soulève le mont-de-Vénus, et la région hypogastrique devient le siège d'un empâtement douloureux. Le toucher vaginal permet de constater la tuméfaction de la partie postérieure de la symphyse. L'excrétion des urines est difficile, par suite du refoulement de la vessie ou d'une irritation sympathique de cet organe. Les ganglions lymphatiques sont engorgés; enfin la douleur est surtout provoquée par les mouvements des membres inférieurs. » (Joulin).— L'expulsion du fœtus peut avoir lieu prématurément. — La formation du pus est annoncée par son cortège habituel de phénomènes : la phlébite, la péritonite ou la cellulite pelvienne, avec toutes leurs conséquences, sont alors susceptibles de se produire. — *Traitement.* Aux premiers signes de relâchement, on conseillera l'application d'un bandage en forte toile, serrant bien les hanches, lacé ou bouclé, pour restreindre le jeu des surfaces articulaires. Dès qu'il survient de la douleur fébrile, repos au lit, immobilisation du bassin, émissions sanguines locales, fomentations émollientes. Se tenir prêt à intervenir dans le cas d'accouchement prématuré inévitable. En cas de suppuration, donner issue au pus par ponction aspiratrice. Traiter les complications ultérieures suivant leur nature.

Maladies des os. — Pendant les six premiers mois de la grossesse, les phosphates tendent à s'accumuler dans l'organisme maternel. Quand cette accumulation devient excessive, par le fait d'une assimilation trop active chez la femme ou trop réduite chez le fœtus, des dépôts de substance osseuse, désignés sous le nom d'*ostéophytes*, se forment à la surface externe de la dure-mère cranienne. Ces productions ne déterminent aucune manifestation morbide, parce qu'elles constituent des stratifications de très minime épaisseur, séparées de la périphérie du cerveau par les membranes qui revêtent l'organe; elles se résorbent spontanément vers le septième mois. Mais, dans des cas rares (observations de Doléris, rapportées par le Dr Aubiban), les ostéophytes siègent dans l'épaisseur de la pie-mère et de l'arachnoïde et prennent assez de développement pour déterminer, par compression ou irritation des centres cérébraux, des troubles nerveux en rapport avec la fonctionnalité de ces centres.

D'autres fois, la mère ne conserve pas une suffisante quantité de phosphates, soit que sa nourriture demeure trop pauvre ou la désassimilation trop active, soit que le fœtus consomme une proportion trop grande de la provision commune. Les os perdent de leur résistance : ils sont prédisposés aux *fractures* sous des influences naguère incapables d'amener leur rupture (fractures spontanées des côtes dans les grands efforts d'inspiration, Chauvin), ou bien ils se ramollissent et se déforment, là où ils éprouvent les pressions les plus fortes et les plus habituelles, comme au bassin. L'*ostéomalacie* (c'est le nom qu'on donne à cet état) a des conséquences trop graves, au moment de l'accouchement, pour que le médecin ne cherche pas à la reconnaître, au cours de la grossesse, afin de la combattre et d'en prévenir les effets. La maladie débute par des douleurs erratiques, qui ne feront que s'accroître et se généraliser à mesure qu'elle fera plus de progrès : ces douleurs deviennent continues, s'exaspèrent par les mouvements, la pression ou même le simple contact ; il existe une faiblesse prononcée, de l'aversion pour la marche ; bientôt, il semble que la taille diminue, le squelette s'affaisse sur lui-même, les os se courbent ou se brisent sous l'influence des mouvements les plus modérés, la cage thoracique et le bassin surtout se déforment ; les fonctions nutritives sont en même temps troublées, la mastication est rendue très incomplète par le ramollissement des mâchoires, la digestion est difficile, la respiration gênée, les urines fournissent un dépôt plus ou moins abondant de phosphate calcaire. Le traitement consiste à rendre à l'organisme l'élément minéral qui lui manque ; mais c'est là une formule souvent plus théorique que vraiment efficace, car c'est le moyen de fixer les phosphates qui fait défaut à l'organisme, et malgré l'administration du sel, la maladie continue. si l'on ne parvient à relever les forces générales de l'économie par l'emploi des toniques, sous toutes les formes. Le repos au lit est obligatoire : il prévient ou diminue la tendance aux déformations, et d'ailleurs les douleurs et les difficultés du déplacement le rendent nécessaire.

CHAPITRE IV

INFLUENCE RÉCIPROQUE DES MALADIES PRÉEXISTANTES SUR LA GROSSESSE ET DE LA GROSSESSE SUR LES MALADIES PRÉEXISTANTES.

L'influence réciproque que la grossesse et la maladie, née en dehors d'elle, exercent l'une sur l'autre,
est variable. La maladie tantôt ne détermine aucune
modification dans l'évolution ordinaire de l'état gravide, tantôt l'entrave ou l'arrête par les perturbations
qu'elle apporte dans la nutrition fœtale et l'excitabilité qu'elle met en jeu dans l'appareil utérin ; et la
grossesse, si elle exerce parfois une influence favorable sur la maladie, en amoindrissant les conditions
du développement phlegmasique, grâce à une sorte
de dérivation de l'activité circulatoire vers l'utérus,
l'aggrave, la réveille ou l'appelle d'autres fois, en
diminuant la résistance de l'organisme vis-à-vis des
agents pathogènes, en aidant aux progrès de l'anémie,
des stases et des inflammations, par les modifications du sang et les troubles mécaniques qu'elle entraîne.

I. — MALADIES GÉNÉRALES.

On a prétendu que la grossesse diminuait la réceptivité vis-à-vis des infectieux : rien n'est moins démontré ; mais ce qui est au contraire bien établi, c'est que les *maladies infectieuses* sont une cause fréquente d'avortement et d'accouchement prématurée (3e p., 2e s., ch. V).

La *chlorose* est quelquefois heureusement modifiée par la grossesse (Ch. II, troubles et maladies de la nutrition) ; mais, si elle est très prononcée au moment où la femme entre en gestation, elle ajoute à la gravité des accidents que celle-ci occasionne (vomissements) et peut imprimer à l'état gravide un fâcheux pronostic.

La *diathèse rhumatismale* est à redouter, parce qu'elle est susceptible d'une localisation sur la matrice, qui pourra provoquer les contractions prématurées de l'organe.

II. — MALADIES DES APPAREILS DE NUTRITION.

La grossesse aggrave les *maladies du foie et des reins*, et elle est à son tour influencée par elles (avortement dans l'ictère, convulsions liées à l'albuminurie).

La grossesse qui est une cause d'hypertrophie cardiaque temporaire, doit nécessairement contribuer à l'augmentation de l'hypertrophie préexistante. Il n'est pas prouvé qu'elle détermine la dégénérescence du myocarde ; mais elle favorise le développement de l'*endocardite* et amène des poussées suraiguës dans les endocardites anciennes, poussées qui expliquent un certain nombre de morts subites pendant la gestation, d'après Peter (embolies par caillots formés au niveau des végétations valvulaires). Porak, qui a bien étudié les complications que les maladies du cœur présentaient au cours de la grossesse (*troubles gravido-cardiaques*), décrit 4 degrés dans leur évolution :

1° Troubles de l'innervation : palpitations, dyspnée cardiaque (suffocations ordinairement passagères, mais pénibles, parfois assez violentes pour obliger la femme à se tenir assise dans son lit, sans repos ni sommeil) ; syncope ;

2° Troubles respiratoires liés à des lésions pulmonaires, en première ligne à la congestion et à l'œdème (troubles de la petite circulation, surtout prononcés dans les affections mitrales) : la congestion survient d'ordinaire brusquement ; si elle s'améliore dans certains cas, elle s'aggrave le plus habituellement, jusqu'à ce que la matrice ait expulsé le produit qu'elle renferme : alors seulement, on constate une amélioration notable ; d'autres fois, la congestion se produit lentement, à la suite d'une bronchite : hémoptysies, bronchorrhée sanguinolente, etc., souvent accompagnées d'épistaxis et d'hématémèses : première étape de l'asystolie confirmée ;

3° Troubles par stases généralisées (grande circulation) ; épanchements dans les cavités séreuses et dans le tissu cellulaire, ascite ; congestions viscérales passives (foie, reins, poumons) inflammations interstitielles (mêmes organes) ;

4° Production d'embolies (infarctus du foie, des reins, des poumons, du cerveau : hémiplégie).

D'autre part, les maladies du cœur prédisposent la femme enceinte aux métrorrhagies, à l'avortement ou à l'accouchement prématuré. Elles sont une cause d'altération du placenta (adhérences, plaques fibrineuses, dégénérescence graisseuse, transformation môlaire), et, par les troubles de nutrition qu'elles provoquent chez la mère, par les altérations qu'elles déterminent dans le placenta, elles affaiblissent le fœtus ou entraînent sa mort, ce qui explique la fréquence de son expulsion hâtive.

Une affection du cœur est donc toujours chose grave, quand survient une grossesse. Aussi d'éminents médecins sont-ils d'avis qu'il faut conseiller à toute cardiopathe, jeune fille, de ne pas se marier ; mariée, d'éviter de devenir mère.

La *tuberculose pulmonaire* a été signalée comme une cause d'avortement. La grossesse, si elle ne l'engendre pas, en dehors d'une prédisposition jusqu'alors latente, tend plus souvent à précipiter sa marche qu'à la suspendre. Sans doute, chez quelques femmes, grâce à la dérivation fluxionnaire accomplie par l'utérus, la phthisie pulmonaire éprouve un amendement passager ; mais, chez le plus grand nombre, la maladie est aggravée par l'état anémique et par l'état congestif habituel des poumons.

III. — MALADIES DES APPAREILS DE RELATION.

Nous ne mentionnerons sous ce titre que les *névroses*, qui sont suspendues, rappelées ou exaltées par l'état gravidique.

IV. — MALADIES DE L'APPAREIL DE LA GÉNÉRATION.

La grossesse exerce une influence variable sur la marche des tumeurs ovariques et utérines, et elle en reçoit elle-même une influence variable.

Les *tumeurs fibreuses de l'utérus* sont une cause de grossesse extra-utérine (obstacle au passage de l'ovule dans la trompe ou au travers de la trompe), d'insertion vicieuse de l'œuf (obstacle à sa fixation vers le fond de la matrice), d'avortement (obstacle au développement de l'œuf, irritation et rupture des membranes), d'accouchement anormal (voir la dystocie). Il est vrai que les fibrômes intra-utérins subissent parfois un ramollissement pendant la grossesse et sont susceptibles d'élimination spontanée après l'accouchement. Mais ces chances heureuses ne sauraient compenser les chances désastreuses que ces tumeurs comportent ordinairement : elles devraient donc être un motif d'abstention de mariage, chez les jeunes filles et chez les femmes encore dans la plénitude de leur activité utérine (Linas).

C'est ici qu'il convient d'examiner l'influence de certains changements de direction ou de situation de la matrice sur la marche de la grossesse. Les états dont nous allons parler ne sont pas des maladies de la grossesse, mais ils sont exagérés par elle et ils l'entravent ou l'arrêtent dans un grand nombre de cas.

La *rétroversion* (obliquité postérieure) de l'utérus, favorisée par quelques malformations pelviennes ou par des adhérences anciennes, traduite par la situation réciproque du corps et du col (reconnue au moyen de la palpation et du toucher vaginal), par des envies fréquentes d'uriner (pression du col contre la vessie) et par la gène de la défécation (pression du corps contre le rectum), peut, entre le troisième et le quatrième mois, quand la matrice, au lieu de franchir l'aire du détroit supérieur, butte, par son fond, contre le promontoire, donner lieu à l'avortement. En général, la déviation se redresse d'elle-même ; mais si, vers l'époque indiquée, des douleurs utérines venaient à se produire, il serait urgent de provoquer la réduction, en faisant mettre la femme dans l'attitude abdominale, avec appui sur les genoux et sur les coudes, et en refoulant vers la symphyse le fond de l'utérus, avec un doigt porté dans le rectum.

L'*abaissement* ou *prolapsus* de l'utérus n'est, à son premier degré, que l'exagération d'un état ordinaire au début de la grossesse. Mais il peut aussi préexister à celle-ci et être beaucoup augmenté par elle. Il est facilement reconnaissable par le toucher vaginal et par la palpation hypogastrique ; à ses derniers degrés, par la vue (le museau de tanche apparaissant à la vulve ou l'organe franchissant l'anneau). Presque toujours, la réduction se fait spontanément vers le quatrième mois, dans les circonstances ordinaires. Mais, jusqu'à cette époque, la femme éprouve des tiraillements douloureux en divers points du bassin, une pesanteur incommode vers le périnée, une grande difficulté pour expulser les matières fécales et l'urine. On devra, pendant les premiers mois de la grossesse, recommander à la patiente d'éviter autant que possible la marche et l'attitude debout, lui conseiller même le repos au lit, et surveiller la défécation et la miction (les moyens contentifs, pessaires, sont insufsants et peuvent être dangereux). L'inclusion de l'utérus gravide dans l'excavation n'a lieu qu'en certains cas rares de rétrécissement au détroit supérieur : elle a le même résultat que la rétroversion non réduite, c'est-à-dire l'expulsion prématurée du fœtus. On a vu des grossesses évoluer jusqu'à terme et l'accouchement s'accomplir sans accident, l'utérus ayant franchi la vulve et pendant entre les cuisses de la femme : en face d'un prolapsus complet et irréductible, le médecin devrait donc se livrer à l'expectation, tout en assurant un soutien et une protection à la matrice, au moyen d'un bandage convenable.

Les *adenômes du sein*, préexistant à la grossesse ou ne sont pas modifiés par celle-ci ou diminuent quelquefois sous son influence (Verneuil).

CHAPITRE V

GROSSESSES EXTRA-UTÉRINES ET GROSSESSE MÔLAIRE.

I. — GROSSESSES EXTRA-UTÉRINES.

A. — *Définition et conditions étiologiques.*

Les grossesses extra-utérines sont, comme leur nom l'indique, celles qui se produisent et évoluent en dehors de la cavité utérine.

Presque toujours observées après l'âge de trente ans et chez les multipares, elles reconnaissent pour causes les influences qui mettent obstacle :

1° A l'expulsion de l'ovule hors de la vésicule de Graaf (déchirure insuffisante de la vésicule ou adhérence anormale de l'ovule ?);

2° A l'adaptation entre le pavillon de la trompe et la surface de l'ovaire, au moment de la chute de l'ovule (émotion morale vive troublant l'éréthisme tubaire, action traumatique détruisant tout à coup les rapports du pavillon avec l'ovaire, tumeur s'opposant à un rapprochement convenable des organes, adhérence vicieuse de la trompe ou de ses franges);

3° Au cheminement de l'ovule jusqu'à l'utérus (canal tubaire comprimé par une tumeur de sa propre paroi, de l'ovaire ou de l'utérus, obstrué par état inflammatoire de sa muqueuse, ou devenu inerte par paralysie).

B. — *Variétés et caractères anatomiques.*

D'après le siège occupé par l'œuf, on distingue trois variétés principales de grossesse extra-utérine :

1° *Grossesse ovarique.* On admettait autrefois, d'après la composition de certains kystes, une grossesse intra-ovarique, consécutive à une fécondation de l'ovule sans rupture préalable du follicule de Graaf ; il est démontré qu'une fécondation, en pareille condition, est absolument impossible, et que les kystes pileux de l'ovaire, au lieu de représenter un fœtus, sont des tumeurs hétéromorphes, où l'on rencontre divers tissus entrant dans la constitution du fœtus (on a observé des kystes de cette nature chez des petites filles impubères); il n'existe qu'une grossesse extra-ovarique, dans laquelle l'ovule, fécondé au sein de la vésicule de Graaf et après la déchirure de cette vésicule, accomplit son développement à la surface de l'ovaire; quand le pavillon de la trompe loge une portion de l'œuf, on dit que la grossesse est *tubo-ovarique*;

2° *Grossesse tubaire.* L'œuf s'est développé dans la trompe ; si l'évolution, ayant eu comme point de départ cette portion du conduit qui traverse la paroi de la matrice, s'accomplit simultanément dans la trompe et dans l'utérus, la grossesse est *interstitielle* ou *utéro-tubaire*;

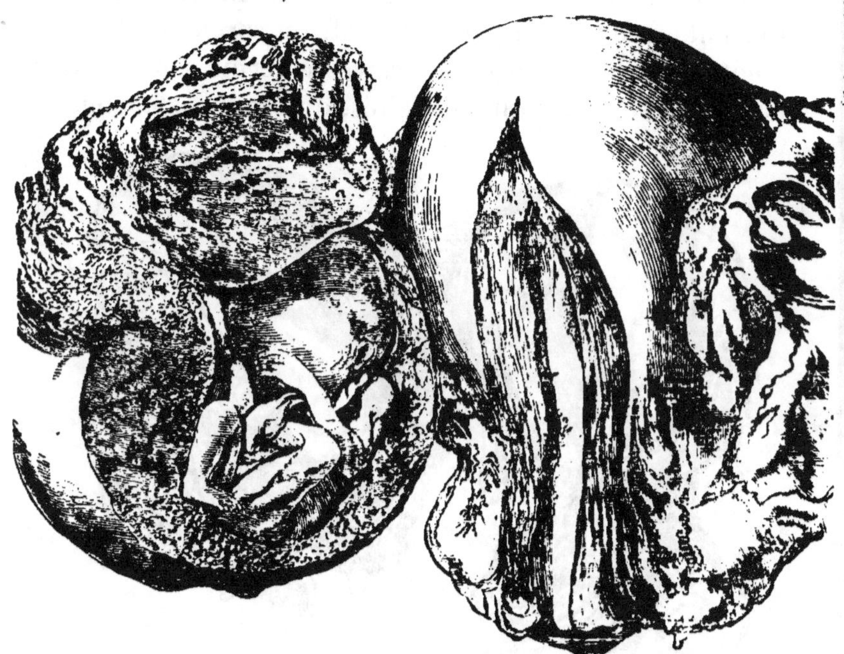

Fɪɢ. 20. — Grossesse tubaire (Playfair).

3° *Grossesse péritonéale* ou *abdominale*. L'œuf s'est developpé dans la cavité du péritoine : la grossesse abdominale est primitive, quand elle succède à la chute immédiate de l'ovule dans la séreuse; secondaire, quand elle se produit à la suite d'une grossesse ovarique ou tubaire, dont elle est pour ainsi dire la continuation.

Dans les grossesses extra-utérines, l'œuf n'a pas de caduque ; ses membranes propres sont plus ou moins confondues avec les tissus maternels environnants, épaissis, plus vasculaires à leur niveau ; les villosités choriales restent diffuses, elles ne 'se condensent en placenta que très imparfaitement, ou rarement d'une façon complète. Le fœtus arrive à terme seulement dans les grossesses interstitielles, qui se transforment

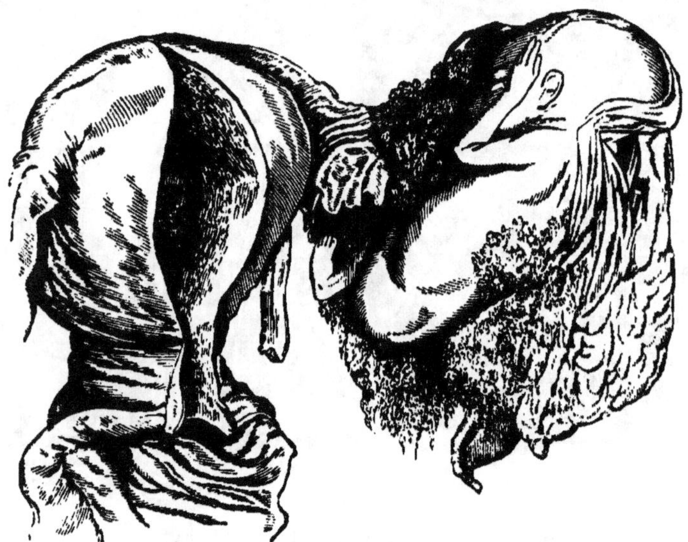

Fig 21. — Grossesse abdominale (Playfair).

en grossesse utérine et dans un certain nombre de grossesses abdominales ; presque toujours, il meurt dans les premiers mois, et s'il n'est pas aussitôt l'occasion d'une rupture de la poche où il est renfermé, sa masse reste enkystée pendant un temps plus ou moins long, intacte ou soumise à diverses transformations (désagrégation moléculaire, suivie de dissolution et de résorption, transformation graisseuse ou adipocire, dessèchement et momification, imprégnation calcaire ou lithopœdion, transformation purulente ou putride, après inflammation).

L'utérus, bien que vide, éprouve par sympathie des modifications plus ou moins prononcées : son volume augmente, sa consistance diminue, sa muqueuse se gonfle et même s'exfolie.

C. — *Caractères cliniques, évolution, diagnostic.*

La mère succombe souvent avant que la grossesse ait été soupçonnée. Dans le cas où le fœtus atteint un développement suffisant, pour donner lieu à un ensemble de signes de gravidité, il est bien rare qu'il arrive vivant jusqu'à l'époque où deviennent perceptibles les mouvements actifs et les bruits du cœur (le ballottement fait toujours défaut). Le diagnostic repose sur les modifications observées du côté du ventre, à la suite de rapprochements sexuels, et coïncidant avec la vacuité de l'utérus, reconnue par la palpation, le toucher et la sonde; la tumeur a d'abord occupé ou occupe encore l'un des côtés de l'abdomen; il se produit des écoulements sanguins intermittents, que les uns considèrent comme une menstruation et que les autres rattachent aux raptus hémorrhagiques produits par la distension du kyste, et des crises douloureuses, soit au moment, soit dans l'intervalle des pertes (phénomènes de *faux travail*).

Les grossesses interstitielles peuvent évoluer jusqu'au terme habituel et se terminer comme une grossesse utérine, si, peu à peu, l'œuf a envahi la matrice et détermine en elle les changements ordinaires de la grossesse normale.

Les grossesses abdominales peuvent amener le fœtus vivant jusqu'à terme, et même au-delà de l'époque du terme. Mais, plus fréquemment, ou le fœtus meurt dès les premiers temps, au cours d'une rupture spontanée ou accidentelle du kyste, accompagnée d'hémorrhagie et suivie de péritonite, ou il éprouve une des transformations que nous avons mentionnées : il donne lieu à une tumeur indéfiniment persistante, à moins de circonstances qui provoquent sa rupture ou son inflammation. L'ouverture du kyste se fait par la paroi adominale, le vagin, le rectum, la vessie, et détermine les accidents les plus graves, par hémorrhagie, péritonite, septicémie.

Les grossesses tubaires n'arrivent jamais au même degré de développement que les précédentes. Quelquefois, elles aboutissent à la transformation kystique en devenant abdominales ; le plus souvent, l'œuf se rompt de bonne heure, une hémorrhagie foudroyante emporte la femme, ou celle-ci reste exposée aux dangers d'une péritonite.

Les grossesses ovariques se comportent tantôt comme les tubaires et tantôt comme les abdominales.

D. — *Indications.*

a. Dans les grossesses tubaires : 1° l'œuf est intact : on a conseillé, afin de prévenir les accidents si redoutables de la rupture, ou de déterminer la mort du

9.

fœtus par simple ponction (Playfair), par injection d'un alcaloïde toxique (Joulin), par courants électriques (Bachetti), ou de pratiquer l'ablation de la tumeur, soit par des procédés galvano-caustiques (Thomas), soit par les procédés ordinaires de la gastrotomie ; — 2° *Après la rupture :* combattre l'hémorrhagie par la compression de l'aorte, exécuter la transfusion si cela est nécessaire, découvrir la tumeur par la gastrotomie et l'enlever après ligature ; s'il y a adhérence, drainage de la cavité et antisepsie.

b. Dans les grossesses abdominales : expectation. 1° *le fœtus est vivant et à terme :* extraction par gastrotomie ; — 2° *le fœtus est mort et le kyste intact* : n'intervenir qu'en cas d'accidents qui menacent la mère, gastrotomie, ouverture et videment du kyste, antisepsie ; — 3° le *kyste est rompu* : indications en rapport avec la voie suivie pour l'élimination, avec la nature du produit éliminé et celle des accidents observés.

II. — GROSSESSE MOLAIRE.

A. — *Définition et conditions étiologiques.*

La grossesse môlaire est caractérisée par la transformation de l'œuf ou d'une portion de l'œuf en une masse charnue, aréolaire ou vésiculeuse (*môle* ou *faux germe*).

On ignore les conditions précises de cette transformation. On la rencontre, dans quelques grossesses gémellaires, limitée à l'un des œufs, et, dans les grossesses simples, tantôt chez des femmes offrant les apparences d'une santé parfaite, tantôt chez des femmes dont la nutrition est en souffrance.

A une époque très rapprochée de nous, on a rapporté la môle à un parasite et créé tout exprès pour celui-ci le genre *acéphalocyste* ; aujourd'hui, l'observation a fait justice d'une opinion aussi fantaisiste, et, grâce aux beaux travaux de Ch. Robin, il est établi que la maladie consiste dans une dégénération particulière des villosités choriales ou placentaires.

B. — *Caractères anatomiques.*

Selon que l'altération des villosités est plus ou moins étendue, elle entraîne une altération plus ou moins rapide et profonde de la masse fœtale et de ses annexes.

Il y a des môles *charnues*, dans lesquelles l'œuf est transformé en une masse rougeâtre, spongieuse, plus ou moins analogue à un placenta; et des môles *vésiculaires*, dont on distingue deux variétés :

1° La *môle vésiculaire en masse :* les villosités ont pris la forme de vésicules hyalines, arrondies, ovoïdes, effilées à leurs extrémités, reliées entre elles par des tractus filamenteux et disposées en grappes enchevêtrées : ces vésicules, dont le volume varie de quelques millim. à plusieurs centim. de diamètre, et dont le nombre s'élève parfois jusqu'à 5 et 6,000, contiennent un liquide aqueux, limpide, incolore ou légèrement rosé; leurs parois sont transparentes, dépourvues de vaisseaux, constituées par un tissu amorphe semblable au tissu chorial; le fœtus et ses membranes propres ont disparu par résorption; mais la caduque existe (complète ou incomplète), et c'est par elle que l'œuf dégénéré se maintient fixé à l'utérus;

2° La *môle vésiculaire creuse :* les villosités ont subi la même transformation que dans la variété précédente; mais les membranes fœtales sont conservées : elles forment une poche remplie par un liquide gélatineux, résultant sans doute de la dissolution de la masse embryonnaire dans le liquide amniotique;

Enfin, la môle est dite *embryonnée*, quand une portion plus ou moins considérable de l'embryon où le fœtus entier a été conservé.

La môle offre des dimensions souvent considérables, et elle peut atteindre un poids de 1 à 3 kil.

C. — *Caractères cliniques, évolution et diagnostic.*

On constate d'abord les premiers signes de probabilité de la grossesse, puis un développement du ventre rapide et exagéré; la palpation permet de reconnaître une tumeur large, molle, sans fluctuation manifeste, aisément dépressible; mais rien n'indique ordinairement la présence d'un corps solide mobile dans la cavité utérine; les signes fœtaux manquent nécessairement, la dégénération de l'œuf amenant de très bonne heure la mort de l'embryon (sauf quelques exceptions très rares). — Il se produit de temps à autre, au cours de contractions irrégulières, indolores ou douloureuses, des pertes blanches (liquide aqueux des vésicules, spontanément rompues), et sanguines (hémorrhagies); quelquefois aussi, des vésicules hydatiformes sont expulsées : ce sont là les principaux éléments du diagnostic (quelques médecins attachent une importance réelle au défaut de développement des seins, mentionné comme signe de la fausse grossesse par les anciens accoucheurs).

La grossesse se termine, du troisième au sixième mois, parfois plus tardivement, par l'expulsion de la môle, en masse ou en fragments.

On a vu, dans la dernière forme, et dans des cas fort rares, l'enfant naître vivant, mais chétif, malingre, et en très mauvaises conditions de viabilité (Depaul).

Le pronostic est sérieux pour la femme qu'épuise la répétition ou l'abondance des pertes sanguines.

D. — *Indications.*

Celles de l'avortement. Combattre l'hémorrhagie et ses effets : moyens généraux, expectation, tamponnement.

TROISIÈME PARTIE

ACCOUCHEMENT

PREMIÈRE SECTION. — *Accouchement naturel ou spontané : Eutocie.*

CHAPITRE PREMIER

MOMENT ET CAUSES DE L'ACCOUCHEMENT. — FORCES QUI INTERVIENNENT DANS L'ACTE. — CONDITIONS D'ADAPTATION : PRÉSENTATIONS ET POSITIONS, PHÉNOMÈNES MÉCANIQUES.

I. — MOMENT ET CAUSES DE L'ACCOUCHEMENT.

L'accouchement normal est l'acte spontané par lequel le fœtus, arrivé au terme de son développement, est expulsé hors des voies maternelles, avec les annexes qui ont servi à sa protection et à sa nutrition.

Il se produit du 270ᵉ au 280ᵉ jour après la conception ; quelquefois, sous des influences encore mal déterminées, avant le 275ᵉ jour (accouchement précoce) ou après le 285ᵉ jour (du 290ᵉ au 300ᵉ, accouchement retardé).

Phénomène réflexe, il a lieu surtout pendant la nuit, alors que l'organisme est sous la dépendance à peu près exclusive de l'innervation spinale.

Sous le rapport mécanique, et dans ses manifestations les plus générales, l'acte parturitif ne diffère pas des actes qui amènent l'expulsion des matières fécales ou de l'urine hors de leurs réservoirs cavitaires : une action excitatrice, émanée d'un certain territoire de la matrice, est perçue au centre génital de la moelle ; elle tend aussitôt à se traduire par les contractions du muscle utérin, qui vont déterminer la propulsion de la masse fœtale vers le vagin et la vulve.

Bien des théories ont été émises sur les causes de l'accouchement. Les unes le rapportent aux efforts du fœtus, qui, parvenu à terme, ne s'accommode plus des conditions du milieu utérin ; d'autres, à l'arrêt du développement utérin, au défaut d'ampliation de la matrice, quand les fibres du col ou *de réserve* ont été épuisées, à l'antagonisme des fibres du col et des fibres du corps, terminé par le triomphe de ces dernières, les plus puissantes, grâce à leur nombre ; d'autres enfin au rétablissement de l'évolution ovarienne, à la poussée congestive de la dixième période menstruelle (depuis le moment de la conception). En réalité, nous ne savons rien des causes premières d'aucun acte physiologique. L'utérus est chargé d'une fonction temporaire, qui prend fin au temps fixé par la nature *(au temps marqué*, disait Avicenne, *l'accouchement se fait par la grâce de Dieu)* et nous ne pouvons avoir qu'une vague notion sur les actes primordiaux qui président au début de la parturition. Par

analogie avec ce qu'on observe dans la défécation,
on admet une impression particulière produite par le
fœtus en un point de la surface interne de l'utérus,
une irritation exercée sur les fibres du col (Depaul);
mais le seul phénomène initial appréciable n'appartient déjà plus qu'au domaine de l'étiologie secondaire : c'est la contraction utérine, effet réflexe succédant à une influence qui échappe à notre observation.

II. — FORCES QUI INTERVIENNENT DANS L'ACCOUCHEMENT.

L'agent principal de la parturition est l'organe
intéressé à rentrer dans une situation de repos par
l'expulsion du fœtus, le *muscle utérin*.

On s'est donné beaucoup de peine pour assimiler
l'action de ce muscle à celle d'un levier. Les compa-
raisons que l'on a faites à cet égard manquent généralement de justesse, parce qu'elles ramènent trop
directement un muscle cavitaire au rôle d'un levier
rigide. L'utérus chasse l'enfant hors du ventre de la
mère, *comme l'arc chasse la flèche*, écrivait, il y a bien
des siècles, l'Hippocrate indou, Susrutu : l'on ne saurait mieux dire, à notre avis. L'utérus, chargé du
produit de la conception, est dans les mêmes conditions que la fronde montée sur fourche avec laquelle
s'amusent les enfants, sorte d'arc à corde lâche, véritable *levier balistique*. La puissance est au centre de
la corde, au fond de l'utérus; les points d'appui sont
aux extrémités de l'arc, c'est-à-dire vers l'anneau
cervical et le vagin, la résistance ou la masse fœtale
est intermédiaire. Ce n'est donc pas un levier du pre-

mier genre qui détermine le déplacement du fœtus,
mais un levier du deuxième genre de variété particulière. L'utérus n'a pu être assimilé à un levier du
premier genre que par l'hypothèse d'un point d'appui reporté sur la masse fœtale, la masse à déplacer,
et d'une résistance reportée au vagin, la voie d'issue.

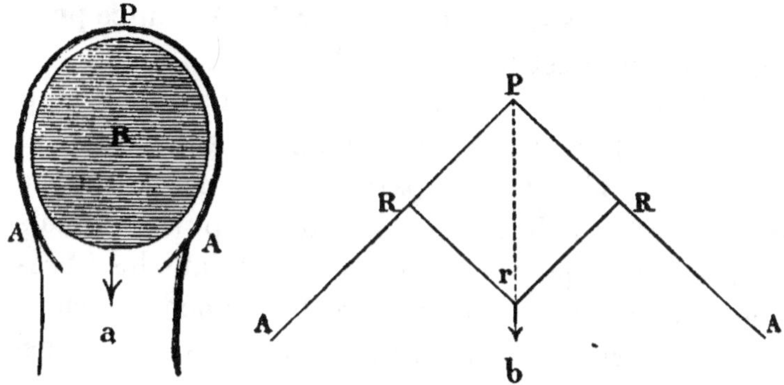

Fig. 22. — Levier utérin.
a, vrai ; — *b*, décomposé en double levier ordinaire.

Nous ne pouvons admettre cette manière de voir. Car,
selon nous, si la résistance générale est bien accrue
par l'étroitesse relative du canal génital, à ce point
que les frottements consomment la plus grande part
de la force expulsive, celle-ci n'en concentre pas
moins son action sur le fœtus : la masse à mouvoir, qui
reçoit l'effet utile, constitue la résistance immédiate.
Réduite à sa plus simple expression, la résistance
serait représentée par le poids du fœtus, et, quand
les frottements sont très diminués par l'ampleur de
la voie à traverser (large bassin, canal vagino-vulvo-
périnéal des multipares), l'utérus n'a besoin de déployer qu'une force médiocre, parce que celle-ci est

presque tout entière directement utilisée. On continuera cependant, dans le langage pratique, à appeler
résistance les obstacles opposés à la sortie fœtale par
la filière pelvienne, l'anneau cervical et le conduit
vagino-vulvaire, car ce sont eux qui apportent l'entrave à l'accouchement ; mais le fœtus, au point de
vue théorique, reste et doit rester la résistance propre, parce qu'il est le vrai but de l'effort.

Les insertions de l'utérus au vagin seraient trop
faibles pour fournir un point d'appui suffisant aux
fibres longitudinales et paraboliques du corps de
l'utérus (les principaux agents de l'expulsion). Mais
ces fibres ont un point d'appui excellent dans les fibres
circulaires de l'anneau cervical et du segment inférieur
du corps, fortement contractées, bandées pour ainsi
dire contre la masse fœtale.

L'action du muscle utérin n'est pas d'ailleurs uniquement celle d'un levier. Elle consiste, non seulement
dans le déplacement d'une résistance, par le jeu d'une
puissance en possession d'un point d'appui ; mais encore dans une énucléation de proche en proche, par
une sorte de péristallisme des fibres transversales ou
circulaires, énucléation favorisée par le raccourcissement des autres fibres.

Enfin, comme l'a démontré Polaillon, la pression
utérine, liée à la tonicité et à l'élasticité de l'organe,
apporte le concours d'une force continue, semi-physi-
que, à la force vitale par excellence, intermittente,
sujette à défaillances, en raison même de son énergie,
la contraction. Mesurées à l'aide d'un manomètre
à mercure, la première serait à la seconde comme 20

est à 45, et les deux forces combinées, au moment des grandes douleurs, seraient équivalentes à une pression de 154 kil. Cette énorme pression, qui rend parfois la version si difficile après l'écoulement du liquide amniotique, est sans danger pour le fœtus, tant que la poche des eaux demeure intacte, car une partie de la force se perd à la surface du liquide incompressible ; mais elle ne peut être longtemps continuée, après la disparition de cette couche protectrice, sans entraîner une gêne plus ou moins considérable de la circulation, et l'asphyxie, chez l'enfant.

La force motrice théorique, que déploie l'utérus, serait équivalente à 9 kilogrammètres par contraction, soit, avec une moyenne de 45 contractions, un travail de 405 kilogrammètres au cours de la parturition. Mais une partie de la force s'épuise contre des résistances considérables au niveau du col et au canal du bassin, plus tard à l'anneau périnéo-vulvaire, et se transforme en chaleur, comme le prouve l'élévation de la température au moment des contractions (Polaillon).

Les *muscles abdominaux* aident à l'action de l'utérus, assez faiblement par leur tonicité et leur élasticité, plus énergiquement par leurs contractions (*poussées* volontaires), mais aussi pendant une durée limitée. Ce sont des agents utiles, non de nécessité : l'accouchement s'accomplit spontanément malgré leur paralysie.

Le rôle du *diaphragme* se borne à la fixation de la cage thoracique, pour donner un point d'appui aux muscles de l'abdomen pendant leurs contractions.

Mais il peut devenir plus direct à certains moments, pendant lesquels il ajoute sa pression à celle des muscles abdominaux (pendant la toux, le rire, etc.).

Quant au *périnée*, s'il oppose une résistance à l'expulsion par la rigidité de ses plans aponévrotiques, bien plutôt que par la contraction de ses muscles, il intervient, au dernier acte de la parturition, pour hâter le dégagement des parties amenées jusqu'à l'anneau vulvaire : par la contraction de ses muscles à faisceaux transverses, il repousse ces parties vers la symphyse, comme le ferait une sangle, et, par la contraction de ses muscles à faisceaux obliques (presque longitudinaux), il raccourcit au-devant d'elles le chemin à parcourir. (Tarnier).

III. — CONDITIONS D'ADAPTATION ENTRE LES ORGANES MATERNELS ET LE FŒTUS.

Bien qu'elles soient considérables, les forces qui concourent à l'accouchement ne dépassent pas un certain degré compatible avec les intérêts de la mère et de l'enfant. La nature, pour cela, a su les économiser, par un admirable système d'adaptation entre les voies génitales et le fœtus. A chaque moment de l'accouchement, les parties à déplacer seront dans le rapport le plus convenable avec les parties qu'elles auront à traverser, de manière à ce que les résistances soient réduites à leur minimum.

A. — *Présentations et positions.*

On donne les noms de *présentations* et de *posi-*

tions à l'ensemble des rapports réciproques, nécessaires à l'accommodation des parties fœtales et maternelles, pour l'accomplissement de l'acte parturitif.

Le fœtus est divisé en trois segments principaux : extrémité céphalique, extrémité pelvienne (siège), tronc (épaules). *Le segment du fœtus, qui se trouve en rapport avec le centre du détroit supérieur, constitue la présentation. Le rapport d'un point déterminé de la présentation avec les différents points de la circonférence du détroit supérieur (ou des voies sous-jacentes) caractérise la position.*

Les *présentations* sont au nombre de cinq, subdivisées chacune en *régulières* (lorsque la partie fœtale est d'aplomb sur l'aire du détroit supérieur) et *irrégulières* (dans le cas contraire). — Il y a : deux présentations de l'extrémité céphalique, une du *sommet ou de l'occiput* (tête fléchie, avec la *variété pariétale*, due à l'inclinaison latérale de la tête) et une *de la face, du menton ou du front* (tête défléchie ou étendue, avec la *variété malaire*, due à l'inclinaison latérale de la tête); — une présentation de l'extrémité pelvienne ou *du siège* (on la dit *décomplétée*, quand, au lieu des fesses, l'un des membres inférieurs ou les deux, défléchis, s'offrent les premiers à l'entrée du canal pelvien); — deux présentations du tronc, une *de l'épaule droite* et une *de l'épaule gauche.*

Les *positions* sont établies d'après les rapports entre certains points de la circonférence pelvienne et des parties qui constituent la présentation chez le fœtus. — Dans la présentation du sommet, c'est l'occiput qui donne leur dénomination aux positions; dans celle de la face, c'est le menton ou le front; dans celle du siège, le sacrum ou les parties les plus accessibles des membres défléchis (calcanéum, tibia, genou); dans celles du tronc ou des épaules, l'acromion, ou simultanément la tête, le dos et l'épaule. — La partie maternelle qui sert à désigner l'espèce de la position, répond à l'une ou à l'autre extrémité d'un diamètre pelvien : — aux extrémités du *diamètre conjugué* ou antéro-postérieur, les *positions* sont *directes* (antérieures ou *pubiennes* et postérieures ou *sacrées*); — aux extrémités du *diamètre transverse*, elles sont *transversales* (*droites* ou *gauches*); — aux extrémités d'un *diamètre oblique*, elles sont *obliques* (*droites* ou *gauches*, *antérieures* ou *postérieures*). La fosse iliaque à laquelle répond la région fœtale, dans les positions latérales, ajoute sa dénomination à celle que fournit cette dernière; sur les diamètres obliques, la position est antérieure, quand la région fœtale est dirigée vers une éminence iléo-pectinée ou l'une des cavités cotyloïdes; postérieure, quand elle regarde une articulation sacro-iliaque.

Les positions directes sont fictives au détroit supérieur (elles sont de règle au détroit inférieur). Les positions transverses sont rares, et les positions inclinées d'exception. (Voir la dystocie fœtale.) En demeurant sur le terrain des faits habituels, nous n'aurons donc à énumérer, comme préparatoires à l'accouchement, que des positions obliques, dans les présentations des extrémités, ou présentations normales (celles du tronc sont anormales, ainsi que nous le verrons). On a cherché à les grouper: 1° sous des dénominations simples, qui rappellent leurs rapports caractéristiques ; 2° d'après leur ordre de fréquence ordinaire : comme ce dernier but n'était pas atteint, dans les positions de la face, avec l'ancienne dénomination empruntée au menton, Joulin a substitué à celle-ci une dénomination empruntée au front, et qui ramène très heureusement la nomenclature des positions faciales aux mêmes lois que les autres positions.

CLASSIFICATION DES PRÉSENTATIONS ET DES POSITIONS

(Avec leur désignation abrégée entre parenthèses)

Présentations.			Positions.		
Céphaliques.	Du sommet.		occipito-iliaque gauche ant.	(O. I. G. A.)	1re posit.
			occipito-iliaque droite post.	(O. I. D. P.)	2° —
			occipito-iliaque droite ant.	(O. I. D. A.)	3° —
			occipito-iliaque gauche post.	(O. I. G. P.)	4° —
	De la face.		fronto-iliaque gauche ant.	(F. I. G. A.)	1re posit.
			ou mento-iliaque droite post.	(M. I. D. P.)	
			fronto-iliaque droite post.	(F. I. D. P.)	2° —
			ou mento-iliaque gauche ant.	(M. I. G. A.)	
			fronto-iliaque droite ant.	(F. I. D. A.)	3° —
			ou mento-iliaque gauche post.	(M. I. G. P.)	
			fronto-iliaque gauche post.	(F. I. G. P.)	4° —
			ou mento-iliaque droite ant.	(M. I. D. A.)	
Pelviennes.	Du siège.		sacro-iliaque gauche ant.	(S. I. G. A.)	1re posit.
			sacro-iliaque droite post.	(S. I. D. P.)	2° —
			sacro-iliaque droite ant.	(S. I. D. A.)	3° —
			sacro-iliaque gauche post.	(S. I. G. P.)	4° —

(1re et 2e posit. répondant au diam. obliq. gauc.; 3e et 4e au diam. obliq. dr.)

Du tronc.

de l'épaule droite ou du plan latéral droit :

    acromio-iliaque gauche
      ou céphalo-iliaque gauche, dos en avant.   1re position.

    acromio-iliaque droite
      ou céphalo-iliaque droite, dos en arrière.   2° —

de l'épaule gauche ou du plan latéral gauche :

    acromio-iliaque gauche
      ou céphalo-iliaque gauche, dos en arrière.   1re position.

    acromio-iliaque droite
      ou céphalo-iliaque droite, dos en avant.   2° —

On observe la présentation du sommet 100 fois sur 107 accouchements (et, dans cette présentation, d'après Dubois, la première position se rencontre 70 fois sur 100, la seconde 27 fois sur 100, la troisième 5 fois sur 100, la quatrième 1 fois sur 100) ; la présentation du siège 1 fois sur 34 ; celle de la face 1 fois sur 204 et celles du tronc 1 fois sur 233.

La présentation du sommet est la plus favorable : on la peut considérer comme la présentation normale entre toutes, et sa fréquence est une preuve des efforts d'accommodation que la nature accomplit spontanément pour préparer l'acte parturitif. Tant que l'utérus offre une capacité relativement considérable par rapport au fœtus, grâce à l'abondance du liquide amniotique, dans les premiers temps, la présentation demeure indifférente. Mais quand l'utérus et le fœtus acquièrent un développement qui modifient leurs dimensions primitives et réciproques, une adaptation devient nécessaire entre eux suivant leurs axes principaux. Dans les six premiers mois, la matrice, se développant surtout par le fond, la portion la plus volumineuse du fœtus, alors représentée par le siège et les membres inférieurs repliés vers lui, tend à s'accommoder à la région supérieure de l'organe incubateur, tandis que l'extrémité céphalique regarde vers le col. La matrice se développant ensuite dans sa région inférieure, le fœtus conserve sa position, en raison : — 1° des dimensions de son diamètre longitudinal, maintenant trop considérable pour s'accommoder au diamètre transversal de l'utérus, dans un mouvement de retournement ; — 2° du volume de la tête, devenu prédominant et entraînant une accommodation très intime entre l'ovoïde crânien et la concavité, de forme et de dimensions correspondantes, du segment inférieur de la matrice; — 3° de la diminution du liquide amniotique, qui rend encore plus étroits les rapports entre les parties fœtales et maternelles, et plus difficiles les glissements; — 4° de la pression de l'utérus sur la masse fœtale, pression qui, résultant de la tonicité propre des fibres musculaires et aussi de leurs contractions indolores, exagère le pelotonnement et assure le maintien de la situation acquise du contenu (Martel).

Quant aux positions occipitales, il en faut rechercher l'explication dans certaines conditions d'adaptation secondaires du tronc et de la tête.

a. — Accommodation du tronc. Le fœtus, pelotonné sur lui-même, forme un corps qui a plus d'étendue du plan dorsal au plan abdominal (avec les membres repliés vers lui), que d'un côté à l'autre : ses faces antérieure et postérieure doivent donc correspondre aux parois latérales de l'utérus, qui offre plus d'étendue suivant son diamètre transversal que suivant son diamètre antéro-postérieur. D'autre part, comme l'utérus a éprouvé un mouvement de torsion, qui a porté une de ses régions latérales un peu en avant et l'autre en arrière, le dos de l'enfant sera dirigé (ainsi que l'occiput) vers une des cavités cotyloïdes ou vers une des symphyses sacro-iliaques (Jacquemier).

b. — Accommodation de la tête. — Pourquoi la tête n'adapte pas son principal diamètre au transverse du détroit supérieur. Le diamètre transverse est celui qui perd le plus par le revêtement des parties molles; en outre, il est trop rapproché du promontoire et le diamètre bipariétal de la tête est trop·étendu, pour que celle-ci puisse aisément s'engager selon une pareille direction à ce niveau : de là le glissement oblique de la tête. — *Pourquoi le glissement s'opère suivant le diamètre oblique gauche plutôt que suivant le diamètre oblique droit.* C'est que celui-ci, d'après Cazeaux, serait diminué par la présence du rectum. — *Pourquoi le glissement s'opère en direction oblique antérieure* (1ʳᵉ *position*). Cazeaux invoque pour explication la pesanteur plus grande du plan dorsal et de la moitié postérieure de la tête ; Martel, l'ampleur plus grande du bassin en avant, favorable à l'adaptation occipiale (en arrière, saillies du rachis et des muscles psoas-iliaques).

La présentation de la face est souvent secondaire, c'est-à-dire consécutive à une déflexion de la tête au moment du travail. Mais elle peut aussi être primitive, et résulter de certaines conditions défectueuses dans l'adaptation. — On attribue généralement la présentation du siège à l'abondance excessive du liquide amniotique et à la laxité des parois abdominales (multipares), qui laissent une trop grande liberté de déplacement au fœtus ; celles du tronc, aux mêmes influences et aux rétrécissements du bassin. — Quelques médecins ont émis l'opinion que les professions sédentaires, obligeant les femmes à conserver l'attitude assise prolongée, prédisposent aux présentations du siège et du tronc. Les mêmes présentations se reproduisent souvent chez une même femme à tous les accouchements.

B. — *Phénomènes mécaniques.*

Dans toute l'étendue du canal pelvien, les parties fœtales affectent des rapports invariables avec les parties maternelles. Par suite de phénomènes appelés *mécaniques*, dont les lois générales ont été formulées par Pajot et par Tarnier, l'adaptation se continue, tout en se modifiant, à chacune des périodes de l'accouchement.

Cette adaptation comprend six temps :

1er *temps* : *amoindrissement.* Les parties fœtales qui

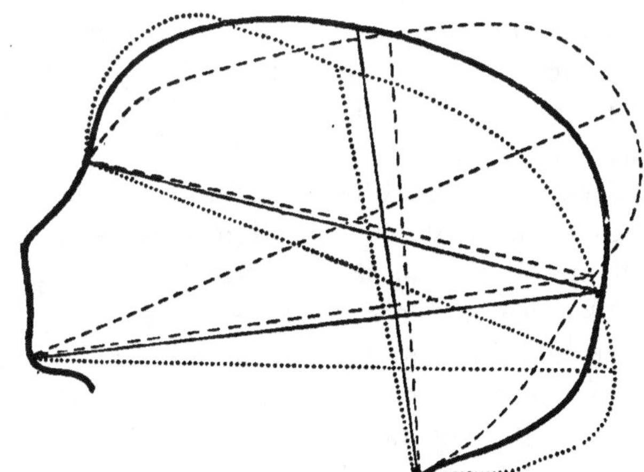

Fig. 23. — Tête du fœtus à terme et ses modifications au cours de l'accouchement d'après une figure de Budin.

Tête normale, en trait plein ; tête dans l'accouchement par le sommet en trait brisé ; tête dans l'accouchement par la face en ligne pointillée ; indications des diamètres sous-occipito-bregmatique, occipito-frontal, sus-occipito-mentonnier.

se présentent au détroit supérieur sont réduites à leur volume minimum, sous l'action du muscle utérin.

Les tissus mous se tassent, les os du crâne chevauchent
les uns sur les autres ; la tête se rapproche du tronc
par flexion ou extension forcée, de manière à opposer
une circonférence aussi peu étendue que possible à
l'entrée du canal pelvien. L'amoindrissement se complète aux temps suivants ; il se produit, dans les présentations céphaliques, aux dépens des diamètres
transverse et vertical principaux, certains diamètres
longitudinaux augmentant proportionnellement à la
réduction de ceux-ci ; il persiste même après le déga-
gemeut. la tête ne revenant à sa forme normale que
2 ou 3 jours d'après la naissance.

    2ᵉ temps : engagement ou descente. Ce temps est une
conséquence de l'amoindrissement, les parties pénétrant davantage dans le canal pelvien, à mesure
qu'elles sont plus amoindries. Il commence parfois
avant l'accouchement. Chez les primipares, en effet, la
rigidité des parois utérines et abdominales, favorable
à la bonne direction des pressions dans l'axe du
détroit supérieur, détermine l'engagement précoce
de la présentation et immobilise le fœtus à la partie
supérieure de l'excavation. Chez les multipares, l'engagement est plus tardif, souvent même difficile :
« les parois utérines se laissent distendre, la cavité
est plus grande, le fœtus plus mobile par conséquent ;
la pression ne s'exerce plus perpendiculairement à
l'aire du détroit supérieur, mais vient aboutir soit
en un point de la paroi postérieure du bassin, soit
sur le bord résistant de la symphyse pubienne : l'engagement ne peut donc avoir lieu, parce qu'il n'y a
accommodation ni de direction, ni de diamètre »

(Martel). C'est en ces conditions que se produisent les positions inclinées de la tête. La descente est rendue plus facile par la lubréfaction, des parties maternelles et fœtales (liquide amniotique, glaires vaginales, sebum).

3e *temps : rotation interne de la présentation.* Ce mouvement capital a pour but de mettre en rapport, avec le plus grand diamètre de l'excavation et du détroit inférieur (l'antéro-postérieur), le plus grand diamètre de la présentation, jusque-là en rapport avec un diamètre oblique, plus favorable pour l'adaptation du début. Il ramène la partie qui doit sortir la première (occiput, menton, hanche ou épaule) au niveau du point de dégagement (sous la symphyse du pubis). Réduit à l'étendue d'un sixième environ de la circonférence pelvienne dans les positions antérieures des extrémités, il mesure une étendue double dans les positions postérieures ; il se fait de gauche à droite dans les positions gauches (1re et 4e), et de droite à gauche dans les positions droites (2e et 3e). Son mécanisme, assez complexe, se résume dans la combinaison de la direction de la force expulsive avec la direction des plans de glissement, qui, jointe à la déclivité de la présentation, entraîne une adaptation nouvelle des parties.

4e *temps : dégagement.* La présentation est expulsée hors des voies maternelles. La région fœtale qui répond à l'arcade pubienne apparaît d'abord te s'arrête sous la symphyse, pendant que la région opposée parcourt la courbure sacro-coccygienne : cette dernière région se dégage au-devant du périnée, très distendu, après la sortie de la partie saillante immédiatement en rapport avec celle qui s'est immobilisée sous la symphyse (*avant présentation* : la bosse occipitale ou le menton sortent d'abord au-devant du pubis, puis les autres régions du crâne ou de la face au-devant du périnée ; la hanche ou l'épaule antérieure se dégagent aussi avant leur opposée, mais incomplètement). Ce mouvement comporte l'adaptation successive, au diamètre coccy-pubien, des diamètres antéro-postérieurs de la présentation, qui rayonnent de la région arrêtée sous l'arcade, et il s'accomplit par redressement de la tige fœtale, déflexion ou flexion, suivant le plan vertical d'une courbe à centre sous-pubien. Dans le dégagement interviennent les contractions des muscles abdominaux et aussi, d'après Tarnier, celles des muscles du périnée.

5e *temps : rotation externe de la présentation, rotation interne des parties encore renfermées dans les voies génitales.* Les parties contenues dans l'excavation, pour s'accommoder à leur tour au plus grand diamètre pelvien, accomplissent un mouvement de rotation interne, qui s'accompagne d'un mouvement de rotation externe des parties déjà sorties : par suite de ce double mouvement, le plan dorsal du fœtus et l'occiput se dirigent vers l'un des côtés (ou l'une des cuisses de la mère : présentations céphaliques), ou en avant (présentation du siège), le plan abdominal et la face se portant en direction opposée.

6e *temps : expulsion totale du fœtus.* Mécanisme analogue à celui du dégagement de la présentation.

Il importe que le médecin constate avec soin les conditions de l'adaptation avant le début et au cours du travail. Il prend comme base de son diagnostic les rapports de direction et de situation des parties les plus caractéristiques de la présentation et entre elles et avec les régions du bassin, rapports appréciés par la palpation abdominale et le toucher vaginal (Chap. III.)

CHAPITRE II

PHÉNOMÈNES PHYSIOLOGIQUES DU TRAVAIL ; LEUR RÉPARTITION EN QUATRE PÉRIODES. — DURÉE MOYENNE DU TRAVAIL. — PRONOSTIC GÉNÉRAL.

I. — PHÉNOMÈNES PHYSIOLOGIQUES DU TRAVAIL.

La parturition est un acte d'effort, qui, dans l'ensemble de ses phénomènes physiologiques, mérite bien le nom de *travail*.

Cet acte, qui, dans ces dernières années, a été l'objet d'études très-importantes, principalement en Angleterre et en Allemagne (Duncan, Schatz), est caractérisé :

1° Par des *contractions douloureuses* de l'utérus, qui ont pour but la propulsion du fœtus au travers des voies génitales. Les contractions utérines sont intermittantes, régulières, d'une durée moyenne de 106 secondes, d'après Polaillon (mais la période active, comprise entre le début et le fastigium, et que représente, dans les graphiques, la ligne d'ascension, serait seulement de 38 secondes); elles sont d'autant plus intenses, plus rapprochées et plus longues, que le travail est plus avancé ; elles partent du fond de l'utérus et de là s'étendent aux régions inférieures ; elles sont involontaires, comme toutes les contractions des muscles de la vie organique, stimulées par l'ergot de seigle et divers autres médicaments appelés, pour cette raison, ocytociques, enrayées par l'opium et respectées par les anesthésiques ; elles déterminent un resserrement des vaisseaux, qui, en amoindrissant la circulation utérine, retentit sur la circulation fœtale : aussi, quand la rupture prématurée de la poche des eaux permet à la matrice un retrait plus considérable, l'enfant est-il parfois menacé d'asphyxie, autant par l'insuffisance de la circulation intra-utérine, que par la gêne apportée dans la circulation placentaire et fœtale, sous l'influence d'une compression énergique et directe.

Les contractions s'accompagnent, chez la mère, d'une accélération du pouls, d'une légère élévation de la température et de douleurs plus ou moins vives. — Toutes les douleurs qui se manifestent au cours de l'accouchement ne sont pas en rapport avec les contractions : il y a des douleurs indépendantes des contractions, mais que celles-ci peuvent rendre plus intenses, en exagérant la cause qui les détermine ; — douleurs liées au défaut de l'extensibilité utérine, chez les primipares : elles se manifestent au cours de la grossesse, augmentent dans les dernières semaines, se combinent aux premières douleurs du travail ; elles sont gravatives, exacerbantes ; — douleurs liées à la compression et à la distension du rectum et de la vessie, avec envies incessantes d'uriner et d'aller à la garde-robe ; — douleurs liées à la compression des nerfs intra-pelviens (crampes à la partie supérieure et interne des cuisses, par compression des obturateurs, et à la partie inférieure ou dans toute la longueur des membres abdominaux, par la compression des plexus sacrés ; douleurs lombaires par rayonnement vers les plexus lombaires). — Les douleurs, sous la dépendance immédiate et absolue des contractions, sont intermittentes comme elles et doivent, sans doute, être rapportées à la distension des filets nerveux qui se distribuent au col : elles sont corrélatives des modalités de la dilatation du col, se font sentir quelques secondes après le début de la contraction, et cessent quelques secondes avant la terminaison de celle-ci ; elles s'accompagnent d'irradiations réflexes vers le périnée et les aines. On cite des exemples d'accouchements accomplis sans douleurs notables, et même à l'insu de la femme, pendant le sommeil ; mais ce sont là des exceptions fort rares et dont l'authenticité ne semble pas toujours bien établie.

2º Par la *dilatation progressive du col*, *l'apparition* et la *rupture de la poche des eaux* au cours de cette dilatation.

3º Par la *distension progressive et douloureuse du vagin, du périnée et de la vulve*, à mesure que le fœtus s'engage plus avant dans le canal génital, lubréfié par une *sécrétion glaireuse* particulière, qui provient du col de l'utérus, et aussi par le mucus vaginal, devenu plus épais et comme crémeux, dans les derniers temps de la grossesse.

II. — PÉRIODES DU TRAVAIL.

Nous en distinguerons quatre :

1° *Période prodromique*. Elle répond au temps d'amoindrissement préparatoire de l'adaptation et au début de l'engagement, commence après les dernières modifications de l'organe utérin et se termine à l'apparition des premières contractions régulières. Elle est surtout marquée chez les primipares.

La *matrice* s'est *abaissée :* le fond, s'éloignant de la région épigastrique, laisse plus de liberté à la respiration ; mais le segment inférieur, descendu dans l'excavation, comprime davantage le rectum, la vessie et les nerfs du plexus sacré ; la femme accuse des besoins fréquents d'uriner, du ténesme rectal, des *impatiences*, ou même de vraies crampes dans les membres inférieurs.

Le *col*, complètement *ramolli*, *s'efface* de bas en haut, par une sorte de glissement excentrique de ses fibres les plus externes ; les deux orifices se rapprochent à mesure que l'effacement se prononce davantage, et arrivent en contact, quand l'effacement est achevé : on distingue alors comme deux anneaux concentriques : l'un interne, mince, presque tranchant, tendu et résistant à la manière des tissus fibreux, l'autre externe, en forme de bourrelet circulaire, légèrement saillant, souple et mou.

Les *contractions* sont faibles : ce sont des resserrements spasmodiques, déjà observés pendant les derniers temps de la grossesse, mais maintenant plus accentués, mieux traduits par une augmentation passagère de la dureté et de la proéminence du ventre.

Elles s'accompagnent de *douleurs* fugaces, superficielles, plus agaçantes que pénibles (sensations de *pattes de mouches* ou *d'araignées*), qui reviennent à des intervalles irréguliers.

Quelquefois, cependant, chez les primipares, les contractions sont intenses, les douleurs vives et fréquentes; le col s'ouvre, et tout semble annoncer le début du travail ; mais, au bout d'un certain temps, les phénomènes s'amendent, et, comme si l'organisme avait tenté de reconnaître les difficultés de l'effort à accomplir avant de l'entreprendre définitivement, le travail rétrograde et s'arrête : la parturition n'aura lieu que plus tard.

Avec les premières contractions apparaissent dans le vagin des *glaires* transparentes et incolores, mélange d'un produit de sécrétion de la muqueuse du col avec le mucus vaginal ;

2° *Période de dilatation.* L'engagement se complète, et, vers la fin de la période, la rotation interne de la présentation commence souvent à se produire.

Les *contractions* sont plus intenses et plus régulières ; elles se succèdent à des intervalles de quinze à vingt minutes, puis à des intervalles plus rapprochés. Des *douleurs* franches les accompagnent, partant du fond de la matrice et s'irradiant vers le périnée et les aines.

Le *col se dilate* graduellement, sous la traction répétée des fibres longitudinales du corps et sous la pression de la poche des eaux et de la partie fœtale engagée, qui tendent à y pénétrer à la manière d'un coin. Les deux orifices se confondent en un seul (ou bien l'un disparaît : l'interne, d'après divers auteurs, l'externe, d'après d'autres). L'anneau, tendu et aminci à chaque contraction, revient sur lui-même, en reprenant une certaine épaisseur, dans leurs intervalles ; mais, à chacun de ses retraits, il conserve quelque chose de son agrandissement momentané, et il arrive ainsi, peu à peu, à mesurer la circonférence de la présentation : la dilatation est alors achevée. — On suivra les progrès de la dilatation du col par le toucher vaginal, et l'on évitera de confondre un engagement des parties fœtales encore renfermées dans la matrice, mais très basses, avec une présentation qui aurait déjà franchi l'orifice cervical (peut-être à peine dilaté), en allant rechercher le col très haut et très en arrière.

A mesure que le col se dilate, le liquide amniotique, trouvant une issue plus facile vers le vagin, pousse les membranes au travers de l'anneau ; la *poche des eaux*, de forme et de volume variables selon l'espèce de la présentation, c'est-à-dire selon les conditions d'oblitération de l'orifice par les parties fœtales, est molle, flasque, très réduite dans l'intervalle des contractions, et, plus ou moins saillante, tendue et élastique, pendant leur manifestation ; elle apparaît alors comme une tumeur arrondie, plate ou allongée, facilement reconnaissable par le doigt. — Quand la dilatation est complète, la poche des eaux se déchire en général spontanément, au moment d'une contraction ;

le liquide amniotique inonde la parturiente d'un jet abondant et chaud, ou s'écoule par saccades, en petites quantités, à chaque retour des douleurs, si la rupture s'est produite au-dessus de l'anneau, la solution de continuité se trouvant adossée à la paroi utérine et celle-ci mettant obstacle au rapide écoulement du liquide. Pour établir le diagnostic de la rupture de la poche des eaux, il ne faut pas s'en rapporter uniquement aux renseignements fournis par la femme, qui souvent prend une émission involontaire d'urine pour une perte du liquide amniotique : on examinera les linges mouillés, on introduira un doigt dans le vagin et l'on attendra le moment d'une contraction, pour reconnaître s'il se fait alors quelque écoulement d'eau par le col, si les parties caractéristiques de la présentation sont découvertes, ou si elles sont encore revêtues par une couche élastique, lisse et régulière. Quelquefois, la rupture des membranes est tardive, et même elle se produit quand la présention arrive à la vulve : on dit que l'enfant naît *coiffé*, circonstance que la superstition regarde comme heureuse, mais qui ne doit jamais surprendre un accoucheur, la persistance de la poche des eaux au-delà de la période de dilatation contribuant plutôt à ralentir le travail qu'à l'accélérer, et sa résistance pouvant occasionner le décollement du placenta au moment de l'expulsion fœtale.

Dans la période de dilatation, les *glaires* du vagin deviennent plus abondantes, plus épaisses et *sanguinolentes*, parce qu'elles se mélangent à du sang provenant d'éraillures ou de déchirures du col.

Les troubles mécaniques sont très accentués du côté de la vessie et du rectum, les crampes plus pénibles; la circulation est accélérée, l'ébranlement nerveux en rapport avec l'intensité et la prolongation des douleurs.

3° *Période d'expulsion*. La descente et la rotation interne de la présentation s'achèvent.

Les *contractions* sont très rapprochées, presque continues même, et très énergiques : l'action des muscles abdominaux (volontaire) s'associe à celle du muscle utérin. La *distension* excessive *du conduit vaginal*, celle *du périnée* et *de l'anneau vulvaire*, au dernier temps de la période, s'accompagnent de *douleurs* intenses, *conquassantes* (il semble à la parturiente que les parties comprimées soient sur le point de se rompre à chaque redoublement des contractions); le pouls est très fréquent, le visage animé, la surexcitation nerveuse à son maximum, la vessie et le rectum laissant échapper les matières qu'ils renferment.

Le vagin très ample, et dont les moyens d'union avec les parties voisines sont très lâches, se dilate avec une facilité relative (il est peu probable que ses fibres musculaires aident à la progression fœtale). — Le périnée oppose plus de résistance : c'est, après le col, l'obstacle le plus sérieux à l'effet utile des contractions. Il faut en rechercher la cause, non seulement dans la rigidité des plans fibreux, mais encore dans la direction que subit momentanément l'effort, après la dilatation du col : le fœtus, poussé, suivant l'axe du détroit supérieur, contre la partie postéro-

supérieure du plancher pelvien, tend à s'y arrêter
parce que la tige brisée qu'il représente décompose
la force, et qu'une partie de celle-ci est perdue pour
la propulsion suivant l'axe de la vulve. — L'anneau
vulvaire gagne à cette déperdition de se dilater avec
une lenteur qui le préserve des ruptures (toujours à
redouter quand l'expulsion se fait trop brusquement) ;
sa commissure postérieure est tirée en bas par le
périnée, ses lèvres s'écartent à chaque poussée de la
présentation ; peu à peu, il s'agrandit, s'ouvre largement et cède enfin à une dernière douleur, très vive,
comme déchirante, qui arrache un cri d'angoisse à la
femme.

Le *dégagement* de la présentation est aussitôt suivi
d'un calme momentané. Quelques douleurs encore
viendront à se produire pendant l'expulsion des autres
parties du fœtus ; mais les voies, déjà préparées par
l'effort initial, n'opposeront plus une résistance aussi
grande, et, au bout de quelques instants, la femme
oublie ses souffrances, devant le nouvel être auquel
elle vient de donner le jour ;

4° *Période de délivrance.* L'accouchement n'est pas
terminé avec l'expulsion du fœtus, mais seulement
après l'expulsion complète de l'œuf : aux périodes
relatives à l'expulsion fœtale, il convient donc d'ajouter une période relative à celle du placenta et des
membranes (arrière-faix) : ce sera la période de délivrance.

Le mécanisme de la délivrance présente trois temps :

1er *Temps : décollement de l'arrière-faix.* Le placenta ne se rétracte pas avec la même facilité que

la matrice. Quand les villosités cotylédonaires, gorgées de sang, sont arrivées à un degré de condensation qu'elles ne peuvent dépasser sans rupture, elles abandonnent la muqueuse utérine, en emportant son épithélium et en laissant à découvert les orifices de ses nombreux sinus. Il se fait une hémorrhagie qui aide au décollement du placenta et des membranes, et qui cessera quand l'utérus, débarrassé de ces annexes, sera mis en condition d'achever son retrait. — Le placenta se décolle par son centre ou par son bord, selon sa situation vers le fond ou vers la partie inférieure de l'utérus, d'après les uns, selon que la délivrance est aidée par des tractions ou complètement abandonnée à la nature, d'après les autres. Dans le *décollement central*, le placenta se replie transversalement, éprouve une sorte d'inversion, et, sous la poussée du sang qui s'écoule des sinus, achève de se détacher, en entraînant avec lui les membranes ; celles-ci sont retournées de telle sorte que leur surface amniotique ou fœtale devient externe, et leur surface utérine interne, avec la surface cotylédonaire du placenta. Dans le *décollement par le bord*, le placenta se replie longitudinalement, donnant lieu, mais non toujours, à l'involution des membranes, ou bien il s'enroule longitudinalement sur lui-même entraînant les membranes dans sa torsion, et l'arrièrefaix se détache sans avoir subi de retournement. Le décollement des membranes est consécutif à celui du placenta : le premier est une conséquence du second, le placenta ne pouvant se rapprocher du vagin sans forcer les membranes à le suivre. Le décollement pla-

centaire se fait sous la double influence de la rétraction et de la contraction utérine; mais la plus grande

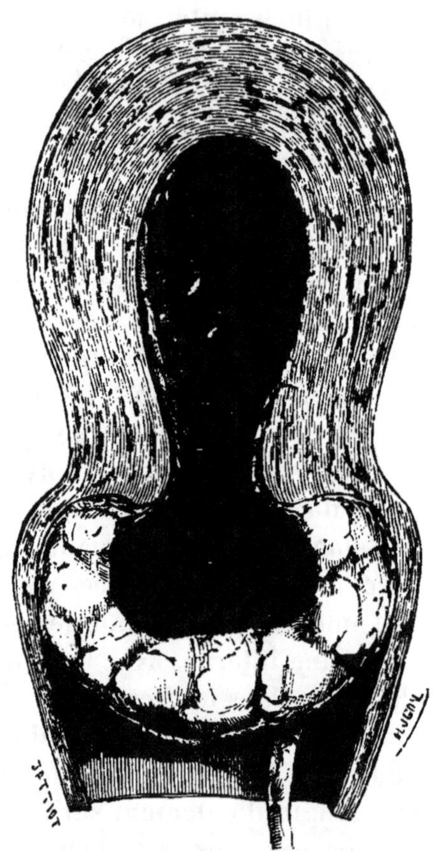

Fig. 24. — Décollement du placenta par le centre, avec
involution (Duncan).

part revient à la première, ainsi que l'ont démontré
les expériences de Ribemont. On reconnaît qu'il est
accompli à la diminution du volume et à l'abaisse-

ment du fond de la matrice, à deux ou trois contractions plus ou moins énergiques, prélude de l'expulsion,

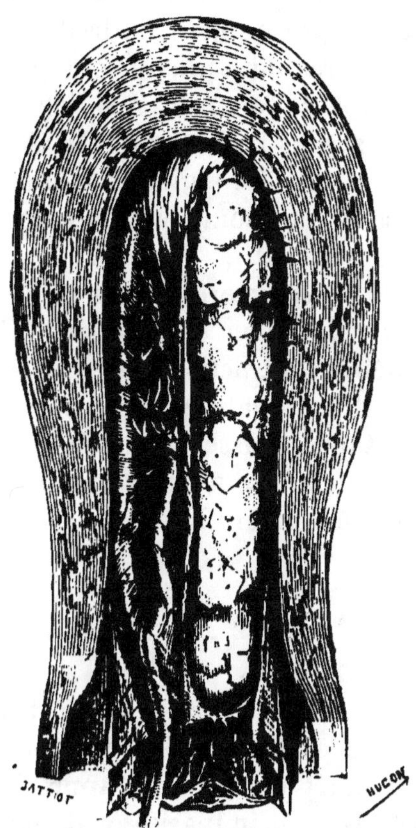

Fig. 25. — Décollement du placenta par enroulement
longitudinal sans involution (Duncan).

à la présence du placenta sur le col, constatée par
le doigt que guide le cordon.

2° *Temps : expulsion de l'arrière-faix hors de l'utérus.* La rétraction et les contractions utérines

poussent le placenta jusqu'à l'orifice interne du col, revenu sur lui-même après l'accouchement ; la présence de ce corps étranger, en irritant l'anneau, provoque des contractions plus énergiques, qui chassent peu à peu l'arrière-faix à travers l'orifice. En général, l'expulsion est plus facile quand le placenta s'engage par le bord et roulé longitudinalement, quand il est moins turgide et moins volumineux (Budin) ; pour qu'il passe sans être déchiré, une ouverture de 50 centim. au moins serait nécessaire (Duncan).

3e Temps : expulsion de l'arrière-faix hors du vagin. La même contraction qui fait franchir l'orifice utérin au délivre (habituellement secondée par un effort volontaire) chasse rapidement l'arrière-faix au travers du canal vagino-vulvaire, avec le sang qui s'est accumulé derrière les membranes.

III. — DURÉE MOYENNE DU TRAVAIL.

La durée du travail varie selon des influences de climat, de race, d'âge, d'hérédité, d'idiosyncrasies, pour la plupart encore mal appréciées, et surtout selon les états de primiparité ou de multiparité.

En Europe, la durée totale moyenne du travail serait de 5 à 6 heures, la durée minimum de 1 heure, la durée maximun de 60 heures. — La période prodromique varie de quelques heures à plusieurs jours ; elle est beaucoup plus longue chez les primipares que chez les multipares.— La période de dilatation serait de 8 à 6 heures, chez les primipares, et de 6 à 4 heures chez les multipares. — La période d'expulsion serait de 4 à 2 heures, chez les primipares, et de 2 à 1 heure chez les multipares (Pénard). — L'accouchement est plus laborieux chez les primipares très jeunes, et surtout chez les primipares âgées (Peyrat, Courlade, Kleinwachter).

D'après Churchill, le temps écoulé, depuis le commencement du travail jusqu'à la rupture des membranes, serait compris entre 2 et 105 heures (moy. 7 h. 1/2); depuis la rupture des membranes jusqu'à l'expulsion complète, entre 1 heure et 120 heures (moy. 5 à 6 h.).

Le décollement du placenta s'effectue ordinairement en 10 ou 15 minutes, quelquefois en trois-quarts d'heure ou une heure ; la durée moyenne de l'expulsion spontanée du placenta hors de l'utérus est de 20 à 30 minutes (Tarnier et Chantreuil); l'expulsion hors du vagin n'a souvent lieu qu'au bout de quelques minutes ou même de plusieurs heures, si l'on n'intervient pas (5° p., *Délivrance*).

IV. — PRONOSTIC GÉNÉRAL.

Il est assez difficile de l'établir, les statistiques ne permettant pas de reconnaître, avec une rigueur suffisante, toutes les conditions qui modifient l'accouchement et le peuvent rendre anormal.

Chez les mères, la mortalité est très différente, selon qu'on examine le résultat des accouchements dans les hôpitaux et en dehors de ces établissements :

dans les hôpitaux, elle oscillerait de 1 sur 10 à 1 sur 100, et, hors des hôpitaux, tomberait au-dessous de 1 sur 250 et même 320 (département de la Seine). — Chez les enfants, la mortalité, appréciée par la proportion des morts-nés dans le chiffre total des naissances, s'élève de 1 sur 30 à 1 sur 15.

La durée du travail, en dehors de toute autre circonstance, exerce une influence considérable sur le pronostic. Le travail prolongé fatigue la femme et peut entraîner chez elle un épuisement nerveux redoutable. Pour l'enfant, le danger commence avec la perte des eaux. D'après Collins, il meurt : 1 femme sur 80 après 2 heures de travail ; 1 sur 25, après 24 heures ; 1 sur 5 au-delà de 36 heures ; — 1 enfant sur 20 après 2 heures de travail, la poche des eaux étant rompue ; 1 sur 10 après 12 heures ; 1 sur 5 après 24 heures ; 1 sur 2 au delà de 36 heures.

CHAPITRE III

ACCOUCHEMENT SPONTANÉ DANS LES DIFFÉRENTES
PRÉSENTATIONS ET POSITIONS. — ACCOUCHEMENT
GÉMELLAIRE.

I. — ACCOUCHEMENT PAR LE SOMMET.

A. — *Présentation et positions : caractères et diagnostic.*

Dans la présentation du sommet, la tête est à l'état de flexion plus ou moins complète. Il en résulte que l'ovoïde cranien offre à l'aire du détroit supérieur :

1° Comme éléments d'adaptation — ou la circonférence occipito-frontale, dans la demi-flexion (diam. bi-pariétal $= 9,23$ et diam. occipito-frontal $= 11,42$, Budin) ; — ou la circonférence sous-occipito-bregmatique, dans la flexion complète (diam. bi-pariétal $= 9,23$ et diam. sous-occipito-bregmatique $= 9,73$, Budin) ;

2° comme éléments de diagnostic — ou la région de la fontanelle antérieure, dans la demi-flexion, — ou celle de la fontanelle postérieure, dans la flexion complète.

En première position, l'occiput répond à la région cotyloïdienne gauche ; en seconde, à l'articulation sacro-iliaque droite ; en troisième, à la région coty-

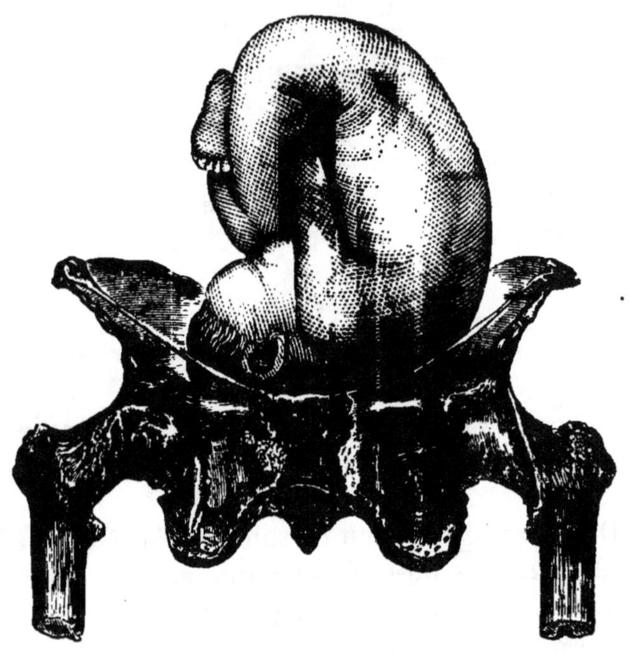

Fig. 26. — Attitude du fœtus en première position du sommet (Hodge).

loïdienne droite ; en quatrième, à l'articulation sacro-iliaque gauche.

Le diagnostic de la présentation peut se faire avant que le travail soit commencé. Le fœtus répond pôle pour pôle au diamètre longitudinal de la matrice, sa tête regarde l'ouverture supérieure de l'excavation. On reconnaîtra donc — par l'inspection, un ovoïde abdominal régulier, à grand axe vertical ; — par la palpation, une tumeur dure, ronde, aisément limitable, que forme la tête au-dessus du détroit supérieur ; — par le toucher vaginal, la convexité cranienne lisse et régulière, que recouvrent l'utérus et les membranes ; — par l'auscultation, une propagation des bruits cardiaques suivant la verticale, le foyer de ces bruits étant situé au-dessous de l'ombilic.

La position ne peut être établie avec certitude qu'après la dilatation du col et même après la rupture des membranes de la poche des eaux. — La palpation et l'auscultation donnent les moyens de reconnaître, par la détermination du plan abdominal ou dorsal du fœtus, si l'occiput est en position antérieure ou postérieure puisqu'il répond au dos : le dos en avant (1ᵉ et 3ᵉ p.) donne un foyer d'auscultation très net, la sensation d'une masse uniforme à la palpation ; le ventre (avec les membres) en avant (2ᵉ et 4ᵉ p.) donne un foyer d'auscultation un peu obscur, la sensation d'inégalités très prononcées et de légers mouvements exécutés par le fœtus. — Le toucher apprécie, par la situation relative et la direction des fontanelles et des sutures : 1° le degré de flexion de la tête ; la fontanelle antérieure et la suture sagittale sont très accessibles au doigt dans la flexion incomplète ; la fontanelle postérieure et une portion de la suture sagittale, dans la flexion complète ; — 2° la position ; la suture sagittale est dirigée dans le sens du diamètre oblique auquel répond la position ; la fontanelle postérieure ou l'angle rentrant qui l'indique tourné vers l'extrémité antérieure du diamètre pelvien (à gauche, en 1ʳᵉ p., et à droite en 3ᵉ), ou vers l'extrémité posté-

rieure de ce diamètre (à droite, en 2ᵉ p., et à gauche
en 4ᵉ).

B. — *Phénomènes mécaniques.*

L'amoindrissement. s'accomplit par exagération de
la *flexion*, effacement des sutures et des fontanelles,
chevauchement des os, élongation de la présentation
proportionnelle à sa réduction transversale. — Diagnostic établi par le toucher, d'après la situation et
l'état des sutures et des fontanelles.

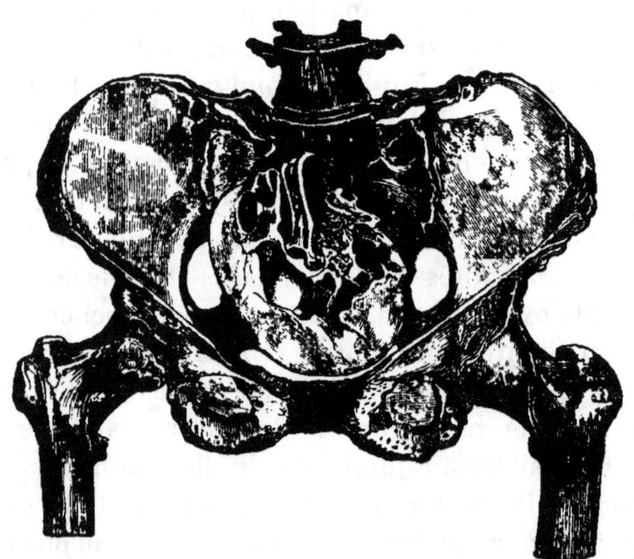

Fig. 27. — Première position du sommet ; flexion (Hodge).

La *descente*, limitée par l'arrêt des épaules au-
dessus du pubis, est constatée par la situation de la
tête dans le canal pelvien (causes d'erreur : engage-

ment de la tête coiffée par le segment inférieur de l'utérus, la dilatation étant encore à son début ; allongement considérable de la tête, retenue cependant au détroit supérieur, bosse séro-sanguine sur la région cranienne).

La *rotation interne*, qui se produit dans l'excavation ou au détroit inférieur, ramène l'occiput vers la symphyse, que la position soit antérieure ou posté-

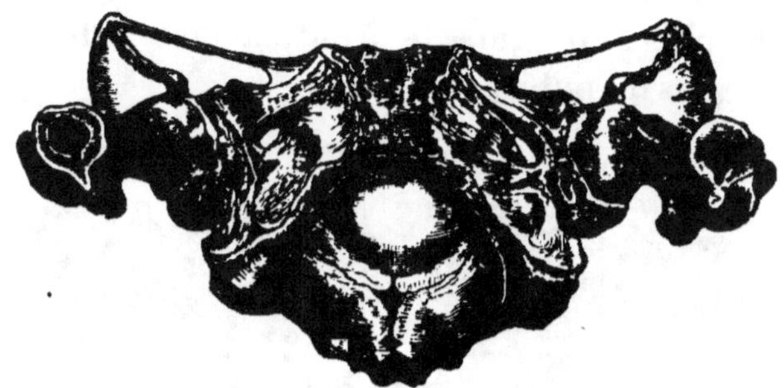

FIG. 28. — Accouchement par le sommet ; rotation interne (Hodge).

rieure ; la suture sagittale est alors dans le plan vertical des diamètres *a. p.* du bassin, et l'angle rentrant de la suture lambdoïde dirigé en avant. — Quelquefois, la rotation se fait vers le sacrum ; la nuque répondant alors à la concavité de cet os, c'est en arrière qu'est dirigé l'angle rentrant de la suture lambdoïde. — Le tronc éprouve le même mouvement de rotation que la tête ; le plan dorsal et l'occiput sont par conséquent tournés dans le même sens, et les épaules sont adaptées au diamètre transverse.

Le *dégagement* se fait par *déflexion*, ou, ce qui revient au même, par extension de la tête. — Dans les

cas ordinaires, l'occiput ayant accompli sa rotation
en avant, la nuque s'engage sous l'arcade pubienne et
s'y arrête ; elle devient le centre d'un mouvement de
pivot, qui amène successivement à la vulve l'occiput,
au-dessous du pubis, le bregma, le front, la face et le
menton, au-devant du périnée. — Dans les cas exceptionnels d'une rotation en arrière, la nuque prend
appui contre le périnée, qui est alors exposé à des
ruptures ; la nuque se dégage en avant de la fourchette, puis le bregma, le front, la face et le menton
au-dessous du pubis.

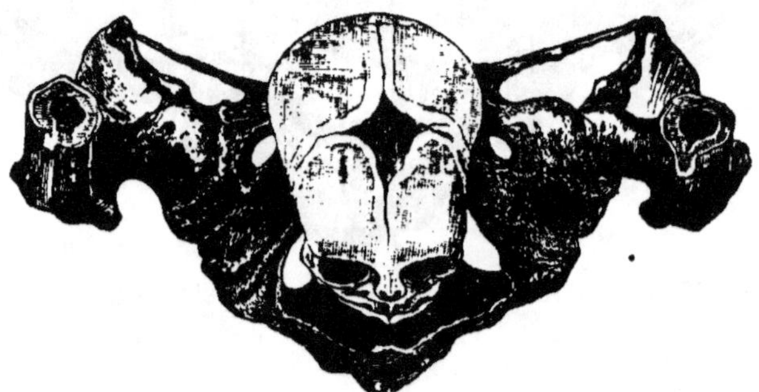

Fig. 29. — Dégagement en position occipito-pubienne (Hodge).

La *rotation externe de la tête* est quelquefois la conséquence d'un *mouvement de restitution*, quand le tronc
n'a pas suivi le mouvement de rotation interne de la
présentation ; le cou a éprouvé une torsion, qui a
disparu après le dégagement, et la nuque est revenue
dans la direction du dos. Mais le plus ordinairement,
la rotation externe de la tête est corrélative du mouvement de rotation interne par lequel les épaules
viennent se placer dans l'axe *a. p.* du détroit inférieur,
pour leur dégagement.

Le *dégagement du tronc*, préparé par sa rotation interne, qui a ramené le dos du côté qu'il occupait au début, s'accomplit d'une manière analogue au dégagement de la tête. « L'épaule qui se trouve placée derrière la symphyse apparaît sous l'arcade, s'y engage et s'y fixe ; la seconde épaule, qui occupe le sacrum, descend alors dans la courbure, parcourt tout le plancher, en forçant le tronc à s'incurver sur son plan latéral, se dégage à la fourchette, se relève en repoussant la première vers le pubis, et, dès que la partie expulsée n'est plus suffisamment soutenue par le périnée, son poids l'entraîne, elle retombe, et l'extrémité pelvienne du fœtus est immédiatement chassée au dehors par une dernière contraction et entraînée aussi par la tête et les épaules déjà sorties. » (Pajot).

C. — *Marche et pronostic.*

L'accouchement par le sommet est, de tous les modes parturitifs, le plus avantageux pour la mère et pour l'enfant. La tête offre à l'effort une bonne direction, la flexion donne à la tige fœtale une rigidité très favorable à l'engagement, tout en permettant un dégagement naturel par son relâchement au moment opportun ; l'ovoïde cranien s'adapte d'une façon très régulière aux voies pelviennes, exerce sur les anneaux une action dilatatrice très égale, prépare très heureusement la sortie du tronc, et, pendant toute la durée de la dilatation cervicale, met obstacle à l'issue exagérée des membranes au-travers de l'orifice (les *eaux platès* sont caractéristiques de la présentation régulière du sommet).

Le dégagement en arrière expose le périnée, trop fortement distendus à des déchirures : il est la conséquence d'une rotation interne anormale. D'autres complications sont l'inclinaison latérale de la tête, l'arrêt de la tête en flexion incomplète et sa déflexion ultérieure, qui transforme la présentation du sommet en présentation de la face.

II. — ACCOUCHEMENT PAR LA FACE.

A.— *Présentation et positions : caractères et diagnostic.*

La tête est dans l'extension ; la face se présente à l'aire du détroit supérieur, la ligne mento-frontale dans la direction d'un diamètre oblique.

Dans l'extension incomplète, la présentation se fait par la circonférence mento-bregmatique (diam. bitemporal ou transverse minimum $= 7,95$; diam. mento-bregmatique $= 10$, Budin) ; — dans l'extension complète, par la circonférence sous-mento frontale (diam. bi-temporal $= 7,95$, et diam. sous-mentofrontal $= 10$, Budin). Malgré que les circonférences soient égales dans l'un et dans l'autre cas, les deux modes ne sont pas indifférents, parce que la présentation mento-bregmatique, maintiendrait une circonférence plus forte que celle qui succédera à la présentation sous-mento-frontale, si l'extension ne venait à se compléter au cours de l'engagement.

La présentation reste longtemps élevée ; aussi le diagnostic ne peut en être établi qu'après un certain degré de dilatation du col ou même après la rupture de la poche des eaux ; l'ovoïde utérin affecte le même développement prédominant selon l'axe longitudinal que dans la présentation du sommet ; la tête est facilement reconnaissable par la palpation dans l'une des

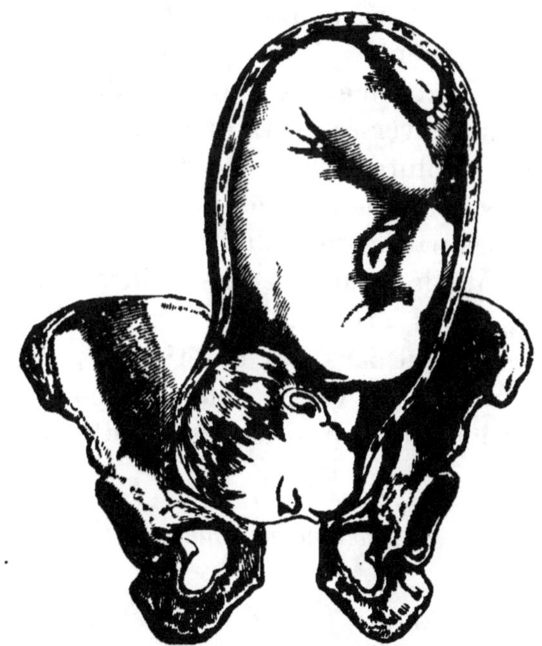

Fig. 30. - - Position mento-iliaque gauche antérieure ou fronto-iliaque droite postérieure.

fosses iliaques ; les bruits du cœur se propagent suivant la verticale, et leur foyer est un peu au-dessous de l'ombilic ; le toucher constate dans le canal pelvien une masse irrégulière, composée de parties molles et de parties dures, offrant des saillies et des creux en certains rapports de situation (front, menton, nez, bouche, etc.).

Dans la première position, le front répond à la région cotyloïdienne gauche et le menton à la symphyse sacro-iliaque droite ; en seconde, les rapports du front et du menton sont renversés. En troisième position, le front répond à la région cotyloïdienne droite, et le menton à la symphyse sacro-iliaque gauche ; en quatrième, les rapports du front et du menton sont renversés. — Le diagnostic n'est possible qu'après la rupture de la poche des eaux, et il repose sur l'appréciation de la situation réciproque et de la direction des parties les plus caractéristiques de la région faciale (le menton et les orifices des narines sont dirigés en arrière, dans les positions postérieures, en avant dans les antérieures ; ils sont en même temps dirigés vers le côté droit ou vers le côté gauche, selon que la position est droite ou gauche).

B. — *Phénomènes mécaniques.*

L'*amoindrissement* est le résultat de l'*extension* forcée de la tête (l'occiput est renversé sur le dos, contre lequel il s'appuie le plus exactement possible). L'abaissement du menton indique le degré de l'extension, puisqu'il est corrélatif du mouvement de relèvement du front et de l'occiput.

L'*engagement* ne s'accomplit pas avec autant de facilité que dans la présentation du sommet, parce que le menton ne peut descendre que dans l'étendue mesurée par la longueur du cou : quand celui-ci a atteint son allongement maximum, la présentation s'arrête, l'occiput et la région dorso-scapulaire ne pouvant s'engager simultanément dans l'excavation ; il faut que les deux parties se dédoublent, grâce à la flexion de la tête, et cette flexion n'est possible que si le menton trouve une issue hors du canal pelvien. Le menton ne saurait sortir en arrière ; car le cou n'est pas assez extensible pour lui permettre de parcourir toute la courbure sacro-coccygienne et d'arriver jusqu'à la fourchette. Le menton ne peut se dégager qu'en avant, au-dessous de la symphyse, la paroi pelvienne antérieure, représentée par la hauteur de l'articulation des pubis, étant seule assez courte pour s'accommoder à la longueur du cou. Il est donc absolument nécessaire que le mouvement de *rotation interne* s'effectue régulièrement, et très important d'en surveiller l'exécution par le toucher vaginal. Ce mouvement s'accomplit toujours au profit du menton, la partie à dégager la première : on remarquera donc, qu'en adoptant la dénomination de position tirée du front (Joulin), la rotation sera plus étendue dans les positions *antérieures* (où le menton est postérieur), que dans les positions *postérieures* (où le menton est antérieur), à l'inverse de ce qui a lieu pour les positions occipitales.

Le *dégagement* se fait par flexion : le menton s'avance au-dessous et un peu en avant de la symphyse, contre laquelle appuient les régions sous-mentonnière et trachéale, et, à mesure que l'occiput s'é-

loigne du dos, on voit se dégager, au-devant du périnée, le front, le bregma, puis enfin l'occiput.

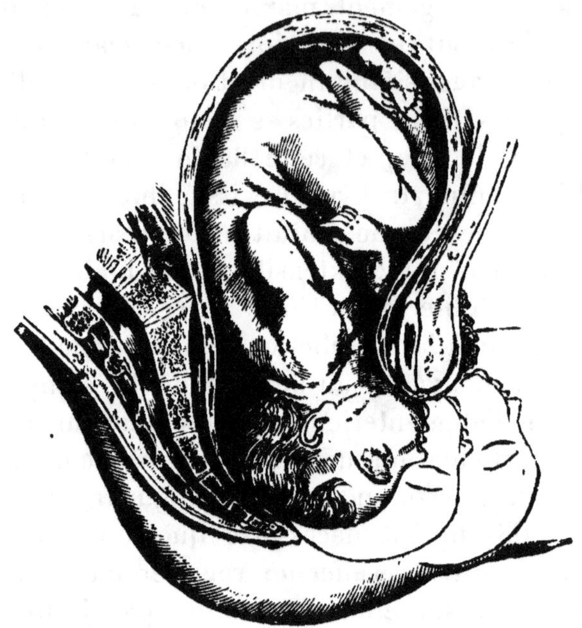

FIG. 31. — Dégagement du menton sous la symphyse (Playfair).

Les autres temps s'accomplissent, comme dans
l'accouchement, par le sommet.

C. — *Marche et pronostic.*

L'accouchement par la face est généralement assez
lent. La présentation se prête mal à une action dilatatrice, énergique et égale, sur l'orifice utérin, exige pour
l'engagement une extension forcée de la tête et une
compression des parties fœtales souvent considérable

aussi la mère est-elle exposée aux dangers de la parturition prolongée, et l'enfant à ceux de la congestion cérébrale, par compression des veines jugulaires, pendant que le cou est appliqué contre la paroi antérieure du bassin (il meurt 1 enfant sur 10 dans les conditions ordinaires, et, quand l'enfant naît vivant, la face est presque toujours énormément tuméfiée).

La rotation du menton en arrière constitue un cas de dystocie très sérieux.

III. — ACCOUCHEMENT PAR LE SIÈGE.

A. — *Présentation et positions : caractères et diagnostic.*

Dans la présentation de l'extrémité pelvienne, le siège (fesses : présentation complétée) ou les membres inférieurs défléchis (genoux, pieds : présentation décomplétée) , s'offrent dans l'aire du détroit supérieur et de l'excavation. Les diamètres fœtaux adaptés au bassin sont le bi-trochantérien (9 cent.), le bi-iliaque (8), et le sacro-pubien (5,5). La direction du sacrum règle les positions, son plan dorsal répondant à la région cotyloïdienne gauche en première, à l'articulation sacro-iliaque droite en deuxième, à la région cotyloïdienne droite en troisième, et à l'articulation sacro-iliaque gauche en quatrième.

Dans la présentation du siège, l'abdomen a la forme d'un ovoïde régulier, dont le grand axe est longitudinal ; la tête répond à la partie supérieure de cet ovoïde, les bruits du cœur ont leur foyer au niveau ou un peu au-dessus de l'ombilic, et se propagent suivant une direction verticale. — Quelquefois, dans les derniers temps de la grossesse, le siège s'engage dans l'excavation, et, dans ce cas, il peut être confondu avec une présentation céphalique : il n'est pas toujours facile de reconnaître, par la palpation, quelle extrémité occupe le fond de la matrice, et le siège offre, à la partie.supérieure du vagin, la même forme arrondie, presque la même dureté que le crâne. Dans la présentation du siège *engagée*, le maximum des battements cardiaques est entendu au-dessous de l'ombilic (Ribemont) ; mais si, au toucher, on trouve bien, dans le cul-de-sac antérieur du vagin, une partie fœtale ronde, régulière, assez dure, qui correspond à la fesse et à la région trochantérienne dirigées en avant, dans les culs-de-sac latéraux et en arrière, on sent des inégalités caractéristiques, répondant à des parties fœtales moins comprimées (Budin). — Après la rupture des membranes, le toucher reconnaît le siège à l'existence de deux tumeurs mollasses, séparées par un sillon (fesses et sillon inter-fessier) et détermine la position par la direction de la pointe du coccyx, opposée à celle du plan dorsal du sacrum. Si la présentation est décomplétée, le doigt reconnaît les genoux à leurs deux tubérosités, séparés par le pli des jarrets, les pieds à leur mode d'articulation à angle droit avec la jambe, à leurs bords d'inégale épaisseur, à leurs appendices courts, peu mobiles et rangés,sur la même ligne ; le calcanéum étant dirigé en avant, le bord interne (pouce), dirigé du côté droit de la mère, indique le pied droit ; dirigé du côté gauche de la mère, indique le pied gauche ; la direction des talons, des tibias, des genoux sert à établir le diagnostic de la position.

B. — *Phénomènes mécaniques.*

L'*amoindrissement* se fait par tassement des parties molles et rapprochement plus intime des membres inférieurs fléchis contre l'abdomen.

L'*engagement* ne présente aucune particularité digne de remarque, si ce n'est l'incurvation de la masse fœtale sur l'un des plans latéraux (l'antérieur), après la *rotation interne*. Celle-ci détermine l'adaptation du diamètre bi-trochantérien au diamètre antéro-postérieur du détroit inférieur ; la hanche antérieure se place directement sous l'arcade du pubis, et la hanche postérieure (plus élevée) répond à la courbure sacro-coccygienne.

Le *dégagement* est double (siège et épaules). La hanche antérieure s'engage sous l'arcade et s'y fixe ; a fesse antérieure, puis les parties sexuelles et l'anus apparaissent à la vulve ; la fesse postérieure et la hanche correspondante, après un mouvement d'abaissement, qui les rapproche du coccyx, se relèvent, se dirigent en haut et en avant, et se dégagent au-devant du périnée, pendant que le fœtus se recourbe de plus en plus sur son plan latéral. La hanche antérieure achève alors son dégagement. Après son expulsion, l'extrémité pelvienne s'abaisse, et bientôt l'épaule antérieure se montre sous l'arcade où elle s'arrête à son tour, pendant que la postérieure progresse vers la vulve et se dégage au-devant du périnée : l'épaule antérieure termine aussitôt son

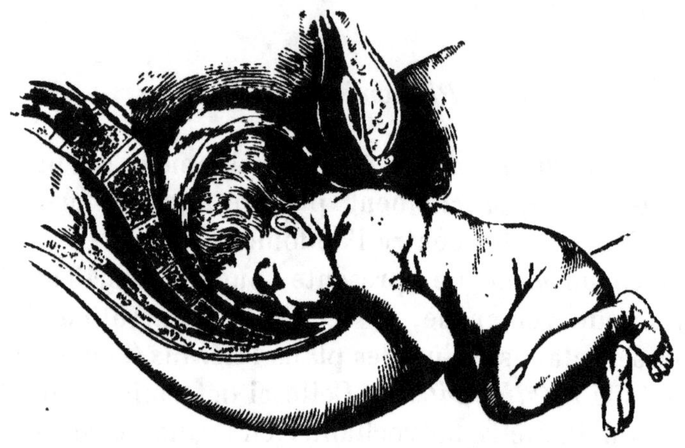

Fig. 32. —Rotation interne de la tête, après la sortie du tronc.

dégagement, et le tronc éprouve un mouvement de *rotation externe*, qui s'accompagne d'un mouvement de *rotation interne de la tête*. Le dos, se portant en avant, l'occiput prend la même direction : la nuque s'arrête sous les pubis, et la tête, toujours fléchie, sa dégage au-devant du périnée (front, bregma, occiput). — Si le mouvement de rotation secondaire amenait en arrière le dos et l'occiput, la tête restant fléchie, la nuque s'arrêterait au-devant du périnée ; pendant que la face, le front, le bregma, puis, enfin, l'occiput se dégageraient successivement au-dessous de la symphyse. — Ces deux modes de *dégagement* sont tout à fait semblables, quant aux conditions de l'adaptation, aux modes de dégagement de la tête dans la présentation du sommet : la circonférence horizontale ou d'accommodation reste la même, que la tête se présente fléchie par sa base ou par son sommet.

Si la tête venait à se défléchir, l'occiput étant en avant, le dégagement ne se pourrait accomplir spontanément ; mais si la déflexion se produisait, l'occiput étant en arrière et plus bas que le menton, celui-ci se logerait au-dessus des pubis, la région sous-mentonnière s'arrêterait contre l'arcade, et l'occiput, le bregma, le front et la face se dégageraient successivement au-devant du périnée.

Dans le dégagement en occipito-antérieure (tête fléchie), le dos du fœtus regarde vers le ventre de la mère ; dans le dégagement en occipito-postérieure (tête fléchie), le dos du fœtus tend à se porter vers le dos de la mère ; dans le dégagement en occipito-postérieure (tête défléchie), le ventre du fœtus, au contraire, se porte vers le ventre de la parturiente.

C. — *Marche et pronostic.*

L'accouchement par l'extrémité pelvienne est ordinairement long. Le col se dilate lentement, sous là pression de la masse molle que représentent les fesses. L'orifice est imparfaitement recouvert par la présentation : aussi la poche des eaux est-elle allongée (en boudin), le cordon ordinairement procident, et l'écoulement du liquide amniotique très abondant au moment de la rupture des membranes. Pendant l'engagement, le fœtus subit une compression de l'abdomen qui amène l'expulsion spontanée du méconium, et il court des risques d'asphyxie par compression du cordon. Après l'expulsion du tronc, qui a médiocrement préparé celle de la tête, les efforts de la matrice peuvent devenir insuffisants pour déterminer la sortie du segment fœtal le plus volumineux.

Les complications sont la déflexion de la tête dans l'excavation et le redressement des bras sur les côtés de la tête.

IV. — ACCOUCHEMENT PAR LE TRONC.

A.—*Présentations et positions : caractères et diagnostic.*

Le fœtus est placé en travers du bassin, répondant à l'aire du détroit supérieur par l'un de ses plans latéraux (région de l'épaule), la tête en rapport avec l'une des fosses iliaques, le siège avec l'opposée, le dos dirigé soit en avant, soit en arrière.

Dans la présentation de l'épaule droite, la tête est à gauche et le dos en avant, en première position ; la tête à droite et le dos en arrière, en deuxième. — Dans la présentation de l'épaule gauche, la tête est à gauche et le dos en arrière, en première position ; la tête à droite et le dos en avant, en deuxième.

Le diagnostic de la présentation est possible avant le début de la dilatation. Il repose sur les résultats négatifs du toucher vaginal, dus à l'élévation des parties fœtales, trop volumineuses pour se prêter à un engagement précoce; sur le développement transversal de l'ovoïde utérin, sur la constatation de la présence de la tête dans l'une des fosses iliaques (palpation), sur le siège du foyer des bruits cardiaques au-dessous et sur l'un des côtés de l'ombilic et la propagation de ces bruits suivant une direction latérale. — Quand la dilatation est assez avancée, le toucher reconnaît souvent la procidence d'un membre au travers des membranes, et quand la poche des eaux est rompue, il peut apprécier directement la forme et la situation respective de certaines saillies ou de certains creux caractéristiques (acromion, épine de l'omoplate, clavicule, creux axillaire, coude, etc.).

Pour établir le diagnostic de la position, l'on détermine :

1° La *situation de la tête* : par la palpation abdominale : ovoïde céphalique délimité dans l'une ou dans l'autre fosse iliaque; — par le toucher vaginal : à l'épaule, on rencontre les reliefs de l'acromion et de la clavicule, qui regardent vers la tête, le creux axillaire, qui lui est opposé; le bras conduit au coude, dont la direction est aussi opposée à la situation de la tête; si l'une des mains est procidente, sa face dorsale répond au côté de l'extrémité céphalique ;

2° La *situation du dos* : les bruits du cœur, bien transmis à l'oreille quand le dos est en avant, sont obscurément perceptibles quand le dos est en arrière; le plan abdominal, antérieur, donne la sensation d'une masse inégale, de médiocre résistance, au milieu de laquelle se produisent des mouvements passagers (mouvements actifs du fœtus), et le plan dorsal, antérieur, la sensation d'une masse uniforme, résistante ; l'omoplate, les saillies du coude, le bord auriculaire de la main (pendante dans le vagin), répondent au plan dorsal, et la clavicule, le pli du coude, le pouce, au plan abdominal.

Une *main* est procidente : à quel côté du corps appartient-elle ? La *face palmaire* étant ramenée *en avant*, le pouce est homologue du côté de la mère vers lequel il regarde : *pouce à droite, main droite ; pouce à gauche, main gauche.*

B. — *Phénomènes mécaniques.*

Quelquefois la présentation se transforme en présentation de la tête ou du siège (*version spontanée*), ou bien, si le bassin est large et le fœtus petit, l'accouchement se fait sans modification de la présentation (*évolution spontanée*). Dans ce dernier cas, le fœtus doit s'engager, replié en double sur lui-même, au travers du canal pelvien :

La tête se porte vers l'épaule opposée à la présentation (l'épaule supérieure), et le tronc s'infléchit du même côté ;

L'épaule inférieure pénètre dans l'excavation, mais seulement autant que le permet la longueur du cou ; car la tête, arrêtée au-dessus du détroit supérieur, ne peut s'engager avec le tronc ;

Le grand diamètre du fœtus se met en rapport avec le diamètre oblique du bassin correspondant au

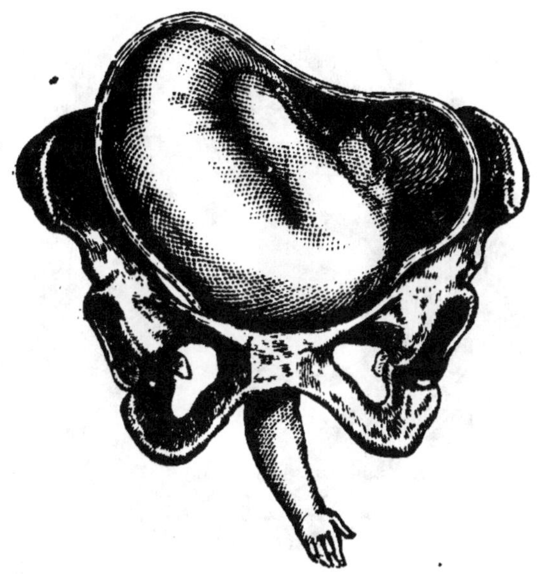

Fig. 33. — Présentation dorso-antérieure (céphalo-iliaque gauche) de l'épaule droite, avec providence du bras.

côté de la tête ; celle-ci se rapproche de la symphyse pubienne, l'épaule inférieure se fixe sous l'arcade, et la diminution du grand diamètre thoracique qui résulte de ce léger dégagement permet au tronc de s'infléchir davantage sur son plan latéral et au siège de descendre en contact avec la symphyse sacro-iliaque, vers laquelle il a été ramené (*rotation interne*) ;

On voit successivement apparaître et se dégager à la vulve, le flanc, la hanche, la fesse du côté de la présentation ; puis la fesse, la hanche et le flanc du

côté opposé ; l'épaule supérieure, devenue postérieure, arrive au niveau de la fourchette, se dégage

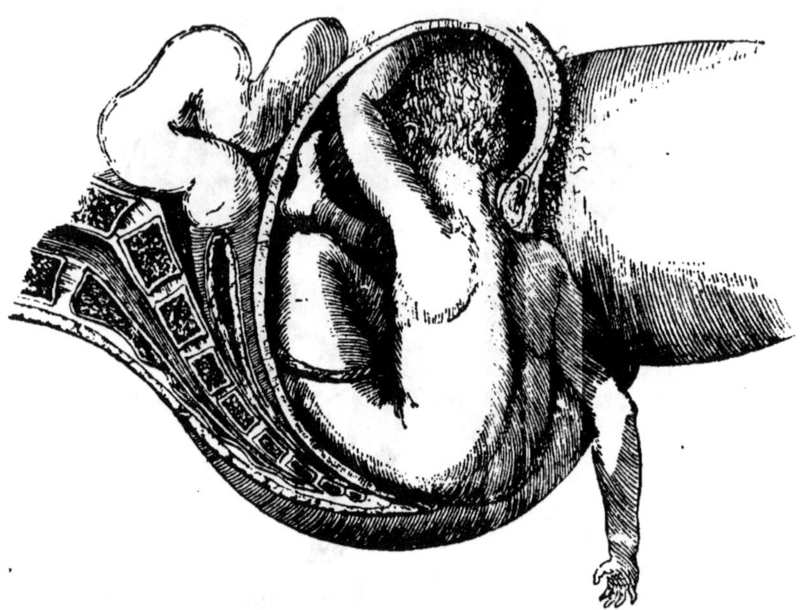

Fig. 34. — Evolution spontanée.

au-devant d'elle ; l'épaule antérieure achève aussitôt
de se dégager au-dessous de la symphyse, et l'accouchement se termine comme dans la présentation du
siège, après l'expulsion du tronc.

C. — *Marche et pronostic.*

L'accouchemetn naturel par le tronc est une exception : ce mode appartient à la dystocie ; abandonné aux seuls efforts de la nature, il ne saurait se

terminer spontanément dans l'immense majorité des cas, et il ferait courir les dangers les plus graves à la mère (épuisement nerveux, ruptures de l'utérus) et à l'enfant (asphyxie par amoindrissement ou suspension de la circulation placentaire, compression du cordon procident).

V. — ACCOUCHEMENT GÉMELLAIRE

Le plus ordinairement, il y a présentation des deux sommets, ou présentation d'un sommet et d'un siège, plus rarement double présentation du siège ou association d'une présentation d'extrémité avec une présentation du tronc.

L'accouchement se décompose en deux parturitions successives, séparées par un intervalle variant d'une demi-heure (moyenne) à plusieurs heures ou même à plusieurs jours. Chaque fœtus est expulsé d'après les modalités que comportent sa présentation et sa position.

Le premier accouchement est généralement lent dans la période de dilatation : l'utérus, sous l'influence d'une distension excessive, se contracte avec mollesse, jusqu'au moment où la rupture de la poche des eaux lui rend quelque énergie ; ses contractions sont médiocrement efficaces, parce qu'elles s'exercent sur l'enfant déjà présenté au col et au canal pelvien, par l'intermédiaire du second enfant, demeuré plus élevé.— Si le placenta est indépendant, l'arrière-faix est expulsé peu de temps après le fœtus auquel il appartient.

Le second accouchement, s'il se produit à un court intervalle du premier, est presque toujours facile et rapide (à moins d'épuisement chez la femme). Le fœtus trouve devant lui des voies ouvertes par l'enfant qui l'a précédé, et son expulsion est bientôt suivie de celle de ses annexes ou de l'arrière-faix commun, en cas d'adhérence ou de fusion des deux placentas.

Mais, quelquefois, le col se referme après la première parturition, et la seconde, survenant tardivement, exige une entière reprise des phénomènes du travail.

D'une manière générale, le pronostic de l'accouchement gémellaire est moins favorable que celui de l'accouchement simple. Chez les mères, la mortalité serait de 1 sur 44, et chez les enfants de 1 sur 13 (Clarke).

CHAPITRE IV

CONDUITE DE L'ACCOUCHEUR AU COURS DU TRAVAIL.

I. — PÉRIODE PRODROMIQUE.

Le médecin, lorsqu'il est appelé auprès d'une femme en couches, doit emporter avec lui les *instruments* et les *médicaments* dont il pourra avoir besoin au cours ou à la suite du travail : stéthoscope, trousse ordinaire, avec sonde pour le cathétérisme vésical, forceps, fil ciré pour la ligature du cordon, insufflateur pour ranimer l'enfant, s'il vient au monde en état d'asphyxie; chloroforme et cornet pour l'administrer; laudanum et seringue en verre dite auriculaire, à embout sphérique, pour l'injection vaginale ou rectale du médicament; seigle ergoté de bonne qualité, fraîchement pulvérisé, et en paquets de 50 centigrammes.

L'accoucheur, s'il n'a pas suivi les progrès de la grossesse, et si rien ne lui indique *a priori* le début d'un travail, doit s'assurer par des questions discrètes et prudentes si la femme est bien réellement enceinte et à terme; puis, par un examen direct, si le travail est imminent ou déjà commencé. Si la parturition est à sa période prodromique, après quelques paroles rassurantes adressées à la femme, il lui donne, à elle-même et aux personnes qui l'entourent, les recommandations qu'il juge nécessaires en la circonstance.

Autant que possible, il ne faut pas garder dans l'appartement un trop grand nombre de personnes. On tolère la présence du mari (bien qu'elle soit souvent fort génante !), on accepte ou l'on réclame l'assistance d'une ou de deux femmes expérimentées, d'allures modestes et compatissantes, à défaut d'une sage-femme ; on écarte, avec politesse et fermeté, sous des prétextes divers, toute personne dont la présence semble inutile ou importune.

On conseillera à la parturiente de se tenir prête à revêtir un costume convenable (chemise ample et facile à relever jusqu'aux reins ; jupe large et bien fendue pour glisser sans obstacle vers les pieds). On fera natter ses cheveux, afin qu'ils ne s'entremêlent pas, pendant les mouvements désordonnés que provoqueront les douleurs et d'éviter plus tard des soins qui pourraient donner lieu à des déplacements fàcheux.

Il n'est pas nécessaire d'avoir un *lit* spécial pour l'accouchement (le *lit de misère* vaut la chaise percée des anciens accoucheurs). Le lit ordinaire suffit : on veillera seulement à ce que le matelas supérieur soit un peu dur (il est inutile de le replier de façon à laisser un creux au delà du bord qui répondrait au siège, pour recevoir l'enfant avec plus de commodité). Ce matelas sera recouvert d'une aléze, qui continuera à le garnir après la couche ; au-dessus de l'aléze, on placera une toile cirée, un tapis de table ciré ou une

large feuille de gros papier goudronné, puis un drap
plié en plusieurs doubles, pour recevoir les souillures :
cs dernières pièces seront enlevées après l'accouchement.

L'on aura, dans la chambre, maintenue à une température modérée, les éléments d'un bon feu, de l'eau
chaude et de l'eau froide en quantité suffisante pour
les soins de propreté et aussi pour un bain de siége,
si l'indication venait à s'en présenter, une demi-bai-
gnoire ou une baille pouvant en tenir lieu, des éponges
et des linges.

Sur une table, on disposera : les instruments et les
médicaments, dissimulés sous une serviette, le fil ciré
et les ciseaux destinés à la ligature et à la section du
cordon ; le bandage, la compresse ou la ouate qui serviront au pansement après l'opération ; le trousseau
de l'enfant ; de l'huile ou du cérat (phéniqués, s'il est
possible), pour enduire le doigt qui pratiquera le toucher. Au pied du lit, on tiendra une ou deux serviettes,
qu'on sera certain d'avoir toujours à portée, pour
s'essuyer les mains au cours de l'accouchement.

Sans paraître attacher une grande importance aux
questions et à l'examen que l'on demande à faire, on
s'enquiert des conditions des précédentes couches,
l'on jette un rapide coup d'œil sur la conformation
générale de la femme, sur la conformation particulière de la région pelvienne, et, si l'on n'a pas recueilli une somme d'indices susceptible de rassurer
sur l'état des voies pelviennes, on procéde à une pelvimétrie méthodique au moyen des doigts (3ᵉ p.,
2ᵉ s., ch. II).

Cela fait, on s'occupe de l'état du rectum et de la vessie, qu'on vide s'il y a lieu.

On peut alors se retirer, en attendant le moment présumé d'une intervention. La femme est autorisée à prendre quelque aliment léger et un peu de vin, si elle le désire.

II. — PÉRIODE DE DILATATION.

A moins de circonstances particulières, qui lui font prévoir une marche très rapide de la dilatation ou redouter quelque accident, l'accoucheur n'est pas tenu de demeurer auprès de la femme pendant toute la durée de cette période. Il doit reconnaître le plus tôt possible la présentation et la position, pratiquer de temps en temps le toucher pour suivre les progrès de l'ouverture du col ; mais éviter de trop multiplier sur l'anneau les contacts du doigt, dans la crainte de provoquer une irritation, qui bientôt se traduirait par de la rigidité. Dans l'intervalle de ces petites manœuvres, le médecin peut s'éloigner momentanément, mais il se tiendra prêt à revenir promptement auprès de la parturiente, à la moindre alerte qui lui serait donnée.

La femme restera levée. La marche la distrait, aide à la dilatation du col et à l'engagement. Mais il serait nécessaire de prescrire le lit :

1° Si la poche des eaux s'était rompue prématurément, afin de prévenir une perte trop abondante du liquide amniotique, qui serait préjudiciable à l'enfant, en cas de travail prolongé ;

2º Si la dilatation s'accomplissait lentement et d'une façon irrégulière, malgré des douleurs excessives, comme chez beaucoup de primipares (un lavement avec quinze à vingt gouttes de laudanum peut alors trouver une utile indication, après l'emploi, sans résultat appréciable, d'un bain de siège tiède);

3º Si l'engagement de la tête semblait difficile, en raison d'un obliquité trop grande de l'utérus en avant (multipares : relâchement de la paroi abdominale).

Contre les douleurs de reins et les crampes, il n'y a rien à conseiller que la patience; mais, pour tranquilliser la femme et occuper son esprit, on trouvera bon toute attitude et tout appui qu'elle voudra prendre momentanément, et on recommandera les frictions, d'ailleurs insignifiantes, que la routine a consacrées.

En général, la poche des eaux se rompt spontanément, quand la dilatation est achevée. Si la rupture ne se fait pas alors, il faut la provoquer, en poussant vivement l'extrémité de l'indicateur ou une longue plume taillée en pointe sur la partie la plus saillante de la poche au moment d'une contraction. On évite ainsi à l'utérus un surcroît de fatigue inutile et non toujours exempt de danger, en même temps qu'on contribue à hâter la marche du travail. Si, même, la matrice était très distendue et si les contractions menaçaient de faiblir, il ne faudrait pas attendre que la dilatation fût complète pour rompre les membranes, mais donner issue au liquide amniotique, dès que l'anneau est ouvert aux deux tiers. On se comporterait de la même manière, si la présentation semblait très mobile, et si l'on craignait une substitution de position, afin d'amener un engagement assez avancé, pour que tout changement dans les rapports du fœtus avec le bassin devînt impossible.

En cas de procidence du cordon, dans les présentations céphaliques, on procéderait sans retard à la reduction (5ᵉ p., ch. III). La procidence n'est pas un accident dans les présentations du siége et du tronc : dans la première elle exige cependant quelques précautions, mais principalement au cours de la période d'expulsion, et, dans les secondes, toute indication s'efface devant celle de la version (3ᵉ p., 2° s., ch. IV).

Pendant la période de dilatation et pendant la suivante, le médecin peut être amené à s'enquérir des conditions de la vitalité chez l'enfant, *si le fœtus est vivant ou mort*. Les signes de mort certaine sont l'absence des bruits du cœur et des battements artériels sur le cordon (procident) ; les signes de mort probable, l'absence des mouvements actifs, l'absence de bosse séro-sanguine sur la région céphalique encadrée par l'anneau, le chevauchement persistant des os du crâne après chaque contraction, la mollesse et la flaccidité des lèvres et l'immobilité de la langue (présentation de la face), l'écoulement du méconium (dans les présentations du sommet et de la face), l'altération et la fétidité du liquide amniotique (qui ont presque la valeur d'un signe de certitude).

III. — PÉRIODE D'EXPULSION.

L'accoucheur ne doit plus quitter la femme, qui restera désormais couchée. Il suivra avec attention, par le toucher, les progrès de la descente et de la rotation interne, de manière à pouvoir opérer immédiatement les manœuvres que réclameraient les circonstances.

Quand la présentation commence ses premiers efforts contre l'anneau perinéo-vulvaire, le médecin permet à la femme d'aider à l'action utérine par la contraction des muscles abdominaux (*poussées*), mais avec prudence et modération, et il l'oblige à garder sur le lit le décubitus habituel de la parturition, afin qu'il puisse lui-même *surveiller et soutenir le périnée.* Ce décubitus varie selon les pays. En Angleterre, la femme est couchée sur le côté gauche, la jambe droite étant élevée et soutenue par un aide ; l'accoucheur, placé à droite de la parturiente, passe sa main gauche entre les cuisses de la femme, et en applique la face palmaire sur la tête fœtale, tandis que la main droite soutient le périnée : à chaque douleur, il presse avec force sur la région, refoule en avant le plus de tégument possible sur la tête de l'enfant, en même temps qu'il retient celle-ci et s'oppose à sa brusque pénétration dans l'anneau vulvaire. En France, la femme est couchée sur le dos, les cuisses légèrement fléchies et écartées : le médecin, la main enveloppée d'une serviette, afin d'éviter la souillure des matières fécales et de l'urine, que leurs réservoirs laissent échapper sous la pression des parties fœtales, exerce une compression sur le périnée distendu et pour soutenir directement son plan et pour retarder l'expulsion, jusqu'à ce que l'anneau vulvaire soit bien préparé. La méthode française rend le soutien du périnée difficile et fatigant pour l'accoucheur, et elle previent moins sûrement les ruptures que la méthode anglaise. En Allemagne, on emploie celle-ci dans l'accouchement des primipares (3° p., 2° s., ch. III, *résistance du périnée*).

Dans l'accouchement par l'extrémité céphalique, aussitôt que cette extrémité est dégagée, le médecin doit rechercher s'il existe un *enroulement du cordon autour du cou* (dans ce cas, il glissera un ou deux doigts sous le cordon, de manière à le relâcher, et il ramènera son anse par-dessus la tête); il aidera ensuite au mouvement de rotation des épaules et à leur dégagement; il exercera des tractions modérées sur la tête, ou, si le tronc éprouve quelque difficulté à franchir la vulve, des tractions sur l'aisselle la plus accessible, au moyen d'un doigt recourbé en crochet.

Dans le dégagement par la face (menton en avant) on aura soin de modérer les pressions sur le périnée, afin d'éviter une compression trop énergique des vaisseaux du cou contre la symphyse, compression qui pourrait déterminer un état apoplectique chez le fœtus.

Dans l'accouchement par le siége, les indications sont plus complexes :

Dès que les hanches sont sorties, il faut aller reconnaître l'état du cordon, l'attirer doucement vers la vulve, pour le relâcher, s'il est trop tendu; le protéger avec les doigts, pendant le dégagement, s'il est serré entre les cuisses de l'enfant ou entre les parties fœtales et maternelles;

On surveillera le mouvement de rotation qui doit ramener le dos et l'occiput en avant, et on favorisera son exécution par de légers mouvements communiqués au fœtus, autour de son axe longitudinal ;

On se gardera d'exercer aucune traction sur l'enfant pour hâter la terminaison du travail, dans le crainte de défléchir les membres supérieurs et d'amener leur relèvement sur les côtés de la tête (5° p., à la suite de la version);

Pour aider au dégagement de la tête, on soulève ou on abaisse le tronc, de manière à accentuer davantage les mouvements qui tendent à rapprocher les plans dorsal ou abdominal du fœtus du plan homonyme ou opposé de la mère (ch. III). Dans le dégagement en position occipito-antérieure (tête fléchie), un ou deux doigts de la main droite, appuyant sur le menton, maintiennent cette partie contre la poitrine, hâtent la descente des parties postérieures et facilitent leur dégagement au-devant de la fourchette sans danger pour le périnée. Dans le dégagement en position occipito-postérieure, il sera bon de repousser la nuque en haut, ou plutôt d'appuyer son mouvement de pivot sur le bord radial de la main gauche, pendant que les doigts de la main droite, appliqués sur le menton, aideront à la sortie du front et de l'occiput sous la symphyse, afin de prévenir toute chance de déchirure du périnée. Dans le dégagement en arrière, après déflexion de la tête, on soutiendra le périnée, mais avec ménagements, pour ne pas augmenter, d'une façon préjudiciable au fœtus, la compression du cou sous la symphyse.

IV. — PÉRIODE DE DÉLIVRANCE

Après la sortie de l'enfant, on procède à la ligature et à la section du cordon, et aux soins que réclame l'état du nouveau-né : s'il est bien portant, à son nettoyage, au pansement du cordon, à l'emmaillottement; s'il est souffrant ou en état d'asphyxie, à l'application des moyens propres à le ranimer (6ᵉ p., chap. I, II, III).

Si, d'après les indices recueillis soit avant le début, soit au cours du travail, et ceux que fournisseut actuellement la palpation abdominale et le toucher vaginal, le médecin reconnaît l'existence d'un second enfant, il doit appliquer une ligature sur le bout placentaire du cordon, et attendre l'expulsion spontanée de l'arrière-faix : toute manœuvre pour provoquer celle-ci serait imprudente, car on ignore si le placenta est isolé ou adhérent à l'autre.

Si l'accouchement est simple, il est inutile d'appliquer une ligature sur l'extrémité placentaire du cordon : on se comportera d'ailleurs, pour la délivrance, comme nous l'exposerons en détail au livre des opérations (5ᵉ p., chap. III).

La délivrance accomplie, quelques médecins ont l'habitude d'administrer une faible dose de seigle ergoté pour · solliciter les contractions utérines et aider à l'expulsion des caillots demeurés dans la matrice : nous ne voyons aucune utilité dans cette pratique, en dehors d'une inertie utérine imminente ou déclarée, d'une tendance à l'hémorrhagie *post partum*.

Lorsque tout est terminé, on enlève rapidement du lit le drap qui a reçu les souillures et la toile cirée qui le double : le lit se trouve suffisamment garni par la seconde alèze. On nettoie rapidement les cuisses et la vulve de la parturiente avec une éponge imbibée d'une solution antiseptique tiède; on applique un bandage de corps, formé avec deux serviettes cousues suivant leur longueur ou avec un petit drap, afin de soutenir la paroi abdominale, affaiblie par une longue distension et l'effort auquel elle a participé (cintrage); on place à la vulve une serviette légèrement arrosée d'un liquide antiseptique, et, après l'administration d'un léger cordial si la femme le demande, on la laisse reposer, tout en surveillant l'état du visage et du pouls, dans la crainte d'une hémorrhagie (4ᵉ p., chap. I).

Le médecin n'oubliera pas que la loi le rend responsable de la *déclaration des naissances* auxquelles il a assisté : c'est donc à lui qu'il appartient de faire cette déclaration, en l'absence du père ou d'une personne le remplaçant, dans les trois jours qui suivent l'accouchement.

CHAPITRE PREMIER

DYSTOCIE : DÉFINITION, CLASSIFICATION DE SES CAUSES.

Il y a *dystocie*, quand l'accouchement se produit, à terme ou avant terme, au milieu de conditions qui peuvent l'entraver ou compromettre l'existence de la mère ou celle de l'enfant, s'il est abandonné aux seules forces de la nature. On comprend particulièrement sous ce titre les accouchements qu'un obstacle rend difficiles ou même impossibles sans l'intervention de l'art. L'obstacle, d'une part, a son origine ou son siège dans l'organisme maternel, au fœtus ou à ses annexes; d'autre part, résulte de conditions préexistantes et qui doivent fatalement exercer leur influence à un moment donné du travail (*dystocie vraie*), ou de conditions qui se manifestent tout à coup, à une période quelconque du travail (*dystocie accidentelle*) : les secondes ne peuvent toujours être prévues; les premières peuvent l'être généralement et doivent être recherchées de bonne heure par le médecin, afin qu'il soit en mesure de prévenir leurs effets en temps opportun. Par extension, l'on range dans la dystocie divers accidents qui se produisent au cours ou à la suite de l'accouchement et qui le compliquent sans toutefois l'entraver dans le sens rigoureux du mot : telles sont certaines ruptures de l'utérus, les déchirures du périnée, les hémorrhagies par décollement prématuré du placenta et inertie utérine consécutive, etc.

Nous pourrons donc classer les causes de dystocie de la manière suivante :

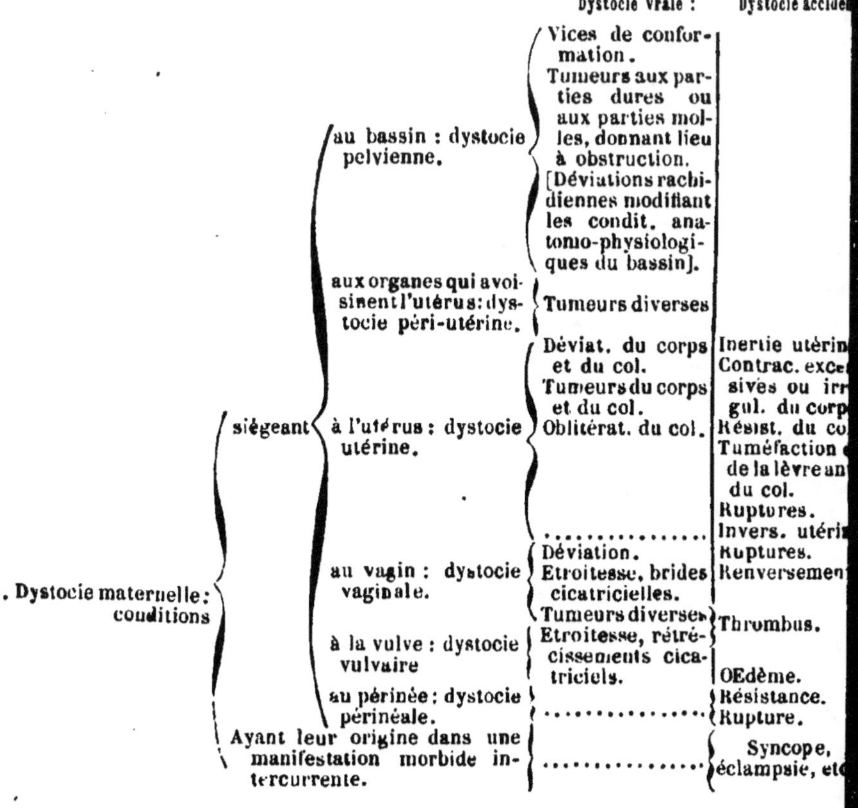

A. Dystocie maternelle : conditions		Siège	Dystocie vraie :	Dystocie accide[ntelle] :
	siégeant	au bassin : dystocie pelvienne.	Vices de conformation. Tumeurs aux parties dures ou aux parties molles, donnant lieu à obstruction. [Déviations rachidiennes modifiant les condit. anatomo-physiologiques du bassin].	
		aux organes qui avoisinent l'utérus : dystocie péri-utérine.	Tumeurs diverses	
		à l'utérus : dystocie utérine.	Déviat. du corps et du col. Tumeurs du corps et du col. Oblitérat. du col.	Inertie utérin[e] Contrac. exce[s]sives ou irr[é]gul. du corp[s] Résist. du co[l] Tuméfaction [...] de la lèvre an[t.] du col. Ruptures. Invers. utéri[ne]
		au vagin : dystocie vaginale.	Déviation. Etroitesse, brides cicatricielles. Tumeurs diverses	Ruptures. Renversemen[t] Thrombus.
		à la vulve : dystocie vulvaire	Etroitesse, rétrécissements cicatriciels.	OEdème.
		au périnée : dystocie périnéale.	....	Résistance. Rupture.
	Ayant leur origine dans une manifestation morbide intercurrente.		....	Syncope, éclampsie, etc

		Dystocie vraie :	Dystocie accident..
3. Dystocie fœtale : conditions siégeant	au fœtus : **dystocie fœtale.**	Excès de volume physiologique ou morbide. Tumeurs. Présentations vicieuses. Adhérences de fœtus multiples.	Accid. au cours du travail donnant lieu à céphalæmatome, fracture, etc., ou à transformation de présentation ou de position.
	aux annexes : dystocie placentaire et funiculaire.	Insertion vicieuse du placenta. Brièveté du cordon.	Décollem. prématuré du placenta. Rupt⁰ du cord. Procid⁰ du cord.
3. Dystocie mixte..........			Hemorr. utérines, avortement.

CHAPITRE II

DYSTOCIE PELVIENNE ET PÉRI-UTÉRINE.

I. — EXCÈS D'AMPLITUDE AU BASSIN.

L'amplitude exagérée du bassin coïncide ou non avec des dimensions anormales des autres parties du squelette. Elle n'est pas toujours en rapport avec la taille. La pelvimétrie serait le plus sûr moyen de la reconnaître; mais on ne la soupçonne guère qu'après une première couche, rapide et accompagnée d'accidents, par suite d'une expulsion trop hâtive (chute de l'enfant et rupture du périnée, arrachement du placenta ou rupture du cordon, inversion utérine). Il est probable que ces accidents n'ont ni la fréquence ni l'importance habituelles qu'on leur a attribués; mais il n'en est pas moins prudent d'agir comme s'ils devaient se produire, avec un bassin très ample, c'est-à-dire de faire coucher la femme dès le début du travail et de surveiller l'expulsion du fœtus.

II. — DÉFAUT D'AMPLEUR AU BASSIN : VICES DE CONFORMATION PAR RÉTRÉCISSEMENT OU ANGUSTIE

A. — *Causes et divisions.*

Les déformations qui donnent lieu à l'angustie pelvienne ont pour causes des états très divers, généraux ou locaux, tantôt d'origine congénitale ou infantile, tantôt d'origine plus tardive, mais supposant toujours une certaine malléabilité dans les parties constituantes du bassin : les actions modificatrices s'exercent sur ces parties avant qu'elles aient atteint leur complet développement, alors qu'elles sont encore cartilagineuses ou semi-cartilagineuses, ou, après qu'elles ont perdu leur résistance, par la disparition d'une proportion notable de leurs éléments minéraux.

Les vices de conformation du bassin se rattachent aux conditions suivantes : 1° à un *arrêt* de développement qui porte sur l'ensemble du squelette (nanisme), ou seulement sur l'ensemble du bassin, à un *retard dans le développement* général de l'organisme ; — 2° aux *déviations rachidiennes* (comme celles qui succèdent au mal de Pott) ; — 3° aux *altérations des membres inférieurs* (luxations coxo-fémorales congénitales, pieds-bots, etc.) ; — 4° au *rachitisme* ; — 5° à l'*ostéomalacie* ; — 6° à des influences complexes ou mal déterminées, qui ont amené l'*atrophie* partielle de l'un des os ou de plusieurs des os du bassin. Diverses causes peuvent agir simultanément ou successivement pour produire la déformation, et, dans un grand nombre de cas, des actions musculaires interviennent secondairement pour achever celle-ci.

La nature de la cause détermine habituellement des modalités spéciales dans la déformation. Mais une même cause peut engendrer des déformations variées, et une même déformation peut succéder à des influences très différentes. Il faut donc tenir compte, dans une classification, et de la *cause* et de la *forme* du rétrécissement, comme aussi de son *degré* lorsqu'il est nécessaire d'établir l'indication à l'intervention.   .

Sous le rapport de la forme, les bassins rétrécis sont ainsi divisés (pl. III) :

I. *Etroitesse absolue :* arrêt ou retard de développement portant également sur toutes les parties du bassin, indépendant ou dépendant du rachitisme : *bassin régulier, symétrique.*

II. *Etroitesse relative :* déformations générales ou partielles sous diverses influences : *bassin irrégulier.*

a. *Symétrique* ou *subsymétrique :* déformation bilatérale-égale : amoindrissement prédominant

> Selon le diamètre antéro postérieur :
> au détroit supérieur :   *Bassin plat rachitique.*
> au détroit inférieur :   *Bassin cyphotique*.
>
> Selon les diamètres obliques :
> *Bassin rachitique pseudo-ostéomalacique. (var.).*
> *Bassin ostéomalacique (var.).*
>
> Selon les diamètres transverse ou transverse et obliques :
> *Bassin iléo-fémoral à déformation double.*
> *Bassin dit de Robert.*

b. Asymétrique : déformation unilatérale ou bilaté-
rale-inégale :

> *Bassins rachitiques et ostéo-*
> *malaciques* (var.).
> *Bassin iléo-fémoral* à défor-
> mation unilatérale.
> *Bassin oblique-ovalaire, dit*
> *de Nægelé.*

B. — *Eléments du diagnostic.*

Les signes diagnostiques sont étiologiques ou généraux et anatomiques ou locaux.

a. — Les *signes étiologiques*, fournis par l'interrogation et l'examen de l'habitude extérieure, ont une
valeur secondaire : ils mettent le médecin sur la voie
d'une déformation pelvienne, qui peut exister parce
qu'elle est habituelle dans telle ou telle maladie,
mais ils ne donnent pas l'assurance de cette déformation et, si elle existe réellement, n'indiquent ni la
forme, ni le degré de l'angustie. Ils n'en doivent pas
moins être recherchés comme signes de probabilité.

Par l'*interrogation*, on obtiendra d'importants renseignements sur l'enfance de la femme (à quelle époque elle a commencé à boiter, dans le cas de *luxation coxo-fémorale* ; à se courber, dans le cas de
déviation *rachidienne* ; et dans quelles circonstances :
chute, coup, abcès par congestion, etc ; à quel âge
elle a commencé à marcher et dans quelles conditions
elle a contracté ses attitudes particulières ; on
n'oubliera pas que le *rachitisme* apparaît surtout dans
les trois premières années de l'existence, et que, par

conséquent, c'est vers cette époque qu'il y a lieu de soupçonner l'influence de la maladie sur le retard de la locomotion, comme sur les premières modifications dans la forme du squelette) ; — sur les maladies observées à la puberté (*mal de Pott*, fréquent vers quatorze ans), dans l'adolescence et à l'âge adulte (l'*ostéomalacie* est une maladie de l'âge adulte ; elle débute au cours et quelquefois à la suite d'une grossesse, elle est moins commune après une première couche); — sur les particularités qu'ont présentées les *accouchements antérieurs* ; — sur les maladies des ascendants, qui peuvent expliquer certains états par la transmission héréditaire.

Par l'examen de l'*habitude extérieure*, on constate les impressions que les diathèses ont faites à l'organisme, la *taille* (dont l'exiguité est parfois en rapport avec l'étroitesse absolue du bassin), les *déformations rachidiennes* et l'*état des articulations coxo-fémorales*, fréquemment corrélatives des viciations pelviennes, et surtout les *marques* indélébiles du *rachitisme* : la brièveté excessive et l'incurvation des tibias et des fémurs devront faire songer à quelque altération dans la forme du bassin ; mais, comme les lésions rachitiques procèdent de bas en haut (J. Guérin), une telle altération deviendra surtout probable, quand il existera une déviation rachidienne et une déformation des membres supérieurs. (Voir les caractères de l'*ostéomalacie*, 2ᵉ p., 2ᵉ s., chap. III.)

b. — Les *signes anatomiques* ou *locaux* donnent seuls une précision convenable au diagnostic. Ils résultent de l'examen extérieur du bassin, qui perme de reconnaître son asymétrie par la situation respective de ses principales saillies ; de l'examen intérieur de la cavité, au moyen du toucher vaginal et rectal, qui fournit des notions précieuses sur les rapports de l'utérus avec les parties environnantes, et surtout de l'ensemble des renseignements obtenus par la pelvimétrie.

Pelvimétrie. Elle consiste (ainsi que son nom l'indique dans la mensuration des dimensions du bassin. Elle se pratique à l'extérieur ou à l'intérieur de celui-ci, ou tout à la fois à l'extérieur et à l'intérieur de la cavité dont la capacité est à déterminer.

1° *Pelvimétrie externe*. Elle a pour but l'appréciation des dimensions intérieures du bassin, d'après les dimensions relevées à l'extérieur, supposées en rapport fixe et déterminé avec les premières. Elle se pratique avec les *compas d'épaisseur* (de Baudelocque ou

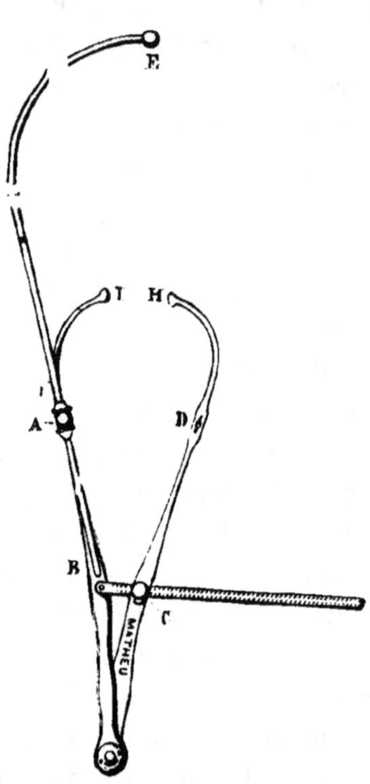

Fig. 35. — Compas de Depaul. (avéc rallonge).

La rallonge sert à la mensuration de l'utérus, son extrémité étant appliquée au niveau du fond de l'organe, la petite branche opposée étant portée dans le vagin et mise en rapport avec le col.

de Depaul), formés de branches suffisamment re-
courbées pour contourner les saillies intermédiaires à
leurs points d'application, terminées à leurs extrémités par des renflements arrondis, afin de ne produire
aucune douleur par leur contact avec les téguments,
et munies d'une tige transversale graduée en millimètres, pour mesurer leur degré d'écartement. — La
femme étant debout, le bassin à découvert, le médecin
reconnaît exactement, par la vue et le toucher, les
points de repère sur lesquels il doit appliquer les extrémités des branches du compas; il met en position
celui-ci, et, par la comparaison du chiffre d'écartement obtenu avec le chiffre normal de la distance
entre deux saillies, il est amené à conclure s'il existe
ou non quelque modification dans les dimensions de
la ceinture pelvienne.

Les distances entre les épines iliaques antéro-supé-
rieures, et entre le milieu des crêtes iliaques sont-
elles diminuées (1re p., chap. I), tout en conservant
entre elles un rapport invariable, c'est que, sans
doute, le bassin est uniformément rétréci.

La distance entre les crêtes n'est pas diminuée,
mais celle qui sépare les épines est augmentée : il y a
lieu de songer à un aplatissement antéro-postérieur
et à un amoindrissement du diamètre conjugué au
détroit supérieur. On serait encore conduit à craindre
l'existence d'un semblable rétrécissement, si, en mesurant la distance comprise entre la partie supérieure
de la symphyse pubienne et le sommet de l'apophyse
épineuse de la première vertèbre sacrée, normalement
de 19 centim., on relevait un chiffre inférieur à celui-

ci ; mais, quant à déterminer le degré du rétrécissement, avec une rigueur suffisante, par la soustraction
de l'épaisseur présumée du sacrum à sa base (6, 5), et
de la symphyse (1, 5), il n'y faut pas prétendre, en
raison des variations que cette épaisseur est susceptible de présenter.

Les distances entre les crêtes et les épines sont diminuées et leurs rapports sont modifiés de telle sorte,
que la ligne des épines est devenue aussi longue ou
même plus longue que la ligne des crêtes : le bassin
serait alors non seulement rétréci au diamètre conjugué, mais uniformément contracté (Spiegelberg).

Les mensurations *croisées*, c'est-à-dire l'appréciation des distances entre les saillies épineuses, antérieures et postérieures d'un côté à l'autre, ou les
rapports alternatifs des saillies homonymes de chaque
côté avec un même point médian, donneront d'utiles
renseignements sur les déformations qui entraînent
l'asymétrie.

Quant aux rétrécissements du détroit inférieur, ils
sont faciles à déterminer, sur la ligne antéro-postérieure, par la distance coccy-pubienne, et, sur la ligne
transversale, par l'écartement des tubérosités ischiatiques (pour cette dernière mensuration, il est nécessaire que la femme soit placée à genoux, le tronc replié en avant et appuyé sur les coudes).

La détermination du diamètre bi-trochantérien
(29, 5), donne une notion approximative de la dimension transversale de l'excavation.

2° *Pelvimétrie interne.* Si l'on excepte les cas où les
mensurations sont directes (distances coccy-pubienne

et inter-ischiatique), la pelvimétrie externe ne fournit que des moyens d'appréciation relative. Elle ne donne ni une indication approximative suffisante de la forme et du degré de l'angustie, ni même la certitude absolue d'une déformation, car les parties du grand bassin où elle prend ses points de repère peuvent à la rigueur être modifiées dans leurs relations, sans que les parties profondes le soient nécessairement dans leurs rapports. Pour que le diagnostic acquiert sa plus grande précision, il faut que les mensurations soient exécutées là même où leur résultat doit être apprécié, c'est-à-dire sur les régions intérieures du bassin : tel est l'objet de la pelvimétrie interne. Malheureusement il est très difficile d'explorer des régions qui échappent au contrôle de la vue, et souvent même au contrôle du toucher. Aussi a-t-on inventé un grand nombre d'instruments [1], sans arriver à autre chose qu'à la détermination du diamètre antéro-postérieur, dans l'excavation et au détroit supérieur, et qu'à l'emploi définitif du doigt, comme pelvimètre, lui seul étant capable de reconnaître un point de repère dans la cavité du bassin avec la rigueur nécessaire. — L'opération est simple. Comme on ne peut atteindre simultanément les extrémités du diamètre conjugué vrai, au détroit supérieur, on recherche la longueur du diamètre conjugué *diagonal*, entre le bord inférieur de la symphyse pubienne et le promontoire, diamètre mesurant environ 12 millim. de plus que le premier. La femme étant debout ou placée en travers sur un lit,

---

[1] On les trouvera décrits et figurés dans l'Atlas de Lenoir.

on essaie d'atteindre le promontoire avec l'extrémité
de l'indicateur droit, porté dans le vagin : si l'on
n'arrive pas jusqu'au promontoire, c'est que le diamètre antéro-postérieur est normal ou n'a pas subi
une très grande réduction; dans le cas contraire,
l'extrémité du doigt demeurant appliquée sur la
saillie sacro-vertébrale, on marque avec un doigt de

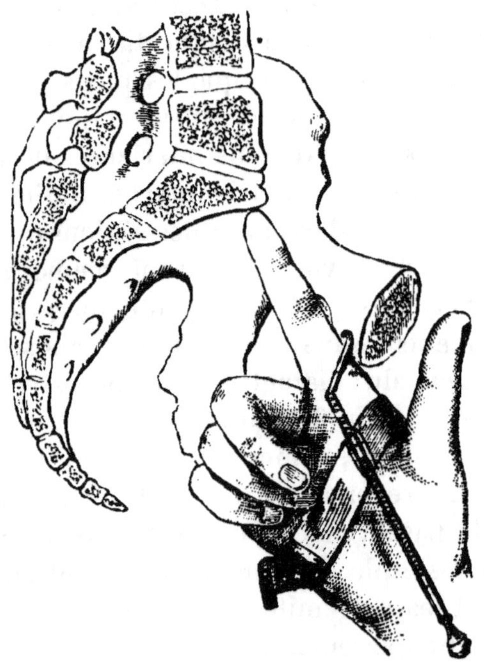

Fig. 36. — Pelvimétrie digitale avec la tige annexe
de Greenhalgh.

l'autre main le point qui répond à la symphyse, et la
distance comprise entre ce point et l'extrémité de l'indicateur indique, après soustraction de 12 millim., la

longueur du diamètre antéro-postérieur. On peut adjoindre au doigt un appareil de glissement, qui, en buttant contre la face interne du pubis, indique immédiatement la distance recherchée, au moyen d'une tige graduée (pelvimètre de Greenhalgh).

L'index, introduit dans le vagin, ne mesure guère qu'une longueur de 8 centim. Il ne serait donc pas tout à fait exact de croire que, s'il n'arrive pas jusqu'au promontoire, le diamètre antéro-postérieur est suffisant pour un bon accouchement. Il nous parait utile, en cas de doutes, de compléter le toucher avec un seul doigt, par le toucher avec l'indicateur et le medius réunis, ce qui permettra de gagner 1 centim. et parfois même 1 centim. et demi sur la première mensuration. Il est enfin des circonstances où l'on a besoin de renseignements plus étendus, et où le parti à prendre, souvent fort sérieux, exige la reconnaissance exacte d'une angustie pelvienne, qui échappe aux moyens d'investigation habituels ; il faut alors procéder à l'exploration avec les quatre derniers doigts de la main droite ou la main toute entière, après avoir anesthésié la femme pour lui épargner les douleurs d'une pareille manœuvre.

3° *Pelvimétrie mixte*. Elle vise à l'appréciation des dimensions intérieures du bassin, d'après deux mensurations intérieures successives, ramenées à un point fixe extérieur. L'instrument (le compas de Van Huevel est le type des pelvimètres mixtes), prend d'abord un point d'appui fixe à l'extérieur, par exemple, à la symphyse pubienne, et mesure alternativement le point intérieur le plus éloigné (promontoire), et le point intérieur le plus rapproché de l'extérieur, suivant un même diamètre (face postérieure de la symphyse) ; la différence entre les deux longueurs donne les dimensions du diamètre (soit l'antéro-postérieur). Il n'y a pas à tenir compte d'une valeur fictive, comme l'épaisseur présumée d'un os ; il y a défalcation d'une épaisseur réelle, constatée par l'instrument. Mais la difficulté du placement des branches, à l'intérieur, entraîne toujours des résultats approximatifs, et ne permet pas d'attacher à la méthode la même valeur qu'à la simple exploration digitale.

Mentionnons, à la suite des méthodes pelvimétriques, le procédé très ingénieux de *pelvigraphie* du Dr Pinard, qui obtient les principaux contours extérieurs du bassin, au moyen d'étroites lames de plomb, et les reporte sur le papier, de manière à reproduire la conformation générale de la région.

C. — *Caractères des principaux types d'angusties.*

a. — Etroitesse absolue. Elle est caractérisée par une amplitude partout inférieure à la normale, avec conservation de la forme régulière du bassin. — On rencontre cet état : 1° chez des femmes qui présentent un développement normal apparent, une taille ordinaire ou même élevée, mais avec des formes graciles ; 2° chez des femmes d'âge adulte, qui ont conservé, quant aux formes et à l'intelligence, les caractères infantiles (retard de développement) ; 3° chez des femmes également d'âge adulte, mais dont la stature a subi un arrêt (nanisme) : dans ce dernier cas, l'influence du rachitisme est souvent évidente.

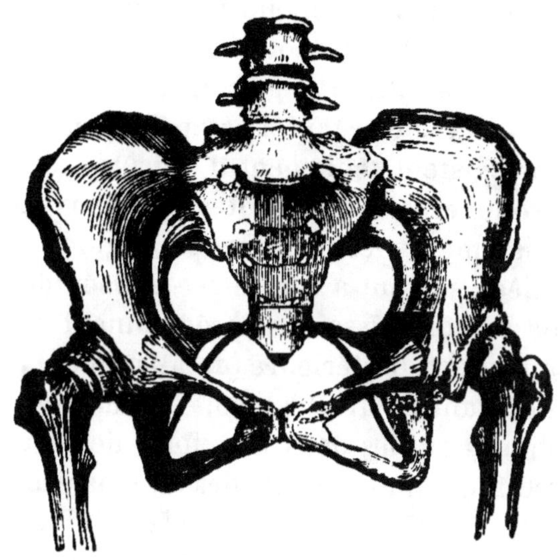

Fig. 37. — Bassin d'adulte, ayant conservé les caractères infantiles.

Le diagnostic repose sur l'examen général de la femme et sur l'examen particulier du bassin. A priori, on ne saurait conclure d'une taille exiguë à un bassin trop petit ; car, chez les naines, le bassin se prête assez fréquemment à toutes les exigences de la parturition, et chez une femme de taille et de développement ordinaires, rien ne fait soupçonner l'angustie, si les commémoratifs d'un premier accouchement font défaut. Mais l'attention du médecin devra être sollicitée du côté du pelvis, chez toute femme à squelette gracile ou réduit, qu'il offre ou non les stigmates du rachitisme.

b. — *Etroitesse relative*. Elle est caractérisée par un amoindrissement de la capacité pelvienne, avec déformation : l'ensemble ne répond plus au type habituel ; le bassin est irrégulier, tantôt symétrique ou sub-symétrique, quand les altérations sont égales ou presque égales des deux côtés, tantôt asymétrique, quand les altérations existent seulement d'un côté, sont inégalement prononcées ou différentes des deux côtés. — Le rétrécissement occupe diverss régions du canal pelvien, siège surtout à son entrée et à son débouché, résulte de l'amoindrissement prédominant soit de la dimension antéro-postérieure (aplatissement par compression d'avant en arrière), soit de l'une des dimensions obliques ou des deux à la fois, des dimensions transverses ou simultanément des dimensions obliques et transverses (compression latérale, oblique, transverse ou oblique-transverse). — Nous allons étudier ces modalités complexes dans les différents états pathologiques où elles se produisent.

1° *Bassins viciés à la suite des déformations rachidiennes*. Les déformations de la colonne vertébrale exercent une influence plus ou moins considérable sur la conformation du bassin, en raison du déplacement du centre de gravité qu'elles occasionnent et des changements qu'elles déterminent dans la direction des pressions.

La *lordose*, caractérisée par l'exagération de la courbure sacro-lombaire, serait assez commune parmi certaines races latines et surtout chez les négresses. Elle donne lieu à une inclinaison plus grande du bassin, parce que le sacrum est reporté plus en arrière, dans sa partie inférieure, et à une saillance plus accentuée du promontoire, corrélative de l'ensellure extérieure. Mais, comme la symphyse est en même temps abaissée, qu'en réalité tout a réduit à un mouvement de bascule de la ceinture pelvienne sur les têtes des fémurs, et à un simple changement de direction dans l'axe de la cavité, il est rare que la malformation, si elle est exempte de rachitisme, crée une difficulté sérieuse à l'accouchement. Tout au plus, le travail sera-t-il un peu plus lent qu'à l'ordinaire, parce que l'effort expulsif est dirigé trop en arrière. Cependant, une exagération considérable de la convexité lombaire pourrait peut-être opposer un obstacle à l'engagement, en diminuant la distance antéro-postérieure un peu au-dessus du plan normal du détroit supérieur, surtout si, par la position vicieuse de la parturiente (attitude accroupie des négresses), et en des conditions de laxité particulière des articulations sacro-iliaques, le pubis était porté en haut et en avant.

La *scoliose* (déviation latérale), quand elle est pure, laisse tantôt le bassin normal, et tantôt détermine sa déformation. Dans ce dernier cas, tout l'effet se produisant au détroit supérieur, sur la ligne innominée qui est le centre de la résistance entre le tronc et le fémur du côté de la déviation, la moitié supérieure du bassin qui répond à celle-ci est aplatie d'avant en arrière, et de dehors en dedans : le diamètre oblique et surtout la distance sacro-cotyloïdienne de ce côté sont diminués; la symphyse est parfois légèrement déviée du côté opposé; c'est une déformation oblique ovalaire au détroit supérieur. Mais l'excavation et le détroit inférieur ne présentent pas d'ordinaire des modifications bien notables.

La déviation de la colonne vertébrale dans le sens antéro-postérieur, quand elle donne lieu à une voussure très prononcée à la partie postérieure du tronc (*cyphose*), exige, pour contrebalancer la tendance à la chute en avant, le déplacement du centre de gravité en arrière de sa ligne habituelle. Ce déplacement entraîne, dans le bassin, des modifications d'autant plus prononcées que la déviation rachidienne siège plus bas. — Le sacrum est comme redressé : ce qui lui donne une plus grande longueur et diminue la concavité de sa face antérieure, suivant la direction longitudinale (il y a, au contraire, augmentation de la concavité transversale, et, par consé-

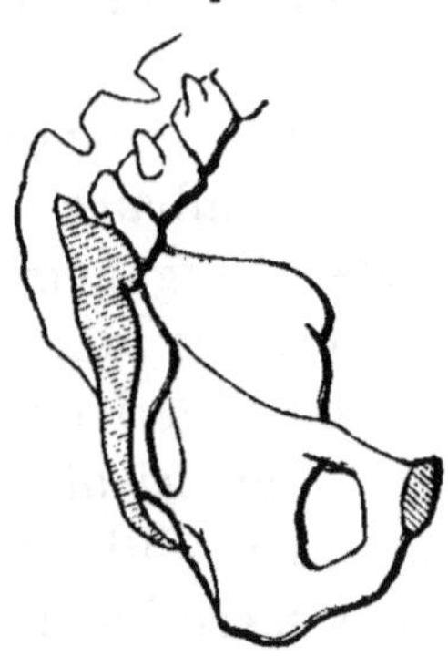

FIG. 38. — Bassin cyphotique (Hirigoyen).

quent, amoindrissement de la largeur de l'os, dont la base est fortement comprimée entre les surfaces auriculaires des os iliaques); il éprouve une sorte de mouvement de bascule, qui porte sa base en arrière et son extrémité inférieure plus en avant : il offre ainsi une direction plus ou moins rapprochée de la verticale; la distance entre le promontoire et la symphyse est accrue, celle entre le coccyx et la symphyse diminuée. Un mouvement parallèle d'entraînement des os iliaques détermine, en haut, leur divergence, en bas, leur convergence; les ailes sont un peu déjetées en dehors et aplaties; les tubérosités ischiatiques sont rapprochées, l'arcade pubienne est rétrécie et son angle nécessairement plus aigu. En même temps, si la cyphose est lombo-sacrée, les os sont plus graciles et manifestement arrêtés dans leur développement. Le *bassin, agrandi à son entrée, diminué à son débouché*, affecte la forme conique dite *en entonnoir*, inverse de celle du bassin plat rachitique (pl. III). « Il est tout entier symétrique, si la cyphose n'est pas compliquée de rachitisme ou de lésion unilatérale; l'orifice vulvaire est reporté en avant et en haut (Bailly); le ventre présente quelques particularités importantes à signaler : il reste horizontal pendant la station et forme une saillie en avant très prononcée... » (Hirigoyen). Si, à ces caractères, on ajoute la constatation de la cyphose et de l'effacement de l'angle rentrant lombo-sacré (disparition de l'ensellure normale), et si l'on procède à l'examen pelvimétrique, avec un soin convenable, on aura les éléments d'un diagnostic précis. Le toucher ne permet pas d'atteindre l'angle du promontoire; mais il reconnaît le degré d'amoindrissement de la distance entre le coccyx et la symphyse. Avec le compas, on relève une augmentation dans la longueur du diamètre antéro-postérieur, mesuré du sommet de l'apophyse épineuse de la première vertèbre sacrée à la partie supérieure de la symphyse; une diminution du diamètre bi-trochantérien et surtout de la distance inter-ischiatique.

2° *Bassins viciés à la suite des altérations des membres*

inférieurs. — Les altérations des membres inférieurs, quand elles surviennent à une époque où le bassin n'a pas encore acquis un développement suffisant, déterminent en cette ceinture des modifications remarquables : 1° par compression directe des os iliaques au niveau de la tête fémorale déplacée (luxation congénitale, simple ou double); 2° par inégalité des compressions exercées au niveau normal des cavités cotyloïdes, sous l'influence du raccourcissement d'un membre et de la claudication (amputation à la période infantile, pieds-bots); 3° par action secondaire de la déviation rachidienne qu'entraîne la claudication et qui change les conditions de la sustentation et de l'équilibre; 4° par actions musculaires concomitantes, jusqu'à un certain point comparables à celles que nous verrons se produire dans le rachitisme.

Dans les *luxations coxo-fémorales congénitales*, la tête du fémur se porte en arrière et en haut de la cavité cotyloïde; la compression sur l'os iliaque, pendant la marche, se fait au niveau de la crête innominée, aux extrémités prolongées du diamètre transverse du détroit supérieur; il y a tendance au refoulement en dedans de cette portion centrale de l'os iliaque (d'où *réduction du diamètre transverse au détroit supérieur*), en même temps que mouvement de bascule, qui ramène en dedans l'aile, et en dehors l'ischion (d'où *agrandissement du diamètre transverse au détroit inférieur,* et aussi de l'arcade pubienne). Ce mouvement de renversement à double effet est puissamment aidé par les actions musculaires, modifiées en leur jeu : la tête fémorale, en se déplaçant en haut et en arrière de la cavité cotyloïde, force à l'allongement les muscles qui s'insèrent autour d'elle et à la tubérosité ischiatique (de là, traction de cette tubérosité en dehors), comme elle augmente d'autre part l'extension de la portion réfléchie du psoas-iliaque (ce qui détermine la traction de l'aile iliaque en dedans, sous l'influence de la portion rayonnante du muscle). Le *diamètre antéro-postérieur*, au détroit supérieur et au détroit inférieur, n'est pas toujours sensiblement modifié, et même il *peut être augmenté* par la projection en avant du pubis, sous l'effort de la compression latérale. Aussi le bassin semble en bonnes conditions, et Dupuytren a dit, avec quelque apparence de raison : « chez les individus atteints de luxations congénitales du fémur, le bassin acquiert les dimensions les plus favorables à l'exercice des viscères qu'il renferme, et il est aussi propre à recevoir, à conserver, à transmettre au dehors le produit de la fécondation, que chez les personnes les mieux conformées ». Mais c'est là une opinion exagérée et qu'il serait dangereux d'accepter comme l'expression des conditions habituelles. Il y a, sans doute, accroissement du diamètre antéro-postérieur, dans certains cas, mais non dans tous, et même l'amoindrissement de ce diamètre doit être la règle, si l'on considère : 1° que le mouvement de bascule de l'os iliaque a pour conséquence la diminution de la hauteur du bassin, corrélative d'un accroissement de la courbure sacro-coccygienne, qui détermine en haut la saillance plus grande du promontoire, en bas, la saillance plus grande du coccyx ; 2° que l'augmentation de la saillance du promontoire est encore favorisée, dans les déformations doubles, par la compression bilatérale du sacrum, projeté en avant par le rapprochement des surfaces auriculaires iliaques; 3° que, dans les déformations simples, le sacrum est incliné du côté de la luxation, la moitié de sa base qui répond au côté sain s'avançant de ce côté, et y diminuant l'aire du détroit supérieur, selon le degré de son déplacement.

Dans la luxation simple ou unilatérale, le bassin, inégalement développé, est asymétrique : il est incliné du côté luxé; l'os coxal correspondant, plus ou moins atrophié, est seul refoulé et modifié comme il vient d'être dit, et la déviation du sacrum détruit la concordance, sur le même plan médian, de la saillie du promontoire et de l'articulation pubienne.— Dans la luxation double ou bilatérale, les modifications pelviennes sont analogues; mais, par leurs combinaisons, elles déterminent l'inclinaison en avant et une déformation d'ensemble symétrique ou subsymétrique.

3° *Bassins rachitiques.* Quand le système osseux, sous l'influence du vice rachitique, manque de la consistance nécessaire pour se prêter aux premiers essais de la locomotion, chez l'enfant, les efforts que la ceinture pelvienne doit supporter rencontrent en celle-ci une résistance insuffisante, et le bassin, soumis à la pression du tronc, qui s'exerce de haut en bas, à la pression que lui renvoient les membres inférieurs de bas en haut, se déforme selon la répartition de ces pressions. Les muscles, qui ont leur insertion sur des parties de médiocre rigidité, contribuent, par leur jeu répété, à accentuer davantage les déformations commencées sous des actions purement physiques. Comme enfin les os sont surpris par l'atteinte morbide en pleine évolution, ils sont arrêtés dans leur développement, et leur atrophie achève de donner un cachet particulier au bassin rachitique : c'est par là, surtout, que ce bassin se distingue du bassin ostéomalacique, qui subit les déformations à une époque où il a acquis son entier développement.

Le *sacrum* bascule sous le poids du tronc : le promontoire se porte davantage en avant, tandis que l'extrémité coccygienne se porte en arrière (*diminution du diamètre conjugué au détroit supérieur* et *augmentation* de ce même diamètre au *détroit inférieur*); il semble s'affaisser sur lui-même, soit en exagérant sa courbure et en rapprochant ses extrémités (amoindrissement des diamètres conjugués aux détroits, mais *agrandissement antéro-postérieur de l'excavation*), soit en se tassant davantage, en perdant de sa courbure ou même en affectant une convexité à sa face antérieure (*diminution des dimensions antéro-postérieures* sur tout le parcours du canal pelvien). — Les *os iliaques*, eux aussi, éprouvent une sorte de mouvement de bascule; ils sont fortement refoulés en dedans, au niveau de leur portion centrale (d'où la *diminution de la dimension transverse au détroit supérieur*); les ailes sont aplaties, redressées sous l'influence combinée des muscles abdominaux et de la compression des têtes fémorales, et l'intervalle compris entre leurs crêtes est ordinairement diminué, malgré qu'elles semblent plus étalées, parce qu'elles regardent plus directement en avant : l'aplatissement est en partie la conséquence des tractions exercées d'avant en arrière, par les fibres obliques et transverses des plans musculaires de l'abdomen, parfois aussi celle d'une compression directe sur la branche horizontale des pubis, dans certaines attitudes (enfant porté à dos ou à califourchon sur la hanche, comme en quelques pays), et il a souvent pour corollaire l'entraînement en arrière de la symphyse, qui augmente encore l'amoindrissement antéro-postérieur au détroit supérieur. Quant aux tubérosités ischiatiques, elles sont tirées en dehors sous l'action des muscles pelvi-trochantériens, et l'*agrandissement du diamètre transverse* compense la diminution du diamètre antéro-postérieur qui existe parfois, *au détroit inférieur*.

Dans quelques cas, lorsque le bassin a été exposé à des pressions unilatérales répétées (enfant porté à bras), l'une des moitiés du bassin est aplatie d'avant en arrière, tandis que l'autre conserve la forme normale ou presque normale.

Enfin, lorsque des déviations rachidiennes viennent à se produire, leur influence s'ajoute à celles que nous venons d'énumérer pour créer de nouveaux types de déformation.

Dans tous les cas, les os sont petits, et leur réduction concourt à rendre plus sensibles les déformations et les angusties.

Suivant que prédominent telles ou telles influences secondaires ou dérivées, l'on a, dans les bassins rachitiques :

a. — Un *type plat*, ou avec amoindrissement antéro-postérieur : quatre variétés, d'après Pajot : 1° saillance exagérée de l'angle sacro-vertébral, avec conservation ou même agrandissement des dimensions de l'excavation et du détroit inférieur ; 2° défaut de

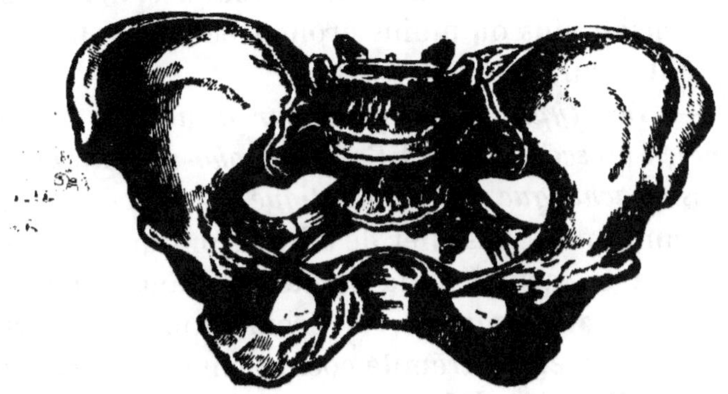

Fig. 39. — Bassin rachitique : aplatissement antéro-postérieur.

concavité du sacrum ou même convexité de la face antérieure et projection de l'os en avant : détroit supérieur et excavation rétrécis suivant le diamètre antéropostérieur ; 3° projection en avant de la base et de l'extrémité coccygienne du sacrum, avec concavité exagérée de la face antérieure : rétrécissement antéro-postérieur aux détroits, agrandissement antéropostérieur dans l'excavation ; 4° symphyse des pubis ou très allongée transversalement (barrure) ou rentrant en dedans, à la rencontre du promontoire (rétrécissement en ∞ au détroit supérieur) ;

b. — Un *type pseudo-ostéomalacique*, dans lequel l'amoindrissement antéro-postérieur se combine à un double amoindrissement selon les diamètres obliques au détroit supérieur ; celui-ci offre la forme d'un cœur à lignes rentrées, mais à un moindre degré que dans le type ostéomalacique vrai ;

c. — Un *type pseudo-oblique-ovalaire,* qui rappelle le type vrai de ce nom, par son aplatissement antéro-latéral suivant l'un des diamètres obliques, mais avec combinaison plus ou moins prononcée de l'aplatissement antérieur ;

d. — Des *types compliqués par déviations rachidiennes,* l'un *scoliotique* et l'autre *cypho-scoliotique.*

Bassin rachitique cypho-scoliotique. Dans la cyphose, le sacrum tend à basculer de telle façon, que la base est portée en arrière et la pointe en avant ; dans le rachitisme, au contraire, le promontoire est porté plus en avant et l'extrémité coccygienne plus en arrière (Pl. III). « Les déformations de la cypho-scoliose rachitique, étant dues à des forces dont les résultats diffèrent, seront donc complexes et variables, suivant que l'une et l'autre de ces forces auront commencé à agir plus tôt pendant la période du développement osseux. Néanmoins, le sacrum est toujours plus allongé ; il est convexe dans sa direction transversale. Dans ces conditions de cypho-scoliose rachitique, le poids du corps se transmet suivant une direction oblique par le fait de la double influence de la scoliose et du rachitisme ; il y a le plus souvent allongement du membre inférieur opposé à la scoliose. Il en résulte un redressement de la ligne innominée de ce côté ; de plus, dans la position assise, l'ischion tend à se porter en dehors et la fosse iliaque à se redresser. Ces déformations entraînent des modifications dans la longueur des diamètres pelviens qui peuvent se résumer en ces deux expressions : *diminution d'un diamètre oblique du détroit supérieur et augmentation du diamètre oblique correspondant du détroit inférieur*. Le redressement de la ligne innominée diminue d'autant la moitié de l'aire du détroit supérieur qui lui correspond » (Hirigoyen).

Bassin rachitique scoliotique. Le bassin doit une partie de ses caractères à l'inégale transmission du poids du tronc au sacrum : l'os, en même temps que sa base est projetée davantage vers le centre du détroit supérieur, est déjeté d'un côté ; l'aire de l'entrée pelvienne présente la forme d'un cœur de carte à jouer, obliquement déprimé et plus ou moins aplati du côté de la scoliose lombaire, et élargi de l'autre côté ; au détroit inférieur, il y a au contraire élargissement du côté de la scoliose et rétrécissement du côté opposé (Léopold).

Le *diagnostic* est établi d'après les *commémoratifs* recueillis sur l'enfance de la femme ; *l'habitude extérieure* (extrémités petites, ramassées ; membres raccourcis, diversement arqués ou anguleux par consolidation vicieuse d'anciennes fractures, incurvation latérale antéro-interne des tibias et antéro-externe des fémurs, cage thoracique aplatie, côtes anguleuses à leur partie antérieure, déviations rachidiennes, crâne offrant la saillance particulière des bosses pariétales qui lui a valu l'épithète de *natiforme*, et fréquemment bosselé au niveau du bregma ; face prognathe, asymétrique) ; *l'examen pelvimétrique* (on devra surtout s'appliquer à bien déterminer le degré d'amoindrissement du diamètre conjugué du détroit supérieur, toujours le plus réduit).

4º *Bassins ostéomalaciques*. Les déformations ont pour cause le ramollissement des os, déjà parvenus à leur complet développement. Le bassin cède au niveau même des pressions qu'il éprouve et selon l'intensité de ces pressions. Ses modifications sont ordinairement moins généralisées, moins régulièrement réparties et aussi moins réductrices que dans le rachitisme.

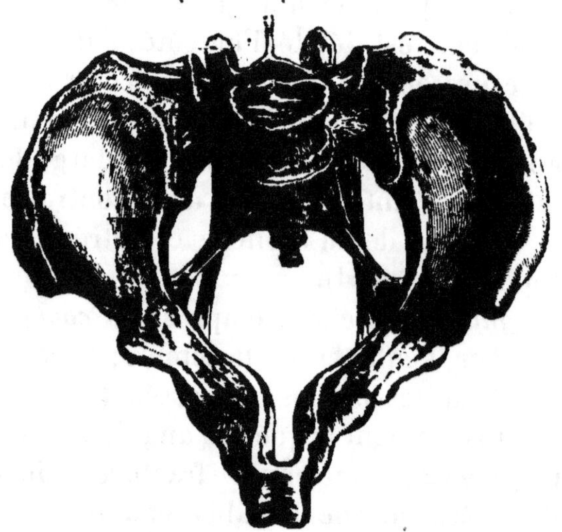

Fig. 40. — Bassin ostéomalacique.

Le *sacrum* est plus concave, et le *coccyx*, continuant sa courbure exagérée, fait crochet en avant. Les *os iliaques*, repoussés en dedans au niveau de leur portion centrale, conservent leurs ailes plus ou moins étalées, mais, dans leur moitié inférieure, tendent à converger l'un vers l'autre ; ils ont la forme d'une gouttière oblique en bas et en dedans. Les crêtes innominées sont refoulées vers le centre du bassin, et les branches horizontales des pubis sont partiellement entraînés dans ce refoulement : il en résulte une *diminution* dans la longueur *des diamètres obliques*, au détroit supérieur, avec une diminution moindre du diamètre transverse, le diamètre antéro-postérieur demeurant normal, parce que la symphyse et le promontoire ont conservé leurs rapports. Mais, comme les branches horizontales des pubis sont très rapprochées l'une de l'autre par leur propulsion vers le centre du bassin, les dimensions antéro-postérieures sont notablement diminuées de chaque côté, à une faible distance de la ligne médiane, et le *diamètre conjugué* est ainsi amoindri *de fait*, puisqu'il ne peut tout entier servir à l'engagement. Le détroit supérieur a la forme d'un cœur de carte à jouer ou d'un tricorne. à bords latéraux très rentrés, et à pointe prolongée en bec vers la symphyse. Les *parois de l'excavation* sont *convergentes* d'un côté à l'autre : le diamètre transverse de l'excavation est ainsi diminué ; mais l'antéro-postérieur est normal ou même augmenté, grâce à la concavité exagérée du sacrum. Les *ischions* sont *rapprochés*, et, comme il y a *saillance* plus ou moins prononcée *du coccyx*, il s'en suit que le *détroit inférieur* est *rétréci transversalement et d'avant en arrière*. L'arcade des pubis est nécessairement très étroite.

Les déformations ne sont pas également prononcées des deux côtés, dans la plupart des cas ; elles peuvent l'être assez cependant, pour donner lieu à un type symétrique ou subsymétrique.

Le *diagnostic* repose sur l'appréciation des commémoratifs relatifs à l'évolution de la maladie (voir les caractères de l'ostéomalacie au chapitre des maladies de la grossesse) et sur l'examen pelvimétrique.

5° *Bassins dits obliques-ovalaires et à rétrécissement transverse.* L'aplatissement antéro-latéral de l'une des moitiés du bassin, a la suite d'une luxation coxo-fémorale congénitale, d'un raccourcissement de l'un des membres inférieurs ou d'une déviation rachidienne survenus pendant la période infantile, etc., peut donner lieu à la *forme oblique ovalaire.* Mais le type

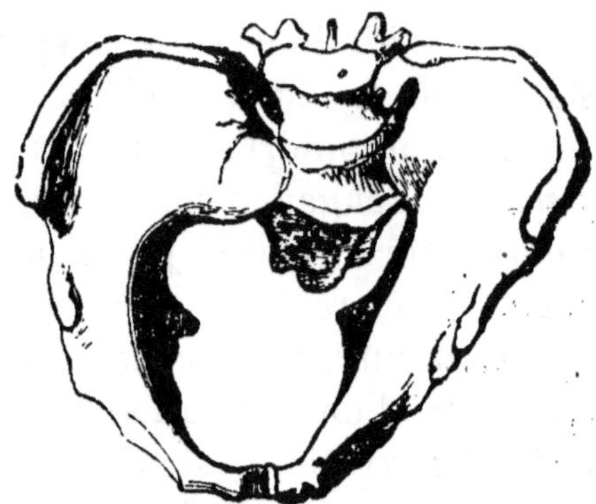

Fig. 41. — Bassin oblique-ovalaire de Nægelé.

qui répond à ce nom, décrit pour la première fois par Nægelé, se rattache à un arrêt de développement particulier, lié peut-être à une arthrite sacro-iliaque (l'étiologie n'est pas encore élucidée). Les caractères de ce bassin sont les suivants :

Ankylose complète ou incomplète *de l'une des arti-*

culations sacro-iliaques (dans quelques cas, on a rencontré une arthrite sans ankylose);

Sacrum atrophié dans sa moitié correspondante à l'articulation malade ou disparue;

Atrophie proportionnelle de l'os coxal du même côté;

Sacrum incliné du côté malade (l'axe antéro-postérieur de sa base est dirigé vers le milieu de la crête innominée);

Symphyse pubienne repoussée du côté sain, en raison de la direction oblique particulière de l'os iliaque du côté malade;

Distances sacro-cotyloïdienne et entre la tubérosité sciatique et les épines iliaques postérieures, moindres du côté malade;

Cavité cotyloïde de ce même côté, dirigée plus en avant.

Il semble que l'une des moitiés du bassin ait été comprimée ou ait suivi un retrait suivant la direction des diamètres obliques qui lui correspondent. Du côté malade, la ceinture osseuse est aplatie, comme taillée en coup de hache, de haut en bas, de dehors en dedans et d'avant en arrière. La propulsion simultanée de la symphyse du côté opposé, au-delà de la ligne médiane, occasionne une légère déformation dans la moitié saine; de sorte que « si l'on divisait deux bassins obliques-ovalaires viciés l'un à droite et l'autre à gauche, les deux moitiés non ankylosées, réunies par leur portion sacrée, conserveraient entre les pubis un écartement de plusieurs centimètres... Ce bassin a donc une physionomie toute particulière; mais sa dénomination n'est pas rigoureusement exacte : l'aire du détroit supérieur n'a pas la forme d'un ovale régulier ; sa partie antérieure est bien développée et arrondie, tandis que sa partie postérieure est étroite et prend l'aspect d'un angle mousse : il est donc en réalité plutôt triangulaire qu'ovalaire » (Joulin). La critique est juste, en partie ; mais elle s'appuie sur une appréciation défectueuse de l'amplitude relative du détroit supérieur, en ses régions antérieure et postérieure : c'est l'antérieure et non la postérieure qui, dans l'ensemble, paraît le plus diminuée.

L'angustié porte en réalité sur les deux diamètres obliques, mais principalement sur celui du côté malade, aussi sur le diamètre transverse, au détroit supérieur, et aux régions sous-jacentes.

Comme le bassin peut conserver, dans sa moitié saine, une ampleur suffisante pour permettre l'accouchement, il serait important de reconnaître de bonne heure la déformation, afin d'opérer en temps opportun une substitution de présentation ou de position, si elle était nécessaire. Mais le *diagnostic* est très difficile : les parties molles masquent la difformité, et tout au plus, pourrait-on soupçonner son existence d'après la hauteur inégale des hanches et des fesses.

Les *mensurations croisées* seront ici très utiles. Sur huit bassins obliques-ovalaires, Nœgelé a trouvé les différences suivantes, d'un côté à l'autre.

	MAX.	MIN.[1]
De la tubérosité sciatique d'un côté à l'épine iliaque postérieure et supérieure du côté opposé.	54	27
De l'épine iliaque antérieure et supérieure d'un côté à l'épine iliaque postérieure et supérieure de l'autre côté.	51	27

[1] Dimensions exprimées en millimètres.

	MAX.	MIN.
De l'apophyse épineuse de la dernière vertèbre lombaire à l'épine iliaque antérieure et supérieure de l'un et de l'autre côté. .	35	18
Du grand trochanter d'un côté à l'épine iliaque postérieure et supérieure du côté opposé	42	27
Du milieu du bord inférieur de la symphyse pubienne à l'épine iliaque postérieure et supérieure de l'un et de l'autre côté . .	27	15

L'on fait aussi usage du *procédé du fil à plomb*. La femme est placée (nue depuis la ceinture), debout contre un plan vertical : un fil à plomb est fixé au niveau de l'apophyse épineuse de la dernière vertèbre lombaire, un second au niveau de la symphyse : au lieu d'être situés dans le même plan vertical, les deux fils apparaîtront sur deux plans différents, puisque le promontoire et la symphyse pubienne ne se correspondent plus sur le diamètre conjugé.

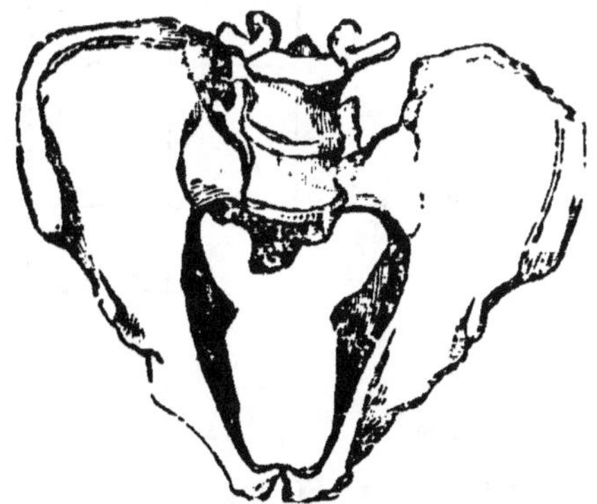

Fig. 42. — Bassin de Robert

Nous ne ferons que mentionner le bassin à double aplatissement transverse, dit *Bassin de Robert*, forme

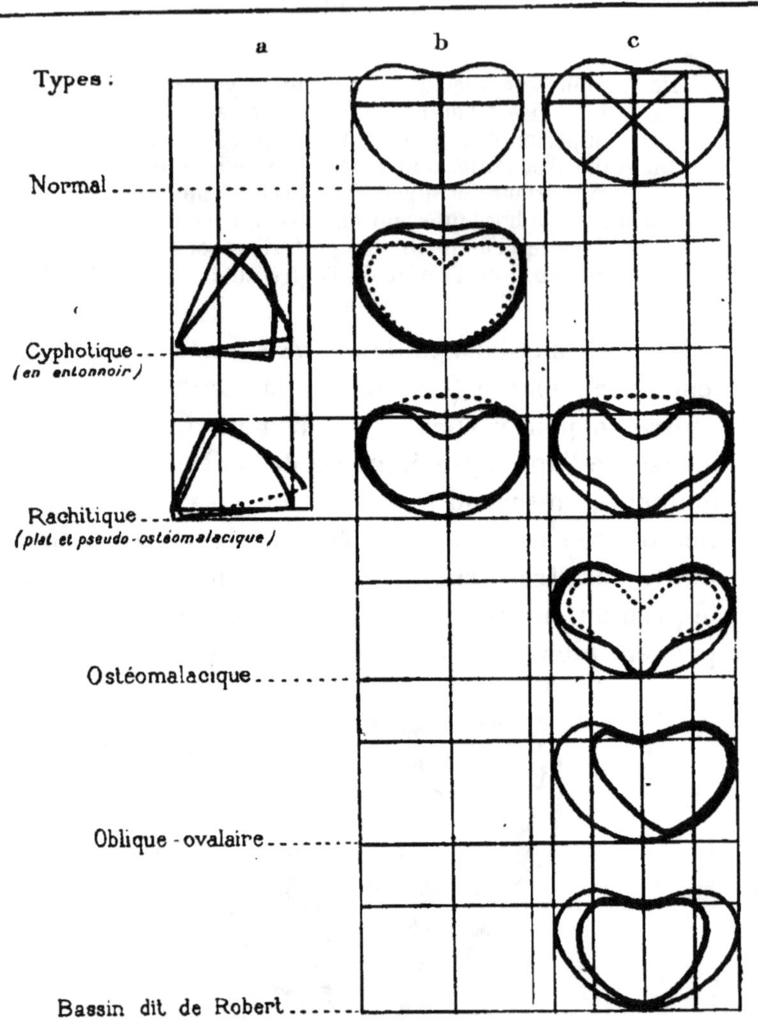

SCHÉMA DES RÉTRÉCISSEMENTS PELVIENS.

Les plans délimités en noir, pour l'état normal ; en rouge, pour l'état anormal. — Lignes pleines répondant au détroit supérieur ; lignes ponctuées, à l'excavation et au détroit inférieur. — *a.*, projection suivant une coupe médiane verticale antero-postérieure ; *b.*, rétrécissements antero-postérieurs suivant le plan horizontal ; *c.*, rétrécissements obliques transverses

O. DOIN, Éditeur   Paris Imp. Monrocq

rare, dans laquelle on aurait jusque ici rencontré une ankylose à chacune des articulations sacro-iliaques.

D. — *Influence sur la marche de la grossesse et de la parturition.*

a. — Dans quelles conditions la grossesse et la parturition ne sont pas entravées. Comme, à l'état normal, les diamètres du bassin sont supérieurs à ceux des présentations fœtales habituelles, ils peuvent subir un certain degré d'amoindrissement, sans mettre obstacle au libre développement de l'utérus gravide et à l'expulsion de son contenu. Une angustie pelvienne de 9,5, dimension correspondant au diamètre fœtal moyen qui règle l'engagement dans la présentation du sommet, mais qui lui-même est susceptible de réduction, permet l'accouchement naturel, et, dans la race indoue, d'après Maurel, la réduction simultanée habituelle du bassin et de la tête fœtale, au-dessous des dimensions communément observées dans les races d'Europe, abaisserait, jusqu'au chiffre de nos rétrécissements franchement dystociques, la limite des conditions de la parturition spontanée.

Une augustie peut exister à un degré plus prononcé, sans mettre encore obstacle à l'accouchement, s'il existe certaines conditions particulières du bassin ou de la présentation, qui remèdient à l'étroitesse et la compensent. — L'extrême laxité des articulations, la flexibilité des os, l'inégalité de la déformation laissent quelquefois à l'une des moitiés du bassin une aire suffisante pour une bonne adaptation avec la présentation. Dans les cas de rétrécissement antéro-postérieur, si le promontoire est dévié à droite ou à gauche, il augmente d'autant les dimensions du côté opposé, et si la tête se présente ou est ramenée de telle sorte que sa partie la plus volumineuse réponde à la région pelvienne la plus ample, l'engagement demeure possible. « Il se passe même quelque chose d'analogue, dit Joulin, lorsque le promontoire et les pubis conservent leurs rapports : que la tête soit placée obliquement ou transversalement, ce n'est

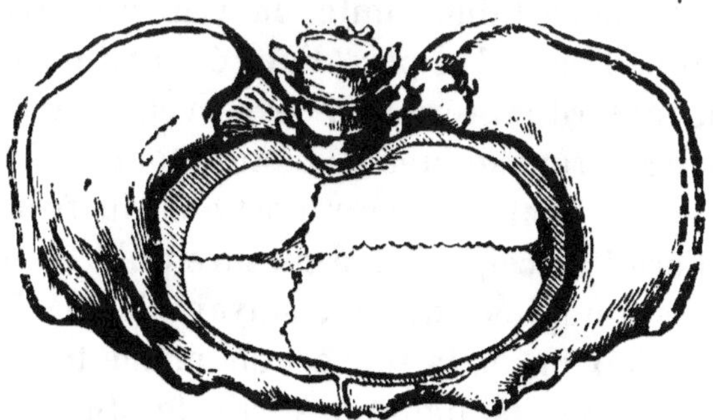

Fig. 43. — Adaptation de la tête fœtale au diamètre antéro-postérieur du détroit supérieur, en certains cas de rétrécissement. (Simpson).

pas le diamètre bi-pariétal qui correspond au point le plus rétréci, mais un diamètre qui se rapproche beaucoup du bi-temporal; la bosse pariétale qui est en arrière correspond en dehors de l'angle sacro-vertébral, et celle qui est en avant en dehors des pubis, sur un point où le rétrécissement est déjà sensiblement moindre. La tête, qui s'incline, tend encore à éluder le rétrécissement, en présentant successivement au point

le plus rétréci les parties diamétralement opposées. »
— D'autre part, le petit volume du fœtus et la grande
réductibilité des parties, notamment à la voûte crânienne, sont favorables à une expulsion naturelle dans
le cas d'augustie. Sous l'influence d'une forte compression, la suture sagittale s'efface, les bords parié- -
taux qui la délimitaient chevauchent l'un sur l'autre,
et le crâne est tranversalement diminué de plusieurs
millimètres'; en même temps, les dimensions antéro-
postérieures sont amoindries par le chevauchement,
sous les pariétaux, du coronal et de l'occipital. Mais,
au-delà d'une certaine limite, la réduction transversale n'a plus lieu qu'au prix d'une élongation proportionnelle antéro-postérieure, le cerveau ne pouvant
permettre au crâne qu'une réduction toute relative, et
repoussant en avant les deux portions du frontal, en
arrière l'écaille occipitale, à mesure qu'il est soumis
à une pression plus intense, suivant les latéralités.
Comme la fléxion de la tête est en même temps augmentée, comme la hauteur verticale du crâne est
encore amoindrie par la brisure occipitale, c'est le
diamètre transverse qui semble commander l'engagement, et sa réduction entraîne celui-ci, quand elle
arrive à compenser le rétrécissement pelvien.

b. — *Dans quelles conditions la grossesse et la parturition sont entravées.* Quand le bassin est déformé de
telle sorte que, large à sa partie inférieure, il est rétréci à sa partie supérieure par la saillance exagérée
du promontoire ou la rentrée des pubis, l'utérus (surtout s'il est prédisposé à la déviation par un état
morbide antérieur à la grossesse) peut venir butter

contre l'obstacle, au moment où il doit franchir le détroit supérieur : il y a rétroversion ou antéversion, souvent suivies d'avortement. — On bien l'ampleur relative du bassin à sa partie supérieure donne lieu à un engagement trop hâtif de la présentation et du segment antéro-inférieur de la matrice, et la gêne que les parties éprouvent au niveau des voies inférieures rétrécies provoque l'accouchement prématuré (bassin cyphotique). — Enfin, quand la grossesse est parvenue à son terme, soit que le bassin possède une ampleur presque normale, devenue insuffisante parce que le fœtus est trop volumineux ou trop peu réductible (ossification prematurée des os du crâne), soit que l'angustie pelvienne dépasse toute limite d'adaptation possible avec le fœtus, demeuré en ses conditions de développement habituelles, l'accouchement est difficile ou absolument empêché.

Le rapport entre les diamètres pelviens et les diamètres fœtaux ne crée pas un obstacle insurmontable à l'action des forces naturelles; mais il exige d'elles un énorme surcroît d'intensité : l'accouchement sera *laborieux.* — *L'engagement* est *lent; lente* aussi est la *dilatation,* car une partie de l'effort utérin, au lieu de porter sur le col, se perd contre l'obstacle que la présentation doit franchir. Les *contractions* sont *énergiques* : si le rétrécissement n'existe qu'au détroit supérieur, elles peuvent triompher de l'obstacle assez à temps pour se maintenir efficaces pendant l'expulsion, que rien n'entrave, et qui généralement est rapide ; mais si le rétrécissement existe aux deux extrémités ou sur toute l'étendue du canal pelvien, leur prolongation et leur intensité, cependant si nécessaires, sont à redouter pour la mère et pour l'enfant. — La *femme*, *épuisée* par l'effort, brisée par la douleur, tombe dans un état d'abattement profond, le pouls devient petit et fréquent, la bouche sèche ; il se produit des vomissements et du délire ; l'*utérus* arrive *en inertie* ; il n'a pas encore déployé, sans doute, son maximum de puissance ; mais il manque tout à coup de l'incitabilité nécessaire, dans ce choc de l'innervation, qui rappelle le choc traumatique : la patiente succombe sans présenter de lésions bien appréciables, si l'on n'intervient pas rapidement. — L'utérus déploie, au contraire, toute l'énergie dont il est susceptible ; mais avant qu'il ait réussi à vaincre l'obstacle, une *rupture* de ses parois arrête ses contractions et donne lieu à des indications particulières (chap. III). — Enfin, si l'organe parvient à soutenir la lutte jusqu'au bout, par le refoulement du sang veineux vers le col et vers les parties génitales externes, il se produit des *tuméfactions*, à leur tour gênantes, au moment de l'expulsion, ou, par la durée des pressions exercées par la tête contre les parties molles de l'excavation, des *eschares*, parfois étendues à la vessie et au canal de l'urèthre, et dont les conséquences se feront sentir après l'accouchement : l'utérus reste en outre exposé aux dangers d'une *inflammation consécutive*. — D'autre part, la matrice n'épuise pas impunément une grande somme d'efforts sur la *masse fœtale*, chargée de les transmettre à l'obstacle : la *circulation utéro-placentaire* est profondément *troublée*, le *cerveau comprimé*, l'enfant menacé d'asphyxie ou d'une grave lésion des organes encéphaliques. Les parties molles qui revêtent le crâne sont le siége d'une *bosse séro-sanguine* considérable (que l'on a prise quelquefois pour le crâne lui-même, déjà très engagé), ou bien il se produira un cephalématôme quelque temps après la naissance.

L'obstacle est réellement insurmontable. A la saillie des parties molles péricraniennes tuméfiées dans le vagin, s'ajoute une projection des os, étirés et allongés à leur maximum, au-delà du rétrécissement : l'accoucheur inexpérimenté peut croire à un avancement qui n'existe pas, et rester dans une sécurité trompeuse. La *tête*, en effet, n'a point franchi l'obstacle; elle s'y est engagée partiellement, et, retenue par deux points opposés de sa circonférence irréductible, fixée dans le détroit qu'elle a voulu forcer, elle ne peut ni descendre, ni remonter : elle est *enclavée*. Chaque nouvel effort utérin l'immobilise davantage et une intervention active est nécessaire, pour sauver l'enfant et la mère, ou tout au moins celle-ci, devant l'imminence des accidents redoutables que nous avons signalés.

E. — Indications.

a. — *Le praticien est appelé à constater le rétrécissement au cours de la grossesse et à une époque plus ou moins éloignée de son terme.* Il peut avoir recours à l'*avortement provoqué* ou à l'*accouchement prématuré artificiel,* selon le degré de l'angustie. Dans les rétrécissements extrêmes, l'avortement préviendra une intervention tardive, obligeant à sacrifier l'enfant tout en compromettant l'existence de la mère (céphalotripsie) ou à risquer très gravement l'existence de la femme pour sauver un enfant de viabilité quelquefois douteuse (opération césarienne). Dans les rétrécissements moyens (jusqu'à 8 et même 7 centimètres), l'accouchement prématuré évitera à l'enfant et à la mère les chances d'une opération ultérieure plus ou moins sérieuse, et pourra les conserver à la vie l'un et l'autre : le moment de provoquer l'accouchement est reculé le plus longtemps possible, afin de mieux assurer la viabilité de l'enfant ; il est nettement indiqué par l'époque où la tête atteint le volume strictement adaptable aux dimensions pelviennes (3e p., chap. II).

b. — *Le praticien n'est appelé qu'au moment de l'accouchement ou pendant le travail* (c'est le cas le plus ordinaire). Il doit accepter la situation telle qu'elle se présente, apprécier mûrement la nature, la forme, le degré et le siége du rétrécissement, l'espèce de la présentation, les conditions de la position et le volume de la tête fœtale, prendre un parti d'après la comparaison de ces différents éléments.

Indications fournies par le degré du rétrécissement. Elles sont ainsi formulées, d'après l'expérience des maîtres :

1er *degré : rétrécissement jusqu'à* 9,5. L'accouchement spontané est possible ; mais il sera plus ou moins lent et laborieux. L'*expectation* est indiquée, si la présentation est bonne, mais sa durée restera subordonnée à l'état des forces de la femme et à l'état de la poche des eaux (3ᵉ p., 1ʳᵉ s., ch. II, *pronostic général de l'accouchement*). Au-delà d'une limite qu'il appartient au tact du médecin de savoir reconnaître, application du *forceps*. S'il s'agit d'une présentation du tronc, *version podalique* immédiate.

2ᵉ degré : rétrécissement jusqu'à 8. Présentations de la tête : *expectation*, si le fœtus paraît de médiocre volume, si la tête se présente bien et avec apparence d'une grande réductibilité, si l'accouchement marche sans accidents ; ou, si l'état de la mère et de l'enfant ne permet pas d'attendre, *forceps* : application simple ou répétée ; si le forceps échoue, employer l'*aide-forceps* ou tout procédé improvisé qui rendra les tractions plus soutenues ; comme ressource extrême, *perforation du crâne* ou *céphalotripsie. Symphyséotomie* incertaine. — Présentation du siège : *expectation, tractions* mesurées, *forceps* sur la tête, si elle est retenue dans le bassin, et, en cas d'insuccès, *perforation du crâne* par sa base. — Présentations du tronc : *version podalique* et mêmes moyens que précédemment s'il est ensuite nécessaire.

3ᵉ degré : rétrécissement jusqu'à 7. Présentations de la tête : le *forceps* échoue le plus ordinairement ; le forceps et l'*aide-forceps* suffisent souvent ; s'ils ne peuvent triompher de l'obstacle, *perforation du crâne, céphalotripsie* ; symphyséotomie absolument inutile. — Présentation du siège : *crochet*, et, si la tête ne peut être ramenée avec le *forceps, céphalotripsie, sans* ou *après détroncation*. — Présentations du tronc : essayer de transformer en présentation du siège et se comporter, en cas de réussite, comme dans cette présentation, ou bien *embryotomie* (*opération césarienne,* si la femme la réclamait).

4° degré : rétrécissement jusqu'à 5. Si l'enfant est mort, *embryotomie* ou *céphalotripsie*; s'il est vivant, décider, d'après la volonté ou l'état de la mère, entre ces mêmes moyens ou l'*opération césarienne.*

5° degré : rétrécissement au-dessous de 5 : *opération césarienne.*

Indications fournies par la forme, le siège et la nature du rétrécissement. — Dans les déformations obliques unilatérales, l'indication pratique consiste à ramener l'extrémité postérieure de la tête, en rapport avec la partie la plus développée du bassin ; la version peut être préférée au forceps dans les angusties du premier et même du deuxième degré (Simpson). « Il est des cas où la version présente des avantages sur le forceps : par exemple, lorsque le retrécissement porte particulièrement sur un côté du bassin par la déviation de l'angle sacro-vertébral et laisse à l'autre une grande partie de sa capacité, on peut tenter d'y ramener par la version les parties les plus volumineuses de la tête... On pourrait être conduit à agir de même dans le cas de bassin oblique-ovalaire. D'après M⁰ Lachapelle, la version serait encore préférable à l'emploi du forceps, dans le cas où le détroit inférieur serait transversalement rétréci : car, lorsque la tête sort du bassin la première, c'est l'occiput qui sort d'abord en avant, en plongeant dans l'arcade pubienne, mouvement qui deviendrait fort difficile si cette arcade était étroite et anguleuse ; quand, au contraire, il descend les pieds les premiers, alors l'occiput vient se placer derrière les pubis, le front sort le premier par la partie postérieure du détroit périnéal, et la nuque seule s'engage dans l'arcade pubienne » (Jacquemier).

Indications fournies par le fœtus. — L'état de vie, de souffrance ou de mort du fœtus règle le moment et le choix des moyens d'intervention. La nature de la présentation et les variétés de la position peuvent aussi modifier les indications générales déduites du degré de l'angustie.

III. — OBSTRUCTION PELVIENNE PAR TUMEUR OU PAR DÉPLACEMENT DU RACHIS.

Le bassin, normalement conformé, est rétréci par une tumeur de ses parois (cal difforme, exostose, ostéosarcôme) ou par un déplacement de la colonne vertébrale vers ses régions internes.

Le *diagnostic* des tumeurs pelviennes n'est souvent établi qu'au moment où l'accouchement s'arrête et réclame une intervention ; il repose sur l'appréciation des renseignements commémoratifs fournis par la femme et sur l'examen de la région (toucher vaginal et rectal).

Le diagnostic des déplacements rachidiens a pour base les commémoratifs, l'habitude extérieure, l'examen de la région vertébrale, l'examen externe et interne du bassin.

La colonne vertébrale, quand une altération grave vient à se produire au niveau de sa réunion avec

le sacrum, peut tantôt glisser au-devant de cet os,
tantôt s'affaisser vers le bassin, de manière à diminuer les dimensions de la cavité au-dessus du
détroit supérieur. Dans le premier cas, il y a spondylolisthésis (σπόνδυλος, vertèbre, ὀλισθῆσις, glissement); dans le second cas, spondylizème (ἴζημα,
affaissement). Dans l'un et dans l'autre, il n'y a pas,
à proprement parler, déformation pelvienne, mais
seulement obstruction ou obtection ; cependant, les
vertèbres sacrés participent quelquefois et d'emblée
aux altérations de la dernière lombaire, et le bassin
est ainsi déformé, en même temps qu'obstrué. La

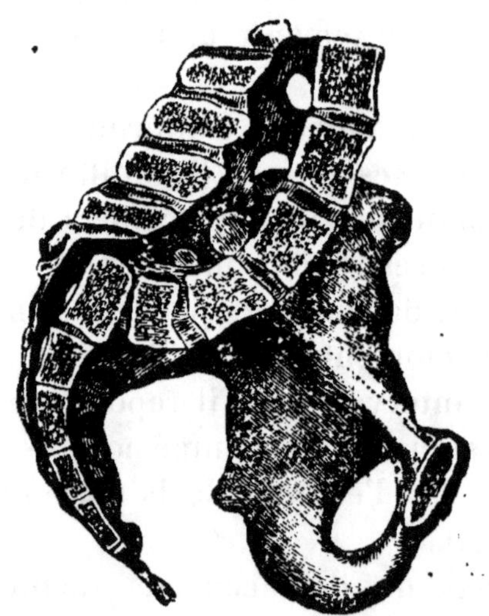

Fig. 44. — Spondylolisthésis (Kilian).

lésion initiale remonte à la période infantile, peut-
être même, dans certains cas, à la période intra-
utérine. C'est une anomalie d'ossification, une solu-

tion de continuité congénitale (fracture avec formation consécutive d'un cal plastique extensible, etc.), un ramollissement pathologique (mal de Pott, rachitisme, etc.), qui intéresse la cinquième vertèbre lombaire (Neugebauer. Hergott). Mais la lésion, suivant qu'elle siège principalement à la partie antérieure ou à la partie postérieure de l'arc de soutien que représente cette vertèbre, entraîne l'une ou l'autre forme de déplacement, précédemment dénommée.

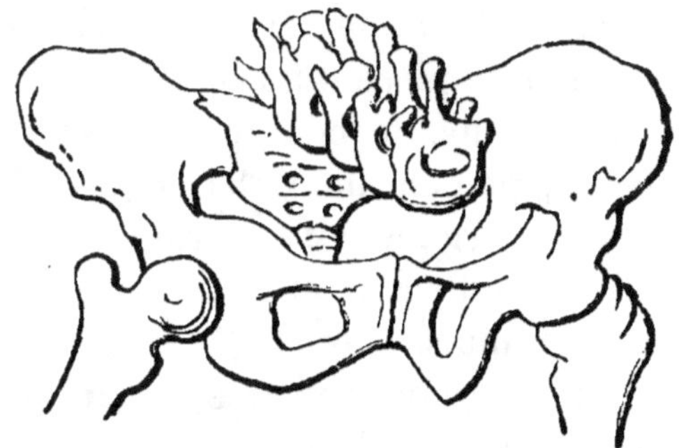

Fig. 45. — Spondylizème (d'après un croquis d'Hergott : Hirigoyen).

Si le corps de la vertèbre cède *en arrière*, la colonne vertébrale glisse progressivement au-devan du sacrum, et, dans son mouvement de translation verticale, elle dépasse souvent l'aire du détroit supérieur, diminuant de toute son épaisseur l'étendue de cette aire et la profondeur de l'excavation : il n'y a plus de promontoire, ou plutôt l'angle sacro-vertébral est remplacé par une saillie lombaire ; le bassin est, jusqu'à un certain point, en rétroversion, comme dans la lordose, mais le relèvement de la symphyse pubienne contribue encore à l'amoindrissement du diamètre conjugué (réduit à 7 centim., 5 et même 3,5). — Si la résistance fait défaut *en avant*, la colonne vertébrale s'incline vers le bassin, par une sorte de mouvement de bascule : elle recouvre plus ou moins l'aire du détroit supérieur ; le promontoire est remplacé par un angle rentrant, tandis qu'en arrière il se manifeste une voussure acuminée cyphotique ; le diamètre antéro-postérieur n'est pas diminué, et même il peut être augmenté, par suite d'une perte de substance éprouvée par la première pièce du sacrum ; mais, au-delà du détroit supérieur, le champ est insuffisant pour le libre développement de l'utérus gravide, ou, en supposant que l'organe ait pu franchir l'étroit passage laissé de chaque côté et en avant entre la crête innominée, continuée par la branche horizontale des pubis, et le rachis renversé, pour l'issue d'un fœtus arrivé à complet développement.

Les *indications* sont les mêmes que dans les cas de retrécissements par déformations. Toutefois, si l'on était appelé à visiter la femme à une époque encore éloignée de l'accouchement et si l'obstacle était susceptible d'être modifié par une médication spécifique (exostose syphilitique), ou par une opération (ostéosarcome accessible), on devrait esayer de prévenir l'intervention dystocique par une thérapeutique appropriée.

IV. — DYSTOCIE PÉRI-UTÉRINE

L'obstacle à l'accouchement siège aux parties

molles du revêtement intérieur du bassin ou aux organes qui avoisinent l'utérus. Tantôt, il est aisément reconnu et écarté (distension du rectum par les matières fécales, ou de la vessie par l'urine), tantôt, il est de diagnostic moins certain et donne lieu à des indications complexes (tumeurs des ovaires , des trompes, des parois rectales, etc.). On s'appliquera à apprécier, par le palper abdominal et par le toucher vaginal ou rectal, la nature, le volume, la consistance, la mobilité, la réductibilité ou l'irréductibilité de la tumeur.

Une tumeur de l'excavation ou pénétrant jusque dans l'excavation :

Ou permet l'accouchement spontané et commande l'expectation, si elle est de médiocre volume, mobilisable, molle, susceptible en un mot d'être écartée ou aplatie par la tête fœtale au moment du passage ;

Ou met obstacle à l'accouchement, à moins d'une intervention : celle-ci devra porter — sur la tumeur, quand elle est accessible (videment par ponction des tumeurs liquides ; écartement au-delà du détroit supérieur, des tumeurs mobiles et réductibles; ablation partielle des tumeurs immobilisées, ou énucléation de leur contenu) ; — sur le fœtus, quand la tumeur échappe à toute action (forceps, céphalotripsie).

CHAPITRE III

DYSTOCIE UTÉRINE, VAGINALE ET VULVO-PÉRINÉALE.

I. — DYSTOCIE UTÉRINE.

Ses causes résident au corps ou au col, sont de nature physique ou dynamique, se manifestent à différents moments de la parturition, entravent directement ou indirectement l'accouchement, ou exercent surtout leur influence après la délivrance.

A. — *Dystocie dynamique ou fonctionnelle.*

Insuffisance des contractions. — Elle est liée à un obstacle matériel, qui accroît les résistances au-delà des moyens de la puissance. Ou bien, il n'existe aucun obstacle aux voies que le fœtus doit parcourir, mais l'expulsion se trouve tout à coup suspendue pendant une syncope. Enfin, la faiblesse ou l'absence des contractions apparaît comme la première manifestation de la dystocie : c'est l'état *d'inertie utérine primitive*, ainsi désigné pour le distinguer de l'inertie qui succède à des contractions trop énergiques, rendues stériles par une exagération des résistances au bassin ou aux parties molles de l'appareil pasturitif.

Il faut rechercher la cause de l'inertie utérine primitive : — dans les *conditions de l'innervation centrale* : défaut d'incitabilité idiopathique, lié à l'anémie ou au nervosisme (l'appréhension du travail, une émotion morale vive, surtout chez les primipares, une douleur violente accidentelle, telle qu'une névralgie, une crampe, ou seulement l'agacement produit par la rétention de matières fécales ou d'urine, en médiocre quantité, dans leurs réservoirs, l'ébranlement occasionné par des vomissements répétés, sont assez fréquemment le point de départ d'un fâcheux ralentissement des contractions); — dans les *conditions de l'innervation locale* : excès de sensibilité de l'utérus ; — dans les *conditions de la contractilité utérine* : muscle utérin en état de parésie par distension exagérée (hydramnios, fœtus volumineux, fœtus multiples) ; fatigué, dès les premières heures, par une action que l'écoulement précoce du liquide amniotique rend trop inégale ; mal soutenu par les contractions des muscles de l'abdomen, relâchés ou sans puissance (femmes chargées d'embonpoint).

Le travail débute régulièrement, ou, d'emblée, commence mollement. Les douleurs deviennent de plus en plus faibles, de plus en plus courtes et de plus en plus rares. — Si la dilatation est à peine ébauchée, la poche des eaux intacte, tout s'arrête quelquefois : il y a rétrocession du travail. — Si la dilatation est trop avancée pour rétrograder et si déjà surtout la poche des eaux est rompue, l'anneau reste stationnaire ou s'élargit avec une lenteur désespérante, il enserre

mollement la présentation. — Les membranes sont-
elles demeurées intactes? La dilatation s'achève sans
qu'elles se rompent, la poche des eaux se distend à
peine à de longs intervalles, au moment d'une cou-
traction fugace, la progression du fœtus est peu marquée, l'expulsion traînante ou indéfiniment retardée;
quelquefois, cependant, quand les membranes viennent subitement à se rompre, les contractions se manifestent avec une intensité et une régularité convenables, et la rapidité relative de l'expulsion compense
la durée de la dilatation. — En d'autres cas, la
femme a pu satisfaire à l'accouchement, mais la matrice reste inerte au moment de la délivrance, ou bien
après celle-ci : elle ne revient pas sur elle-même, et
les vaisseaux, mis à découvert par la chute du placenta, deviennent la source d'une perte sanguine
plus ou moins considérable.

La période de dilatation, avec des douleurs peu
intenses et rares et l'intégrité de la poche des eaux,
peut se prolonger assez longtemps, sans inconvénient
pour la mère et pour l'enfant. Mais les douleurs,
malgré leur médiocre intensité, déterminent parfois
chez la femme un agacement qui lui enlève tout
repos, exalte son nervosisme et la prépare à des accidents consécutifs; et, si la poche des eaux est rompue, l'enfant court des risques sérieux d'asphyxie. —
La période d'expulsion ne saurait se prolonger autant
que la précédente : après la rupture des membranes,
le fœtus éprouve des pressions plus dangereuses, dans
l'étroite filière où il est engagé ; la mère est menacée
d'épuisement nerveux par l'excès de la fatigue et de

l'inquiétude, d'accidents locaux immédiats ou consécutifs, par la continuité des pressions ou de l'irritation
que subissent ses organes (thrombus du vagin et de la
vulve, gangrènes, métrite). — Mais, c'est à la période
de délivrance que l'inertie acquiert son plus haut
degré de gravité : le placenta n'est pas plus tôt décollé, partiellement ou en totalité, que des hémor-
ragies peuvent se produire, quelquefois foudroyantes,
généralement externes, quelquefois internes (oblitération du col ou du vagin par des caillots).

Indications : 1° *s'assurer que l'inertie ne reconnaît
pour cause aucun obstacle mécanique* (au bassin, au
col de la matrice, etc. : elle succède toujours, en
pareil cas, à des contractions plus ou moins intenses et tumultueuses) : indications nécessairement en
rapport avec la nature de l'obstacle ; — 2° *l'inertie
reconnue indépendante de tout obstacle mécanique, rechercher si elle est liée à quelque état général ou local
particulier, susceptible d'être combattu :* antispasmodiques contre l'état nerveux ; stimulants, vin chaud,
dans l'état de débilité anémique ; combattre les
accidents syncopaux (position couchée, air frais, eau
fraîche sur le visage) ; traiter les douleurs névralgiques par l'emploi de liniments calmants (au chlo
ral, au chloroforme : les injections hypodermiques
à la morphine, contribueraient à ralentir les contractions utérines) ; vider, s'il y a lieu, la vessie et
le rectum ; en cas de distension excessive de l'œuf,
ponction des membranes aussitôt que la dilatation apparaît suffisante (à moitié de son développement) ; en cas de relâchement de la paroi abdomi-

nale, application d'un bandage de soutien; — 3° *ré-*
veiller les contractions de l'utérus, par excitations
directes ou indirectes de ses éléments musculaires : jusqu'à ce que la dilatation soit achevée, par la marche,
les frictions abdominales, le massage abdomino-uté-
rin, la titillation de seins, le bain sinapisé (750 gr.
de farine de moutarde pour un grand bain, Joulin),
l'administration de l'ergot de seigle à petites doses ;
quand la dilatation est achevée (l'inertie continuant
malgré la rupture spontanée ou provoquée des membranes), et après la délivrance, par l'administration
de l'ergot à doses plus fortes (2 gr., en quatre doses,
données à des intervalles de vingt minutes ou une
demi-heure); — *4° si l'inertie se maintient au-delà*
d'une certaine durée, que l'état de la mère ou celui
de l'enfant indique comme *dangereuse à laisser dé-*
passer, ou s'il survient une complication grave, qui
exige une prompte terminaison de l'accouchement
(convulsions, hémorrhagie, etc.) : provoquer ou hâter
la dilalation par l'emploi de la douche utérine, de
l'éponge préparée, etc., ou par la rupture des membranes ; la dilatation suffisante, extraire l'enfant par
la version ou le forceps ; puis, s'il y a lieu, opérer la
délivrance artificielle et combattre l'hémorrhagie consécutive : repos absolu dans le décubitus horizontal,
boissons froides, ergot de seigle (2 à 4 gr., en doses
échelonnées de demi-heure en demi-heure, ou plus
rapprochées), injections sous cutanées d'ergotine (au
ventre ou à la partie interne des cuisses ; 2 à 3 à
quelques minutes d'intervalle, avec la seringue de
Pravaz, et avec la solution suivante : ergotine Bon-

jean, 1 gr., eau distillée et glycérine $\bar{a}\bar{a}$, 5 gr.); hydrastis canadensis (vanté par les Américains : extrait fluide à la dose de 60 gouttes, en trois prises); décoction de racine de cotonnier (3 à 6 gr. pour une verrée d'eau); faradisation; applications hémostatiques di-directes, raclage avec les ongles de la surface interne de l'utérus, tamponnement, compression de la matrice à pleines mains ou avec des serviettes maintenues par un bandage serré, compression de l'aorte au travers de la paroi abdominale ou par la cavité utérine; transfusion du sang dans les cas extrêmes.

Irrégularités des contractions.—Les contractions ont une intensité normale, mais elles se succèdent à des intervalles très irréguliers, prédominent dans certains faisceaux du muscle utérin, tandis qu'elles s'affaiblissent en d'autres, demeurent isolées même, dans une zône particulière, au-delà de laquelle l'organe semble inerte. La femme accuse une douleur plus ou moins localisée, très vive, accrue par la pression, et exacerbante. Elle fatigue beaucoup sans profit, car l'effort, mal dirigé, asynergique, ne remplit plus son but. Le travail se prolonge; la dilatation est lente, et, après l'écoulement des eaux, l'expulsion peut être entravée par la contraction énergique et soutenue d'un segment de l'utérus autour d'une partie fœtale, ou, plus tard, autour ou au-dessous du placenta (*enchatonnement ou enkystement par rétraction partielle spasmodique du corps*). — On a conseillé, contre cet état, la saignée du bras, poussée jusqu'à la syncope, chez les femmes vigoureuses et pléthoriques;

les bains tièdes prolongés, les injections vaginales et les embrocations abdominales émollientes, qui sont en général peu efficaces : chloral ou laudanum préférables, comme dans les contractions trop énergiques au corps ou au col (voir plus loin). En cas d'enchatonnement du fœtus, d'enchatonnement ou d'enkystement du placenta, extraction manuelle, après administration du laudanum ou des anesthésiques. (Voir les opérations).

Excès d'énergie des contractions. —On l'observe comme la conséquence d'une résistance anormale à surmonter, et, dans ce cas, ses indications relèvent des conditions de l'obstacle qui le provoque. Ou bien, il est indépendant de toute entrave aux voies parturitives ; dans ce dernier cas, les contractions sont trop fortes par rapport à des résistances qui sont diminuées (bassin très ample, fœtus très petit, amoindrissement de la sensibilité ou relâchement des parties molles fermant les passages, comme chez les femmes atteintes de maladies graves), mais elles ne dépassent point cependant les limites de l'intensité moyenne habituelle ; ou elles sont véritablement accrues dans leur intensité, les résistances étant normales (influences idiosyncrasiques et héréditaires, administration intempestive de seigle ergoté). — Quand il n'existe aucun obstacle à la parturition, l'énergie des contractions utérines a pour résultat l'*accouchement rapide*. Sans doute, après l'expulsion du fœtus, une inertie consécutive peut compliquer la délivrance ou ses suites ; au moment d'une expulsion trop soudaine, des

16.

ruptures du périnée ou du vagin, une rupture du cordon, une chute dangereuse de l'enfant, une inversion utérine peuvent se produire. Mais ces accidents ne sont pas aussi fréquents qu'on l'a prétendu. Nous avons déjà dit ce qu'il convenait de faire auprès d'une femme chez laquelle on soupçonne une amplitude exagérée du bassin. Chez toute parturiente dont les accouchements antérieurs ont été très prompts, on se comportera d'une manière analogue. Si l'intensité des contractions semblait par trop exagérée (comme après l'administration intempestive du seigle ergoté), on aurait à employer le laudanum, mais à doses mesurées.

Rigidité et rétraction spasmodique du col. — « Les auteurs qui ont décrit séparément ces deux états, dit Joulin, considèrent la première comme une résistance simplement passive, et la seconde comme une rétraction active du col utérin. Ce sont là des nuances assez légères, et qu'il est d'autant plus impossible d'établir, que, dans le travail normal, le col, à sa période de dilatation, revient un peu sur lui-même après chaque contraction, lorsqu'elles ne se succèdent pas avec rapidité ; le diagnostic différentiel reposerait uniquement sur ce caractère, que, dans la rigidité, *en général*, la sensibilité est moins vive que dans la rétraction spasmodique ; c'est là, on en conviendra, un caractère clinique bien incomplet, pour établir de pareilles distinctions. » Il est donc préférable de réunir les deux états sous le titre unique de *Résistance de l'orifice utérin.* — La résistance du col se rencontre assez fréquemment chez les primipares. Elle est caractérisée par l'immobilisation de l'anneau, tantôt très aminci et tantôt assez épais, toujours tendu et sensible, au cours de la dilatation : si, dans cette période, elle se prolonge au-delà de quelques heures, elle entraîne une grande perturbation dans les contractions, qui deviennent irrégulières, très intenses, et s'accompagnent souvent de douleurs de reins très pénibles ; le travail marche mal et bientôt même s'arrête, la femme est épuisée et découragée. Au moment de la délivrance, les mêmes accidents d'enchatonnement ou d'enkystement, qu'on observe avec la rétraction des fibres du corps, peuvent avoir lieu, et, après la chute du placenta, on doit craindre une hémorrhagie par inertie utérine, si l'accouchement a été de longue durée. — Comme, dans la plupart des cas, la résistance semble se rapporter à une exagération de la contraction des fibres transversales du col (et souvent des dernières fibres transversales du corps), le *laudanum* est ici le meilleur remède : on l'administre par la voie rectale, avec une seringue en verre dite auriculaire, à embout sphérique (20 à 25 gouttes pour une grande cuillerée d'eau). Quelques médecins n'y ont recours que pour arrêter le travail encore peu avancé, ménager les forces de la femme, en lui accordant un répit nécessaire, après une trop longue fatigue ; il nous est arrivé de l'employer dans ce but, et de constater, avec surprise, qu'au lieu de suspendre les contractions, le laudanum ramenait presque aussitôt un juste équilibre entre celles-ci et le développement progressif de la dilatation ; à partir de ce moment, l'accouchement, traînant quelquefois depuis plus de 24 heures, prenait une marche régulière et la conservait jusqu'à sa terminaison. Le *chloral* serait tout aussi efficace ; sous son influence, « l'excitation nerveuse tombe, les douleurs deviennent moins fréquentes, mais plus fortes, la dilatation du col s'accomplit souvent avec rapidité et d'une manière satisfaisante. » (Playfair, trois doses de 75 centigr. à vingt minutes d'intervalle). La *saignée* est d'action douteuse, et quant aux applications de *topiques belladonés* sur le col, nous les estimons très illusoires. Mais la résistance, quoique prétende Joulin, ne se rattache pas toujours aux modalités dynamiques des éléments contractiles : il semble qu'elle soit liée, quelquefois, à l'extrême densité du tissu conjonctivo-musculaire, non dans le col, qui est complètement ramolli, mais dans le segment du corps qui surmonte immédiatement celui-ci. C'est cet état qui explique sans doute les bons effets des *bains tièdes prolongés* (généraux ou de siège), dans un certain nombre de cas, et qui seul autoriserait, après l'insuccès du laudanum, du chloral et du bain, l'opération du *débridement*, conseillée par quelques accoucheurs. Le débridement serait au contraire indiqué en première ligne, si la résistance, observée chez une multipare, reconnaissait pour cause une atrésie de nature cicatricielle. (Voir les opérations).

Rétraction d'ensemble de l'utérus, avec rétention de l'arrière-faix. — Elle est trop fréquemment

le résultat de l'administration intempestive d'une forte
dose de seigle ergoté, avant la délivrance. Un médecin,
trop impatient, sollicite sans nécessité des contractions, qui, bientôt, se produisent générales, énergiques,
et déterminent ce qu'on pourrait appeler l'enclavement
du placenta et des membranes. Le col se referme en
même temps que le corps se rétracte, il devient impossible d'extraire les parties retenues, qui se putré-
fient dans la matrice et occasionnent des accidents
septicémiques. Dilatation artificielle du col et extraction du placenta très difficiles et de succès très douteux. *Antisepsie.*

B. — *Dystocie physique ou anatomique.*

Vices de conformation.— La *Bilobation de l'utérus* a été signalée comme une cause de travail laborieux
et même de rupture de la matrice, au cours de la parturition. — L'*oblitération du col* peut se produire, au
cours de la grossesse, par simple agglutination (dessèchement local du mucus), par formation pseudo-
membraneuse, sous l'influence d'un état inflammatoire (Nægelé), par cicatrisation à la suite d'une
rupture dans un précédent accouchement. Elle se
rencontre chez certaines femmes en plusieurs accouchements consécutifs (Smith). En général elle ne
s'étend pas au-delà de l'orifice externe, et le col reste
plus ou moins saillant ; mais quelquefois le col a complètement disparu ; il n'existe aucune trace d'orifice,
ou bien l'on peut reconnaître un orifice plus ou moins

étroit. L'accouchement est nécessairement impossible, puisque le fœtus n'a pas une voie de sortie. On devra soupçonner une oblitération du col, quand, chez une femme qui a déjà eu des enfants, on constate, en l'absence de tout obstacle au bassin ou au vagin, et malgré des contractions énergiques, un défaut absolu d'ouverture annulaire ou une ouverture très réduite et non dilatable, sur le segment inférieur de l'utérus. Comme le col, très dévié, pourrait échapper à une investigation trop sommaire, on n'aura la certitude du diagnostic qu'après avoir exploré très attentivement avec deux et au besoin avec la main entière, les culs-de-sac du vagin, et particulièrement le postérieur, souvent très élevé (Depaul). L'indication est d'ouvrir le col avec les doigts ou un instrument mousse, et, si l'on échoue, d'exécuter l'*hystérotomie*, soit au niveau du col, encore reconnaissable, soit sur la ligne médiane et un peu en arrière, vers la région où le col se rencontre habituellement [1]. (Voir les opérations.)

Déviations. — *a. du corps*. Les obliquités latérales sont rarement une cause d'entrave à l'accouchement; elles sont d'ailleurs faciles à corriger. L'obliquité postérieure (rétroversion) produit ses effets pendant les premiers mois de la grossesse (2e p., 2e s., ch. IV)

---

[1] Quelquefois l'obstacle disparaîtrait spontanément, grâce au ramollissement des adhérences; aussi Meadows a-t-il donné le conseil de l'expectation et de n'intervenir qu'après la constatation formelle de l'impuissance de la nature à triompher de l'occlusion. On cite des cas d'opération césarienne pratiquée en pareille circonstance.

L'obliquité antérieure, exagération de la direction normale, reconnaît pour cause la trop grande laxité des parois abdominales (multipares obèses) ; que le col participe ou non à la déviation, la dilatation n'en est pas moins retardée par la mauvaise direction de l'effort ; mais il suffit souvent, pour imprimer une meilleure marche au travail, de placer la femme dans le décubitus horizontal et de soutenir le ventre au moyen d'un bandage large et serré ; en certains cas, la présentation s'arrête contre les pubis, et l'engagement ne se fait point ; il faut alors intervenir par la version ou le forceps. — *b. du col.* La direction du col en arrière s'exagère quelquefois jusqu'à devenir une déviation qui retarde la parturition, en maintenant l'orifice hors de l'action directe de l'effort utérin. Méconnue, cette déviation pourrait faire croire à une imperforation du col qui n'existe pas, ou à un engagement avancé, quand la dilatation est encore à peine à son début (pareille erreur a donné lieu à des applications de forceps sur le segment antéro-inférieur de la matrice !). L'indication est de ramener le col en avant, avec le doigt, ou par une pression convenable exercée sur le fond de l'utérus, la femme étant couchée sur le dos, le siége relevé au moyen d'un traversin. La déviation en avant (col en arrière de la symphyse) serait combattue par une attitude inverse (femme demi-couchée sur le ventre, prenant appui sur les genoux et les coudes).

Inversion de l'utérus. — Cet accident consiste dans le renversement en dedans du fond de la matrice, surpris en état d'inertie relative, entraîné par le fœtus et ses membranes au moment d'une expulsion trop brusque, ou par le placenta, plus ou moins adhérent, à la suite de tractions imprudentes sur le cordon. Il se manifeste en général soudainement. La femme accuse de violentes douleurs à l'épigastre ; il survient parfois des syncopes, des vomissements, des convulsions, et, si le placenta est détaché, la muqueuse utérine est le siége d'une hémorrhagie qui peut devenir rapidement mortelle. Par la palpation abdominale, on constate l'absence du globe utérin en sa région habituelle, ou l'existence d'une dépression, limitée par un gros bourrelet circulaire ; par le toucher vaginal, la situation du col à sa hauteur ordinaire, ou la saillie dans le vagin d'une tumeur arrondie (que l'on a prise pour la tête d'un nouveau fœtus, pour un polype compliquant l'accouchement, ou pour un simple prolapsus utérin) ; la tumeur répond au dernier degré de l'inversion, l'organe s'est comme retourné sur lui-même à la manière d'un doigt de gant, et le corps, enserré vers sa base par l'anneau cervical, forme dans le vagin une tumeur élastique, molle, dépourvue d'orifice, et d'où le sang coule par les nombreux sinus de la muqueuse devenue extérieure. — *Indications.* Réduction (après extraction du placenta, s'il est nécessaire), opérée avec une main introduite dans le vagin et la matrice, l'autre demeurant appliquée sur l'hypogastre pour refouler les viscères abdominaux et s'opposer au remontement de l'utérus en totalité ; la partie renversée est repoussée avec douceur vers le bassin. L'opération est difficile, quand une portion plus ou moins considérable du corps est étranglée par l'anneau cervical et les dernières fibres circulaires du corps ; anesthésie de la femme, malaxation prudente de la tumeur ; en cas d'insuccès, nous n'hésiterions pas à pratiquer le tamponnement vaginal, pour arrêter l'hémorrhagie et à administrer un lavement laudanisé, pour faire cesser la rétraction des fibres qui s'opposent à la réduction, prêt à combattre les effets de l'opium au moyen de l'ergot de seigle, aussitôt que celle-ci serait obtenue ; on pourrait aussi exécuter sur l'anneau constricteur quelques débridements peu profonds avec un bistouri boutonné. L'inversion complète, non réduite devient parfois une cause de gangrène, d'hémorrhagies répétées, d'inflammation avec ulcération, et détermine chez la femme un état de susceptibilité nerveuse et d'anémie très inquiétant ; si la patiente échappe aux complications des premiers temps, on procédera à de nouvelles tentatives de réduction, et, si l'on échoue, on se bornera à une thérapeutique palliative : aider aux fonctions rectale et vésicale plus ou moins entravées, prévenir les irritations de la muqueuse utérine par des injections mucilagineuses et antiseptiques dans le vagin.

Ruptures. — Elles se produisent, au cours du travail, sous l'influence de contractions trop énergiques, quelquefois encore imprudemment exaltées par l'administration de l'ergot de seigle, et qui ne peuvent triompher d'un obstacle insurmontable à leurs seuls efforts ; ou à l'occasion d'une manœuvre mal calculée (version, application du forceps ou du céphalotribe, etc.) ; on a signalé, comme prédisposant à cet accident, le ramollissement de l'organe au niveau d'une tumeur interstitielle, d'une contusion déterminée par la saillie anormale du promontoire, ou d'une cicatrice ancienne (rupture dans une précédente parturition ou cicatrice consécutive à une opération césarienne), l'amincissement de la paroi utérine, occasionné par une distension excessive (hydramnios, grossesse gémellaire). D'autres fois, la rupture a lieu après l'accouchement, au niveau d'un point mortifié, à la suite d'une pression trop prolongée de la tête fœtale. — La déchirure commence au col et porte sur l'une des lèvres de l'orifice, ou s'étend plus ou moins haut vers le corps ; ou bien elle siège en ce dernier. Sa direction et son étendue varient beaucoup. Elle est transversale, oblique, longitudinale ; tantôt petite ou peu profonde, tantôt complète, c'est-à-dire comprenant toute l'épaisseur de la paroi utérine avec la séreuse péritonéale, et assez large pour donner passage au fœtus. Elle peut intéresser les organes voisins (vagin, rectum, vessie). — Les solutions de continuité peu étendues méritent à peine le nom d'accident (elles sont de règle au col, où elles donnent aux lèvres de l'orifice leur aspect particulier après un premier accouchement). Mais quand elles gagnent le péritoine, quand surtout elles permettent à quelque partie fœtale, à la totalité même de la masse fœtale de s'échapper au travers d'elles, elles constituent l'une des plus terribles complications de l'accouchement. Après une *douleur subite*, intense, comme une *sensation de déchi-*

rement interne, accusée par la femme et quelquefois accompagnée d'un *bruit particulier, les contractions s'arrêtent, la présentation cesse d'avancer ou disparaît* du canal utéro-vaginal, parce que le fœtus est expulsé dans la cavité du péritoine ; tous les signes d'une grave *hémorrhagie* interne, externe ou mixte se manifestent, et, si la parturiente surmonte ce premier danger, elle succombe trop ordinairement au milieu des symptômes d'une *péritonite* subaiguë ou plus tard à l'*épuisement* causé par de longues suppurations intrapelviennes. Une prompte intervention peut cependant sauver la mère ou l'enfant ou tous les deux. — *Indications* : 1° *extraction rapide de l'enfant* : *a*, si le fœtus est encore tout entier dans la cavité utérine, le bassin étant bien conformé, version ou forceps, selon la présentation ; le bassin étant rétréci, forceps, céphalotripsie ou opération césarienne ; *b*. si le fœtus est partiellement engagé à travers la rupture (ce dont on aura soin de s'assurer par la palpation abdominale et par l'introduction d'une main dans la matrice), tenter l'extraction par les voies naturelles, version ou forceps, et si l'on échoue, malgré un débridement de la plaie utérine, opération césarienne ; *c*, si le fœtus est entièrement passé dans la cavité abdominale, tenter encore l'extraction par les voies naturelles ou recourir à l'opération césarienne. — 2° *Extraction de l'arrièrefaix*, s'il y a lieu : l'enfant une fois retiré, l'utérus revient sur lui-même et suffit à l'expulsion du placenta ; si cependant celle-ci tardait à se faire, ou si la matrice demeurait inerte, il faudrait opérer au plus vite la délivrance artificielle et administrer ensuite une bonne dose de seigle ergoté. — 3° *Combattre les complications immédiates (hémorrhagies), prochaines (péritonite, septicémie) ou éloignees (suppurations)* : voir les suites de couches. Les lésions du rectum et de la vessie donneraient lieu à des indications particulières, en rapport avec leur étendue et avec la nature des accidents qui les accompagnent ou leur sont consécutifs.

Tumeurs. — *a. du corps* (*tumeurs fibreuses*, sessiles ou pédiculées, *tumeurs kystiques*, etc.). Elles entravent la parturition : 1° en opposant un obstacle mécanique au passage du fœtus (voisinage du col, volume considérable) ; 2° en empêchant les contractions ou en limitant leur action expulsive (obstacle à l'action directe et complète de l'utérus sur le fœtus, altération du tissu musculaire utérin) ; 3° en favorisant la production des ruptures (ramollissement du tissu utérin). Selon les cas, refoulement, ablation générale ou partielle, videment de la tumeur ; extraction du fœtus avec le forceps ou céphalotripsie.— *b, du col.*Le *cancer* du col s'oppose à la dilation, en même temps qu'il prédispose à des ruptures (tissus peu extensibles et très friables) ; débridements multiples quelquefois nécessaires ; grande prudence dans les manœuvres d'extraction, si elles deviennent indiquées. La *tuméfaction de la lèvre antérieure* du col, comprimée, après la rupture des membranes, entre la tête fœtale et la branche horizontale du pubis, dans certains cas d'engagement prématuré, s'accompagne de douleurs intenses, susceptibles de paralyser les contractions ; plus tard, elle peut être suivie d'une gangrène locale : réduire au-dessus des pubis dans l'intervalle des contractions, la femme étant couchée sur le dos, le bassin un peu élevé.

II. — DYSTOCIE VAGINALE ET VULVAIRE.

Rigidité. — Chez les primipares, le vagin et la vulve présentent parfois une rigidité qui retarde l'expulsion, ou qui, donnant lieu à de très vives douleurs pendant cette période, peut devenir une cause d'inertie utérine. Elle serait due à la fermeté et à la densité excessive des tissus, à l'absence des modifications locales qui se produisent d'ordinaire dans les derniers temps de la grossesse (relâchement et ramollissement), à l'insuffisance de la lubréfaction, peut-être à la contraction des fibres musculaires, conséquence d'une irritabilité que déterminent des attouchements trop répétés. Bains, injections mucilagineuses.

Atrésie. — La vulve et le vagin sont d'une étroitesse anormale chez quelques primipares, étroitesse qui a permis la fécondation après une copulation incomplète, mais qui peut apporter une entrave à l'accouchement ; presque toujours, cependant, la parturition a lieu spontanément, et même sans rupture des parties molles (cas de Plenk et de Merriman) : il faut donc accorder la plus large partie à l'expectation ; de légers débridements sur les côtés n'auraient pas un grand inconvénient, ou même seraient utiles à la vulve ; mais, au vagin, ils pourraient devenir le point de départ de déchirures très étendues et très graves. — *L'occlusion de l'orifice vaginal par la membrane hymen*, résistante aux premières copulations, *l'oblitération du vagin par des brides cicatricielles*, la *soudure partielle des grandes lèvres*, à la suite d'une plaie ou d'une inflammation exigeraient l'intervention du bistouri ou des ciseaux.

Renversement du vagin. — La muqueuse vaginale, refoulée par l'engagement de la tête fœtale, doit être réduite, s'il est possible, et, dans le cas contraire, pour éviter les progrès d'une inversion susceptible d'être compliquée par une compression dangereuse, il y a indication du forceps.

Ruptures du vagin. — Leur étiologie est la même que celle des ruptures utérines, dont elles sont parfois la conséquence, et dont elles ne diffèrent guère par les suites et les indications, quand elles siègent à la partie supérieure : elles peuvent alors intéresser le péritoine, donner lieu à des hémorrhagies graves et au passage du fœtus dans la cavité abdominale; après l'extraction du fœtus, elles laissent une voie ouverte à des hernies de l'intestin, très difficiles à réduire, et surtout à maintenir réduites. — A la partie moyenne, les déchirures se produisent presque toujours en arrière, et grâce à l'extrême laxité du tissu cellulaire péri-vaginal, le rectum échappe souvent à la rupture; la solution de continuité n'est presque jamais reconnue qu'après l'accouchement et par l'hémorrhagie dont elle s'accompagne : l'indication immédiate est de combattre celle-ci par des injections astringentes, et l'indication secondaire de réunir les lèvres de la plaie par la suture. — Les déchirures de la partie inférieure du vagin se confondent avec celles du périnée; nous en parlerons à propos de ces dernières.

Tumeurs. — L'*œdème* et les *varices* de la vulve ne comportent guère d'autre indication que celle d'un grand ménagement à apporter dans l'introduction des instruments, s'ils deviennent nécessaires. — Le *thrombus* de la vulve et du vagin, tumeur sanguine due à la rupture des vaisseaux veineux et des capillaires sous-muqueux, pendant la période des plus fortes pressions exercées par la tête fœtale, apparaît d'ordinaire après l'accouchement. (Voir les suites de couches.) S'il se forme au cours du travail, il peut atteindre un développement assez considérable pour apporter un obstacle mécanique à l'expulsion du fœtus et de l'arrière-faix, et devenir une cause indirecte de dystocie, soit par les douleurs qu'il provoque et qui déterminent un amoindrissement des contractions, soit par l'hémorrhagie immédiate à laquelle il donne lieu. Il importe, dans ces cas, de terminer l'accouchement au plus vite, par une application du forceps sur la présentation et l'extraction manuelle du placenta, après une incision de la tumeur, si elle est très volumineuse. On se comportera ensuite, comme nous le dirons plus loin (4ᵉ p., ch. III). — Les *tumeurs dégénératives* du vagin sont rarement un obstacle sérieux à l'accouchement, mais elles sont une cause de rupture et doivent rendre le médecin très circonspect dans les applications du forceps. — *Diverses tumeurs* qu'on rencontre dans le vagin n'appartiennent pas à ce conduit : les unes sont des tumeurs pédiculées de l'utérus, des ovaires et des trompes, que la présentation refoule devant elle ; les autres sont des hernies, par déplacement d'organes voisins. Parmi ces dernières, la plus commune est la *cystocèle* : celle-ci, produite par propulsion de la vessie, plus ou moins distendue, au-dessous de la tête, pendant le travail, donne lieu à des douleurs intenses qui paralysent les contractions, et peut être confondue avec la poche des eaux (elle en a la mollesse et la fluctuation, dans l'intervalle des contractions, la tension et l'élasticité, au moment de l'effort); mais la tumeur vésicale est indépendante de la tête fœtale et elle occasionne des envies incessantes d'uriner : une ponction serait faite, par suite d'une erreur de ce genre, qu'elle n'aurait pas, sans doute, un résultat bien compromettant, car l'opération a été conseillée, après insuccès du cathétérisme, quand la distension de la vessie est considérable, et quand il y a menace de rupture. Dans les circonstances habituelles, il est possible de vider l'organe avec la sonde, et l'on profite d'un moment de calme pour réduire ensuite le déplacement. Un *calcul volumineux* de la vessie, saillant et immobilisé à la partie inférieure et antérieure du vagin, pourrait apporter un obstacle assez sérieux à l'expulsion fœtale pour exiger l'incision de la vessie et l'extraction immédiate de la pierre (nous avons observé un cas de calcul vésical, chez une femme âgée d'une cinquantaine d'années, en des conditions qui auraient certainement rendu l'opération nécessaire, au cours d'une parturition).

III. — DYSTOCIE PÉRINÉALE.

Résistance du périnée.— Chez les primipares, et principalement chez les primipares âgées, l'extrême rigidité des parties molles qui ferment l'excavation, surtout si le fœtus est volumineux (garçons) et si la présentation porte trop en plein sur le plancher périnéal (comme dans la position occipito-postérieure), amène une résistance, parfois très prononcée, à l'expulsion du fœtus. La tête fait saillie à l'ouverture vulvaire, mais sans s'y engager, au moment des contractions; celles-ci sont exagérées, les douleurs très intenses, et le périnée subit une grande distension : ou les parties périnéo-vulvaires peuvent alors se rompre, sous un dernier effort, ou l'accouchement s'arrête, par inertie utérine, épuisement de la parturiente.

Les uns, prenant en considération la faiblesse organique des muscles de la région et leur état d'extension forcée, favorable à l'hypothèse d'une parésie, regardent la résistance comme passive et l'attribuent uniquement à la rigidité de la peau et des plans aponévrotiques; ils rejettent les saignées comme inutiles et préconisent l'usage des bains tièdes prolongés. Les autres admettent l'intervention active des muscles du périnée, qui contribuent au dégagement de la tête fœtale, mais peuvent aussi se contracter trop violemment au-devant d'elle : ils pensent que la saignée exerce une influence favorable, chez les femmes vigoureuses et sanguines, sans récuser d'ailleurs les bons effets des bains prolongés. Mais tout le monde est d'accord pour reconnaître la nécessité : 1º d'un bon *soutien du périnée*, pendant l'expulsion, afin de prévenir les ruptures : ce soutien doit moins consister, en réalité, dans une application de la main, très exactement posée à plat sur le périnée, que dans l'opposition faite par la pression de la paume à l'effort trop intense de la tête fœtale, au moment des contractions ; le but est, en général, difficile à atteindre avec la position donnée chez nous à la parturiente, car, appliquée par dessus la cuisse, la main exige une demi-extension de l'avant-bras qui devient bientôt fatigante, et, appliquée par dessous le membre, les muscles de l'avant-bras éprouvent une compression qui les paralyse souvent au moment le plus opportun ; facile, au contraire, est le soutien du périnée, avec le décubitus latéral de la femme, suivant la pratique anglaise et allemande, car les parties répondent directement à l'opérateur, et les deux mains peuvent remplir un rôle efficace aussi longtemps qu'il est nécessaire (3º p., 1ʳᵉ s., chap. IV) ; — 2º d'un *débridement latéral* un peu au-dessus de la fourchette, en cas de rupture imminente (une incision, avec les ciseaux, sur l'une des grandes lèvres ou sur les deux, dans une étendue d'un demi-centimètre, prévient une déchirure longitudinale susceptible d'atteindre jusqu'à l'anus) ; — 3º de l'*application du forceps*, aux premiers signes d'une inertie imminente, après anesthésie de la femme, si on l'estime utile et si les circonstances la permettent.

Chez quelques femmes, le muscle releveur de l'anus possède des fibres très développées, dont les contractions, nettement perçues pendant le toucher (soulèvement de la paroi postérieure du vagin ou resserrement annulaire un peu au-delà de l'orifice de ce canal), peuvent entraver l'accouchement (après avoir souvent rendu les rapports sexuels plus ou moins difficiles). La conduite à tenir, en pareille circonstance, varie. « Si l'accouchement n'a pas lieu, parce que le muscle, très développé, oppose simplement une résistance très grande, il faut, après avoir attendu un temps suffisant, appliquer le forceps. L'anesthésie complète, en mettant le muscle dans le relâchement, favoriserait l'extraction. L'anesthésie pourrait également rendre de très grands services, lorsqu'on ferait l'extraction podalique de l'enfant, s'il s'était présenté par le siège. — Si l'obstacle à l'accouchement était dû à la contraction du muscle releveur, il faudrait commencer par plonger la femme dans la narcose chloroformique et terminer par une application de forceps. — S'il était bien nettement prouvé, dans un cas de contracture, que l'extraction est absolument impossible avec le forceps, et qu'il y a un danger sérieux à attendre plus longtemps, l'intérêt de la mère autoriserait sans doute, l'enfant étant vivant, à pratiquer la crâniotomie : si l'enfant avait succombé, on pourrait avoir recours plus tôt à cette opération. Quant à des incisions latérales sur les parois du vagin..., il vaudrait peut-être mieux ne pas y avoir recours, de peur de voir les déchirures s'étendre trop loin pendant le passage de la tête et du tronc : en tout cas, on devrait éviter de lés faire lorsque la contracture n'est survenue que momentanément. » (Budin.)

Ruptures du périnée. — Elles se produisent dans les conditions de résistance que nous venons d'étudier, mais aussi en d'autres conditions, telles que l'amplitude exagérée du bassin ou l'excès des contractions utérines en dehors de toute résistance anormale (administration intempestive du seigle ergoté), l'étendue trop considérable du périnée (la tête glisse avec plus de lenteur ou de difficulté vers l'orifice de dégagement), l'étroitesse de la vulve (la tête cherche une issue là où elle trouve une moindre résistance, c'est-à-dire, quelquefois, au centre même du plancher périnéal), l'altération des tissus (ancienne cicatrice), une application de forceps défectueuse (échappement des cuillers au moment des tractions, mauvaise direction des tractions pour le dégagement), ou une version mal calculée (tête ramenée en occipito-postérieure).

La déchirure est de forme, de direction et d'étendue variables : 1° elle est centrale, comprise entre la vulve et l'anus, dont elle n'intéresse pas les anneaux, et constitue une boutonnière longitudinale et médiane parfois assez ouverte pour donner passage au fœtus ; — 2° elle va de la fourchette à une distance plus ou moins rapprochée de l'anus, dont le sphincter demeure intact : médiane ou latérale, en V, en Y, régulière ou irrégulière, elle peut comprendre une petite étendue de la peau et de la muqueuse vulvaire, le constricteur du vagin, une partie de l'épaisseur de la cloison vagino-rectale (à leur partie inférieure, le rectum et le vagin sont séparés par un espace triangulaire, à base dirigée en bas, à sommet dirigé en haut et répondant à l'adossement des deux canaux, espace rempli par un amas de tissu cellulo-adipeux); — 3° elle s'étend de la fourchette à l'anus et au rectum, confondant les orifices vulvo-vaginal et ano-rectal en un seul, et intéressant la cloison recto-vaginale sur une hauteur plus ou moins grande.

Au moment de la rupture, une hémorrhagie se manifeste, dont l'abondance est en rapport avec l'étendue de la lésion, mais qui est rarement inquiétante, parce qu'elle s'arrête ordinairement après le rapprochement des lèvres de la plaie. Plus tard, si la réunion n'a pas été opérée ou est restée incomplète, on doit craindre une tendance au prolapsus utérin, ou la femme demeure en possession d'une infirmité pénible, quand le rectum et le vagin sont en communication (à la longue, cependant, les fibres circulaires du rectum les plus rapprochées de la rupture arrivent à remplacer le sphincter divisé et suffisent à la rétention des matières fécales).

Les *indications*, sont : 1° de prévenir la rupture en écartant les influences qui la peuvent déterminer, tout au moins en modérant leur action ; 2° de réunir les lèvres de la plaie aussitôt après l'accouchement, dans les cas où les parties ne sont pas trop mâchonnées, où elles sont d'affrontement facile (rapprochement des cuisses, serres-fines, suture); 3° d'attendre que la secousse du traumatisme utérin soit dissipée,

et que les parties molles soient revenues à un état
convenable, avant d'entreprendre aucune opération
de suture compliquée, si l'accouchement a été accompagné de désordres étendus ; 4° d'entretenir la plaie
dans un état de propreté rigoureuse. (Voir les opérations, chap. IX.)

CHAPITRE IV

DYSTOCIE FŒTALE ET PLACENTAIRE

I. — DYSTOCIE FŒTALE

Excès de volume du fœtus. — *a.* Dans l'*état physiologique*, l'accouchement peut être retardé ou même empêché : 1° par l'*excès de volume de la tête*, absolu (comme chez les garçons, qui donnent généralement lieu à une parturition plus laborieuse que les filles) ou relatif (défaut de réductibilité par ossification précoce des sutures et des fontanelles) : forceps indiqué, quelquefois insuffisant : céphalotripsie, ressource extrême ; 2° par l'*excès de volume des épaules* et de la poitrine (faits rapportés par Jacquemier, Stoltz, etc.) : tractions sur les aisselles (les efforts nécessaires ne seraient pas impunément supportés par le cou, dans les tractions sur la tête), crochet mousse, crochet mousse après éviscération, céphalotribe sur le tronc, après décollation. — *b.* Dans l'*état pathologique*, la dystocie reconnaît pour cause : 1° l'*hydrocéphalie* (hydropisie de la tête) : cette maladie a pour caractères principaux l'ampleur exagérée des sutures et des fontanelles, la mobilité des os ; mais, comme la tête reste ordinairement très élevée, le diagnostic est difficile, dans la présentation du sommet la plus régulière ; il est plus difficile encore dans la présentation de la face et impossible dans celle du siège, avant l'expulsion du tronc ; quelquefois, l'accouchement se fait spontanément, grâce à l'allongement excessif de la tête et au chevauchement des os ; mais quand le volume de la tête est considérable, il y a indication du forceps, et, s'il échoue, soit d'une ponction au travers d'une suture (présentation du sommet), soit d'une perforation du crâne au travers de l'occipital (présentation du siège, tronc déjà sorti) ; — 2° l'*hydrothorax ;* — 3° l'*ascite ;* — 4° la *distension de la vessie* par l'urine ; — 5° le *développement de gaz dans l'intestin* : maladies qui fourniraient l'indication d'une ponction, si elles pouvaient toujours être reconnues avec certitude, mais qui, échappant trop souvent à l'appréciation du médecin non adonné à la pratique exclusive des accouchements, provoquent plus ordinairement l'emploi des procédés embryotomiques ; — 6° une *hypertrophie d'organe* : s'il était possible d'établir le diagnostic exact de l'état morbide, il conviendrait d'essayer tout d'abord le forceps, dans les hypertrophies compatibles avec l'existence, ou de recourir d'emblée à l'éviscération ou au céphalotribe, dans les hypertrophies qui compromettent celle-ci.

Présentations et positions vicieuses. — *a. Sommet. — Flexion incomplète de la tête* (la fontanelle antérieure répond au centre du détroit supé-

rieur ou de l'excavation) : la flexion se complète
pendant la descente et le travail marche régulièrement, ou, la déflexion s'accentuant, la présentation
du sommet se transforme en présentation de la face :
on doit s'efforcer de prévenir cette transformation,
surtout si la rotation a déjà porté le crâne en avant
(puisqu'alors le menton sera dirigé en arrière après
la déflexion), en redressant la tête avec la main ou
en appliquant le forceps. — *Inclinaison latérale* (l'un
des pariétaux se présente au détroit supérieur ou
dans l'excavation) : l'inclinaison augmente avec les
contractions, jusqu'à ce que la partie supérieure du
tronc, qui descend au fur et à mesure que le cou se
replie davantage, arrive, en quelque sorte, à doubler
la tête : comme dans les présentations de la face, la
tête et le tronc s'engagent en même temps, s'immo-
bilisent aussitôt que le cou cesse de s'allonger ; rectification avec la main ou avec le levier, forceps ou
version. — *Absence de rotation interne* (direction oblique ou transverse de la suture médiane) : dégagement
possible avec un fœtus peu volumineux, laborieux
avec un fœtus de volume ordinaire, mais à tête assez
réductible : amener la tête en position directe avec la
main ou avec le forceps. — *Rotation postérieure* (fontanelle postérieure vers l'extrémité postérieure de
l'un des diamètres obliques, puis vers le sacrum) :
direction de l'effort utérin trop en arrière, accouchement laborieux ; dégagement au-devant du périnée,
dangereux pour cette région, surtout chez les primipares : rectifier avec la main ou avec le forceps (application oblique double), ou dégagement avec le forceps

au-devant du périnée, par le procédé de Pajot ou par celui de Delattre (voir aux opérations), après double incision latérale à la partie inférieure de la vulve, si l'on redoute une déchirure.

b. Face. — *Extension incomplète* : indifférente, si elle aboutit, en se complétant. à une présentation faciale franche, avec bonne direction du menton; heureuse, si elle aboutit, en se décomplétant, à une présentation du sommet. — *Inclinaison latérale* : n'est pas très commune, car le cou, tout entier à l'extension qui rapproche du dos l'occiput, se prête mal à un déplacement latéral de la tête. — *Absence de rotation, le menton répondant à l'extrémité antérieure de l'un des diamètres obliques* : ramener le menton sous la symphyse avec la main ou par une application oblique simple de forceps. — *Absence de rotation le menton repondant à l'extrémité postérieure de l'un des diamètres obliques* : il ne faut pas compter sur un dégagement, très problématique, de l'occiput sous la symphyse, par flexion de la tête. le menton se logeant dans l'une des échancrures sciatiques; moins encore sur un dégagement transverse ou postérieur direct qui, même avec un fœtus très petit, ne s'accomplirait qu'au prix de très grands efforts et par exception. — *Indications* : 1° transformer la présentation en présentation du siège par la *version*, si la face n'est pas trop engagée, ou en présentation du sommet par l'abaissement de l'occiput vers la symphyse (au moyen de l'une des cuillers du forceps); — 2° ramener le menton en avant, avec la main (doigt tirant le menton en avant, pouce refoulant l'occiput en arrière et en haut : d'après Schrœder, la rotation manque souvent parce que le menton ne se trouve pas dans un plan inférieur par rapport au front), avec le levier ou une cuiller du forceps (pression contre la joue postérieure, Penrose), avec le forceps (application oblique double); — 3° cephalotripsie. Le dégagement en mento-postérieure directe étant impossible, à moins de circonstances tout à fait exceptionnelles; le conseil de Playfair « d'essayer de tirer la face en bas, d'amener le menton sous le périnée et de terminer l'accouchement en position mento-postérieure ». n'est à suivre que comme dernière ressource avant la céphalothripsie. — En présence d'une *position mento-sacrée* déjà complète, tenter de ramener en avant par plusieurs applications de forceps avant de recourir à la céphalotripsie.

c. Siège. — *Arrêt de la présentation*. Comme la présentation est peu favorable à une dilatation rapide et régulière, elle s'accompagne généralement d'une grande lenteur dans le travail, et s'arrête quelquefois à diverses hauteurs des voies pelviennes, par insuffisance ou suspension des contractions; l'arrêt commande : au détroit supérieur, l'extraction par un pied, que l'on va chercher avec la main; dans l'excavation, la même manœuvre, après refoulement du siège au détroit supérieur, ou, si le refoulement est impossible, si la présentation est déjà arrivée au détroit inférieur, l'application du crochet mousse. (Voir les opérations.) — *Arrêt de la tête*, après la sortie du tronc : 1° *par défaut de contractions*, la *tête* restant *fléchie* : l'occiput étant en avant, la nuque sous la symphyse, deux doigts de la main droite appliqués sur le menton aideront au dégagement du front au-devant du périnée, pendant que l'on relèvera le dos de l'enfant vers le ventre de la mère ; l'occiput étant en arrière, la nuque au-devant du périnée, dégagement du front au-dessous de la symphyse par manœuvre inverse (dos sur dos) ; ou extraction et dégagement suivant les mêmes modes, avec le forceps ; 2° par *buttement de la tête*, qui est *défléchie* : l'occiput est en avant, le menton en arrière, dirigé vers le sacrum : ramener la flexion avec le forceps, qui, tout d'abord, remonte légèrement la tête, puis dégage le front au-devant du périnée ; en cas d'enclavement, détroncation, extraction de la tête avec le forceps, ou céphalotripsie ; l'occiput est en arrière, le menton au-dessus du pubis et le cou sous la symphyse : dégager avec le forceps l'occiput en avant du périnée, en prenant garde à ne pas déterminer de déchirure, tout en évitant de trop relever l'instrument, dans la crainte d'une pression fâcheuse du cou contre la symphyse (l'accouchement peut être spontané, 3e p., 1re s., chap. III).

d. — Tronc. Les présentations du tronc doivent toujours être considérées comme une cause de dystocie : l'évolution et la version spontanées sont des exceptions rares, sur lesquelles on n'a pas le droit de compter, pour se dispenser d'une intervention : version, embryotomie. (Voir les opérations.)

Procidence et direction vicieuse des membres. — La *procidence d'un membre supérieur*, avec une présentation du tronc, n'ajoute rien ordinairement aux difficultés de l'accouchement ; elle exige seulement l'application d'un lacs sur le poignet avant l'exécution de la version, ainsi que nous le verrons plus loin. Le *relèvement d'un bras ou des deux bras sur les côtés de la tête ou derrière la nuque*, dans l'accouchement par le siège ou après la version, donne lieu à des indications que nous exposerons à la suite de cette opération.

Fœtus multiples. — *a.* Les fœtus sont *isolés* et ils entravent réciproquement leur expulsion : 1° par *présentation et engagement simultanés des deux têtes* : refouler la moins engagée, extraire la plus engagée avec le forceps, et, en cas d'insuccès, craniotomie ; 2° par *engagement de la tête de l'un des fœtus et des pieds de l'autre* : réduction des membres ou refoulement de la tête, application du forceps sur celle-ci ; si l'on est obligé de sacrifier l'un des enfants, autant que possible faire porter l'instrument diviseur sur le fœtus qui se présente par le siège et qui offre par là les moindres chances de survie ; 3° par *engagement des deux têtes, l'un des fœtus se présentant par le siège, le tronc étant déjà sorti, et l'autre par la tête :* refouler la tête du second fœtus, ou détroncation du premier et refoulement de sa tête pour permettre l'extraction de l'autre fœtus avec le forceps, extraction consécutive, avec cet instrument, de la tête demeurée dans les voies maternelles ; 4° par *arrêt de la tête d'un premier fœtus, dont le tronc est déjà sorti, et dont le cou est retenu par le cou de l'autre fœtus,*

encore dans la matrice : cas difficile : on ne peut songer à amener avec le forceps la tête du dernier fœtus
(ce qui supprimerait l'anse cervico-céphalique passant
au-dessous du cou du premier), et guère davantage,
croyons-nous, à refouler la tête du premier fœtus par
dessus l'anse que lui oppose le second : la détroncation du fœtus déjà en partie expulsé, ou le broiement
de l'autre tête nous paraissent les seules indications
vraiment pratiques ; 5° par *engagement simultané
de plusieurs membres appartenant à des fœtus différents* : cas fort embarrassant : tâcher de reconnaître
quels membres correspondent au fœtus le plus engagé et le plus aisé à extraire ou à refouler, et
s'inspirer des conditions observées pour choisir le
meilleur mode d'intervention définitive. — *b*. Les
fœtus sont *adhérents* : l'adhérence est lâche : les fœtus
peuvent se dégager successivement ou donner lieu
aux mêmes indications que précédemment ; l'adhérence est intime ou serrée : les fœtus forment une
masse plus ou moins volumineuse qui rend l'embryotomie nécessaire.

II. — DYSTOCIE PLACENTAIRE

Insertion vicieuse du placenta—. Le placenta, au
lieu de s'insérer vers le fond de la matrice, a contracté
des adhérences plus ou moins étendues sur la région
cervicale, ou même répond, centre pour centre, à cette
région. Dans les derniers temps de la grossesse, le
segment inférieur de l'utérus, subissant une amplia-

tion hors de proportion avec le degré d'extensibilité du placenta, celui-ci éprouve des décollements, accompagnés d'hémorrhagies, et l'accouchement peut se produire prématurément (9e, 8e et même 7e mois); mais c'est surtout au moment du travail, quand le col se dilate, que se manifestent les accidents. — L'*hémorrhagie* est *subite* : quand le décollement placentaire a lieu sous l'influence de l'ampliation latente des derniers mois, elle se produit parfois pendant le repos, pendant le sommeil, sans être précédée d'aucune contraction ou douleur. Elle est toujours *externe*, le sang trouvant au col une issue facile ; *continue ou périodique (à répétitions)*, et d'*abondance variable*, selon que le décollement est plus ou moins étendu, que des caillots ou un retrait des fibres utérines apportent ou non un obstacle momentané à l'écoulement. Quelquefois, la femme éprouve une sensation initiale de déchirure ou de *craquement*. Avec l'hémorrhagie apparaissent des *douleurs* plus ou moins intenses et l'ensemble des phénomènes d'un *travail* imminent, s'il n'est déjà commencé. — La *marche de l'hémorrhagie* est tantôt lente (hémorrhagie à répétitions) et tantôt très rapide (hémorrhagie foudroyante). Si le placenta n'empiète sur le col que par une petite portion de sa périphérie, *les accidents peuvent s'arrêter*, la grossesse ou l'accouchement (la femme étant à terme) continuer sans entrave. Mais, quelquefois, l'hémorrhagie cesse après la *mort du fœtus*, dont l'expulsion est reculée jusqu'à l'époque du terme, ou des phénomènes de *résorption putride* se déclarent chez la mère, à la suite de décomposition de caillots retenus dans la matrice. Le plus ordinairement, l'hémorrhagie continue jusqu'à ce que le *fœtus* et le *placenta* soient *expulsés*, et une intervention rapide est nécessaire pour prévenir la mort de la femme (épuisement hémorrhagique) et celle de l'enfant (asphyxie).

Avant que le travail soit commencé, on reconnaîtra l'implantation vicieuse par le toucher vaginal : au travers de la paroi utérine, au niveau du placenta, on perçoit moins nettement la fluctuation amniotique, la dureté des parties fœtales en présentation, et le ballottement est obscur ou nul. Que la grossesse soit ou non arrivée à terme, on ne peut qu'attendre les événements, en combattant l'hémorrhagie par le décubitus horizontal, le repos absolu, et par le tamponnement (il ne faut compter ni sur l'opium, ni sur le seigle ergoté). Rarement la perte s'arrêtera spontanément ; mais au bout d'un certain temps, la dilatation du col se fera, et l'on sera en possession de moyens d'intervention plus actifs.

Quand le travail a commencé et quand le col est suffisamment perméable pour permettre l'introduction du doigt jusqu'au placenta, on reconnaît, au niveau de l'orifice interne, au lieu d'une poche des eaux lisse, élastique, fluctuante, une masse molle, inégale, quelquefois masquée par un caillot. — Quelques accoucheurs, sans s'arrêter à attendre que le col s'ouvre davantage, pratiquent aussitôt l'*accouchement forcé* et l'*arrachement du placenta* (Simpson). — Mais, d'après l'opinion la plus générale, il convient :

1° D'exécuter le *tamponnement* du vagin, si le col est encore peu ouvert ;

2° Dès que la dilatation est suffisante, de *rompre les membranes*, autant que possible directement, c'est-à-dire au-delà du placenta , préalablement décollé (sonde ou doigt) ;

3° Quand la dilatation est plus avancée, de *terminer l'accouchement au plus vite* : — la *perforation du placenta*, insuffisante, car le fœtus peut être retenu par cette masse charnue au moment où il la traverse, et même dangereuse, car la rupture des grosses divisions vasculaires expose l'enfant, déjà plus ou moins souffrant, aux dangers d'une hémorragie redoutable ; — le *décollement du placenta* par la périphérie, préférable, surtout dans le cas de perte très grave et si on soupçonne quelque adhérence anormale : il doit être complet, et suivi de l'*extraction immédiate* du délivre ; —*version* (l'application du forceps serait d'exécution moins prompte).

Décollement prématuré dans l'insertion normale.—Cet accident reconnaît pour causes :—dans les derniers mois de la grossesse, un état congestif ou phlegmasique de la matrice, un défaut de rapport entre l'extensibilité placentaire et l'ampliation utérine, des contractions provoquées par une excitation interne (mouvements du fœtus ?) ou externe, un effort pour soulever un fardeau, le traumatisme ; — au cours du travail, les tractions que l'expulsion naturelle ou artificielle du fœtus détermine sur le placenta, quand le cordon est trop court.

Le décollement qui se produit pendant la grossesse a pour conséquence immédiate une *hémorrhagie* : celle-ci, contrairement à ce qu'on observe dans l'insertion vicieuse, est ordinairement susceptible d'être rattachée à une influence provocatrice appréciable, et, souvent, elle est annoncée par des *prodrômes* (douleurs gravatives aux lombes et à l'hypogastre, paroxystiques, augmentées par la marche, la station debout, les efforts de défécation); elle est *interne* ou *mixte*, selon que le décollement se fait au centre du placenta sans intéresser son pourtour, ou de la périphérie vers le centre, que le col demeure libre ou est oblitéré (caillot, tête fœtale) ; elle est *continue*, plutôt qu'intermittente, accompagnée de *douleurs* d'intensité variable. Elle peut s'arrêter sans interrompre la grossesse, amener la mort du fœtus sans provoquer son expulsion immédiate, ou déterminer le *travail prématuré*.—Au moment du travail, le décollement se traduit aussi par une hémorrhagie : celle-ci est le plus souvent externe ; elle ne cessera qu'après l'expulsion du fœtus et des annexes ; mais elle pourra devenir modérée, dès que l'écoulement des eaux permettra à l'utérus de se rétracter sur les vaisseaux mis à découvert.

Le pronostic est sérieux pour la mère et pour l'enfant, moins toutefois que dans l'insertion vicieuse. Il est nécessairement subordonné à l'abondance de l'hémorrhagie et aux conditions de l'intervention.

S'il n'existe aucun signe de travail (en dehors de quelques douleurs) : situation horizontale, repos, applications froides, sur l'abdomen, ventouses et sinapismes sur les parties supérieures du tronc, injections astringentes dans le vagin, saignée (s'il y a pléthore : moyen d'efficacité douteuse, et dangereux quand l'hémorrhagie persiste, car il ajoute à la perte de sang spontanée une perte provoquée), laudanum en lavement, seigle ergoté à petites doses : *tamponnement. — Si le travail a commencé* et si l'hémorrhagie est grave, *perforation des membranes*, et, dès que l'état du col le permet, *extraction rapide du fœtus.*

Adhérences anormales.— Elles ne sont fréquemment que l'exagération des moyens d'union physiologiques du placenta à la muqueuse utérine ; mais, quelquefois, elles sont liées à des états morbides dégénératifs, dont la transformation fibreuse, générale ou partielle, est le plus habituel. — Si l'adhérence est générale, elle ne s'accompagne pas d'hémorrhagie, et l'on est amené à la soupçonner d'après le retard observé dans l'expulsion de l'arrière-faix, malgré les bonnes conditions de contractilité et de perméabilité de la matrice, et les tractions exercées sur le cordon. Si l'adhérence est partielle, comme elle met obstacle au retrait de l'utérus, elle s'accompagne d'une hémorrhagie au niveau de la portion décollée. La main, introduite le long du cordon jusque dans la cavité utérine, établira le diagnostic. — *Indications* : 1º au bout de plusieurs heures, la délivrance n'est pas accomplie, mais aucun accident n'a lieu : ergot très prudemment administré, injection d'eau froide dans la veine ombilicale, manœuvres de traction sur le cordon et d'expression sur l'hypogastre ; 2° une hémorrhagie se manifeste et les manœuvres ordinaires ont échoué : arrachement du placenta (5° p., chap. III) ; 3° plusieurs jours se sont écoulés, sans que la délivrance ait été faite ou ait été possible : dilatation artificielle du col et extraction du placenta, opérations difficiles et de succès souvent douteux ; moyens anti-septiques ; quelquefois, l'expulsion se fait spontanément au bout de plusieurs jours, ou bien le placenta est résorbé.

Volume excessif. — Le volume exagéré de l'arrière-faix se rapporte moins, ordinairement, au placenta lui-même (où il peut être la conséquence d'un défaut de déplétion, après la ligature double du cordon (5° p., chap. III), qu'à la poche des membranes, distendue par une accumulation de caillots sanguins après leur retournement. Si les tractions sur le cordon sont insuffisantes, traction directe sur le placenta, au moyen du doigt recourbé en crochet et enfoncé dans la substance du gâteau, près de l'insertion funiculaire.

Nous avons parlé plus haut de la rétention du placenta par rétraction de l'utérus, et des hémorrhagies de la délivrance par inertie utérine (dystocie utérine).

III. — DYSTOCIE FUNICULAIRE

Rupture du cordon. — Se produit sur les cordons maigres, flasques ou trop gras, de longueur normale ou trop brève, pendant une expulsion brusque ou forcée du fœtus, des tractions exagérées au cours de la délivrance. Délivrance par expression ou avec la main portée jusque dans la matrice (si la rupture a lieu au niveau de l'insertion placentaire, et si l'on est amené à intervenir, sans attendre le décollement de l'arrière-faix, on reconnaîtra la masse à détacher à son relief, à sa consistance particulière et à son défaut de sensibilité : en dehors du placenta, la femme perçoit plus ou moins douloureusement l'impression des doigts).

Dans quelques cas, le cordon s'insère sur les membranes (*insertion vélamenteuse*), à une distance plus ou moins grande du placenta : les divisions vasculaires qui rampent jusqu'a ce dernier, mal soutenues, sont exposées à se rompre au moment de tractions même modérées ; aussi, dans les cas de ce genre, qu'on rencontre surtout dans les grossesses multiples et avec les présentations du siège, devrait-on pratiquer la délivrance par expression (Thévenot).

Brièveté. — Elle est *absolue*, quand, par anomalie de développement, le cordon est réduit à une longueur de 20, 10 centim., ou moins encore (quelquefois même, le fœtus adhère directement au placenta), ou *relative*, quand la tige s'est enroulée sur elle-même (*nœuds*) ou autour d'un segment fœtal (*circulaires*). Difficile à reconnaître : un seul signe certain, la *tension* du cordon, constatée avec le doigt pendant l'accouchement et coïncidant avec l'existence de nœuds ou de circulaires. Peut donner lieu au travail lent, au décollement prématuré du placenta, à la rupture du cordon, au renversement de la matrice, avec toutes leurs conséquences. — *Indications* : amener la partie qui se présente au dehors, à l'aide du forceps, si cela est nécessaire; dégagement des circulaires, s'il en existe (on glisse un ou deux doigts entre le cordon et la partie qu'il étrangle, et l'on ramène doucement l'anse funiculaire par-dessus la présentation déja dégagée); section du cordon, si l'arrêt demeure insurmontable : terminer promptement l'accouchement, en comprimant ou en faisant comprimer le bout fœtal du cordon divisé.

Enroulement.— L'enroulement, quel que soit son mode, est une cause de raccourcissement ; l'enroulement du cordon sur lui-même est un danger d'asphyxie pour l'enfant, parce qu'il entrave la circulation materno-fœtale ; l'enroulement autour du cou de l'enfant, un danger d'asphyxie au moment de la naissance, par la strangulation qu'il occasionne. Détruire l'enroulement (circulaire), ou terminer rapidement l'accouchement, après section du cordon, s'il y a menace de rupture ou constriction trop énergique des parties fœtales.

Procidence. — Le cordon s'échappe au travers de l'orifice utérin, soit avec la poche des eaux, soit au moment de la rupture de cette poche, quand il est long, très mobile, et quand le col n'est pas suffisamment recouvert par la présentation. Sa procidence est de règle ou fréquente dans les présentations du siège et du tronc; elle est accidentelle dans les présentations du sommet, inclinécs ou demeurant très élevées, à cause d'une déformation du bassin, et dans celles de la face ; elle est assez commune dans l'accouchement gémellaire. Danger d'une compression (qui expose le fœtus à l'asphyxie), d'autant plus à redouter que le cordon se trouve moins protégé par les membres (comme il l'est parfois jusqu'à un certain point dans l'accouchement par le siège), et que le ventre est dirigé plus en avant (compression contre la branche horizontale des pubis : la première position du sommet étant la plus commune, le cordon, qui regarde alors en arrière, est peu exposé au cours de la parturition habituelle). Le diagnostic est établi par le toucher, qui reconnaît le cordon à ses pulsations et à sa forme, soit directement, soit au travers de la poche des eaux, allongée en boudin (on a quelquefois pris pour le cordon une anse d'intestin faisant hernie dans le vagin).—*Indications* : si l'enfant est vivant, et la présentation céphalique, réduire (5ᵉ p., chap. III), et, quand la réduction est impossible, terminer l'accouchement par le moyen le plus rapide (version ou forceps); si l'enfant est mort, ou dans les présentations du siège et du tronc, la procidence ne comporte pas d'indication spéciale.

CHAPITRE V

AVORTEMENT. — ACCOUCHEMENT PRÉMATURÉ. — HÉMORRHAGIES AVANT, PENDANT ET APRÈS LE TRAVAIL : TABLEAU RÉCAPITULATIF.

I. — AVORTEMENT

(*Fausse couche, perte, effluxion.*)

L'avortement consiste dans l'expulsion du fœtus avant l'époque de sa viabilité, c'est-à-dire avant le sixième mois. Il est naturel (spontané ou accidentel), ou artificiel (provoqué dans un but médical ou criminel). Nous n'avons à nous occuper ici que de l'avortement naturel.

A. — *Causes.*

L'avortement est fréquent, surtout dans les trois premiers mois de la grossesse. Il se rattache à un ensemble de causes assez complexes, prédisposantes ou efficientes, qui agissent, directement ou indirectement, sur les membranes (dégénération, décollement), sur le fœtus (mort, il devient un corps étranger à expulser), sur l'utérus (stimulation de sa contractilité ou obstacle à son ampliation), tout à la fois sur l'œuf et sur la matrice (perturbations circulatoires et nutritives, contamination du sang). Ces causes, souvent difficiles à pénétrer dans leur intimité, sont à rechercher chez le fœtus et dans ses annexes, chez la mère et même chez le père.

a. Un *père* en puissance de syphilis, usé par les excès ou très vieux, n'engendre qu'un produit trop vicié pour vivre ; les avortements peuvent se succéder chez une femme, jusqu'à ce que le mari ait reconquis un état de santé convenable, par un traitement médical et hygiénique,... ou ait été remplacé par un autre, plus jeune et meilleur générateur.

b. Chez la *mère*, l'avortement est lié à des influences :

1° *Physiologiques* ou *hygiéniques*. On note, comme influences prédisposantes, les *tempéraments* extrêmes ; l'*obésité* (insuffisance de la nutrition de l'œuf par suite de la direction anormale prise par la nutrition chez la mère) ; l'*âge*, ou trop précoce (l'utérus n'a pas encore acquis la souplesse nécessaire pour remplir jusqu'au bout les conditions de la grossesse ; mais, après un ou deux avortements, la gestation s'accomplit régulièrement), ou trop avancé (la matrice a laissé passer le moment de son aptitude fonctionnelle) ; certaines *idiosyncrasies* (l'avortement serait commun chez deux types de femmes opposés, l'un caractérisé par le manque de ton et d'activité de l'appareil générateur : femmes ordinairement pâles, sujettes aux leucorrhées et aux pertes menstruelles abondantes, souvent de forte constitution; l'autre, par l'excès d'irritabilité de l'utérus : femmes de tempérament nerveux, très portées vers les jouissances sexuelles, à menstruation souvent irrégulière) ; la *persistance des règles* pendant la grossesse ; l'*habitat en lieux élevés* (Saucerotte); l'*alimentation insuffisante* (nombreux avortements pendant les famines et les sièges); *vestiture défectueuse* (vêtements trop serrés à la taille, s'opposant au développement de l'utérus ou gênant la circulation abdominale); diverses *professions* ou trop fatigantes ou trop insalubres ;

2° *Physiques ou morales* (stimulation directe ou indirecte des contractions utérines, décollement de l'œuf par action mécanique ou modification de la circulation utérine) : traumatismes, coups, chutes, exercices immodérés, excès de coït, émotions morales vives, etc. ;

3° *Pathologiques* : *diathèses et maladies constitutionnelles* (nutrition insuffisante, viciation du sang), syphilis, scrofulose, tuberculose pulmonaire, etc.; *maladies infectieuses* (infection simultanée de la mère et du fœtus, action congestive sur l'utérus : épidémies d'avortements observées sous l'influence des constitutions médicales infectieuses), variole, scarlatine, rougeole, grippe, choléra, fièvre typhoïde, fièvre jaune, malaria [1], septicémie traumatique ou

[1] Il n'est pas sans intérêt de rappeler que, si l'infection malarienne provoque quelquefois vers la matrice un état fluxionnaire susceptible d'amener l'avortement, le sulfate de quinine a été accusé de produire celui-ci par stimulation de la fibre

puerpérale ; *intoxications* (action sur le fœtus et quelquefois sur les fibres contractiles de l'utérus), empoisonnement chronique par le plomb, le mercure, etc. ; alcoolisme, ergotisme (certaines épidémies), urémie ou urinémie (éclampsie) ; *névroses* (action sur le système nerveux, avec répercussion sur l'utérus), chorée, épilepsie ; *phlegmasies graves* (modifications nutritives et circulatoires, quelquefois peut-être actions réflexes amenant les contractions utérines, ou irritation de voisinage), pneumonie, bronchite, dyssenterie, ictère grave (influence infectieuse ou toxique dominante) ; *avortements antérieurs* (ils prédisposent à de nouveaux avortements, sans doute en raison d'un état pathologique de l'utérus, qui s'est développé d'emblée ou consécutivement aux prédispositions physiologiques) ; *diverses maladies de l'utérus*, congestion (décollement hémorrhagique de l'œuf), métrite (décollement hémorrhagique ou exsudatif de l'œuf, obstacle à l'ampliation par modification de tissu), déplacements, tumeurs ou adhérences de la matrice (empêchant son ampliation) ; *tumeurs* et *viciations pelviennes* (obstacle au développement utérin).

c. Dans l'*œuf*, les causes de l'avortement se rentrent : *aux membranes* (hydramnios, distension excessive de l'utérus) ; *au placenta* (hémorrhagie ou apoplexie placentaire, produite sous l'influence de troubles circulatoires de l'utérus ou sous l'influence

musculaire utérine. D'après Monteverdi, les femmes de Crémone ont une grande aversion pour ce médicament, et elles le repoussent, quand elles sont enceintes, dans la crainte d'avorter.

d'une violence extérieure ; dégénérescence des villosités mettant obstacles aux échanges entre la mère et le fœtus) ; *au cordon* (altérations ou nodosités entravant la circulation) ; *au fœtus* (maladies communiquées par la mère, ou maladies propres, hydrocéphalie, hydrothorax, etc.).

B. — *Symptômes, marche et terminaisons.*

L'avortement est un travail *en raccourci* et d'autant mieux caractérisé qu'il se déclare à une époque plus avancée de la grossesse. Dans les deux premiers mois, l'expulsion de l'œuf est rapide, facile ; elle se fait en masse ; il n'y a point de temps distincts, ou plutôt le travail ne comprend qu'un seul temps. A partir du troisième mois, les manifestations sont mieux dessinées et se répartissent en périodes plus ou moins nettement délimitées.

1° *Période prodromique.* Elle n'existe que dans certains cas. Les symptômes qui la caractérisent alors appartiennent moins à l'avortement qu'à l'état qui le prépare (congestion et inflammation de la matrice, contractions liées à une névropathie, symptômes quelquefois éprouvés par la mère après la mort du fœtus : pâleur du visage, faiblesse, abattement, frissons, pesanteur dans le bassin). En général l'avortement survient brusquement, à l'occasion d'une violence ou d'un accident, au milieu ou indépendamment de conditions prédisposantes particulières ;

2° *Période de dilatation.* L'*hémorrhagie*, liée au

décollement de l'œuf, et les *contractions douloureuses*
de l'utérus, que détermine l'excitation du sang et de
l'œuf à expulser, sont les premiers symptômes : ils
apparaissent simultanément ou à quelque intervalle
l'un de l'autre, l'hémorrhagie précédant ordinairement les douleurs. L'hémorrhagie interne, externe ou
mixte, le plus souvent externe, se manifeste par on-
dées et avec une abondance variable. Les contractions sont d'autant plus énergiques et efficaces, que
l'utérus a atteint un plus grand développement :
quand la matrice est accessible par la palpation, on
les peut apprécier d'après la dureté que présente
l'organe ; mais quand celui-ci ne s'est pas encore élevé
beaucoup au-dessus du détroit [supérieur, on les reconnaît aux douleurs intermittentes et à l'augmentation de la perte sanguine. — La *dilatation* est lente,
car le muscle utérin n'a pas acquis une grande puissance, et le col a conservé la plus grande partie de
sa rigidité et presque toute sa longueur. — La *poche
des eaux* est peu considérable. Parfois, l'œuf proémine
pendant plusieurs jours à l'orifice utérin avant de le
traverser ;

3ᵛ *Période d'expulsion.* Tantôt l'œuf entier (deux
premiers mois), tantôt seulement le fœtus, est expulsé
dans le vagin et du vagin au travers de la vulve, au
bout d'un temps variable. Le fœtus, de très petit volume, sort indifféremment par l'une ou par l'autre de
ses extrémités, souvent, dans les quatre premiers
mois, recourbé sur lui-même : plus tard l'expulsion
par la tête est habituelle ;

4° *Période de délivrance.* A partir du cinquième

mois l'expulsion des annexes est généralement facile. Mais aux troisième et quatrième, le temps de délivrance est souvent des plus critiques : le placenta, encore peu épais, n'offre pas assez de prise à l'action utérine, et, bien qu'il ne soit pas plus adhérent qu'aux autres mois, il se détache cependant avec plus de difficulté ; détaché, il s'engage avec peine au travers d'un orifice revenu sur lui-même et étroit : de là des hémorrhagies, qui accompagnent des décollements partiels ; la rétention fréquente de l'arrièrefaix, qui donne lieu plus tard à des accidents graves de septicémie (quelquefois, cependant, placenta et membranes seraient résorbés, sans avoir subi la dé·composition putride).

Ce sont là les complications les plus redoutables de l'avortement. Mais, par lui-même, en dehors de toute manifestation accidentelle aggravante, l'avortement est un acte très fâcheux : il supprime un être, laisse la mère en prédisposition de nouvelles pertes et de maladies utérines (déviations).

C. — *Indications.*

1° *Prévenir l'avortement chez une femme en prédisposition* : traitement s'adressant à la cause (paternelle ou maternelle) ; précautions à recommander pendant les premiers mois : éviter les exercices violents, les occasions de fatigue ou d'émotions vives, etc. ;

2° *Enrayer l'avortement, imminent ou commencé.* —

Une femme, se disant enceinte, éprouve une perte sanguine : on devra tout d'abord la faire coucher, lui ordonner le repos absolu dans le décubitus dorsal, l'entourer d'un air frais, vider le rectum et la vessie, puis rechercher — s'il existe des signes de grossesse : — si l'hémorrhagie est due à un retour des règles (s'il s'agit d'une menstruation, phénomène observé dans une grossesse antérieure, douleurs nulles ou peu intenses et non intermittentes, sang fluide, aucune modification du col). — En cas de doute, se comporter comme si l'on avait la certitude d'un avortement. — La perte reconnue liée à un avortement (douleurs intermittentes, écoulement intermittent de sang liquide et en caillots, col en cours d'effacement et de dilatation), on s'assure de la période à laquelle est arrivée la grossesse (renseignements fournis par la femme et par l'examen du ventre), on recherche si les conditions permettent d'espérer un arrêt dans la marche du travail (douleurs et hémorrhagies déjà modérées par le repos, faible dilatation du col), et, si l'on croit à la moindre chance d'enrayer l'avortement, on essaie les moyens les plus propres à amener ce résultat : saignée du bras si la femme est pléthorique, boissons froides et acidulées, lavements froids, applications froides sur le ventre, sinapismes aux membres supérieurs, ventouses sèches à la partie supérieure du tronc, *laudanum* par la voie rectale (ergot de seigle plus dangereux qu'utile) ;

3° *Favoriser l'avortement devenu inévitable* (hémorrhagie persistante malgré les moyens employés, douleurs accrescentes, dilatation progressive du col, disparition de l'espèce d'épaulement que le corps forme en se joignant au col, ce qui indique la dilatation de l'orifice interne, d'après Cazeaux; membranes rompues) : *ergot de seigle*, pour soutenir les contractions, si elles viennent à faiblir. — *S'assurer que l'avortement est consommé* par l'examen des matières expulsées : dans les deux premiers mois, l'œuf est encore si peu développé qu'il peut demeurer inaperçu au milieu de caillots ou au sein d'un caillot volumineux, si l'on ne prend soin d'écraser et de délayer les masses sanguines dans l'eau; à partir du troisième mois, le fœtus est bien reconnaissable, mais les membranes et le placenta le sont moins, et l'on doit aussi les rechercher au milieu du sang rejeté au dehors ou encore retenu dans le vagin; au cinquième et sixième mois, l'arrière-faix est assez développé pour ne plus échapper à un examen même sommaire;

4° *Combattre les complications immédiates ou consécutives.* — *Hémorrhagie grave* : le col est à peine dilaté : *seigle ergoté* administré avec prudence, *tamponnement*; le col est plus dilaté : ergot, *perforation des membranes*, si elles ne sont pas encore rompues, et *extraction du fœtus* avec la main ou avec le forceps, mais seulement à partir du sixième mois : divers accoucheurs sont d'avis de ne pas attendre la dilatation du col, à cette époque, mais de la provoquer artificiellement, afin d'extraire plus tôt le fœtus; le plus grand nombre attend une dilatation naturelle suffisante, dans tous les cas, en se reposant sur le tamponnement. — *Rétention du placenta* : ici encore deux opinions en présence : *extraction immédiate* (après dilatation artificielle du col), soit avec la main, soit avec une curette particulière); ou *expectation* : on cite des exemples de résorption de placenta sans décomposition putride; s'il se manifeste des phénomènes de putridité, injections intra-utérines antiseptiques; si les accidents s'aggravent, dilatation du col et extraction des annexes avec la curette ou une pince (la pince à faux germe pourrait être remplacée par la pince à polype ordinaire), après anesthésie de la femme. — *Rétention du fœtus mort* : le fœtus mort, les phénomènes du travail s'arrêtent souvent, et l'œuf reste enfermé dans la cavité utérine ; il y peut éprouver certaines transformations, s'y résorber même quand il est très jeune, ou se putrifier et donner lieu à un empoisonnement : même conduite qu'à propos de la rétention placentaire.

II. — ACCOUCHEMENT PRÉMATURÉ.

C'est l'accouchement qui se produit avant l'époque du terme de la grossesse, mais après le sixième mois, c'est-à-dire quand le fœtus est viable. Il se rattache à des influences de même ordre que celles qui président à l'avortement, au décollement accidentel du placenta, normalement inséré, ou au décollement spontané du placenta vicieusement inséré (ch. IV). — Ses phénomènes (en dehors de ceux qui se rapportent aux conditions étiologiques) ne diffèrent de ceux du travail à terme que par une plus grande aisance dans leur accomplissement et le moindre ébranlement nerveux dont ils s'accompagnent.

III. — HÉMORRHAGIES AVANT, PENDANT ET APRÈS LE TRAVAIL.

Comme elles ont été étudiées à la suite des états particuliers auxquels elles se lient, nous ne ferons que résumer leur histoire dans un tableau d'ensemble en renvoyant, pour les détails, aux chapitres spéciaux dont elles relèvent. — Les hémorrhagies des suites de couches sont à rechercher dans la quatrième partie (état puerpéral pathologique) [1].

[1] Il nous suffira de mentionner les hémorrhagies, d'ailleurs exceptionnelles, qui succèdent a la rupture des veines du vagin, devenues variqueuses, dans les derniers temps de la grossesse ou au cours de l'accouchement, et celles, encore plus rares, qui reconnaissent pour cause la rupture des racines du clitoris, sous la compression de la tête, pendant le dégagement. (Laroyenne.)

...RHAGIES

...U TRAVAIL		...ES SUITES DE COUCHES
Vagino-vulvo-périnéales.		Utérines ou non utérines
Par rupture vulvo-périnéale.	Par throm... vulve et c... ...ent tardives.	Consécutives aux lésions produites au cours du travail.
...n. Période d'expulsion		Premiers jours qui suivent l'accouch.
...stance Mauvais dégage-ment.	Compres...fis. de pro-longée pa...des nouveaux fœtale. ...res, perturba-...ecte ou indi-...la circulation , action mé-	
...ricale défectueuse.		
...s conditions étiologiques.	Le plus s... lent ou ra-l'expulsior...	
...e Hémorrhagie conti-nue externe.	Hémor.orrh. externe, à moins d...à récidive, ...rure de la ...et alors c...	
...t syn-		
Epuisement de la femme,	...s ordinaire-...eu graves.	
...plus vite.	...t à doses mo-	
...hémos-...mpon- Rapprochement et suture des lèvres de la plaie.	Applic... mostatiqu... besoin, ment.	

HÉMORRHAGIES

Groupes de colonnes : **1° DE LA GROSSESSE** (Utérines) — **2° DU TRAVAIL** (Utérines ; Vagino-vulvo-périnéales ; Placentaires) — **3° DE LA DÉLIVRANCE** (Utérines) — **4° DES SUITES DE COUCHES** (Utérines ou ses utérines).

Du menstruation.	De l'avortement. (4 premiers mois)	De l'accouchem. prémat. — ou du travail. Par décollement anticipé du placenta, en insertion normale (3 derniers mois, ou travail)	en insertion vicieuse (dernier mois)	Par rupture des parois de l'utérus, périodes de dilatation ou d'expulsion.	du vagin. Période d'expulsion	Par rupture vulvo-périnéale.	Par thrombus de la vulve et du vagin.	Placentaires.	Utérines. (Délivrance)	Utérines ou ses utérines. Consécutives aux lésions produites au cours du travail.
Époques cataméniales.	4 premiers mois	3 derniers mois. (ou travail)	dernier mois.	périodes de dilatation ou d'expulsion.	Période d'expulsion				Souvent tardives.	Premiers jours qui suivent l'accouch.
Continuation de la menstruation (très exceptionnelle).	Décollement de l'œuf, mort du fœtus, stimulation utérine; influences paternelles ou maternelles; maladies de l'œuf; violences et actions mécaniques; influences épidémiques.	Rupture des adhérences placentaires au moment de l'ampliation des fibres inférieures du corps ou de la dilatation du col.		Contractions exagérées avec résistance anormale. Manœuvre obstétricale défectueuse.		Mauvais dégagement.	Compression prolongée par la tête fœtale.	Déchirure du placenta ou rupture du cordon.	Défaut de retrait de l'utérus : inertie, adhérences partielles du placenta.	Insuffis. de protection des nouveaux capillaires, perturbation directe ou indirecte de la circulation utérine, action mécanique.
Ceux de la menstruation.	Début subit (quelquefois après prodromes) et généralement en rapport avec une influence occasionnelle appréciable.		Début subit, sans cause occasionnelle appréciable	Début subit; en rapport avec les conditions étiologiques.		Le plus souv. après l'expulsion.			Immin. annoncée par flaccidité de l'utérus et affaiblissem. des contractions.	Début lent ou rapide.
	Hémorrhagie externe, mixte ou interne, continue, mais inégale, souvent.		Hémorrhagies toujours externes, à répétitions.	Hémorrhagie continue, externe ou mixte.	Hémorrhagie continue externe.		Hémor. sous-muq. à moins d'une déchirure de la muqueuse, et alors externe.		Hémorrh. continue, externe ou interne, signes de l'inertie utérine.	Hémorrh. externe, sujette à récidive.
	Contractions utérines et signes du travail. Si l'hémorrhagie est considérable, symptômes généraux (pâleur, horripilations et frissons, réfrigération, état syncopal, etc.) à prendre en considération en l'absence de tout écoulement extérieur. Mort de la femme par épuisement (quelquefois foudroyante) et du fœtus par asphyxie. Travail anticipé. Septicémie (décomposition de caillots ou de portions de l'œuf).					Épuisement de la femme, rare.		Mort du fœtus	Mort de la femme par épuisement (quelquefois foudroyante).	Pertes ordinairement peu graves.
Se comporter comme si l'on avait toujours à redouter un avortement.	Tâcher d'arrêter la perte et de prévenir l'expulsion de l'œuf (si la grossesse n'est pas à terme), mais ne guère compter sur l'atteinte du but, en cas d'insertion vicieuse : situation horizontale, repos absolu, saignée? vider le rectum et la vessie, air frais, boissons acidulées et fraîches, applications réfrigérantes sur le ventre, injections vaginales hémostatiques, laudanum, ergot de seigle et succédanés très prudemment administrés. Si la perte est plus considérable, le col n'étant pas dilaté : tamponnement. Si le travail est commencé et doit se faire : tamponnement, jusqu'à ce que la dilatation soit suffisante ; rupture des membranes, dès que la dilatation le permet ; intervention plus directe dès que la dilatation est plus avancée, s'il est nécessaire : version ou forceps. Comme ressource extrême, dans toutes les hémorrhagies graves, transfusion du sang.		Arrachement préalable du placenta.	Terminer l'accouchement au plus vite. Aider le retrait de l'utérus après la délivrance, par l'administration de l'ergot, s'il est nécessaire.	Injections hémostatiques, et tamponnement.	Rapprochement et suture des lèvres de la plaie.	Applications hémostatiques, et, au besoin, tamponnement.	Extraire le fœtus au plus vite.	Ergot ou succéd. à forte dose, après délivrance artificielle si le placenta n'a pas été expulsé. Hémost. directe. Compres. de l'utérus et de l'aorte abdominale.	Ergot à doses modérées.

QUATRIÈME PARTIE

SUITES DE COUCHES

CHAPITRE PREMIER

ÉTAT PUERPÉRAL PHYSIOLOGIQUE. — HYGIÈNE DE L'ACCOUCHÉE.

I. — ÉTAT PUERPÉRAL PHYSIOLOGIQUE.

Jacquemier l'a défini : « *l'état de la nouvelle accouchée, pendant la période où les organes génitaux et le reste de l'économie reviennent à leur type ordinaire, d'où la conception les avait fait sortir* ».

Les uns le limitent à la période de l'écoulement lochial, les autres l'étendent à toute la durée de la lactation, nécessairement plus ou moins prolongée dans le cas d'allaitement.

Bien qu'elle soit un acte physiologique, la parturition modifie profondément l'organisme féminin. Elle s'accompagne d'un ébranlement nerveux parfois considérable, apporte d'importants changements dans les rapports de certains organes avec l'utérus, et dans les conditions de la tension vasculaire, transforme en plaie la surface interne de la matrice, et provoque l'apparition d'une sécrétion nouvelle, dévolue à l'appareil mammaire. De là des influences multiples, qui se combinent à celles déjà engendrées par l'état de grossesse, pour imprimer une tendance particulière aux fonctions, créer même des aptitudes morbides bien définies dans le présent et dans l'avenir.

Les phénomènes qui caractérisent l'état puerpéral *normal* sont d'ordre anatomique ou dynamique. Nous les répartirons en cinq classes, les groupant autour des manifestations principales, d'où ils paraissent dériver.

A. — *Phénomènes en rapport avec l'ébranlement nerveux que détermine la parturition.*

Cet ébranlement varie selon le degré d'impressionnabilité habituelle de la femme, la longueur de l'accouchement, la somme des souffrances endurées : il est tel, quelquefois, qu'il entraîne la mort subite ou rapide de la parturiente, épuisée par l'effort, ou terrassée par une sorte de commotion, qui rappelle le *choc* des grands traumatismes.

Nous lui attribuons :

1° L'*excitabilité* si remarquable que présentent la plupart des accouchées ; au sentiment de vague terreur qui dominait la femme, pendant le travail, succède la satisfaction d'un danger évité, la joie de la possession de l'enfant désiré, et le système nerveux, encore maintenu au haut degré d'activité qu'il a dû déployer pendant de longues heures, mais ne trouvant plus à la diriger contre une résistance à vaincre, congestionné par l'effort qui vient de s'accomplir, traduit l'exubérance de sa fonctionnalité par l'exaltation de la sensibilité générale et spéciale;

2° La *propension au sommeil*. Elle est une conséquence de la suractivité neuro-motrice mise en jeu durant l'accouchement; la fatigue amène le besoin de repos, et le calme est nécessaire après la tumultueuse période que l'organisme a traversée;

3° *Divers troubles*, qui témoignent d'une atteinte momentanée aux fonctions nerveuses végétatives (anorexie, tendance à la production des gaz intestinaux, etc.);

4° Le *frisson* qui suit l'expulsion de l'enfant ou celle de l'arrière-faix, et qui accuse, avec une augmentation de la fréquence du pouls, la soudaineté des changements survenus dans les conditions de l'innervation, comme aussi dans celles de la circulation : la femme éprouve des tremblements plus ou moins intenses et répétés, pendant quelques minutes; elle se plaint d'une sensation de froid, puis une légère moiteur se manifeste, en même temps que le pouls devient moins rapide et plus ample. Ce phénomène est de règle; il est indépendant de l'influence du milieu extérieur, puisqu'il se produit chez les femmes restées à découvert, comme chez les femmes qui ont été le mieux protégées, dans les derniers moments du travail; il est tout physiologique; mais il peut se confondre avec le frisson symptomatique d'une imminence ou d'un état morbide : on devra se tenir en garde contre une complication, si le frisson se répète avec quelque tenacité et avec

19.

une violence anormale, s'il apparaît tardivement, s'il est accompagné de fièvre, persistante après qu'il aura disparu lui-même, s'il est suivi de délire et d'agitation ;

5° L'*élévation de la température* du corps, légère, de courte durée, souvent *suivie d'un abaissement* de quelques fractions de degré au-dessous de la normale, phénomène évidemment de même ordre que le frisson.

B. — Phénomènes en rapport avec les actions mécaniques subies par les organes péri-utérins.

La compression que le rectum et la vessie ont eu à supporter, pendant les derniers temps de la grossesse et de l'accouchement, a pour conséquence une inertie relative de leurs plans musculaires, et, comme les muscles de la paroi abdominale sont eux-mêmes relâchés, à la suite d'une distension et d'une fatigue excessives, il existe fréquemment de la *constipation*, de la paresse dans la miction, quelquefois même une *rétention de l'urine*.

Mais la constipation peut dépendre, dans une certaine mesure, de l'amoindrissement des sécrétions intestinales, au cours de l'écoulement lochial et de la sécrétion lactée, et, dans les premiers jours, se rattacher à l'affaiblissement de l'innervation sympathique, ainsi que le tympanisme qui l'accompagne alors fréquemment.

La rétention de l'urine est souvent déterminée par l'occlusion ou la déviation de l'urèthre, la tête fœtale ayant amené, par ses froissements, l'irritation et la tuméfaction du méat, ou entraîné le renversement de la courbure du canal (Mattéi), au moment de son passage au travers du vagin.

Le refoulement des organes thoraciques a diminué au fur et à mesure que la pression est devenue plus forte sur les organes pelviens : comme ceux-ci, ils ressentent le contre-coup de leur complet dégagement, mais d'une façon différente et parfois plus critique. Le trop brusque abaissement du cœur peut donner lieu à la syncope, et la suppression trop rapide de la compression du parenchyme respiratoire, à des congestions pulmonaires.

C. — *Phénomènes en rapport avec les modifications générales de la tension vasculaire.*

Le *pouls*, petit, serré, fréquent, pendant le travail, va devenir souple et lent. — Immédiatement après l'accouchement, il conserve encore une fréquence un peu au-dessus de la normale ; mais il tombe au-dessous de celle-ci, au bout de 24 ou de 48 heures (à 45 et même à 35) et se maintient plus ou moins lent pendant une durée variable de 1 à 12 jours. Quelquefois, cependant, il reste au-dessus de 60, s'élève même à 80 pulsations : s'il dépasse ce chiffre, il faut craindre une complication. Mais ces données générales n'ont rien d'absolu : l'impressionnabilité de la femme est si grande, que la moindre émotion, la moindre fatigue peuvent occasionner des écarts transitoires souvent considérables dans la fréquence du pouls, sans comporter de signification pathologique. — Le rhythme est régulier. Le tracé sphygmographique, bas, sans sommet bien dessiné, sans dicrotisme, accuse un pouls large, mais sans amplitude ; c'est la forme observée avec l'augmentation de la tension sanguine dans les artères, qui, d'ailleurs, n'a rien que de relatif [1]. Il y a stase veineuse plus ou moins prononcée dans les organes abdominaux, parce que les veines ne sont plus soutenues par une pression périphérique suffisante et qu'elles ont encore, malgré le retrait de l'utérus, un grand développement. Les artères, qui n'ont plus à partager le sang qu'elles contiennent entre deux organismes, malgré la déplétion qu'elles ont subie, à la suite de l'hémorrhagie parturitive, accusent une tension supérieure à ce qu'elle est réellement, en raison de l'amoindrissement de l'activité cardiaque. « La fatigue et les pertes de sang diminuent énormément l'activité du cœur; l'action résistante de la tension artérielle, quoique très faible (elle n'a certainement pas eu le temps de se relever), devient alors prédominante, et, comme les phénomènes qui accompagnent la circulation, nombre des battements, hauteur des pulsations, dicrotisme, etc., ne dépendent que du rapport des deux termes, puissance motrice et résistance, et non de leur valeur absolue, on comprend que,

[1] Un très intéressant mémoire de Lebedeff et Porochjakow démontre, qu'à la suite de couches normales : 1° la pression sanguine est moindre que pendant l'accouchement ; — 2° qu'elle est à son minimum vers le 3ᵉ jour ; — 3° qu'elle remonte aussi haut, parfois même plus haut que pendant l'accouchement, quand les accouchées quittent le lit vers le 8ᵉ ou le 9ᵉ jour.

dans ce cas, le tracé soit le même que si la puissance du cœur étant restée la même (celle qui existait avant l'accouchement), la tension artérielle ait augmenté dans une très forte proportion : petit nombre des pulsations, faible amplitude, absence de dicrotisme » (Onimus).

La *pâleur* et la *faiblesse* qui succèdent à l'animation des premiers moments sont dues à la perte sanguine consécutive à l'expulsion du placenta.

La *stase veineuse intra-pelvienne* contribue à maintenir, pendant quelque temps, le volume du ventre à un certain degré ; elle prédispose les organes à l'inflammation, et surtout à la phlébite avec toutes ses conséquences.

D. — *Phénomènes en rapport avec les modifications de l'utérus.*

1° *Plaie utérine.* Après la délivrance, la surface interne de l'utérus apparaît inégale, creusée de vacuoles et sillonnée de fissures au niveau de l'ancienne insertion placentaire : les sinus veineux, à découvert, incomplètement fermés par l'adossement de leurs parois (subordonné au retrait des couches musculeuses de la matrice) laissent s'écouler une quantité de sang plus ou moins considérable. Au-delà de cette zone, on distingue une surface molle, comme bourgeonnante, en voie de reconstitution épithéliale, où les vaisseaux sont d'une excessive fragilité. Partout il y a plaie, particulièrement prédisposée aux hémorrhagies et aux inflammations veineuses, en raison des conditions que nous venons de mentionner ; à la complication septicémique, parce qu'elle est cavitaire, favorablement disposée pour la rétention des matières putrescibles et pour la rapide absorption des produits de décomposition de ces matières ; aux accidents nerveux, par suite de l'ébranlement général dont elle s'accompagne.

2° *Tranchées.* On donne ce nom aux douleurs qui se produisent avec intermittence, après l'accouchement, et qui se rattachent à des contractions de l'utérus, elles-mêmes sollicitées par l'état de traumatisme de l'organe. — D'après l'opinion la plus générale, elles reconnaissent pour origine l'irritation réflexe déterminée par la présence d'un caillot sanguin à l'intérieur de la matrice. Elles peuvent cependant avoir un point de départ plus éloigné, et naître d'une sorte de stimulation sympathique exercée par la glande mammaire sur l'organe utérin. Si les tranchées se manifestent ordinairement dans les trente-six heures qui suivent la délivrance, elles peuvent, en effet, apparaître plus tardivement vers l'époque de la fièvre de lait, ou à l'occasion de succions énergiques exercées par l'enfant sur le mamelon. On les dit plus communes chez les multipares que chez les primipares ; mais, jusqu'ici, rien n'a confirmé l'exactitude de cette assertion banale. — Les douleurs ont ce caractère erratif et angoissant qui appartient aux coliques intestinales (coliques utérines, *tormina*) : il semble qu'elles partent de l'ombilic et de la région lombaire pour s'irradier sur les côtés de l'hypogastre et vers le plancher périnéal. De courte durée, mais d'intensité variable, elles reviennent par accès, et, pendant qu'elles se manifestent, l'utérus diminue de volume, devient plus globuleux et plus dur. Elles se terminent par l'expulsion d'un caillot ou d'un peu de sang encore liquide, mais laissent fréquemment, après elles, un certain endolorissement du bas ventre, qu'exaspère la pression et qui peut même s'accompagner d'un léger mouvement fébrile.

Il ne faut pas confondre les tranchées avec les *douleurs névralgiques* que le traumatisme parturitif réveille parfois chez les femmes prédisposées, ni avec les douleurs continues et très vives, qui succèdent à une compression violente et prolongée de certains nerfs par la présentation fœtale (douleurs sur le trajet du nerf sciatique, au niveau du coccyx ou des trous sus-pubiens, etc.).

3° *Lochies*. Jusqu'au moment où la muqueuse est reconstituée, la surface interne de l'utérus fournit des matières liquides, qui sont excrétées par la vulve, et que l'on appelle *lochies* (λòχεια, vidanges ; de λòγος, femme en couches : vidanges de la femme en couches, *purgamenta*). — Cet écoulement apparaît après la délivrance et offre une durée moyenne de 20 à 35 jours. — Au début, c'est presque du sang pur ; plus tard, les lochies ressemblent à une eau roussâtre ; elles se composent alors de globules sanguins et de leucocytes, mélangés à des plaques épithéliales et à des débris de la caduque. Peu à peu, la proportion des globules rouges diminuant et celles des leucocytes augmentant, les lochies prennent l'apparence du pus, et quelquefois présentent une coloration verte assez prononcée : elles ont une odeur désagréable, nauséabonde, et on y découvre, au milieu de plaques épithéliales et de leucocytes, des granulations graisseuses, des cristaux de cholesterine, parfois des infusoires (*trichomonas vaginalis*). Les lochies, malgré leur richesse en leucocytes, ne sont pas du pus; car ce qui fait le pus, c'est un sérum *sui generis*, engendré dans certaines conditions qu'on ne rencontre pas à la surface de l'utérus, à moins de complications morbides : la plaie utérine s'efface à la manière des plaies qui guérissent par première intention, puisqu'elle aboutit à la réformation d'une muqueuse et non pas à une cicatrice; mais elle est revêtue par un épithélium jeune, à desquamation facile, offre de nombreux capillaires en voie d'organisation, faiblement soutenus et résistants, bien disposés pour l'exhalaison et aussi pour la diapédèse des leucocytes : il n'est donc pas surprenant que les lochies renferment un grand nombre de ces éléments mélangés à ceux de la nouvelle muqueuse. Le liquide des lochies est surtout séro-muqueux (Ch. Robin). — L'écoulement des lochies est continu; mais il est susceptible de variations passagères et même de suspension momentanée, comme au moment de la fièvre de lait, sous l'influence d'une émotion morale ou d'un flux accidentel. Chez quelques femmes, sa durée est très éphémère, et l'on cite même des cas où il a fait complètement défaut. D'autres fois, au contraire, il se prolonge au-delà de 40 jours, et peut être continué par une leucorrhée persistante. Il est tantôt très peu abondant, tantôt très copieux, principalement chez les femmes à large menstruation, qu'elles soient de constitution sanguine ou lymphatique, chez celles qui ont eu déjà plusieurs enfants et qui n'allaitent pas. — La fétidité excessive des lochies a été observée chez quelques femmes, en dehors de toute complication pathologique. Mais, en général, elle est l'indice d'un grave état morbide (gangrène du vagin, résorption putride, etc.). C'est, avec l'arrêt de l'écoulement et la coïncidence d'un mouvement fébrile, un phénomène qui doit toujours éveiller l'attention du médecin.

4° *Phénomènes de retour à l'état ordinaire.* — L'utérus revient progressivement au volume, à la situation, à la texture et à la fonctionnalité qu'il possédait avant la grossesse.

a. La *diminution du volume du corps* tient à la déperdition sanguine, à l'amoindrissement rétrograde de la circulation locale, à la résorption des éléments de nouvelle formation devenus inutiles, et à la réduction des dimensions dans les éléments anatomiques momentanément hypertrophiés. Elle s'accomplit suivant une marche assez régulière, mais susceptible d'arrêt sous l'influence des complications fébriles intercurrentes. Lente au début, très rapide à partir du 5° jour, elle varie d'ailleurs selon les conditions de primiparité ou de multiparité : chez les primipares, c'est vers le 10° jour ; chez les multipares, vers le 13° ou le 15°, que le fond de l'utérus arrive au niveau du plan du détroit supérieur, ainsi qu'il est facile de s'en assurer par la palpation de l'abdomen ; mais ce n'est guère qu'au bout de six semaines que l'organe a repris son volume normal, ou plutôt à peu près normal ; car, après une première parturition, il demeure toujours un peu plus gros qu'auparavant.

b. La *reformation du col* se fait parallèlement à la réduction du corps. Après la délivrance, la saillie du museau de tanche reparaît : le col est épais et court, flasque, ouvert ou perméable à ses deux orifices ; les bords de l'orifice externe sont rendus sinueux par les déchirures qui se sont produites au moment du passage de la présentation (l'une de ces déchirures, assez constante, siège au côté gauche et répond au rapport le plus habituel de l'occiput, pendant l'engagement). Peu à peu, l'organe s'allonge davantage, acquiert une consistance plus grande et se resserre à ses orifices ; en même temps, sa muqueuse, qui n'a subi qu'un ramollissement et un déplissement, devient plus ferme et reforme ses plis (arbre de vie). Vers le 10ᵉ jour, le doigt arrive difficilement jusqu'à l'orifice interne ; vers le 15ᵉ, les déchirures de l'orifice externe sont cicatrisées ; au 30ᵉ, le col est cylindrique, l'orifice externe offre la forme d'une dépression transversale, limitée par deux bourrelets irréguliers ; mais au bout de six à huit semaines seulement, le col atteint son développement maximum : il reste plus volumineux chez les multipares que chez les primipares, et chez celles-ci que chez les nullipares (1ʳᵉ p., chap. II).

c. Les *changements de texture* n'intéressent guère que le corps. — Les *fibres musculaires* ou reviendraient simplement à des dimensions moindres (Robin), ou disparaîtraient en grande partie par résorption, après avoir subi la transformation graisseuse

(Retzius). Quelle que soit l'opinion que l'on adopte
(et il est probable que l'une et l'autre répondent
à des faits vrais, parce que le processus de la ré-
trogradation doit être complexe), les plans musculaires s'amincissent progressivement, deviennent
moins distincts et tendent à la fusion dans cette masse
homogène que l'on a appelée le tissu propre de l'utérus, faute de le pouvoir décomposer en faisceaux. Cette
masse conserve une épaisseur plus grande après la
parturition, et parce que ses éléments ne reviennent
pas complètement à leurs premières conditions numé-
riques et morphologiques, et parce que les vaisseaux
qui la pénètrent ont un calibre plus considérable. Il
résulte, en effet, des recherches de Williams, qu'a-
près la grossesse, les veines et les artères présentent
une augmentation de leur calibre et de l'épaisseur de
leurs tuniques, phénomène de haute importance
médico-légale, car il persisterait pendant la vie tout
entière, et serait reconnaissable dans l'utérus des
femmes âgées, ayant depuis longtemps cessé de con-
cevoir. — La *muqueuse* se reconstitue partiellement au
niveau de l'insertion placentaire, entièrement au-delà
de cette insertion. *Au niveau de l'insertion placentaire,*
la muqueuse n'a perdu que son épithélium : elle forme
comme une plaque légèrement saillante, arrondie, inégale, anfractueuse, et ramollie, que recouvre le sang
qui s'écoule des sinus, et plus tard les caillots fibrineux qui les vont obstruer ; à mesure que l'épithélium
se régénère, le chorion acquiert plus de densité, le relief diminue, s'efface même après que l'utérus a atteint le volume qu'il doit conserver ; mais, longtemps

encore, la trace de l'insertion placentaire demeure reconnaissable à une coloration particulière et à un certain épaississement de la muqueuse. *Au-delà de l'insertion placentaire*, la muqueuse n'existe plus : après l'accouchement, la surface qu'elle a laissée à nu apparaît réticulée, tomenteuse, d'un gris jaunâtre, et, sur une épaisseur de 1 à 2 millim., on y découvre des capillaires de nouvelle formation, au milieu d'un tissu amorphe : c'est le rudiment de la muqueuse nouvelle, qui, dès le quatrième mois de la gestation, d'après Robin, a commencé à se développer au-dessous de la caduque pariétale. Vers le 10e jour après la délivrance, on distingue de petits ilots de cellules épithéliales vaguement polyédriques, à la surface de la couche amorphe (épithélium de revêtement) ; vers le 18e, de petits dépôts d'épithélium nucléaire dans l'épaisseur de cette couche (épithélium glandulaire) ; du 25e au 30e, les cellules de revêtement forment une trame continue ; vers le 40e, elles deviennent prismatiques, mais elles sont pourvues plus tardivement de cils vibratiles. A la fin du 2e mois, l'organisation de la muqueuse est à peu près terminée et elle se complète pendant le mois suivant.

d. La *menstruation* reparaît ordinairement au bout de six semaines, chez les femmes qui n'allaitent pas, et demeure ordinairement supprimée pendant toute la durée de la lactation, chez les nourrices. Mais, dans l'un et dans l'autre cas, il y a des exceptions fréquentes : chez des femmes qui n'allaitaient pas, les règles ont été suspendues pendant plusieurs mois et même définitivement supprimées (Dubois) ; chez des nourrices, elles ont persisté malgré l'allaitement.

Pendant que ces changements s'accomplissent, les ligaments péri-utérins reprennent peu à peu plus de consistance, les ovaires et les trompes reviennent progressivement à leurs rapports habituels, le vagin et la vulve se resserrent, tout en conservant une plus grande amplitude et une plus grande dilatabilité qu'auparavant.

E. — *Phénomènes en rapport avec le développement de la fonction mammaire.*

On a vu quelles modifications la grossesse apportait dans l'appareil mammaire : la parturition est comme le dernier coup qui imprime à cet appareil, si longtemps inerte, l'activité fonctionnelle. Quelquefois, la sécrétion lactée s'établit dès le dernier mois de la grossesse. Mais, en général, elle se montre après l'accouchement. Les glandes travaillent mollement tout d'abord, ne fournissent qu'une petite quantité de liquide imparfait, jaunâtre, visqueux et filant, mélange du premier lait et du mucus des conduits , galactophores (*colostrum*); puis, au bout de 48 ou de 72 heures, les seins deviennent turgides, chauds et douloureux, une légère accélération du pouls et une légère élévation de la température se produisent, après quelques frissons, et le lait s'écoule, abondant et blanc, par les orifices du mamelon : c'est là ce qu'on a décrit sous le nom de *montée du lait*, de *fièvre de lait*. Ces manifestations, qui marqueraient l'établissement de la sécrétion mammaire définitive, sont-elles aussi constantes qu'on l'a prétendu, et surtout sont-elles en relations immédiates avec la lactation? Beaucoup de médecins ne l'admettent pas, aujourd'hui : la fièvre de lait fait défaut dans un grand nombre de cas, ainsi que Barker l'a démontré l'un des premiers; quand elle existe, elle semble moins la conséquence de la nouvelle fonction qui débute, que du régime débilitant imposé à la femme qui la doit supporter (Hewitt), ou d'une septicémie légère et fugace (Winckel, d'Espine, etc.). Cependant, la disparition rapide des phénomènes fébriles, après les premières succions, nous paraissent indiquer un rapport indéniable entre le début de la sécrétion mammaire et les manifestations générales qui l'accompagnent, au moins dans un certain nombre de cas; il nous semble également criticable de nier la fièvre de lait ou d'en faire toujours une sorte de fièvre traumatique *ab utero*, et de la déclarer constante, toujours symptomatique des premières manifestations dynamiques de l'appareil de lactation.

La fonction mammaire rend plus active les sympathies qui relient ses organes à l'utérus ; elle crée, chez la femme, de nouvelles susceptibilités, de nouvelles prédispositions morbides, qui tantôt se traduiront du côté de la matrice, et tantôt du côté des seins, ainsi que nous le verrons plus loin.

II. — HYGIÈNE DE L'ACCOUCHÉE

Dans l'état le plus physiologique, l'accouchée doit *garder le lit* pendant un septenaire (Stoltz) ; mais il est bien évident qu'on ne saurait établir à cet égard une règle absolue : le choc parturitif n'est pas supporté de la même manière par la paysanne et par la citadine, par la femme vigoureuse et peu impressionnable, et par la femme chétive ou nervosique : c'est l'état général et l'état des organes abdominaux (surtout à surveiller après un accouchement laborieux), qui permettront de fixer le moment du premier lever, en des conditions de sécurités probables pour la femme. Un grand nombre d'accouchées, dans les classes ouvrières et à la campagne, se lèvent au bout de trois ou quatre jours, et reprennent presque aussitôt leurs occupations : cette conduite, trop souvent dictée par la nécessité, est dangeureuse et l'origine fréquente de déplacements utérins, la matrice étant sollicitée selon des directions vicieuses, alors qu'elle est encore alourdie et que ses ligaments de soutien n'ont pas encore repris une suffisante fermeté.

Pendant la durée de cette période, on recommandera la plus grande *propreté* autour de la femme. La chambre où elle repose, maintenue à une température modérée, sera débarrassée avec soin de toute souillure et bien aérée. Les vêtements seront souvent changés, les mains et le visage lavés chaque jour, les parties génitales externes soumises, matin et soir, à des lotions antiseptiques (eau phéniquée au 1/1000 ou solution de sublimé au 1/2000) et le linge qui garnit la vulve, arrosé avec le même liquide employé pour les lotions, sera aussi fréquemment renouvelé que le comportera l'abondance de l'écoulement lochial.

Le *bandage de corps*, sans être aussi nécessaire qu'on le croit généralement, est utile pendant les premiers jours : une compression légère est agréable à l'accouchée et vient en aide aux muscles abdominaux, relâchés après une distension excessive, lorsqu'ils ont à intervenir dans la défécation et la miction. Le bandage sera souvent rectifié, car il se déplace très facilement. Stoltz le remplace par un drap de lit plié, appliqué en travers le ventre, et que la femme ramène elle-même en place, s'il vient à se déranger.

Les *excrétions* seront l'objet d'une surveillance particulière. On s'assurera de la régularité — de la défécation, l'accumulation des matières fécales ne pouvant que contribuer à augmenter la stase veineuse intra-pelvienne ; — de la miction, la rétention de l'urine étant susceptible d'aboutir à la fermentation du liquide et à une résorption excrémentitielle redoutable ; — de l'écoulement lochial, qui est comme l'expression du retour graduel de la matrice à son état ordinaire. On combattra la constipation par des lavements simples ou légèrement huileux ; on évacuera l'urine avec la sonde, s'il y a lieu, en n'oubliant pas quelles déviations celles-ci peut rencontrer (5ᵉ p., chap. I). On rappellera l'écoulement lochial qui menace de se sup-primer, par des fomentations chaudes sur la vulve. S'il survient des tranchées, on aidera à l'expulsion des caillots qui les déterminent par l'administration de petites doses de seigle ergoté (25 à 50 centigr.) : c'est aussi à ce médicament que l'on aura recours, mais à doses plus fortes, si l'on remarque quelque tendance à une hémorrhagie secondaire.

Si la femme ne doit pas allaiter, on s'occupera des moyens le plus propres à *faire passer le lait*, selon l'expression vulgaire. Ces moyens sont nombreux : il y a les tisanes diurétiques (infusions de chiendent, de canne de Provence, etc.), qui jouissent de la faveur populaire ; l'agaric blanc, vanté par Joulin (poudre à la dose de 1 à 2 gr.), le petit lait et les purgatifs salins. Ces derniers sont le plus efficaces : on les administre à la dose de 25 à 30 gr., qu'on répète deux ou trois fois, s'il est nécessaire. Mais le meilleur anti-laiteux…, c'est le repos complet de l'appareil mammaire : l'activité des organes tombe aussitôt qu'on supprime leur exercice. On recommandera à la femme qui ne doit pas nourrir d'éviter tout froissement, tout attouchement des seins, pendant les premiers jours, de recouvrir ces parties avec une légère couche de ouate et de les soutenir avec une double écharpe, bien étalée, si elles ont trop de lourdeur ; les succions sont nécessairement interdites : s'il se produisait cependant un engorgement douloureux, on en permettrait quelques-unes, mais exercées avec prudence et modération, par le mari ou par une autre femme, à l'aide d'une pipe ou d'un tire-lait.

La fièvre dite de lait fera songer aux diverses conditions qui peuvent provoquer la fièvre, chez une nouvelle accouchée. Dans les pays palustres, on se rappellera que toute fonction suractivée est susceptible d'éveiller des manifestations malariennes et de dériver, vers l'organe qui l'accomplit, les principaux effets de l'infectieux : il n'est pas rare que le début de la sécrétion lactée s'accompagne de fièvre intermittente, avec tuméfaction plus ou moins considérable des seins, et qu'elle donne ainsi lieu à l'administration du sulfate de quinine.

Le *régime* est subordonné à l'état général. En l'absence de toute complication, il se composera de légers potages pendant le premier jour, et, les jours suivants, d'aliments de facile digestion, progressivement augmentés, jusqu'au moment où l'on jugera sans inconvénient le retour complet au régime habituel. Comme *boisson*, on permettra le vin étendu d'eau.

Le *calme de l'esprit* est une condition très importante de prompt rétablissement. On s'efforcera de le procurer à la femme et par les encouragements qu'on lui adressera, et par les conseils qu'on aura soin de donner aux personnes qui l'entourent. En face des misères humaines, que l'accroissement de la famille rend souvent plus âpres, la parole sera quelquefois mensongère; mais son miel sera toujours doux à celles qui ont encore l'espérance... et c'est le plus grand nombre !

Autant qu'il sera possible, on évitera à l'accouchée le bruit, l'excès de lumière, qui solliciteraient trop activement son impressionnabilité; s'il se manifestait de l'insomnie, on administrerait de faibles doses d'opium.

Même en gardant le lit, la femme devra s'astreindre à éviter, pendant les premiers jours, les mouvements trop bruques et trop étendus; on ne devra pas l'autoriser à se lever pour accomplir ses besoins naturels, mais recommander de glisser sous elle (pendant qu'on la soulèvera avec précaution) les vases destinés à recevoir l'urine ou les matières fécales; quand on fera le lit, au lieu de la transporter sur un autre, ce qui d'ailleurs n'est pas toujours possible, et expose la femme à des secousses quelquefois dangereuses, on conseillera à l'accouchée de se glisser doucement sur l'un des côtés pendant qu'on secouera les matelas et qu'on déplissera soigneusement le drap du côté opposé. En dehors des cas où l'on redoute une hémorrhagie, on n'ira pas cependant jusqu'à défendre toute espèce de mouvement et à obliger la femme à conserver l'attitude d'un décubitus horizontal rigoureux, même quand elle boit ou mange, pendant les trois ou quatre jours qui suivent la délivrance.

Après le premier septenaire, l'accouchée peut être autorisée à se *lever*: un mouvement modéré favorisera le retour des forces, et le changement de position le rétablissement des organes pelviens dans leur situation normale; la circulation et la digestion deviendront en même temps plus faciles, et, peu à peu, l'économie reprendra son équilibre habituel. Mais il ne faut pas que la femme se livre, sans transition, à des occupations domestiques trop rudes : la dure nécessité peut l'y obliger, et l'y oblige souvent; l'hygiène et la philanthropie le doivent regretter.

L'époque de la *première sortie* dépendra de la saison et de l'état de la femme. Elle sera reculée jusqu'à la cinquième ou à la sixième semaine, si la saison est froide et humide, si les forces sont encore un peu chancelantes; ou permise dès la troisième ou la quatrième semaine, si la saison est favorable et la santé revenue en son point ordinaire.

Plus tardivement devront être repris les rapports conjugaux.

CHAPITRE II

D'après ce qui précède, il est aisé de se convaincre que la puerpéralité, comme la grossesse, mais d'une autre manière, place l'organisme féminin dans une sorte d'équilibre instable entre la santé et la maladie. Trop souvent, sous l'influence de conditions multiples, l'équilibre est rompu au profit de cette dernière, et quelquefois l'état puerpéral revêt une si haute gravité, qu'il semble disparaître sous une expression morbide unique, à laquelle on a donné son nom (*fièvre puerpérale*).

C'est, en effet, l'effrayante mortalité, observée pendant longtemps parmi les femmes en couches hospitalisées, qui a engendré la croyance à une infection particulière, véritable résultante des actions morbigènes dérivées de la puerpéralité.

Cette infection, on l'a considérée comme une *fièvre* de nature *miasmatique* (miasme des maternités). Son développement est endémo-épidémique ; ses affinités avec les maladies typhiques sont remarquables ; comme dans les typhus, un état général ataxo-adynamique et fébrile domine la scène ; des localisations variées peuvent se produire secondairement, en rapport avec les idiosyncrasies ou avec les conditions de moindre résistance des organes qui viennent de supporter l'effort parturitif; il y a tendance manifeste à la purulence, à la pyohemie. L'altération primitive est au sang, la fièvre est *essentielle.* Cette doctrine a été soutenue, avec quelques divergences d'opinions, par d'éminents accoucheurs, P. Dubois, Danyau, Depaul. Elle empruntait ses arguments principaux à l'absence de toute lésion, reconnue dans plusieurs autopsies, et à des cas de coutamination, observés en dehors de toute dénudation de la surface utérine (chez des femmes enceintes ou au début du travail, chez des femmes non enceintes : Depaul, Tarnier, etc.).

A ces derniers faits, d'ailleurs rares, on a opposé des faits contraires, mais ne prouvant rien contre la doctrine (femmes enceintes couchées impunément auprès de femmes atteintes de fièvre puerpérale, Pajot), et aux autopsies déclarées négatives, un nombre considérable d'autopsies où des lésions locales précises ont été déterminées. Celles-ci sont primitives, et la fièvre en dérive secondairement; les modalités cliniques si variées de ce qu'on appelle la *fièvre puerpérale* sont en rapport avec les phlegmasies qui siégent aux organes pelviens. Cette nouvelle doctrine, dite des *localisations,* a été défendue par Bouillaud, Cazeaux, Cruveilhier, Velpeau, etc., dans la mémorable discussion sur la fièvre puerpérale de 1858, à l'Académie de médecine. Elle conduisait à l'assimilation de la maladie des accouchées à la *fièvre traumatique*, à la *septicémie* des blessés, et elle ouvrait ainsi une voie féconde aux recherches.

Et cependant, grande est toujours l'obscurité qui entoure les états fébriles observés chez les femmes, après l'accouchement. C'est qu'on n'a voulu voir, dans la complication du traumatisme utérin, que la putridité, l'infection septique d'origine locale. En se plaçant sur un terrain trop étroit, on a pu toucher du doigt la vérité, mais non la dégager complètement. Nous n'hésitons pas à rendre la théorie microbienne en grande partie responsable de ce résultat.

Les parasites, introduits dans la septicémie, devaient apparaître dans la fièvre puerpérale, ramenée à une septicémie utérine. et, malgré qu'ils se soient multipliés beaucoup, sous le microscope des observateurs, ils ont tout unifié autour d'eux (septico-pyohémie), ou seulement toléré un timide dualisme (pyohémie et septicémie distinctes). On a eu, travaillant isolément à la destruction de l'organisme, ou associant leurs aptitudes dans ce but commun, — le microbe pyogénique, d'aspect gélatiniforme. en petits boudins courts, flexibles, plus tard étranglés, aërobie, qui a balayé devant lui les théories de la métastase et de l'embolisme capillaire ; — le microbe septique, en fils ou en bâtonnets plus ou moins allongés, flexueux, anaërobie, qui prétend fermer la porte à toute théorie chimique susceptible de démontrer l'infection en dehors de lui.

On a quelque droit de s'étonner de la pullulation simultanée, dans un même milieu, d'êtres qu'on déclare soumis à des conditions d'existence opposées ; d'assister surtout au terrassement si rapide de jeunes femmes encore vigoureuses, en pleine possession de leur puissance hématosique, par ce microbe septique, qui ne peut s'accommoder d'un sang riche en oxygène, qui exige, pour se développer, un liquide désoxygéné par l'amoindrissement agonique, sinon par la mort ; nous admettons bien que la septicémie soit une sorte de putréfaction sur le vivant, mais nous ne saurions comprendre cette putréfaction, produite par un être inapte à se développer sur la matière vivante.

Bientôt, malgré que l'on eût identifié la septicémie ordinaire et la septicémie puerpérale, on a donné à celle-ci un microbe particulier, le microbe en chapelet (Pasteur, 1879-'80) ; puis d'autres formes ont été décrites, tantôt revendiquant pour elles l'action pathogène exclusive (Klebs, Koch), tantôt consentant à la partager avec le microbe en chapelet du maître. (Doléris rapporte les manifestations suppuratives ou lymphangiques au micrococcus en points, en groupes ou en chaînettes ; les manifestations pyohémiques ou phlébitiques au microbe en chapelet ; les manifestations septiques à marche rapide au bacille septique en fils ou en longs bâtonnets.)

On a fait des cultures, reproduit la septicémie chez des animaux par l'inoculation des microbes incriminées, et, du même coup, on a confirmé le rôle spécifique de ces microbes et démontré la nature virulente de la maladie. Des expérimentateurs ont échoué dans leurs tentatives d'inoculation, des chimistes ont isolé des alcaloïdes, qui non seulement donnaient

lieu à l'infection septique, mais encore offraient dans
leur toxicité une progression d'intensité parallèle à la
multiplicité de leurs réformations (Hiller) : on a attribué les résultats négatifs de l'inoculation des liquides
de culture ou des liquides pathologiques au défaut de
sagacité des observateurs (l'expérimentation étant devenue le monopole d'une école en vogue !), ou si l'on
a daigné reconnaître la haute toxicité de certains alcaloïdes engendrés dans l'organisme, on les a reven-
diqués comme des produits de l'activité physiologique des microbes. — Les sceptiques ont mis en
avant d'autres objections : les germes animés de la
septicémie font parfois défaut dans les lochies altérées
et se rencontrent parfois aussi dans les lochies saines ;
ils existent répandus dans l'atmosphère des milieux
épidémiques et dans l'atmosphère des milieux demeurés en état de salubrité, ou tout au moins les
formes nocives ne peuvent être distinguées des formes
inoffensives. Les parasitaires passent outre ; le microbe conserve la faveur, il reste l'être indispensable
dans la mort... comme dans la vie, car le microzyma,
ce facteur obligé des fermentations physiologiques,
d'après Béchamp, n'est pas autre chose que le prédé-
cesseur du microbe qu'il prétend détruire.

La doctrine de l'infection animée n'a pas apporté
la lumière dans le domaine pathologique, et elle aurait grand tort de prendre pour une reconnaissance
de sa supériorité l'entraînement général et trop souvent inconscient qu'a déterminé vers elle le grand
nom de Pasteur. Sur le terrain de la septicémie et de
la puerpéralité morbide, elle a déplacé les difficultés,

sans les résoudre, et, par ses exagérations, elle a presque favorisé un retour vers la doctrine de l'essentialité. Et, de fait, la vérité est, comme toujours, dans une synthèse éclectique. La parturition met la femme dans la situation d'une blessée; elle crée un *état puerpéral*, qui la prédispose à tous les accidents des plaies, en même temps que, par la nature particulière du traumatisme, elle la prédispose à l'infection sous les formes les plus complexes. Mais elle ne crée pas *une maladie puerpérale*; ce qu'on a décrit comme telle, sous divers noms, fièvre puerpérale ou septicémie puerpérale, est une unité fictive, décomposable en plusieurs éléments distincts, et auprès desquels il importe de grouper des éléments nouveaux, pour donner un tableau complet de ce qui est réel, des *maladies en état de puerpéralité*.

Il y a d'abord un ensemble de phénomènes généraux, qui dérivent de l'infection et se manifestent avec l'état fébrile, ensemble de phénomènes que nous n'oserions appeler ni un typhus, malgré ses affinités avec les maladies typhiques, parce que ses conditions ne se rapportent pas toujours à celles de ces maladies; ni une septicémie, parce que, malgré d'autres affinités avec la septicémie consécutive aux plaies ordinaires, elle ne paraît pas toujours susceptible d'être rapportée à la résorption putride. C'est, si l'on veut, une fièvre puerpérale, mais qui tantôt n'emprunte à la puerpéralité qu'une partie d'elle-même, qui tantôt, au contraire, en tire son essence, suivant des modalités variables. La fièvre puerpérale naît ici de la patiente (elle est *autochtone*); là elle prend origine hors de la malade (elle est *hétéroch-tone*).

Dans le premier cas, on la voit succéder à la ré-sorption de matières putrides, abandonnées ou rete-nues dans la matrice, ou de molécules putrides for-mées aux dépens de la substance organique encore inhérente aux tissus, à la surface de la plaie utérine ou de tout autre plaie produite au cours du travail : c'est bien la septicémie traumatique. Mais la fièvre ne peut-elle être autochtone, sans dériver fatalement des conditions locales ? Comme il existe des septicémies sans plaie (Verneuil), l'infection peut reconnaître pour cause, chez les accouchées, une élaboration intersti-tielle du poison, sous l'influence d'un état de déterio-ration profonde de l'organisme[1]. Déjà l'on a quelque hésitation à considérer comme identiques l'infection généralisée d'emblée et l'infection dérivée de l'état local.

On hésitera bien davantage à admettre l'unité de l'infection, en analysant les conditions de la produc-tion hétérochtone. — Les malades sont contaminées par apport, direct ou indirect, d'une matière détachée

---

[1] La doctrine de M. Bouchard, d'après laquelle, en pareille condition, les matières intestinales viciées donnent naissance à des alcaloïdes toxiques, trouverait ici d'heureuses applications. La constipation, en prolongeant le séjour des principes nocifs sur la muqueuse intestinale, comme la rétention de l'urine, en donnant à ces principes, éliminés par le rein, un nouveau champ de résorption, interviendraient alors très activement dans la genèse de l'infection. La décomposition de l'urine ajoute par elle-même à celle-ci, si elle ne la détermine pas en plus d'un cas, qualifié septicémie.

d'un premier milieu septicémique, franchement puerpéral (infection hétérochtone, mais *homogénique*), ou
de matières infectieuses de nature variable, comme
leur provenance, et que l'on déclare cependant aptes
à produire *toujours*, chez l'accouchée, *une même affection septicémique* (infection hétérochtone et *hétéroge-
nique*). — Qu'une molécule, détachée d'un foyer de
résorption putride, aille produire à distance, dans un
organisme en bonnes conditions de réceptivité, les
accidents de l'infection putride, à la rigueur, nous le
comprenons, bien que l'intensité des développements
épidémiques de la septicémie puerpérale contraste avec
la médiocre tendance à l'expansion de la septicémie
traumatique, habituelle dans les salles de blessés, et
fasse songer à une sorte de septicémie typhique, comme
la dominante probable dans un grand nombre de cas (les
exemples bien nets et bien authentiques de transmission
septicémique *ordinaire* à l'accouchée ne sont pas sura-
bondants, et quant à la transmission de la septicémie
puerpérale à un blessé ordinaire, elle est plus rare
encore[1].— Mais qu'une affection, toujours identique à
elle-même, succède indifféremment à l'absorption du
poison cadavérique (contamination d'accouchées par
des médecins fréquentant les amphithéâtres), de la matière sécrétée par une pituitaire ulcérée (cas du Dr R.,
de Philadelphie, atteint d'ozène), des infectieux de

---

[1] On trouve le fait suivant, dans la *Revue clinique de Bolo-
gne* (décembre 1881) : un homme succombe à une fièvre typhique, avec gangrène des bourses, à la suite de rapports avec
sa femme, récemment accouchée et souffrante encore d'accidents puerpéraux.

l'érysipèle, de la scarlatine, de la fièvre typhoïde, etc.,
voilà qui a lieu de surprendre ! Comment les partisans du microbe spécifique arriveront-ils à concilier
de pareils faits avec leur doctrine, et aussi les défen-
seurs à outrance de la doctrine des localisations ? Car,
pour la transmission des poisons de l'érysipèle et de
la scarlatine, il ne peut être question d'une impression locale primitive et primitivement exclusive ;
alors même qu'on parle d'érysipèle utérin, on reconnaît une maladie générale et générale d'emblée,
quelle qu'ait été la voie d'introduction de l'infectieux. Pour nous, qui admettons les infectieux chimiques et leur transformation possible les uns dans
les autres, nous pourrions trouver, dans de pareils
exemples, de nouveaux arguments en faveur de
notre opinion [1]. Mais, comme une discussion sur ce
point serait déplacée dans un simple manuel, nous
nous bornerons à faire observer qu'on peut au moins
supposer — ou que l'infectieux hétérogénique a été
déposé dans un terrain déjà en possession latente d'une
imprégnation septique, que l'infection importée a
provoqué le développement de l'infection préexistante, que l'une et l'autre ont peut-être évolué simultanément sous la forme d'une pyrexie mixte, que la
prédominance habituelle de la septicémie, plus dé-
sorganisatrice, a bientôt masqué ou fait disparaître
les moindres traces de l'autre maladie ; — ou que

---

[1] Quelques médecins admettent l'unité de poison dans la
fièvre puerpérale, la fièvre typhoïde, la diphthérie, la scarlatine
et l'érysipèle ; l'âge et certaines conditions individuelles deter-
mineraient la diversité de ses effets.

l'infection hétérogénique, en achevant d'amoindrir l'organisme en puerpéralité, l'a sollicité à l'élaboration du principe septique, par la perversion des actes interstitiels ou par la modification apportée dans l'état de la plaie utérine, la matière d'apport disparaissant aussitôt, sous l'influence même de l'activité morbide nouvelle déterminée par elle.

Quoi qu'il en soit, on comprend que des cliniciens éminents se refusent à voir, dans tous les cas de fièvre puerpérale, l'infection putride et la septicémie des plaies.

Nous décrirons donc, sous le nom de *fièvre puerpérale*, un état infectieux que nous considérons comme encore à délimiter, état caractérisé par l'ensemble des phénomènes généraux de la putridité ; relevant tantôt de la septicémie des plaies, tantôt d'une septicémie interstitielle ou d'apports qui la rapprochent du typhisme ; revêtant, dans les formes légères, les allures des fièvres éphémères (fièvre traumatique), et, dans les formes graves, celles des pyrexies typhiques et de la septico-pyohémie ; se modifiant parfois sous l'influence d'idiosyncrasies particulières (formes gastrique, bilieuse, etc.), ou de localisations concomitantes (comme les fièvres épitraumatiques de Verneuil et tous les typhus).

Les *localisations* sont primitives ou secondaires. Les froissements, les compressions, les lacérations, que détermine l'acte parturitif, spontané ou aidé par l'art, rendent les organes pelviens qui les subissent, aptes à s'enflammer. L'irritation peut demeurer purement traumatique ; mais, comme elle crée des centres de moindre résistance là où elle se produit, dérive souvent les effets des influences infectieuses endémiques ou épidémiques vers les parties où elle siège, et éprouve même comme le contre-coup de la septicémie qu'elle engendre, les phlegmasies de l'utérus et de ses annexes offrent, chez l'accouchée, des caractères spéciaux que nous aurons à étudier. La prédominance du développement veineux et la mise à nu de nombreux sinus, après la délivrance, expliqueront la gravité des phlébites, comme la multiplicité des rapports de la séreuse abdominale avec les organes qui viennent d'éprouver le trauma parturitif, expliquera la fréquence et le danger de la péritonite.

Mais, à côté des phlegmasies à cachet spécifique habituel, qu'on rencontre aux organes pelviens, il y a des accidents qui relèvent simplement de la plaie utérine (hémorrhagies), des lésions diverses, produites au cours de l'accouchement et qui pourront, comme celle-ci, donner lieu à des complications, engendrer l'état septicémique ou être dominées par lui. Ces accidents et ces lésions doivent donc être décrits parmi les maladies de puerpéralité.

Le système nerveux, particulièrement ébranlé, et souvent même déjà prédisposé par l'état de grossesse à l'éclat de certaines manifestations, sera parfois le point de départ de maladies nouvelles ou d'un rappel de maladies anciennes, chez l'accouchée : de là encore un nouveau groupe à établir dans la pathologie puerpérale.

Enfin, comme la lactation et l'allaitement mettent en jeu l'appareil mammaire, comme l'activité propre de cet appareil et ses relations sympathiques avec l'utérus déterminent en lui des aptitudes ou des occasions de morbidité qu'il avait ignorées jusque-là, nous terminerons l'exposé des maladies puerpérales par l'étude des maladies du sein, chez les nourrices.

CHAPITRE III

Ruptures de l'utérus et du vagin.— Après l'accouchement, ces lésions empruntent tout leur intérêt
aux complications qu'elles peuvent déterminer. Quand
la solution de continuité n'atteint pas le péritoine, on
se borne à prévenir l'inflammation et la septicémie par
le repos et les injections antiseptiques. Quand elle
comprend le péritoine, les uns sont d'avis de pratiquer seulement des injections dans la matrice, les
autres de soumettre la séreuse à un véritable drainage, afin de mieux prévenir tout épanchement de
liquide irritant dans sa cavité (on commence par laver la cavité utérine, et, au besoin, celle du péritoine,
au moyen d'une sonde d'irrigation; on introduit
ensuite un tube en gomme élastique au travers de
la plaie utérine : les injections ne seraient pas absolument nécessaires, et, dès le troisième jour, le

drain pourrait être retiré, le péritoine offrant déjà des adhérences suffisamment protectrices) [1].

Déchirures de la vulve et du périnée. — Nous avons indiqué sommairement les soins qu'elles réclament (3° p., 2° s., ch. III) et nous décrirons plus loin les opérations qu'elles peuvent comporter (5° p., ch. IX).

Fissures anales. — Elles se produisent quelquefois sous l'influence de la compression exercée par la tête fœtale, au moment de son passage au travers de l'anneau périnéo-vulvaire : elles se révèlent après l'accouchement par des douleurs très vives : topiques astringents.

Gangrènes du vagin et de la vulve. — Cette lésion reconnaît pour cause les compressions ou les contusions exercées sur les parties maternelles, au cours de l'accouchement, soit par la tête fœtale, soit par un instrument. Dans les parturitions laborieuses, elles sont relativement plus communes quand il n'y a pas eu d'intervention, que s'il y a eu emploi très énergique du forceps : c'est qu'elles sont moins le ré-

---

[1] Sur 47 cas de rupture de la matrice, traités seulement par l'injection anti-septique, et sans l'emploi du drain, Kroner a relevé : 19 cas avec déchirure du péritoine, ayant donné 8 guérisons ; 19 avec intégrité du péritoine, ayant donné 5 guérisons ; 18 avec état douteux de la séreuse, fournissant 9 guérisons. En tout, 25 décès et 22 guérisons. Il faut attendre pour conclure, une statistique relative à la méthode de drainage.

Voir aux opérations la description du procédé de lavage utérin.

sultat d'une compression très forte, que d'une compression parfois modérée, mais de longue durée, surtout si elle s'est concentrée davantage sur un point limité (c'est au niveau des pubis que les eschares se rencontrent ordinairement, après arrêt prolongé de la tête sur le périnée). Les actions locales ne suffisent pas toujours à expliquer la gangrène : elles sont fréquemment aidées par certaines prédispositions, l'état d'anémie ou d'impaludation, l'intercurrence d'une imprégnation infectieuse plus ou moins latente : cette lésion est plus commune au cours que dans l'intervalle des épidémies puerpérales, elle est même quelquefois l'expression principale de la maladie septique (épidémies de gangrènes vulvaires). — Tout à fait au début (qui échappe souvent à l'observation du médecin), il existe une *tache* d'un rouge sombre à la surface interne des grandes lèvres ou sur la muqueuse du vagin : cette tache s'agrandit et bientôt se transforme en *eschare*, qui s'étend plus ou moins profondément. D'autres fois, ce sont des déchirures, des excoriations, siégeant à la vulve, au périnée, au vagin, aux lèvres du museau de tanche, qui prennent l'aspect d'*ulcérations sanieuses*. Les tissus mortifiés, à mesure qu'ils se détachent des parties environnantes, sont entraînés par les *lochies*, dont l'*odeur caractéristique* est ordinairement le premier signe qui éveille l'attention. En général. la *douleur* est peu prononcée ; quelquefois, cependant, elle est très intense. Si la gangrène est très limitée, elle ne détermine pas de *fièvre* ; mais, dans le cas contraire, et s'il survient de la septicémie, le pouls s'accélère, la température s'élève, puis s'abaisse au-dessous de la normale, en même temps que se manifeste de la *prostration*. Les symptômes varient d'ailleurs selon les *altérations secondaires* qui viennent à se produire, par extension du processus destructeur aux organes voisins : la paroi vésicale peut être perforée, la femme n'éprouve plus le besoin de la miction, les urines s'échappent continuellement par le vagin ; ou bien, la paroi recto-vaginale est ouverte, et les matières fécales pénètrent dans le vagin. D'autres fois, la gangrène devient l'origine d'une phlébite, d'une péritonite ou d'un phlegmon du bassin. Le pronostic est donc très sérieux, et il l'est bien davantage en temps d'épidémie, car alors la gangrène a une grande tendance à la diffusion. — Les *indications* sont : 1º de limiter, s'il est possible, le travail de mortification, en modérant l'irritation des parties qui ont été soumises à l'action des causes locales, ou en modifiant la nature de cette irritation : émollients, cautérisation avec le nitrate d'argent, avec l'acide chlorhydrique (Bouchacourt) ; 2º de favoriser la chute de l'eschare : topiques légèrement stimulants ; 3º de favoriser la cicatrisation de l'ulcération consécutive, tout en prévenant les accidents de putridité : injections et pansements antiseptiques (eau phénique au 2/100 ou au 1/100) ; 4º de soutenir et de relever l'état général : toniques, alcooliques ; 5º de combattre les complications aiguës qui viennent à se produire. Quant aux fistules uréthro-vésico ou recto-vaginales consécutives, leur traitement ne relève plus de la chirurgie obstétricale, car il ne pourra être entrepris qu'à une époque tardive, en dehors des conditions de puerpéralité.

Thrombus de la vulve et du vagin. — On sait combien la vascularité des organes de la génération est accrue, sous l'influence de l'état gravidique, et quel obstacle au retour du sang veineux sous-abdominal l'utérus détermine, dans les derniers mois de la grossesse. Au cours du travail, la stase circulatoire est portée à son maximum dans l'appareil vulvo-vaginal : si l'accouchement est laborieux, les veines trop distendues peuvent se rompre, ou, trop longtemps comprimées, subir une mortification de leurs parois (Dubois), tandis que la muqueuse, plus souple, échappe aux effets de la compression. Après l'accouchement, les parties n'étant plus soutenues et refoulées par la tête fœtale, le sang s'épanchera facilement au milieu des tissus privés de tout ressort et s'accumulera sous la muqueuse, s'il ne trouve aucune voie d'échappement par la surface de cette membrane. La tumeur sanguine, ainsi formée, a reçu le nom de *thrombus.*—Le thrombus siège habituellement à la vulve et à la partie inférieure du vagin. Il peut rester limité aux grandes lèvres ou seulement à l'une d'elles, ou s'étendre au loin, vers le périnée, la partie supérieur du vagin, le bassin, grâce à la disposition et à la laxité du tissu conjonctif de ces régions. Il atteint, dans quelques cas, des dimensions considérables. La *tuméfaction* est rapide, presque subite ; elle demeure stationnaire, au bout d'un temps très court, ou continue à s'accroître pendant 6, 12 ou 15 heures. La mu-

21.

queuse est violacée ou livide. Le sang épanché donne la sensation d'une *masse indurée ou liquide et fluctuante*. La patiente éprouve une *douleur* violente, parfois accompagnée d'efforts, comme pour accoucher ; elle souffre beaucoup lorsqu'elle veut aller à la garde-robe ou uriner, par suite de la compression du rectum et de la vessie. L'épanchement, qu'il ne se traduise à l'extérieur par aucun écoulement ou qu'il se déverse au dehors, au travers d'une déchirure de la muqueuse, offre, dans les cas extrêmes, tous les dangers des *hémorrhagies* graves, et peut amener la mort par syncope ou épuisement. En d'autres cas, il donne lieu à des *gangrènes* ou à des *suppurations* plus ou moins étendues, avec leur cortège d'accidents propres. Mais la *résolution* est son mode le plus ordinaire de terminaison.—*Indications* : 1º si la tumeur est peu considérable : expectation, emploi des topiques résolutifs ; 2º si la tumeur est très volumineuse, ponction aspiratrice, quand le sang n'est pas entièrement coagulé (fluctuation), ou, dans le cas contraire, incision large, autant que possible, du côté de la peau (aux grandes lèvres, pour éviter à la plaie le contact des lochies), et pansement antiseptique ; 3" si la suppuration s'est établie (frissons, fièvre, fluctuation des abcès), donner issue au pus, injection et pansement antiseptiques ; 4º satisfaire aux indications accidentelles de l'hémorrhagie et de la gangrène par les moyens appropriés : applications hémostatiques, émollientes et détersives.

Hémorrhagies puerpérales.— Elles se produisent immédiatement après l'accouchement ou dans les premiers jours qui le suivent. Elles sont internes ou externes. Les hémorrhagies *internes*, qu'on devra soupçonner à l'apparition de frissons subits, du refroidissement, des tendances syncopales, peuvent reconnaître pour cause une rupture méconnue de l'utérus ou de la partie supérieure du vagin (quelquefois l'origine d'un thrombus), ou la rupture de quelques veines péri-utérine à la suite d'un effort (hématocèle péri-utérine) : diagnostic complété par le toucher vaginal ou la palpation abdominale ; applications réfrigérantes, ergot de seigle ou teinture d'ergotine à l'intérieur. Les hémorrhagies *externes*, nettement dévoilées par un écoulement sanguin au dehors, se rattachent à la rupture de l'utérus ou du vagin, à celle d'un thrombus ou d'une veine variqueuse de la vulve, mais surtout, immédiatement après la délivrance, au défaut d'occlusion des sinus utérins (inertie utérine), plus tard, à la déchirure, spontanée ou provoquée par quelque action mécanique, des capillaires encore si fragiles de la nouvelle muqueuse utérine : dans ces deux derniers cas, l'ergot de seigle, administré à doses convenables (selon l'intensité de la perte et le degré de rétractilité de la matrice) est le remède par excellence ; il peut cependant être insuffisant, et le tamponnement devenir une ressource extrême (3ᵉ p., 2ᵉ s., chap. III). Dans toute manifestation hémorrhagique, on n'oubliera pas que le repos absolu, dans le décubitus horizontal, est la première condition du succès thérapeutique.

CHAPITRE IV

INFLAMMATIONS DES ORGANES DE LA GÉNÉRATION ET DU PÉRITOINE.

Les organes qui participent à l'accouchement ont à supporter une distension et des froissements considérables, une grande dépense d'énergie fonctionnelle, et, plus tard, des pertes sanguines consécutives à la délivrance ou fournies par la surface de plaies accidentelles. Ce sont là des conditions suffisantes pour amener l'inflammation. Les phlegmasies peuvent être traumatiques et demeurer seulement traumatiques. Mais, très souvent, elles sont en connexion intime avec un état général ou local infectieux. C'est que, d'une part, l'amoindrissement de la résistance aux organes pelviens, après la parturition, dérive vers ces organes l'action des contaminateurs endémo-épidémiques, et que, d'autre part, la surface de la plaie utérine, celle des solutions de continuité vagino-vulvaires ou périnéales, sont exposées à subir des contacts dangereux, à engendrer même le poison septicémique. Aussi, les inflammations de l'utérus et de ses annexes semblent-elles traduire, par la va-

riété de leurs caractères anatomiques, celle des influences qui les déterminent ou les modifient. La
richesse des plexus veineux en ces organes, leurs relations avec une importante séreuse, apportent de
nouveaux éléments de complication à leurs phlegmasies. La phlébite est fréquente, la péritonite commune, soit qu'elle résulte d'une irritation de voisinage, soit qu'elle reconnaisse pour cause une irritation
spécifique ; dans ce dernier cas, grâce à la multiplicité des communications lymphatiques qui l'unissent
à la muqueuse utérine (1re p. chap. II), le péritoine
peut éprouver les effets d'une infection locale avant
que la matrice elle-même présente aucun signe appréciable d'une inflammation de son parenchyme, et
c'est par la propagation de la phlegmasie séreuse au
tissu cellulaire péri-utérin que se produisent certaines
métrites.

I. — INFLAMMATIONS DE LA VULVE ET DU VAGIN
(Vaginites et vulvites).

Au vagin, les inflammations ne s'étendent guère
au-delà de la muqueuse et du tissu sous-muqueux.
La muqueuse est tuméfiée, douloureuse, d'un rouge
violacé, sèche ou recouverte par un liquide séro-muqueux ou séro-purulent; elle présente parfois des
granulations ou des ulcérations ; parfois aussi, elle
offre des pseudo-membranes diphthéritiques ou des
plaques gangreneuses. — Les inflammations vulvaires
peuvent se propager jusqu'à la bourse de Broca et au

tissu cellulaire qu'elle renferme : fréquemment alors, elles aboutissent à la suppuration (abcès des grandes lèvres).

Traitement subordonné à la nature des processus inflammatoires ou des complications dérivées.

II. — INFLAMMATIONS UTÉRINES
(Métrites).

Lésions. On distingue plusieurs formes anatomiques, d'après le siège et la nature de l'inflammation, formes qui peuvent exister isolément ou combinées à. divers degrés (Hervieux, Spiegelberg, etc.) :

1° Dans l'*endométrite*, la muqueuse est seule atteinte. — Dans les cas les plus simples, l'inflammation reste limitée au col, elle est franchement *catarrhale* (forme *inflammatoire simple*) : la muqueuse est hyperémiée, épaissie, parfois ramollie et ulcérée ; recouverte par un mucus rougeâtre ou jaune rougeâtre, de consistance visqueuse, d'une odeur aigre. — Sous des influences épidémiques de moyenne intensité, l'inflammation revêt ordinairement le type *suppuré* ou *lymphangitique* : la surface interne de la matrice est uniformément ramollie, recouverte et comme infiltrée par de la matière purulente, parfois mélangée à du sang. — Au cours des épidémies véhémentes, on rencontre les types — *pseudo-membraneux* ou *diphthéritique* : surface interne de l'utérus recouverte de fausses membranes plus ou moins adhérentes, de consistance et de couleur variables, en couche uniforme ou en ilots disséminés, ordinairement baignés par un liquide purulent ou purulo-sanguinolent, : au-dessous de ces fausses membranes, la muqueuse est ramollie, infiltrée par du pus, souvent comme détruite et déchiquetée par places ; — *putrescent* ou *nécrobiotique* (ramollissement putride, peut être assimilable à la pourriture des plaies découvertes) : muqueuse transformée par places et sur une étendue plus ou moins grande, en putrilage d'un brun rougeâtre ou noirâtre et d'une odeur repoussante ; — *gangréneux* : la muqueuse, çà et là privée de ses éléments de nutrition par l'oblitération d'un groupe de capillaires, se mortifie (eschares éliminées sous la forme d'un putrilage noirâtre et d'odeur fétide).

2° L'*idiométrite* (métrite parenchymateuse) est liée à l'inflammation de la séreuse, et surtout à l'endométrite ; aussi peut-elle se présenter sous des types qui ne sont que la répétition de celle-ci, mais avec des lésions plus profondes : on y retrouve les formes : — *inflammatoire simple* (tuméfaction, rougeur, ramollissement de la couche conjonctivo-musculaire) ; — *suppurée* (infiltration ou collection purulente) ; — *nécrobiotique* (ramollissement nécrobiotique général ou partiel) ; — *gangreneuse* (désorganisation par places, eschares bien délimitées).

3° L'*exométrite*, qui est l'inflammation du tissu cellulaire péri-utérin, doit, selon nous, être étudiée dans l'ensemble des inflammations conjonctives sous-péritonéales.

4° La *phlébite utérine* est souvent la lésion dominante. On l'observe principalement aux veines de la région placentaire, des régions latérales et du col, d'où elle s'étend aux veines des ovaires et des trompes, des ligaments larges, du bassin et de l'hypogastre, même à celles des membres inférieurs. La membrane interne des vaisseaux est seule altérée, où la membrane connective l'est en même temps. Le contenu des vaisseaux est du sang plus ou moins coagulé, ou bien il consiste en concrétions fibrineuses, en pus, tantôt séquestré par des bouchons fibrineux ou par le retrait des fibres musculaires utérines, tantôt libre et communiquant avec les infiltrations des parois. Quand la membrane connective suppure, « les collections, en se développant, se réunissent latéralement à d'autres collections voisines, et certains départements de l'utérus peuvent ainsi être convertis en foyers purulents plus ou moins vastes, au milieu desquels baignent parfois des canaux veineux, contenant eux-mêmes du pus et réduits à leur membrane interne, non encore détruite... Il peut arriver que les foyers purulents extra-veineux se confondent avec les foyers intra-veineux, par suite de la destruction suppurative des parois vasculaires » (Hervieux).

Symptômes et évolution. De pareilles diversités dans les lésions supposent une grande variabilité dans les symptômes et dans l'évolution clinique de la métrite puerpérale. Néanmoins, il est possible d'établir une description synthétique d'après le type où se rencontrent les principaux éléments de la maladie complète et qui est le plus habituel, l'endométrite avec idiométrite consécutive.

Le *frisson* manque souvent au début, quand la phlegmasie doit demeurer simple ; rarement, quand elle doit tendre aux complications ordinaires d'une imprégnation infectieuse. Du *malaise*, de la *courbature*, un sentiment de *chaleur générale*, de la *céphalalgie*, quelques *tranchées utérines* et *quelques pertes* sanguines sont les premiers phénomènes. Bientôt se dessinent les *symptômes, locaux* caractéristiques, physiques et fonctionnels.

Par l'inspection, on constate la *tuméfaction* de l'hypogastre ; par la palpation et la percussion, la tumeur médiane, arrondie, dure, mate, que forme l'*utérus, resté volumineux*, au-dessus et en arrière des pubis. « L'excès de volume de l'utérus peut être considéré comme pathognomonique... Après la délivrance, l'organe, devenu sphéroïde, ne présente que 11 à 12 centim. dans le sens vertical, 9 à 10 centim. dans le sens transversal ; pendant les quelques heures qui suivent l'accouchement, son volume augmente un peu pour diminuer ensuite ; il reste stationnaire à l'époque de la fluxion mammaire et recommence ensuite à décroître régulièrement. Chez les primipares, l'utérus a disparu derrière les pubis le dixième jour, et chez les multipares le treizième jour. Dans la métrite puerpérale, la tumeur que forme l'utérus au-dessus du pubis, quoique très variable dans ses dimensions, excède cependant très notablement le volume normal. Villemin a vu sa hauteur au-dessus du pubis atteindre 15 centim. au deuxième jour, 10 centim. aux cinquième et septième, 8 centim. le dixième, 5 le neuvième, et, dans un cas de récidive, 8 centim. le vingt-septième jour... Suivant Behrendo et Reinhard, quand le volume de la matrice enflammée est très augmenté, la main, appliquée sur l'abdomen, perçoit des pulsations qu'il faut rapporter à la gêne déterminée par la tumeur dans la circulation aortique. Le fait n'est pas commun ; ce qui est moins rare, c'est que la tumeur utérine soit assez volumineuse pour exercer une pression susceptible d'entraver la circulation veineuse et de produire un œdème péri-malléolaire » (Hervieux). De chaque côté, vers les angles de l'utérus, on perçoit ordinairement, et de très bonne heure, comme un *cordon induré*, dirigé vers la crête iliaque, et auquel Behier attribue une grande valeur diagnostique : il serait l'indice d'une inflammation concomitante du bord supérieur des ligaments larges et des organes qu'il soutient. Par le toucher vaginal, on reconnaît que le *col* est *très élevé, tuméfié*, plus dur ou plus mou qu'à l'état normal, et que la *température* est très *augmentée dans le vagin*.

Il n'existe pas toujours de *douleur locale* spontanée : quand elle se manifeste, elle est sourde, obscure, gravative, continue, irradiée vers les lombes et les régions inguinales, détermine un sentiment de pesanteur pénible dans le bassin, s'exaspère par les mouvements, mais n'arrache pas de cris aux malades. La douleur provoquée ne fait jamais défaut : elle est très vive, mais fugace, limitée à la matrice, elle ne donne pas lieu à des irradiations lombaires et inguinales. — Les *lochies* sont supprimées ou diminuées, fétides, sanguinolentes, remplacées par un écoulement de muco-pus, lui-même sanguinolent. — On observe en même temps de la *constipation* ou de la *diarrhée*, avec *épreintes* et *ténesme*, de la *dysurie*, de la *fièvre* et des symptômes généraux relevant de l'infection, quand la métrite se complique ou relève d'une influence spécifique.

Si l'inflammation ne dépasse pas ou dépasse à peine la couche muqueuse, l'utérus ne présente pas une augmentation sensible de son volume ; les douleurs sont médiocres, l'écoulement lochial ou celui qui le remplace est en rapport avec la nature du processus. — Les *métrites nécrobiotique* et *gangréneuse* s'annoncent par la fétidité excessive, l'aspect sanieux, grisâtre ou noirâtre des lochies : « en même temps, la prostration est extrême, la face pâle, souvent couverte d'une sueur glacée, le pouls faible, étroit, concentré, ou bien mou et précipité ; les extrémités se refroidissent, des marbrures violacées apparaissent sur les pommettes et la partie inférieure des membres ; les lèvres bleuissent, le regard prend une expression terne et vague, l'haleine est froide, la langue a perdu sa température normale, la respiration s'embarrasse et la mort vient terminer la scène » (Hervieux). — La *suppuration* de l'utérus, qu'elle tienne à l'inflammation du tissu propre, à une lymphangite ou à une phlébite, donne lieu au même cortège de phénomènes : « frissons répétés et se produisant à des intervalles irréguliers, altération des traits, teinte terreuse ou jaunâtre de la face, stupeur, abattement, œil terne et hagard, manque absolu d'expression dans le regard et la physionomie, langue sèche ou couverte d'un enduit jaunâtre, muguet ou productions fibrineuses blanchâtres sur la muqueuse buccale, soif ardente, ventre souple et indolent, saillie médiocre de l'utérus dans la région hypogastrique, fièvre intense avec redoublement le soir, respiration pénible, anxieuse, céphalalgie, délire tranquille ou agité, puis coma profond, évacuation involontaire de l'urine et des matières fécales » (Hervieux). — C'est avec la complication de la *péritonite*, que la métrite acquiert sa symptomatologie la plus retentissante, par l'intensité de la douleur et la violence de la réaction qu'elle entraîne.

L'infection règle le pronostic, puisqu'elle détermine les tendances évolutives de la phlegmasie ; mais l'état général peut à son tour être dominé par l'intensité de l'affection locale : celle-ci interviendra pour une grande part dans le pronostic de la fièvre puerpéral (chap. VI.). Quand l'inflammation demeure purement traumatique, reste simple, elle se termine assez rapidement par résolution ; mais quelquefois elle laisse après elle l'organe induré, alourdi et prédisposé aux déviations (Schultze).

III. — INFLAMMATIONS OVARIO-TUBAIRES
(Ovarites et salpingites).

Elles sont liées aux inflammations de l'utérus, du péritoine ou des ligaments larges. Celles de la trompe ne se distinguent par aucun signe particulier durant la vie. Celles de l'ovaire sont indiquées par le siège, dans la région iliaque et sur les côtes de l'utérus, d'une tuméfaction douloureuse plus ou moins nettement délimitable et mobile. Le pronostic des unes et des autres se confond avec celui des états connexes. Cependant, quand l'ovarite accuse ses manifestations avec une intensité exceptionnelle, en se dégageant des éléments morbides qui l'ont précédée ou qui l'accompagnent, elle acquiert par elle-même une signification pronostique qu'il importe d'apprécier : la phlegmasie peut se terminer par une suppuration redoutable, entraînant les mêmes dangers que les accès pelviens, ou devenir l'origine de tumeurs kystiques qui se développeront plus tard.

IV. — INFLAMMATIONS DU PÉRITOINE ET DU TISSU CELLULAIRE SOUS-PÉRITONÉAL.

Ces inflammations, bien qu'elles soient susceptibles d'être isolées, d'après le siège et l'étendue des lésions qui les caractérisent, ont entre elles les connexions les plus intimes; elles se succèdent les unes aux autres ou évoluent simultanément. Elles reconnaissent pour cause, d'après Duncan, soit une lésion mécanique, soit l'inflammation de l'un des viscères pelviens, ou bien l'irritation produite par un écoulement de mauvaise nature, provenant de l'utérus, des trompes ou des ovaires. On les a vues se produire à la suite d'un effort exagéré, peu de temps après l'accouchement, ou d'un coït prématuré. Très souvent elles sont sous la dépendance d'une infection (fré-

quence au cours des épidémies de fièvre puerpérale
(Barker, Schrœder).

La péritonite proprement dite, ou l'inflammation de la séreuse abdominale, est générale ou partielle ; — *générale*, elle offre une gravité exceptionnelle,
surtout si elle est liée à un état infectieux (pyohémie) :
le ventre est le siège d'un *météorisme* considérable,
de *douleurs aiguës*, très intenses, irradiées dans toutes
ses parties et exaspérées par le moindre mouvement,
le plus léger contact ; il y a des *vomissements* répétés
de matières verdâtres, qui alternent ou coïncident
avec des selles de même couleur, les *traits* sont *étirés ;*
le visage exprime la souffrance et l'anxiété, le *pouls
s'accélère*, devient *filiforme,* des *sueurs profuses* apparaissent, et la mort arrive, après une courte période
de *délire* et d'agitation ; — *partielle* ou de voisinage,
la péritonite est moins grave ; elle se confond d'ail-
eurs avec la phlegmasie dont elle dérive, ajoutant
à ses symptômes des douleurs plus vives, une tendance plus ou moins accentuée aux vomissements,
contribuant à l'accroissement de la température fébrile, mais sans présenter une prédominance qui
efface l'affection primitive, à moins qu'elle ne devienne
très étendue.

Il est bien difficile de séparer l'inflammation de la
séreuse de celle du tissu cellulaire qui la double, s'in-
terposant entre elle et les organes de la génération
contenus dans le bassin ; cette dernière, cependant,
d'éclat moins bruyant que la péritonite proprement
dite, offre une évolution particulière, qui autorise à

la décrire isolément. On l'a désignée, quand elle occupe la périphérie de l'utérus, sous les noms d'*exométrite*, de *paramétrite*, de *périmétrite*, etc. Mais comme le tissu cellulaire qui enveloppe la matrice est en continuité avec le tissu cellulaire qui enveloppe les autres organes pelviens, existe entre les feuillets des ligaments larges et contre la paroi intérieure du bassin, bien souvent l'inflammation s'étend plus ou moins loin, prend un développement rapide en diverses régions, et mérite alors les noms de *phlegmon des ligaments larges* ou de **cellulite pelvienne**. Sous cette dernière expression, Playfair a très bien décrit l'inflammation du tissu conjonctif sous-péritonéal, dans ses rapports avec la métrite.

« C'est d'abord un œdème inflammatoire aigu, suivi d'infiltration avec exsudat dans les aréoles du tissu connectif, puis formation de tumeurs appréciables. Tous les points du bassin peuvent être le siège de ces tumeurs. On les rencontre, et c'est une de leurs situations communes, entre les replis des ligaments larges, où elles constituent une masse dure et distincte, en rapport avec l'utérus, et qui s'étend aux parois pelviennes; on peut sentir par l'examen bimanuel leurs contours arrondis. Si la cellulite est limitée, la tumeur peut siéger sur l'un des côtés de l'utérus seulement, sous une forme arrondie d'un volume variable, et, en apparence, attachée à l'organe. Quelquefois l'exsudat est plus étendu, il enveloppe l'utérus complètement ou à peu près, et il se propage jusqu'au tissu cellulaire qui sépare le vagin du rectum, ou jusqu'à celui qui est entre l'utérus et la vessie, alors l'utérus est immobilisé et solidement fixé au milieu d'un exsudat épais et compact. Quelquefois encore, l'inflammation affecte surtout le tissu cellulaire qui recouvre les muscles de la fosse iliaque. Elle constitue alors une tumeur facilement appréciable par la palpation, tandis que le toucher ne fait découvrir aucune trace de l'exsudat, si ce n'est une sensation d'épaississement perçue par le doigt à la partie supérieure du vagin, du même côté que la tumeur... » Le développement de la phlegmasie est souvent insidieux : la femme se plaint d'éprouver de vives souffrances pendant la défécation, quand les matières ne sont pas tout à fait liquides; d'une sensation de malaise ou de gêne dans le bas-ventre; mais, en général, il n'y a pas de douleurs très aiguës, à moins d'une péritonite concomitante. La palpation abdominale et le toucher vaginal permettront de constater l'existence de l'exsudat qui enveloppe l'utérus et qui l'immobilise toujours plus ou moins. — La maladie se termine par *résolution* ou par *suppuration*. — « Dans le premier cas, après une certaine durée des symptômes aigus, durée qui peut atteindre plusieurs semaines, leur intensité diminue, le gonflement est moins sensible, il se rétracte, se durcit, et est résorbé graduellement; puis la fixité de l'utérus disparaît, et l'organe reprend sa situation au centre de la cavité pelvienne; le processus est souvent très lent. Il n'est pas rare de trouver une femme, qui, plusieurs mois même après le début, alors que tous les symptômes aigus ont disparu depuis longtemps, puisse à peine marcher sans inconvénient, et chez laquelle l'utérus soit toujours immobilisé par une masse d'exsudation, ou au moins adhérent en un point de son contour.... — Lorsque l'inflammation est sur le point de se terminer par suppuration, les symptômes fébriles persistent avec un cachet hectique marqué, et la température présente une exacerbation vespérale. En même temps surviennent des frissons, la perte de l'appétit, une décoloration jaunâtre de la face, et tous les autres signes de la suppuration. » Le pus peut s'ouvrir un passage à travers différentes voies, par la paroi abdominale, par le rectum ou la vessie, par le vagin, ou bien, après avoir fusé à une certaine distance, il aboutit près de l'anus ou à l'aîne. Ces terminaisons sont plus ou moins sérieuses, selon qu'il se produit ou non des accidents de résorption ou d'inflammation péritonéale, suraiguë quand l'abcès s'ouvre dans la cavité du péritoine; presque toujours la péritonite généralisée qui en résulte est mortelle.

V. — PROPHYLAXIE ET TRAITEMENT.

Prophylaxie.

Elle repose sur l'observation des règles d'hygiène que nous avons précédemment formulées (chap. I) et sur l'emploi des moyens que nous aurons à indiquer au sujet de la prophylaxie de la fièvre puerpérale, dont les phlegmasies locales peuvent être le point de départ ou la complication (chap. VI).

Traitement.

Est-il possible d'obtenir l'arrêt immédiat d'un processus inflammatoire encore à son début? Oui, d'après certains maîtres. Aux premiers signes d'une métrite ou d'une métro-péritonite, on prescrira, dans ce dessein, le repos le plus absolu et des applications de glace sur l'abdomen (Béhier); ou bien, on aura recours aux émissions sanguines locales, aux badigeonnages avec le collodion riciné, aux onctions avec la pommade mercurielle. Il ne faut pas trop compter cependant sur ces *moyens abortifs*. Ils peuvent réussir dans les cas simples : ils échoueront dans la plupart des cas de quelque sévérité, surtout quand domine une influence infectieuse.

La phlegmasie bien déclarée, on devra recommander le repos dans le décubitus horizontal, surveiller avec soin l'état des voies digestives et urinaires, obéir aux indications spéciales qui découlent de cet état, et à celles qui dépendent de l'état général (voir la fièvre puerpérale), combattre les localisations suivant leurs tendances et leurs formes.

Les indications principales sont :

1° De *modifier les surfaces muqueuses* (utéro-vaginales). — Injections antiseptiques dans le vagin, applications antiseptiques sur la vulve. — *Irrigation utérine* (Fritsch) : elle a donné de bons résultats dans plus d'un cas de métrite grave; mais on lui a reproché d'exposer quelquefois à certains accidents (voir

5e p., chap. I). — *Drainage* de l'utérus; on le pratique avec un gros drain en gomme élastique, troué sur sa paroi.

2° *De combattre les manifestations abdominales et particulièrement la péritonite :* dans la période d'acuité, émissions sanguines locales (sangsues ou ventouses scarifiées), fomentations émollientes, larges cataplasmes, onctions avec la pommade mercurielle, applications réfrigérantes, glace; les bains ne conviennent pas, parce qu'ils occasionnent un déplacement et des mouvements toujours pénibles et même dangereux ; — dans la période de décours et de résolution : teinture d'iode, vésicatoires volants, pommades résolutives.

3° *De calmer la douleur :* opiacés en potions ou en pilules, morphine en injection hypodermique ou dans un suppositoire, liniments calmants, chloral.

4° *De donner issue au pus, quand il forme un foyer accessible :* ponction aspiratrice dans les cas de suppuration profonde ; incision des abcès superficiels, drainage des trajets fistuleux, antisepsie.

Le *régime*, prudent pendant l'acuité, toujours tonique, proportionné aux besoins de la nutrition et aux aptitudes digestives, à la fois substantiel et stimulant (vin) dans les cas de suppurations abondantes.

CHAPITRE V

THROMBOSES ET EMBOLIES PUERPÉRALES.
PHLEGMATIA ALBA DOLENS.

Le sang, dans les derniers temps de la grossesse, renferme une proportion plus considérable de fibrine ; après l'accouchement, sa tendance à la coagulation est favorisée par l'amoindrissement de l'activité cardiaque et l'abaissement général de la tension vasculaire, plus prononcés encore si des hémorrhagies ont amené chez la femme une anémie profonde. Il n'est donc pas étonnant que des obstructions vasculaires s'observent dans l'état puerpéral, surtout dans les veines, où la tension est à son minimum, mais aussi dans les artères, où la tension absolue est très faible, bien que *relativement* accrue. Les obstructions se forment sur place (*thrombose*), ordinairement liées, dans ce cas, à un état d'altération des parois vasculaires (inflammation), ou elles sont dues au déplacement d'un caillot (*embolie*), détaché d'une concrétion fixe, plus ou moins éloignée, au moment où celle-ci commence à se désagréger, sous l'influence d'une action mécanique quelconque (mouvement brusque, pression intempestive sur le trajet d'un vaisseau malade, etc.).

Thrombose et embolie artérielles. — La *thrombose* se rattacherait à l'artérite, et elle produirait aux extrémités, où on l'observe habituellement, des effets très appréciables, ainsi classés . par Simpson : — arrêt du pouls au-dessous de l'obstruction et accroissement des pulsations au-dessus ; — abaissement de la température, perte du mouvement, amoindrissement de la sensibilité ou douleurs très vives dans le membre ; — gangrène au-dessous et au delà du siège de l'obstruction.

L'*embolie* est liée généralement à l'existence d'une endocardite qui a compliqué l'état puerpéral (2ᵉ p., 2ᵉ s., chap. VI) : on sait quelles peuvent être ses conséquences, quand le caillot va oblitérer les divers territoires artériels des hémisphères cérébraux ; cet accident, on doit rapporter un certain nombre de paralysies (hémiplégies), qui se produisent après l'accouchement.

Thrombose et embolie veineuses. — Elles sont beaucoup plus communes que les précédentes.

La *thrombose* est même un résultat fatal et nécessaire de la parturition ; car c'est autant par la formation de bouchons fibrineux à leur intérieur, que par le retrait et l'adossement de leurs parois, sous l'action de l'utérus, après la délivrance, que les sinus utérins, si largement ouverts, s'oblitèrent et se ferment. Mais la coagulation peut s'étendre bien au-delà de ses limites habituelles, si les veines utérines viennent à s'enflammer. Enfin, des obstructions veineuses se produisent d'emblée, sur différents points de la périphérie ou même dans le cœur droit, sous l'influence de l'état dyscrasique ou de conditions locales particulières.

Dans les artères pulmonaires, si l'obstruction reconnaît souvent pour cause le déplacement d'un fragment de caillot spontanément formé dans le cœur droit, elle se rattache aussi, dans plus d'un cas, à une thrombose primitive : quelle que soit son origine, la lésion est une cause de mort subite dans l'état puerpéral (dyspnée soudaine, asphyxie rapide).

Le type le plus ordinaire de la thrombose puerpérale est la maladie désignée sous les noms de :

Phlegmatia alba dolens (*anasarque, œdème laiteux, jambe blanche, phlébite crurale*, etc.)

Caractères cliniques. La maladie débute par une *douleur* plus ou moins intense, au voisinage ou sur le trajet des principaux *troncs veineux de l'un des membres inférieurs* : à l'aine (ou même au-dessus, jusqu'au niveau de l'utérus), d'où elle descend vers l'extrémité du membre, ou au mollet, d'où elle remonte vers l'origine du membre. — Bientôt après, il se produit une *tuméfaction* œdémateuse, qui suit une marche analogue à celle de la douleur, augmente rapidement, donne au membre un volume énorme, et lui enlève sa forme : les segments disparaissent, confondus comme dans une longue masse cylindroïde. La *peau* est *décolorée*, quelquefois cependant teintée par une rougeur diffuse ; elle est *luisante*, *tendue, résistante* à la pression, et ne garde l'empreinte du doigt qu'au début et au déclin de la maladie : au-dessous d'elle, les *veines*, et souvent aussi les *lymphatiques* forment des *cordons irréguliers*, durs, saillants, qu'on sent rouler sous les doigts quand on les comprime. Le *membre est impuissant* ; il est le siège d'une *douleur continue*, rarement rémittente, accrue par le toucher et le déplacement ; la *température locale* est normale, abaissée ou légèrement élevée. Cet état s'accompagne de *fièvre*, de *symptômes gastriques et intestinaux*, d'*insomnie*. — Les deux membres inférieurs peuvent être atteints simultanément ou successivement (le gauche est plus souvent malade isolément que le droit). Par exception, la thrombose siège aux membres supérieurs. — L'affection présente une *marche continue*. Au bout d'une à trois semaines, elle perd ses caractères d'acuité, mais le gonflement persiste bien au delà de ce terme : pendant des semaines, le membre demeure *comme de bois*, suivant l'expression de Churchill. La *résolution* se fait lentement, ou bien la peau et le tissu cellulaire s'épaississent et une *induration* s'établit, qui se maintiendra quelquefois pendant plusieurs mois. En d'autres cas, la maladie se termine par une *suppuration*, dont l'abondance épuise la malade, par *gangrène*, ou enfin par une *embolie*, qui entraîne la *mort subite*, au moment d'un effort ou d'un mouvement souvent insignifiant.

Lésions. La peau et le tissu cellulaire sont infiltrés par de la sérosité. Les veines sont oblitérées sur une étendue plus ou moins considérable de leur longueur, et leurs parois présentent les caractères d'une inflammation à divers degrés. Les vaisseaux lymphatiques sont aussi fréquemment enflammés. On peut enfin rencontrer dans les viscères les lésions secondaires de la phlébite (abcès dits métastatiques, emboliques ; épanchements purulents dans les cavités séreuses).

Étiologie. On croyait autrefois que la maladie était due à un arrêt de la sécrétion mammaire et au *reflux* du lait vers les membres. Puis est venue la théorie de la phlébite. Mais, comme la phlébite ne peut expliquer à elle seule l'étendue souvent considérable des coagulations, comme son origine utérine présumable est difficile à concilier avec le début fréquent par les extrémités, comme ses manifestations ordinaires ne répondent pas complètement aux premiers symptômes de la phlegmatia alba dolens, on a reconnu qu'elle n'était pas la cause, mais qu'elle était plutôt une conséquence de la thrombose. On a invoqué une influence infectieuse : on voit en effet la maladie se produire au décours de la fièvre typhoïde, et, chez les femmes en couches, dans les mêmes conditions que la fièvre puerpérale (Tyler Smith). En réalité, il faut incriminer une dyscrasie commune à différents états morbides, mais particulièrement développée dans l'état puerpéral, l'*inopexie* puerpérale, associée à des conditions locales encore à déterminer. — La maladie apparaît pendant la grossesse ou après l'accouchement, immédiatement après la délivrance, ou au bout de plusieurs jours et même de plusieurs mois ; Levret l'a vu se produire au moment du sevrage. Elle est plus commune chez les multipares, chez les femmes de tempérament lymphatique et de constitution délicate. Une première atteinte crée une prédisposition marquée à des atteintes ultérieures. Une irritation utérine quelconque, un lever trop hâtif, une impression de froid sont les causes occasionnelles les plus appréciables, chez les nouvelles accouchées.

Traitement. Dans la période aiguë : émissions sanguines générales et locales, dérivatifs intestinaux, diaphorétiques et diurétiques ; topiques émollients et sédatifs ; repos du membre dans une gouttière. — Dans la période subaiguë : résolutifs, vésicatoires volants, courants électriques, compression, bains tièdes prolongés du membre. — Indications spéciales fournies par la suppuration, la gangrène, l'état général.

CHAPITRE VI

Nous avons dit précédemment (chap. II) comment nous comprenions la fièvre puerpérale. Qu'on la considère comme la résultante d'une influence pathologique unique ou multiple, qu'on la regarde comme une septicémie vulgaire ou typhique, qu'on reconnaisse même, sous ses manifestations épidémiques, des états morbides communs et plus ou moins généralisés, modifiés par les conditions locales de la puerpéralité, il existe, dans la constitution moléculaire des infectieux et dans leurs modes d'action, des analogies si étroites, qu'on peut adopter, sans inconvénient pratique, un type conventionnel, répondant à un ensemble de caractères assez précis, comportant même un ensemble d'indications assez nettes, pour conserver une place nosologique, sous un nom particulier. Mais il reste, bien entendu, que, pour nous, ce type demeure l'expression générale d'un empoisonnement par des matières septiques d'origine et de nature variables, et n'emprunte une apparence d'unité qu'à la condition de sa manifestation dans un organisme dit *en état de puerpéralité*. Ces réserves faites, nous allons retracer la description clinico-anatomique de la fièvre puerpérale, d'après les travaux les plus autorisés.

A. — *Caractères cliniques et évolution.*

Le *début* remonte quelquefois aux derniers temps de la grossesse (comme dans les cas où la femme succombe dès le premier ou le second jour de ses couches, après avoir donné naissance à un enfant lui-même contaminé) ou à la fin du travail ; d'autres fois encore, il n'a lieu qu'au 8° jour ou plus tardivement (15 jour, de la Roche). Mais, ordinairement, la maladie se déclare vers le 3° jour, c'est-à-dire à l'époque de la fièvre de lait, qui, pour un certain nombre de médecins, n'en serait que l'expression la plus mitigée.

La scène s'ouvre par un *frisson* intense et prolongé, ou par une série de petits frissons irréguliers. La *fièvre* s'établit aussitôt, plus ou moins véhémente, continue, avec exacerbations vespérales, parfois avec des rémissions qui simulent l'intermittence : la température peut atteindre rapidement les chiffres les plus élevés ; le pouls devient très fréquent, plus ample et tend au dicrotisme. La *peau* est chaude et sèche, ou couverte de sueurs visqueuses ; le *visage* est animé et l'œil brillant ; il y a de la *céphalalgie*, de l'*agitation* ou de la *stupeur* ; l'*écoulement lochial* est tantôt supprimé, tantôt seulement diminué et fétide ; les *seins* s'affaissent et la *sécrétion lactée* diminue ou s'arrête ; les *urines* sont rares, très colorées et troubles. Tout d'abord, il peut exister de la *constipation* ; mais elle ne tarde pas à être remplacée par de la *diarrhée* ; la *langue* est pâteuse, puis sèche et noirâtre, le pourtour des *gencives* fuligineux ; les *selles*, plus ou moins nombreuses et liquides, exhalent une odeur infecte. Le *ventre* est ballonné, douloureux à l'hypogastre et souvent aussi aux hypochondres : on y constate ordinairement tous les signes de la *métrite* ou de la *métropéritonite* : la *douleur*, spontanée au niveau du fond ou sur les côtés de la matrice, sourde et gravative, continue, exagérée par le mouvement, s'irradiant vers les lombes et les aines ; la douleur provoquée par la pression en avant et vers les angles de l'utérus (la palpation reconnaît en même temps que l'organe, mou ou induré, conserve un volume plus ou moins considérable) ; la douleur étendue, vive, atroce, accompagnée de vomissements, si caractéristique de l'inflammation du péritoine. — Bientôt, le facies s'altère, le visage pâlit, les traits s'étirent ; la *malade* est *abattue*, prostrée. Il survient parfois du délire, mais généralement l'intelligence reste nette jusqu'au bout. Le pouls faiblit et sa petitesse à la radiale contraste, en certains cas, avec l'énergie des pulsations aortiques à l'abdomen ; la respiration devient précipitée, fréquemment elle est entravée par les progrès du météorisme, par la complication d'une hypérémie ou d'une inflammation pulmonaire ; les extrémités, parfois devenues le siège d'un œdème, se refroidissent et se cyanosent. La plupart des malades, avant de s'éteindre, accusent une amélioration notable de leur état. « Les douleurs locales ont diminué, les vomissements ont cessé ; le

ventre est moins élevé, moins tendu, moins sensible
à la palpation. Cette diminution de la sensibilité,
cette amélioration apparente est le résultat d'un
état d'engourdissement de l'organisme, d'une parésie
générale, avant-coureur de la mort. L'*agonie* est généralement longue, mais douce et sans convulsions »
(Stoltz).—Si la guérison doit avoir lieu, le retour graduel à la santé s'accomplit lentement, il n'est atteint
qu'après une *convalescence* ordinairement très longue.

Mais c'est là comme un schéma qui donne l'idée de
la maladie dans sa forme la plus générale, non de la
maladie dans toutes les formes qu'elle peut revêtir.
— A côté de formes graves, qui se terminent par la
mort dès le 2e jour, vers le 4e ou le 5e, et de la forme
moyenne, qui évolue en 8 ou 10 jours, quelquefois en
deux septenaires, et dont l'issue est variable, il y a
des formes fugaces et bénignes, qui ne dépassent pas
les limites d'une simple fièvre éphémère (fièvre traumatique). — Tantôt, la maladie consiste en une fièvre
gastrique ou gastrique-bilieuse, ou présente l'ensemble des caractères typhoïdes les plus redoutables,
l'ataxie, l'adynamie, la diarrhée colliquative ; tantôt,
elle offre tout l'appareil symptomatique de l'infection
purulente, avec ses manifestations viscérales et articulaires si multiples. On l'a vue revêtir les apparences
d'une fièvre éruptive (miliaire aiguë des femmes en
couches) ou celles de l'ictère malin, s'accompagner de
parotidites suppurées, d'opthalmies graves, etc. Enfin
la fièvre apparaît comme dominée par l'intensité des
phlegmasies locales que nous avons déjà étudiées,
mais auxquelles elle imprime les modalités de l'infec-

tion spécifique. La mort n'est pas toujours alors la conséquence de celle-ci : elle peut être déterminée par la violence de la péritonite, un abcès des ligaments larges, diverses complications dérivées de l'état local. Cette manière d'être si complexe est évidemment subordonnée, dans une certaine mesure, aux idiosyncrasies ; mais surtout aux variétés des constitutions médicales qui règlent le développement et la marche des épidémies.

Le *diagnostic* comprend : le diagnostic général de la maladie, établi d'après la considération des conditions étiologiques (état de puerpéralité, circonstances épidémiques, etc.), le diagnostic particulier de sa forme, établie d'après l'appréciation des symptômes.

Le *pronostic* est très sérieux. La fièvre puerpérale est une maladie meurtrière ; elle enlève une proportion considérable des accouchées qu'elle atteint, et, il y a vingt ans à peine, elle entraînait une mortalité de plus de 20 p. 100 à la Maternité de Paris. Si, aujourd'hui, la mortalité est tombée au-dessous de 1 p. 100, dans les grands établissements hospitaliers, c'est qu'on a réussi à prévenir le développement de la maladie par une hygiène et des soins mieux entendus. — Le pronostic varie selon diverses conditions :

1° Il est beaucoup moins grave, quand la maladie se manifeste sous la forme sporadique que lorsqu'elle se manifeste sous la forme épidémique ;

2° Il est en rapport avec l'intensité de l'épidémie, elle-même réglée par la constitution médicale du moment (épidémies parallèles de fièvre typhoïde, de fièvres éruptives, etc.), et par les conditions particu-

lières du foyer (mortalité maximun avec l'agglomération hospitalière, minimum avec la dissémination
urbaine et surtout rurale);

3° Il dépend de la nature et de l'intensité des manifestations locales : grave est la métro-péritonite (la
péritonite sous-ombilicale est encore suivie de guérison le plus habituellement, mais la péritonite sus-
ombilicale est le plus souvent mortelle); très graves
sont les phlegmasies où se produit la suppuration ou
la gangrène; fatale presque toujours est la phlébite
utérine (elle complique la septicémie de pyohémie);

4° Il subit enfin l'influence de diverses conditions
individuelles (état de vigueur ou de faiblesse, de santé
ou de maladie antérieure, etc.) et des conditions de
l'intervention médicale (les épidémies ont perdu beaucoup de leur sévérité, depuis l'introduction de la méthode antiseptique dans la prophylaxie et le traitement des maladies puerpérales).

B. — *Lésions*.

Les variétés cliniques de la fièvre puerpérale répondent à des variétés anatomiques qu'on peut
ramener à cinq types :

1° Il n'y a pas de lésions appréciables, ou les altérations, généralisées, sont celles de tout empoisonnement putride : fluidité ou état poisseux du sang,
ecchymoses dans quelques organes (poumons, rate,
reins), dégénérescence granulo-graisseuse des fibres
musculaires cardiaques et des capillaires de divers
parenchymes (foie, reins);

2° Il y a modifications des membranes muqueuses, et particulièrement de la muqueuse intestinale, qu'on trouve fortement congestionnée ou même ulcérée par places (fréquemment, pneumonie concomitante) ;

3° Il y a des abcès multiples dans les différents organes : ces abcès caractérisent ce qu'on appelait autrefois l'infection purulente, ce qu'on appelle aujourd'hui l'état pyohémique ou septico-pyohémique; ils sont directement produits par l'infection putride du sang, ou sont déterminés par le transport d'embolies infectées, qu'il ne faut pas confondre avec les embolies purement mécaniques, dérivant de certaines thromboses veineuses ou artérielles;

4° Il y a inflammation des membranes séreuses, tantôt sous la dépendance de la septicémie (altérations généralisées, aux plèvres, au péricarde, au péritoine, aux séreuses articulaires), tantôt sous la dépendance d'une violente irritation locale (péritonite partielle) ;

5° Il y a inflammation de l'utérus ou de ses annexes, souvent avec prédominance de la phlébite (chap. IV).

C. — *Etiologie.*

a. — Conditions prédisposantes : générales et individuelles.

Générales : — 1° *Influences météorologiques* : elles sont de nature complexe et difficile à apprécier : tantôt les épidémies se montrent de préférence pendant le printemps et l'automne, qui sont aussi les saisons de prédilection des maladies catarrhales et de la fièvre typhoïde ; tantôt pendant l'hiver, l'époque des plus dures épreuves, pour cette partie de la population qui fournit principalement aux hôpitaux, celle aussi de la plus grande fréquentation de ces établissements. — 2° *Encombrement* : il favorise le développement de la maladie, mais ne l'engendre pas : on a vu de grandes agglomérations hospitalières exemptes de toute infection puerpérale. — 3° *Viciation de l'air* dans les salles d'accouchées : elle aide puissamment à la génération et à l'entretien de la maladie, mais pour qu'elle devienne une cause efficiente, il faut qu'elle comprenne l'altération de l'air des salles par la matière ou le germe spécifique. Dans tous les hôpitaux, l'air est plus ou moins vicié : il l'est plus encore dans les maternités, où tant de matières putrescibles tendent à s'accumuler autour des femmes récemment accouchées (déjections, lochies, lait, mucus, etc.). Mais pour que ces matières deviennent pathogènes, il est nécessaire qu'elles subissent la transformation spécifique, et cette transformation ne peut avoir lieu sans l'intervention d'une influence *sui generis* qui reste précisément à déterminer. Sans cela, qui oserait soutenir que, dans le plus grand nombre des hôpitaux et malgré les progrès de l'hygiène, il ne demeure pas une suffisante quantité de matière organique, accumulée et dissimulée autour des malades, pour engendrer l'infection, quand on voit celle-ci succéder, en circonstances convenables, à l'apport d'une parcelle infinitésimale de la substance nocive dans le milieu le mieux isolé et le mieux surveillé !

Individuelles : — 1° La *détresse physique et morale*, en augmentant les conditious de la réceptivité, en rendant l'organisme déchu plus apte à la décomposition interstitielle, joue certainemeut un grand rôle étiologique : les victimes habituelles de la fièvre puerpérale sont de malheureuses femmes, que l'abandon ou la réprobation d'une société hypocrite condamne aux plus rudes labeurs pour subvenir à peine à leurs besoins les plus indispensables, souvent même aux plus dures privations, et qui apportent, dans les maternités, où elles trouvent au moins un refuge momentané, la préoccupation du sort de leur enfant et de leur propre sort à elles-mêmes, quand elles seront rendues à la vie commune (Hervieux). Mais la maladie atteint aussi et terrasse les femmes les plus vigoureuses et les plus favorisées, sous le rapport du comfortable et de la tranquillité de l'esprit. — 2° Les *maladies antérieures* exercent une influence prédisposante, par la débilité qu'elles ont entraînée et contribuent peut-être à modifier la forme de l'infection, par les idiosyncrasies ou les susceptibilités locales qu'elles ont laissées après elles. — 3° L'*assuétude au milieu* des maternités, si elle est susceptible de diminuer les chances d'une atteinte, chez des femmes qui se trouvent là mieux nourries et mieux traitées qu'elles ne l'étaient chez elles, ne saurait conférer l'immunité vis-à-vis de l'infection : placer des femmes enceintes dans un foyer de fièvre puerpérale, sous le prétexte de les rendre réfractaires à celle-ci quand elles viendront à accoucher, c'est prétendre accoutumer l'huile à ne point prendre feu, en multipliant ses contacts avec des agents d'ignition ! — 4° Le *voisinage des salles de blessés* ou de parturientes est toujours à redouter pour les nouvelles accouchées. — 5° L'immunité par assuétude au milieu cache une immunité par imprégnation latente ou bénigne, qui existe pour certaines maladies typhiques (fièvre typhoïde, fièvre jaune), mais non pour toutes ; une *première atteinte* ne préserve pas d'une seconde dans les épidémies puerpérales, pas plus que dans le typhus exanthématique. — 6° La *primiparité*, de l'aveu de tous les médecins, prédispose à la maladie (c'est aussi chez les primipares qu'on observe le plus ordinairement la fièvre du lait) : il faut en rechercher la cause, d'après Stoltz, « dans la résistance des organes générateurs à la modification qu'ils ont dû éprouver dans la première grossesse, dans l'exaltation de la sensibilité, ainsi que dans une réceptivité plus grande à toutes les impressions morbides ». — La *difficulté de l'accouchement* ne crée cependant pas une prédisposition inévitable : car, plus d'une fois, en temps d'épidémie, on a vu épargnées des femmes qui venaient d'éprouver une parturition très pénible, et frappées des femmes qui venaient au contraire d'accoucher avec la plus grande aisance. Mais, en général, la longue durée de la parturition est une condition fâcheuse, comme aussi l'intervention chirurgicale. On a principalement à redouter, comme cause de l'infection, les opérations où la main est introduite profondément dans la cavité utérine (délivrance artificielle, version) ; mais alors, c'est parce que la femme est exposée à une contamination directe, par un apport infectieux.

b. — *Agent spécifique.* Les causes intimes de la fièvre puerpérale sont-elles multiples ou bien existe-t-il un infectieux puerpéral, animé ou chimique, toujours identique à lui-même, distinct, bien que très voisin, des infectieux typhigènes et septicémique ordinaires, ou, au contraire, assimilable à l'un de ces agents? Nous avons dit là-dessus tout ce que nous avions à dire (chap. II) et n'avons pas à le répéter.

c. — *Modes de développement.* Un infectieux, un organisme en état particulier de réceptivité et d'aptitude à la régénération, ou plutôt à la réformation probable de cet infectieux, telles sont les conditions fondamentales qu'on relève dans l'étiologie de la fièvre puerpérale. Il faut que ces conditions soient très inégalement susceptibles de développement, sous les influences combinées des milieux physiques et des milieux ethniques ou sociologiques, puisque la maladie est inconnue dans certains pays, et affecte en d'autres une telle constance qu'on l'y a pu considérer comme *endémique.*

La maladie sévit sous les formes *sporadique* et *épidémique.* Dans le premier cas, elle paraît bien être une résultante de causes individuelles, d'une septicémie traumatique, dont l'évolution est plus ou moins favorisée par les conditions de la santé antérieure ou de l'hygiène actuelle de l'accouchée. Dans le second cas, elle semble naître sous l'influence de constitutions médicales, répondant à des infections de noms multiples, et qui impriment une direction *sui generis* au trauma puerpéral, bien plutôt qu'elle ne se développe sous l'influence immédiate et exclusive de celui-ci (elle en est même si indépendante parfois qu'elle se manifeste en dehors de l'état de couches). La maladie se montre d'emblée chez un plus ou moins grand nombre de femmes, dont les couches ne laissaient prévoir aucune complication ; elle crée des foyers très intenses dans les maternités, mais rayonne au-delà, engendrant des foyers secondaires dans les milieux urbains.

L'extensivité de la fièvre puerpérale épidémique relève-t-elle de la *contagion?* — La question n'est pas résolue. Aux médecins qui répondraient par une affirmation catégorique, on serait en droit d'opposer cette opinion du doyen de nos accoucheurs: « Jamais, pendant plus de quarante-cinq ans de pratique hospitalière et civile, a écrit Stoltz, m'étant trouvé en face de nombreuses épidémies, ayant eu occasion de faire plus de cent autopsies de femmes qui avaient succombé à des accidents puerpéraux, autopsies qui se pratiquaient ordinairement le matin, après la visite des malades, et d'où je me rendais immédiatement en ville pour visiter mes accouchées, même sans changer d'habits, jamais je n'ai vu une d'entre elles devenir malade par le fait d'une contagion probable, alors que j'étais appelé en consultation par des confrères qui ne pratiquaient pas dans les hôpitaux et ne fréquentaient pas les amphithéâtres... » Mais les discussions doctrinales importent peu à la pratique ; celle-ci s'inspire des faits, et bien des faits prouvent que la fièvre puerpérale a pu être transmise, qu'elle est par conséquent susceptible de transmissibilité. Nous ne croyons pas, il est vrai, qu'il s'agisse ici d'une transmissibilité virulente (nous avons essayé, ailleurs, d'établir la distinction entre la transmissibilité virulente ou contagieuse, et la transmissibilité non virulente ou infectieuse, et nous ne saurions reprendre en ce manuel une étude qui nous entraînerait trop loin); mais la possibilité d'un apport contaminateur dans un milieu sain, qu'il transforme en foyer, n'en reste pas moins la dominante étiologique qui doit régler la conduite de tout médecin prudent vis-à-vis des femmes confiées à ses soins.

L'infection dite puerpérale se transmet :

1° Par le *contact* plus ou moins immédiat d'une malade avec une personne saine : — d'une accouchée malade à une accouchée saine ; — d'une accouchée malade à une femme enceinte ; — d'une accouchée malade à des femmes qui ne sont ni accouchées, ni enceintes (péritonites et métro-péritonites observées chez des élèves sages-femmes de la Maternité, au cours d'épidémies puerpérales, Hervieux) ; — d'une accouchée malade à son enfant, né en bonne santé ;

2° Par l'*intermédiaire d'une personne saine :* transmission par les médecins, les sages-femmes et les élèves qui ont donné leurs soins à des malades ou se sont livrés à des autopsies cadavériques : l'apport se fait par les mains, mal nettoyées ; par les vêtements, ou par les instruments, insuffisamment débarrassés des souillures qu'ils ont reçues ;

3° Par l'*intermédiaire de tout corps poreux*, susceptible de retenir et de conserver la matière contaminatrice : linges de corps ou de pansement, éponges, objets de literie, boiseries diverses, etc.

4º Par l'*intermédiaire de l'air*, le véhicule le plus habituel et le plus général des infectieux : comme la viciation spécifique est à son maximum dans les milieux où les malades sont réunies en plus ou moins grand nombre, on comprend combien l'atmosphère doit être doué de propriétés contaminatrices dans les milieux hospitaliers et dans leur voisinage, et comment la dissémination contribue à l'extinction des foyers.

Les *voies* ouvertes à la transmission sont donc variables. Si, dans un grand nombre des cas, c'est par un contact direct ou indirect avec la muqueuse des organes de la génération que l'infection se produit, il est des circonstances où il est bien difficile de repousser la contamination par la surface de la muqueuse respiratoire (femmes saines, contaminées par un séjour de courte durée dans un milieu épidémique ; extension de voisinage, en dehors de toute communication avec le foyer infectieux). Peut-être aussi aurait-on quelquefois à incriminer des apports suspects par la voie digestive (eaux); mais aucun fait n'a encore été recherché ou signalé dans cet ordre d'idées.

D. — *Prophylaxie*

On ne saurait nier que, si la théorie parasitaire a souvent obscurci l'étude des maladies infectieuses, au lieu de l'éclairer, elle a contribué, dans la plus large mesure, à la prophylaxie de ces maladies. Sous son influence, l'hygiène hospi-

talière a été très heureusement modifiée, les méthodes
de pansement des plaies ont été transformées et les
accidents du traumatisme sont devenus plus rares, en
même temps que moins redoutables. L'antisepsie,
qu'elle s'adresse à des germes morbifiques, ou qu'elle
arrête des actions moléculaires nocives d'ordre purement chimique, n'a pas rendu de moindres services à
l'obstétrique qu'à la chirurgie ; sur elle repose, en
grande partie, la prophylaxie de l'infection puerpérale et on ne doit pas hésiter à le proclamer. Mais il
ne faudrait pas croire que les succès de la méthode
soient un argument péremptoire en faveur de la doctrine septicémique exclusive. Comme la septicémie
utérine est fréquente, la méthode s'attaque souvent à
cette cause, mais souvent aussi elle réussit, parce
qu'elle modifie les organes dans leur réceptivité, et
non dans leurs conditions de génération toxique ; elle
comprend d'ailleurs un ensemble de moyens applicables à la plupart des maladies septiques ou typhiques, combat l'infection en détruisant ses moyens
d'existence ou d'extension, par l'obstacle qu'elle
apporte à la décomposition des matières organiques,
à l'accumulation et au transport des matières déjà devenues nocives, ou par leur transformation en produits indifférents.

Actuellement, on peut ainsi résumer les indications
prophylactiques de la fièvre puerpérale :

1° *Prévenir la formation d'un infectieux septique,
dans l'organisme de la femme en imminence ou en état
de puerpéralité.* Avant l'accouchement, améliorer, s'il
y a lieu, l'état général de la femme, par l'usage d'une

bonne nourriture et des toniques. — Au moment de
l'accouchement ou immédiatement après sa terminaison, administrer 1 à 2 gr. de salicylate de soude,
par doses fractionnées ; si, après la délivrance, il survient un mouvement fébrile suspect, et s'il n'existe
aucune contre-indication du côté du cœur, augmenter
progressivement la quantité du médicament jusqu'à
3 et 4 gr., ou se tenir prêt à administrer l'alcool, le
meilleur des antiseptiques internes.—Après l'expulsion
de l'arrière-faix, injection intra-vaginale (et même
intra-utérine, d'après quelques praticiens) avec une
des solutions suivantes, attiédies : bichlorure de mercure 1/1000-2000 (Tarnier), permanganate de potasse
1/1000-3000, acide phénique 1/100-500 (l'acide doit
d'abord être dissout dans son poids d'alcool), acide bo-
rique 1/50-100 (Bar), ou alcool plus ou moins étendu
d'eau. Les mêmes liquides devront imbiber les linges
maintenus sur la vulve. S'il existe quelque plaie au
périnée, à la vulve ou au vagin, on peut employer
le médicament antiseptique sous la forme de glycérolé ou de pommade (vaseline) ; dans ces cas, on peut
aussi avoir recours aux lotions avec la liqueur de La-
barraque (hypochlorite de soude), aux cautérisations
légères avec le nitrate d'argent, aux applications de
teinture d'iode ou de poudre d'iodoforme; injections
et pansements renouvelés chaque jour.

2° *Prévenir l'apport de tout infectieux septique chez
l'accouchée, sous {quelque forme et par quelque voie
qu'il se puisse produire.* Il n'est pas prudent que le
personnel appelé à donner ses soins, dans un hôpital,
aux femmes en couches, et que le médecin à clien-

tête extérieure se livrent à la pratique des autopsies. Nous ne pensons pas toutefois que la fréquentation accidentelle des amphithéâtres soit un obstacle à l'intervention obstétricale, si l'on prend les précautions recommandées par Lucas-Championnière aux opérateurs, et qui consistent dans une purification rigoureuse du corps et des vêtements. — La même obligation s'impose aux accoucheurs qui ont eu à visiter des personnes atteintes d'érysipèle, de fièvre scarlatine, ou de tout autre maladie que l'expérience a démontrée susceptible d'engendrer une infection puerpérale. — A plus forte raison, les médecins et les sages-femmes doivent-ils redoubler de vigilance en leurs purifications, s'ils ont à partager leurs soins entre des femmes à la fin d'une grossesse ou déjà accouchées, mais non malades, et des femmes atteintes de fièvre puerpérale, de plaies ou d'abcès, non encore accompagnés de symptômes infectieux, mais suspects en raison des conditions où ces lésions se sont produites. Un accoucheur, obligé de donner ses soins à une femme malade infectée, agirait même sagement, en cessant d'assister tout autre femme, ainsi que le professeur Hergott en a donné l'exemple, dans une récente épidémie, à Nancy, et que les règlements de police l'ordonnent aux sages-femmes, en Angleterre et en Allemagne. — L'abstention de la clientèle des femmes en couches nous paraît également commandée à tout médecin atteint d'une affection de nature ulcéreuse, quand bien même celle-ci ne siégerait pas aux mains, si, malgré l'emploi des désinfectants et des pansements le mieux protecteurs,

il remarquait, parmi ses visitées habituelles, certaines
allures particulières, encore non relevées dans la
clientèle de ses confrères. — Dans les salles d'hôpital, les vêtements des membres du personnel qui les
fréquente seront recouverts par une longue blouse
en toile, tissu moins perméable que le drap et plus
facile à désinfecter ; dans certains cas ils seront échan-
gés au moment de la sortie, contre d'autres, tenus en
réserve dans un lieu bien aéré : ils seront déposés
dans des vestiaires pourvus d'appareils à fumigations
chlorurées ou sulfureuses. — Même en temps ordinaire, les étudiants, les sages-femmes et les médecins,
employés dans les maternités, ne pratiqueront le toucher qu'avec le doigt préalablement enduit d'un corps
gras antiseptique (pommade phéniquée ou salicylée)
Après l'opération, ils auront soin de se nettoyer les
doigts à la brosse et de se laver avec une solution de
sublimé ou d'acide phénique. — Les instruments qui
doivent servir à l'examen des organes génitaux, au
cathétérisme, etc., seront trempés dans un liquide
désinfectant avant d'être employés. Il va sans dire que
dans toute opération obstétricale, la main ou l'instrument à introduire dans les voies maternelles seront
aussi rendus antiseptiques. — On veillera enfin, dans
les hôpitaux, à ce qu'il ne soit apporté du dehors
aucune matière contaminatrice, en limitant autant
que possible le nombre des visiteurs admis auprès des
femmes en couches, ainsi que la durée de leur séjour
dans les salles ; en n'introduisant jamais d'emblée,
parmi les parturientes, une femme en imminence
d'accouchement ou récemment accouchée, venant du

dehors : celle-ci ne sera placée dans une salle commune qu'après avoir été observée dans une pièce isolée pendant quelques jours, et après avoir été soumise à une désinfection convenable. On ne saurait trop hautement approuver le système des pavillons isolés, préconisé et mis en usage, à la Maternité de Paris, par le professeur Tarnier. Chaque femme qui vient accoucher occupe une chambre complètement séparée, pendant toute la durée de ses couches, alors même quelle est bien portante; elle ne risque jamais de devenir un danger pour les autres, pas plus qu'elle ne risque elle-même d'être en aucun cas contaminée par elles[1]. — En ville, en temps d'épidémie puerpérale, il sera prudent, si la femme en a les

---

[1] « Dès qu'une femme en travail se présente au pavillon, elle prend un grand bain, quand le travail n'est pas trop avancé; s'il y a des douleurs expulsives, on se contente de faire des lavages avec une solution phéniquée au 1/80. — Pour pratiquer le toucher, la sage-femme et l'interne se lavent avec soin les mains avec une solution de sublimé au 1/1000. — On fait, pendant le travail, des injections vaginales avec une solution de sublimé au 1/2000. — Pendant la période d'expulsion, dès que la tête apparaît à la vulve, on badigeonne la fourchette avec de l'huile phéniquée au 1/10. — Pas de pulvérisation, mais, tant que dure l'accouchement, on fait des vaporisations avec une marmite remplie d'eau phéniquée bouillante, au 1/20. — Trois fois par jour, quand les suites de couches sont normales, on fait des lavages vulvaires avec de l'eau phéniquée au 1/80. On réserve les injections intra-utérines aux cas dans lesquels il y a fétidité des lochies avec fièvre. Pour faire ces lavages, on se sert d'ouate ordinaire, coupée en morceaux assez grands, pour que, pressée, elle ait le volume d'une éponge ordinaire. Dès que ce tampon d'ouate a servi à une malade, on le brûle. — On applique ensuite sur la vulve une compresse imbibée d'eau phéniquée au 1/40. — Quand l'accouchée est malade, ces pansements sont répétés toutes les trois heures, jour et nuit. » (Bar.)

moyens, de lui conseiller le séjour à la campegne, où elle devra se rendre quelques semaines avant l'époque présumée de ses couches et demeurer jusqu'à complet rétablissement.

3° *Prévenir la formation d'un foyer infectieux et assurer sa destruction rapide s'il s'est déjà constitué.* — L'agglomération dans une même salle d'un trop grand nombre de femmes en aptitude génératrice de la septicémie ou du typhisme; l'usage trop prolongé d'une même salle pour le service des parturientes ; le voisinage des salles de blessés, sont autant de conditions favorables à la formation des foyers hospitaliers. Le moyen le plus radical à leur opposer serait sans contredit l'organisation des accouchements à domicile, si elle se prêtait à tous les intérets des femmes pauvres et à l'exacte surveillance du personnel subalterne appelé à leur donner des soins. Mais, pour atteindre à un résultat désirable, il faudrait que les municipalités et l'assistance publique disposassent de ressources considérables, impossibles à réaliser. L'hospitalisation continue donc à s'imposer comme nécessaire, et il reste à la rendre moins défectueuse. — Déjà, le système des pavillons isolés de Tarnier marque un grand progrès. Mais ce système lui-même n'est pas toujours réalisable : il faut au moins, comme à la nouvelle clinique d'accouchements, remplacer les vastes salles par des chambrées, occupées par un très petit nombre de lits, multiplier d'ailleurs les maisons d'accouchements, les disséminer davantage, les tenir éloignées des grands hôpitaux, surtout de ceux qui reçoivent beaucoup de blessés, toujours en puissance septigène, les construire de telle façon que les pièces soient largement ventilées, que leurs murs et leurs planchers soient aussi peu perméables que possible (stuc et macadam en revêtement). — Si, dans une salle ou dans une chambrée, il survient un cas de fièvre puerpérale, la malade doit aussitôt être isolée rigoureusement : les lits voisins seront évacués, les femmes qui les occupaient elles-mêmes isolées pendant toute la durée de leurs couches, dans la crainte qu'elles n'aient emporté avec elles, en dépit des précautions antiseptiques, les éléments d'une contamination nouvelle. — La propreté des femmes réunies dans une même chambrée ou dans une même salle, doit être parfaite, assurée par des bains, dès que cela devient possible, en tous temps par des lotions avec une eau antiseptique ; les vases renfermant la matière des excreta seront toujours désinfectés et vidés au plus vite ; le linge de corps sera fréquemment renouvelé. — Quant au linge qui aura servi à une personne infectée, il doit être détruit par le feu : nous en dirons autant des matelas qui ont garni le lit et des couvertures, si l'on n'est pas en possession de moyens de désinfection parfaite de ces objets. — Comme les lits généralement en usage sont en fer, leur désinfection est facile, à l'aide de quelques lavages et d'une application nouvelle de peinture. Les tables de nuit, où s'accumulent tant de matières organiques de diverses provenances, ne doivent plus être tolérées nulle part, en raison de la difficulté de leur désinfection. — Toute salle est soumise à des mesures de désinfection méthodique. Les salles réservées aux accouchées ne doivent être occupées qu'à tour de rôle : on les *laisse reposer* pendant un certain temps, durant lequel on procède à leur lavage, à leur ventilation, au changement de leur literie (*alternance des salles*, Tarnier). Le lavage des salles après leur évacuation, se fera à grande eau ; il sera prudent de faire ensuite un lavage avec une solution de chlorure de zinc (5-10/100) ou de chaux (5/100), ou bien avec une solution d'acide phénique (2/1000), si quelque malade y a séjourné. On ordonnera aussi des fumigations chlorurées ou sulfureuses, et l'on achèvera la purification par une large ventilation. « Il ne faut jamais se contenter de laisser une salle fermée, car, dans ce cas, si long que puisse être le repos des salles, on ne saurait jamais avoir qu'une fausse sécurité. On a cité des cas où un chômage de quatre ou six mois n'a pas suffi pour mettre à l'abri de l'infection des malades qui y étaient placées ensuite. Mais, pendant ces quatre ou six mois, les fenêtres avaient été rigoureusement fermées. » (Bar.) — Dans les salles occupées par des accouchées, on remplacera les fumigations sulfureuses ou chlorurées par des vaporisations d'eau phéniquée (maintenue à l'ébullition dans des marmites : Tarnier, Barnes), ou par des pulvérisations du même liquide fréquemment renouvelées. On veillera surtout à ce que le renouvellement de l'air soit assuré, le matin principalement, par l'ouverture des fenêtres, et, de jour comme de nuit, par un bon système de ventilation. Le tirage des cheminées sera utilisé ; mais, comme l'entretien permanent du feu est pénible aux malades, pendant la saison des chaleurs, ou quelquefois trop onéreux, on peut, dans les petites pièces, remplacer le combustible habituel par une veilleuse allumée, que Vallin a reconnue suffisante à déterminer un tirage très actif. — Dans la pratique civile, on s'inspirera des procédés mis en usage dans la pratique hospitalière.

4° *Prévenir ou diminuer l'aptitude à l'infection, chez les nouvelles accouchées.* Les mêmes moyens qui contribuent à prévenir la formation de l'infectieux septique, dans l'organisme en état de puerpéralité, contribueront aussi à diminuer la réceptivité de cet organisme vis-à-vis d'un apport. Il ne faut pas compter sur l'immunité acquise par une prétendue assuétude à un milieu hospitalier.

E. — *Traitement*

Il comprend des indications fournies par les états locaux et dont nous avons parlé à propos de ces états (chap. IV), et des indications fournies par l'état général, communes à toutes les maladies typhiques ou putrides.

La *saignée* ne convient que dans certains cas exceptionnels et tout à fait au début de la maladie, quand les symptômes révêtent un caractère inflammatoire et quand la femme est vigoureuse.

Les *vomitifs* (ipécacuanha) et les *purgatifs* (huile de ricin, sels de soude et de magnésie, calomel), après avoir été érigés en méthode de traitement, ne sont plus employés que pour satisfaire à des indications déterminées : c'est ainsi qu'au début, on donnera un vomitif pour combattre un état gastrique bien dessiné ; que, pendant les premiers jours, on prescrira un purgatif à faible dose, pour faire disparaître la constipation, si elle existe, ou modifier la nature de l'irritation intestinale qui donne lieu à la diarrhée. Dans une maladie où la surface intestinale peut devenir une voie d'empoisonnement secondaire (excrémentitiel), il est toujours utile de prévenir la formation de produits nocifs, sous l'influence irritative primitive, comme l'accumulation d'une certaine quantité de ces produits.

Les *sudorifiques* fatiguent plus qu'ils ne sont utiles, et leur rôle éliminateur est *a priori* démontré bien faible, par les résultats négatifs des sueurs qui viennent parfois à se produire spontanément, chez les malades.

Les *opiacés* conviennent pour combattre la diarrhée, les douleurs, l'éréthisme nerveux ; mais on doit en surveiller l'emploi avec une grande attention, dès qu'il se manifeste des symptômes d'asthénie, et même les proscrire dès qu'il y a tendance au collapsus.

Les *mercuriaux*, et, à leur tête, le calomel, administrés comme altérants, n'ont pas donné les succès qu'on en attendait ; mais ils sont parfois avantageux pour combattre les congestions et les inflammations locales.

L'*huile de térébenthine*, vantée comme antiseptique, n'a point répondu à l'enthousiasme dont elle a été d'abord l'objet. L'*acide phénique*, à l'intérieur, n'est pas exempt de tout danger, et d'ailleurs il ne semble pas avoir contre l'infection déjà faite la même puissance que contre l'infection à prévenir. Le *salicylate de soude* et le *sulfate de quinine* peuvent être employés, avec moins d'inconvénient, comme antizymotiques : en outre, ils modèrent l'intensité de la fièvre et contribuent par là à réduire la dénutrition et le danger des empoisonnements secondaires excrémentitiels.

Dans cet ordre d'idées, l'*alcool* est, de toutes les substances, celle qui nous paraît le mieux convenir, en même temps qu'il relève le système nerveux et lui rend les forces nécessaires pour soutenir la lutte avec moins de désavantage.

La *digitale* et l'*aconit* exercent une action sédative sur la circulation, qui peut aussi rendre leur emploi précieux dans certains cas.

Quant aux *réfrigérants*, prescrits comme sédatifs et hyposthénisants, ils demeurent plus discutés encore que dans la fièvre typhoïde. Prudemment employés (drap mouillé, lotions), ils peuvent cependant rendre des services.

En résumé, il faudra soutenir l'économie par des moyens diététiques appropriés aux fonctions digestives (bouillons, potages légers, etc.) ; la maintenir dans le meilleur état de résistance possible à l'infection primitive et à ses dérivées, par l'administration des alcooliques ; lutter contre l'hyperthermie par les moyens habituels ; faire face aux indications fournies par l'état de l'appareil gastro-intestinal ; veiller à l'expulsion des urines, dont la résorption viendrait encore ajouter aux dangers de l'empoisonnement ;

combattre les complications qui peuvent survenir du côté du foie, des poumons, de l'encéphale ; se tenir prêt toujours à intervenir énergiquement contre les états d'ataxie et de collapsus, et mener de front ces indications si multiples avec celles que fournit l'état de l'utérus, des annexes de l'utérus et du péritoine.

Les indications de la *convalescence* n'ont rien de spécial : toniques.

CHAPITRE VII

MALADIES DE L'INNERVATION. — RAPPELS DE
DIATHÈSES ET D'ANCIENS ÉTATS MORBIDES.

Éclampsie. — Nous l'avons étudiée dans le chapitre des maladies de la grossesse, parce qu'elle se manifeste plus souvent au cours de celle-ci ou du travail qu'après l'accouchement. Quand la femme survit à ses attaques, elle reste parfois atteinte de maladies secondaires ou soumise à des prédispositions morbides, qui évoluent sous l'influence de la puerpéralité.

Tétanos. — Rare, mais non pas inconnu dans les pays tempérés, il est assez commun dans les pays chauds : à Calcutta, d'après les statistiques hospitalières de Waring, il entre même pour un cinquième dans le chiffre de la mortalité puerpérale. La maladie est surtout fréquente dans les campagnes et pendant les saisons humides. Elle reconnaît pour causes occasionnelles ordinaires, chez les femmes dont l'accouchement a été normal, une impression de froid subite, une émotion morale vive, une tentative de lever trop hâtive. D'autres fois, elle se déclare à la

suite d'une hémorrhagie, d'une déchirure du périnée,
ou au cours d'une métro-péritonite. Elle accompagnerait souvent les présentations vicieuses (Roper) ; on
l'aurait vue succéder à l'éclampsie ; enfin, elle peut
avoir pour point de départ une lésion indépendante
de la parturition (abcès du coude, etc). D'après le
docteur Garrigues (de New-York), il y aurait prédisposition marquée au tétanos chez les primipares, et
surtout chez les primipares âgées. — L'attaque téta-
nique, caractérisée par des convulsions toniques
d'une durée prolongée (trismus, rigidité du tronc et
des membres) et survenant en dehors de l'albuminurie, ne saurait être confondue avec l'éclampsie. Le
pronostic et les moyens de traitement sont d'ailleurs
les mêmes dans l'une et dans l'autre maladies ; mais,
dans le tétanos, les opiacés sont moins discutés et
l'on peut avoir recours à des bains chauds, contre-
indiqués dans l'éclampsie par la violence de l'état
congestif et le tumulte des mouvements.

Folie puerpérale. — Les affections mentales sont
plus fréquentes, après l'accouchement, que pendant la
grossesse (Batty Tuke, Marcé). Elles se déclarent soit
au moment du travail ou dans les premiers jours qui
le suivent (*folie puerpérale*), soit à une époque plus
tardive, au cours de la lactation (*folie de la lactation*).
On ne saurait regarder, avec quelque raison, comme
folie puerpérale, le *délire aigu* qui se manifeste pendant la dernière période du travail, sous l'influence
de douleurs excessives et de l'ébranlement nerveux :
c'est un éclair fugace, un dérangement intellectuel

de très courte durée, qui consiste dans une hallucination, dans une sorte d'annihilation de tout l'être, parfois aussi dans une impulsion irrésistible qui peut avoir pour conséquence un infanticide ; on a moins à le traiter qu'à le prévenir, par l'emploi des anesthésiques, chez les femmes impressionnables, soumises à l'épreuve d'une première parturition.

La *folie puerpérale* proprement dite a une évolution propre. Elle naît sous l'influence de l'acte parturitif et de certaines conditions individuelles. On l'observe principalement chez les femmes jeunes, primipares, non mariées, que tourmentent la honte et l'appréhension de leur situation présente, la crainte d'un pénible avenir pour elles et pour leur enfant ; chez les femmes nerveuses, sujettes aux frayeurs maladives, à constitution débilitée, et dont l'accouchement a été laborieux. Sous sa forme la plus aiguë, on a voulu la rattacher à un empoisonnement urémique, qui ne nous paraît rien moins que démontré. La prédisposition héréditaire est fréquente : on l'a retrouvée dans plus d'un tiers des cas. — La *folie de la lactation* paraît liée à l'état anémique. Moins commune que la précédente, elle se montre surtout chez les multipares, déjà fatiguées par des grossesses antérieures et par un allaitement prolongé ; quand elle apparaît chez des primipares, c'est presque toujours à la suite de pertes sanguines considérables ou au milieu des symptômes d'un épuisement profond, déterminé par la grossesse et l'accouchement, aggravé par des tentatives d'allaitement.

La maladie se manifeste spontanément ou à l'occasion d'une secousse morale soudaine (colère, frayeur, vive contrariété, etc.).

Elle se présente sous deux formes. — La forme *expansive* (manie aiguë), ordinairement de courte durée (trois à six mois), a la guérison pour terminaison habituelle ; mais quelquefois aussi elle menace l'existence par les complications ou les impulsions qu'elle provoque. Elle est caractérisée par l'exaltation dans la perversion des sensations, des idées et des actes : la malade est agitée, sans cesse en mouvement ; ses propos et ses gestes sont incohérents, mais souvent dominés, cependant, par une idée particulière, qui s'impose à l'esprit, et qui imprime son type à la folie : elle montre une antipathie singulière pour ceux qu'elle aimait autrefois, ou des sympathies injustifiées pour des personnes qui lui sont étrangères ; elle se livre à tous les actes du délire religieux ou érotique, manifeste des tendances à l'homicide ou au suicide ; refuse de boire et de manger, déchire ses vêtements, et, épuisée par l'excès du mouvement, la privation de sommeil et de nourriture, est souvent réduite au dernier degré du marasme. — La forme *dépressive* (lypémanie), de plus longue durée que la précédente et même susceptible de se transformer en folie chronique, d'aboutir à la démence, est caractérisée par une sorte de torpidité générale, l'alanguissement des fonctions nutritives et de relation, le défaut d'émotivité, l'indifférence et la mélancolie, avec disposition au suicide.

Indications. — 1° *Isoler et surveiller la malade*, pour la soustraire aux excitations du milieu, la défendre contre ses propres violences, et l'empêcher de nuire aux personnes qui la pourraient approcher. — 2° *Assurer l'alimentation* : il faut essayer d'amener la malade à prendre une nourriture abondante, pour réparer les forces qu'elle a perdues et continue à perdre ; et, si l'on échoue devant une résistance obstinée, recourir aux procédés de l'alimentation forcée : substances très nutritives sous un petit volume, bouillons peptonisés, lait, introduits dans l'estomac au moyen de la sonde dite œsophagienne ou injectés doucement dans la bouche au moyen d'une bouteille en caoutchouc à bec d'ivoire (Playfair). — 3° *Ramener le sommeil*, non pas par l'emploi des préparations opiacés, souvent inutiles ou dangereuses, mais par l'administration du bromure de potassium (1 à 2 gr. au plus, en potion ou en lavement). — 4° *Calmer l'agitation* par les bains tièdes prolongés, plutôt que par les douches froides. — 5° *Relever l'organisme*, dans le cas de dépression, par les moyens hydrothérapiques, l'administration des alcooliques, des ferrugineux et des arsenicaux.

Paralysies. — Les paralysies puerpérales peuvent être rapportées aux mêmes causes que celles qui déterminent les paralysies gravidiques ; elles peuvent, en outre, être la conséquence de la septicémie, soit directement (action spécifique sur les éléments nerveux), soit indirectement (lésions inflammatoires secondaires), ou d'une embolie artérielle (chap. V).

Arthrites. — On observe, après l'accouchement, sous l'influence de la lactation, les mêmes manifestations rhumatoïdes que nous avons décrites parmi les maladies de la grossesse ; et, sous l'influence de l'infection puerpérale, des arthrites suppurées des membres ou du bassin (2ᵉ p., 2ᵉ s., chap. III).

Rappels de diathèses et d'anciennes maladies. — Nous avons parlé de l'influence de l'état gravidique sur le développement de certaines maladies constitutionnelles : l'influence produite par la grossesse peut se poursuivre au-delà de celle-ci, ou même acquérir plus de puissance, après l'ébranlement nerveux et les pertes sanguines qui ont accompagné l'accouchement. L'état puerpéral, comme tous les traumatismes, est par lui-même une cause de rappel ou d'éveil de la morbidité, chez les femmes en possession de diathèse ou d'état chronique équivalent. Chez les alcooliques, la parturition est parfois la provocatrice d'un accès de *delirium tremens* ; chez les impaludées, elle peut rappeler des accès fébriles depuis longtemps éteints, modifier le type d'accès habituels, communiquer à un accès actuel ou prochain les caractères si faussement appelés pernicieux, en dérivant l'effort de l'infectieux spécifique vers les organes de la génération, amoindris dans leur résistance : c'est alors, qu'après quelques frissons, on assiste à l'éclat de symptômes plus ou moins bruyants, simulant la métro-péritonite, ordinairement paroxystiques, et dont le sulfate de quinine établit rapidement la nature véritable.

CHAPITRE VIII

Galactorrhée — On donne ce nom à la sécrétion lactée, exagérée au point d'entraîner chez la femme une grande débilitation et même une sorte d'état cachectique, appelé la *phthisie des nourrices.* On soutiendra les forces au moyen des toniques et des ferrugineux ; on cherchera à diminuer la sécrétion lactée par l'administration plus ou moins répétée de purgatifs salins, par des douches ou des affusions froides sur les seins, par l'éloignement et la moindre durée des tétées, et enfin, si l'état général continue à péricliter, sous l'influence d'un écoulement que rien ne modère, on devra ordonner la cessation de l'allaitement, soutenir et comprimer légèrement les seins sous une couche de ouate et à l'aide d'une écharpe.

Engorgement laiteux (*poil*). — Il est la conséquence de la déplétion incomplète des seins, qui elle-même se rattache à l'insuffisance absolue ou relative de l'excrétion (*a* — les canaux galactophores ne peuvent évacuer assez rapidement le liquide, sécrété en

quantité trop considérable, comme dans certains cas
de galactorrhée, chez des nourrices vigoureuses et
soumises à un régime trop réparateur; *b* — la sécrétion est normale, mais les canaux galactophores sont
paralysés, sous l'influence d'une brusque impression
de froid, qui, peut-être, a aussi coagulé le lait dans
leur intérieur; ils manquent de tonicité et ils ne sont
pas convenablement aidés ou stimulés par les succions, soit que l'enfant chétif aspire mal, soit que la
mère, redoutant le contact de sa bouche, à la suite de
gerçures douloureuses, le tienne trop longtemps éloigné du sein). L'engorgement s'observe principalement
au début de la lactation, quand se produit le phénomène de la montée du lait, ou au moment d'un sevrage prématuré et trop brusque. Il existe dans les
deux glandes ou seulement dans une. — *Tuméfaction*
plus ou moins considérable, générale, plus prononcée
aux parties déclives, décomposable par la palpation en
*indurations lobulaires; pas de changement de couleur
à la peau ; sensation de pesanteur et de distension;*
absence de réaction. *Résolution habituelle*, au bout
de quelques jours; mais *transformation en phlegmon*,
imminente ou prochaine, si la douleur présente une
certaine acuité, si la peau devient chaude et si la
fièvre se manifeste, après quelques frissons. — *Indications.* 1° *Si la femme doit continuer à nourrir*, rétablir l'écoulement (succions bien réglées, exercées par
l'enfant, ou, si celui-ci tète mal, combinées à l'emploi
du tire-lait; prévenir la transformation en phlegmon, s'il y a lieu, par des applications émollientes
ou par une émission sanguine locale; aider à la

résolution par des topiques convenables; traiter les gerçures qui ont pu mettre obstacle à l'allaitement. — 2° *Si la femme ne doit pas continuer à nourrir* : repos des glandes, bandage ouaté soigneusement appliqué, topiques résolutifs (pommade à l'iodure de potassium à 4/30, au chlorhydrate d'ammoniaque à 2/30; liniment de Velpeau : jaunes d'œufs n° 2, ammoniaque 4 gr., camphre 2 gr.); purgatifs, régime tenu; iodure de potassium à l'intérieur, si l'engorgement est lent à se dissiper.

Phlegmons. — Ils succèdent à l'engorgement laiteux ou se produisent d'emblée, sous l'influence d'une action traumatique; très fréquemment, ils sont liés à une angioleucite qui aurait son origine soit à une gerçure du mamelon (Nélaton), soit à une irritation périphérique occasionnée par le froid (Richet). On les observerait principalement : — chez les primipares (mamelon en cours d'assuétude à la succion, premier allaitement souvent mal dirigé); — vers la 6° semaine après la délivrance (Mac Clintock, rapport probable avec la disparition des lochies), dans les deux premiers mois de l'allaitement (Nunn, défaut d'adaptation du mamelon), puis, entre le 10° et le 12° mois, (Nunn, Mac Clintock, gencives de l'enfant plus fermes, premières dents).

Les deux seins sont atteints ou un seul, le gauche ordinairement.

Selon son siège, le phlegmon offre plusieurs *variétés anatomiques* : 1° l'inflammation ne dépasse pas la peau (*érysipèle*). — 2° Elle s'étend au *tissu cellulaire sous-cutané* : si elle aboutit à la suppuration, comme la couche conjonctive a ses différents territoires séparés par la hauteur ou la largeur de la glande, comme le liquide n'y obéit pas partout de la même manière aux sollicitations physiques (pesanteur ou compression), les abcès sont généralement multiples, siègent de préférence en bas et en dehors, ou en haut et en dedans, et viennent s'ouvrir au voisinage du mamelon : jamais on observe d'abcès du mamelon et de l'aréole, parce qu'au niveau de cette région centrale, il n'existe pas de tissu cellulaire doublant la peau (Richet). — 3° L'inflammation occupe le *tissu cellulaire sous-mammaire*, celui qui sépare la glande du muscle grand pectoral; si elle ne s'étend pas au tissu conjonctif sous-cutané ou au tissu conjonctif interlobulaire, elle donne toujours lieu à un seul abcès. — 4° L'inflammation a pour siège le *tissu fibro-adipeux interlobulaire* et le *tissu glandulaire* (acini et canaux d'excrétion) : comme les lobes sont maintenus dans un certain isolement, les uns par rapport aux autres, grâce à la densité du tissu conjonctif qui les enveloppe, ils ne subissent pas simultanément et au même degré l'atteinte irritative; les abcès sont nombreux, mais ils apparaissent par poussées successives. — L'inflammation reste limitée à une seule couche, s'étend à plusieurs, ou les envahit toutes. Elle marche de la périphérie vers le centre ou du centre vers la périphérie (inflammation initiale des conduits galactophores).

Les *caractères cliniques* les plus généraux de la maladie sont l'*augmentation du volume du sein*, son alourdissement, sa tension et son induration, l'*élévation de la température locale*, une douleur gravative ou lancinante et un *mouvement fébrile* d'intensité variable, et, quand la suppuration s'est établie, la *fluctuation* commune à tous les abcès. Mais les symptômes reçoivent une modalité propre de la localisation ou de la prédominance de la phlegmasie dans l'une ou l'autre des couches que nous avons mentionnées. — Dans le *phlegmon superficiel*, la *tuméfaction* est *uniforme, médiocre*; la peau offre la *rougeur et la rénitence de l'érysipèle*. — Dans le *phlegmon sous-cutané*, la *tuméfaction* est *générale, uniforme*; le *mamelon* est comme *déprimé*, la *peau rouge*, les *abcès* sont *bien circonscrits*. — Dans le *phlegmon sous-mammaire*, la *glande* est comme *repoussée en avant*, non modifiée d'ailleurs, à moins qu'elle ne participe à l'inflammation; la *douleur* est *profonde*, pongitive; le *pus* forme une *collection unique*, mais assez mal limitée et susceptible de fuser vers les régions avoisinantes. — Dans le *phlegmon mammaire*, la *glande* est *inégalement tuméfiée;* elle présente des *bosselures* tout à fait caractéristiques; le *pus*, colligé en *foyers multiples* et *successifs*, est *entraîné avec le lait* dans les canaux galactophores.

L'inflammation a une marche aiguë et ordinairement rapide; elle se termine par *résolution* ou par *induration*, souvent par *abcès*, quelquefois par *gangrène* (Richet a observé le sphacèle de toute la peau du sein, à l'exception de la région aréolaire, à la suite d'un phlegmon sous-cutané suppuré). La terminaison par abcès est toujours fâcheuse; quand les collections purulentes se multiplient, elles donnent à la maladie une durée fort longue, provoquent chez la femme une grande fatigue, de l'épuisement nerveux ; le mélange du pus avec le lait est, en outre, une cause de diarrhée et de dépérissement pour l'enfant.

Traitement. — 1° *Combattre l'inflammation et prévenir la formation du pus* : immobilisation du sein (écharpe), topiques émollients, dérivatifs intestinaux, tartre stibié (5 milligrammes toutes les heures, Churchill), de façon à déterminer un état légèrement nauséeux (action contro-stimulante). — 2° *La suppuration faite, évacuer le pus* : ponction aspiratrice, incision avec la lancette ou avec le bistouri dans le point le plus déclive ; *empêcher le pus de se reproduire* : injections détersives, drainage, compression avec bandelettes de diachylon ; *traiter*, s'il y a lieu, *les fistules consécutives.* — 3° *Satisfaire aux indications qui découlent de l'état général* (débilitation, état nerveux).— 4° *Suspendre l'allaitement*, comme moyen préventif de l'inflammation mammaire, dans le cas de gerçure douloureuse et rebelle, ou dans l'intérêt de l'enfant, quand le lait s'écoule mélangé à du pus.

Gerçures du mamelon (*fissures ou crevasses*). — Au mamelon, l'inflammation ne peut revêtir la forme franche du phlegmon, parce que la peau offre une texture particulière et adhère intimement aux parties sous-jacentes ; mais elle est ulcérative, et, comme les lymphatiques de la région convergent en ce point, elle est fréquemment l'origine des phlgmasies superficielles ou profondes du sein. Dans quelques cas, les gerçures du mamelon paraissent avoir été le point de départ d'un empoisonnement septicémique.

On observe cette lésion, qui reconnaît pour cause occasionnelle les efforts de succion du nouveau-né, chez les femmes lymphatiques, délicates, à peau fine, peu soigneuses de leur propreté corporelle, à mamelon court et peu érectile, mal préparé pour sa fonction (un grand nombre de primipares).

Il n'existe souvent qu'une simple érosion. Le plus ordinairement, la lésion consiste en une fissure d'étendue variable, siégeant aux sillons interpapillaires, à la base du mamelon. Quelquefois, la fissure est assez profonde pour diviser celui-ci en deux ou trois parties ; quelquefois aussi, elle se transforme en ulcération, qui détruit une portion ou la totalité du mamelon. La surface ulcéreuse, rouge et grenue, saigne avec facilité et fournit une matière sanieuse qui se dépose en croûtes. Les parties avoisinantes sont plus ou moins rouges et tuméfiées. La *douleur* est *excessive* au moindre contact ; la femme éprouve des souffrances atroces, au moment des tétées ; parfois la violence de ces douleurs entraîne la privation de sommeil et jette la patiente dans un état nerveux très inquiétant. L'enfant ressent le contre-coup d'une pareille situation : il s'affaiblit, parce que les tétées deviennent plus rares et moins réglées, quelquefois aussi parce qu'il est pris de vomissements et de diarrhée, à la suite de l'ingestion du lait mélangé au sang ou à la sanie qui s'écoule de l'ulcère.

Indications. — 1° *Prévenir la formation des fissures* par une préparation convenable du mamelon, pendant les quinze derniers jours de la grossesse, chez les primipares (titillations ou succions exercées par le mari ou par une femme, dans le but de provoquer l'allongement du mamelon ; lotions astringentes, avec le vin rouge ou l'eau-de-vie étendue d'eau, pour donner plus de résistance et de fermeté aux tissus). — 2° *Empêcher le contact immédiat de la bouche de l'enfant avec le mamelon malade*, afin de prévenir les douleurs et le mélange de la sanie ou du sang avec le lait pendant les tétées : bouts de seins artificiels rigides (caoutchouc durci, ivoire, verre). — 3° *Traiter l'ulcération* : topiques astringents, vin sucré, teinture d'iode, perchlorure de fer, alun en poudre, extrait de ratanhia (pommade à 4/30), glycérolé au tannin, solution phéniquée (à 5/100). Si l'enfant doit continuer à prendre le sein directement, veiller à ce que le mamelon soit bien débarrassé de toute matière médicamenteuse, comme aussi de toute souillure, au moment des tétées (lotions avec eau de mauve tiède ou avec de l'eau légèrement additionnée d'eau-de-vie). — 4° *Calmer les douleurs :* les moyens précédents contribuent déjà à satisfaire à cette indication ; mais si la femme est très nerveuse, très fatiguée par la privation de sommeil, on prescrira une préparation opiacée ou le chloral à l'intérieur. — 5° *Suspendre l'allaitement*, dans les cas extrêmes : prendre alors toutes les précautions nécessaires pour éviter l'engorgement des seins.

Glycosurie des nourrices. — La glycosurie est commune dans l'état puerpéral ; mais elle n'est pas plus une conséquence de cet état que de l'état gravidique. Elle est surtout en rapport avec la lactation. Elle se produit chez les nourrices, quand la sécrétion lactée est très abondante et quand l'excrétion se trouve entravée : c'est une lactosurie par résorption, le sucre de lait passant dans l'urine, quand il rencontre un obstacle à son élimination par la voie mammaire (Sinéty, Hofmeister, etc.). Cette glycosurie ne s'accompagnerait ni de polyphagie, ni de polyurie; mais il y aurait diminution notable de l'appétit et augmentation manifeste de la sécrétion cutanée. En ces conditions, la femme serait particulièrement prédisposée aux abcès mammaires, et il serait prudent de s'abstenir de toute opération sérieuse, s'il survenait une affection qui l'indique (Verneuil). Il est probable que la glycosurie doit intervenir dans certains cas de gerçures du sein, de gingivites, de troubles oculaires observés au cours de la lactation.

CINQUIÈME PARTIE

OPÉRATIONS

CHAPITRE PREMIER

CATHÉTÉRISME URÉTHRAL. — LAVAGE UTÉRIN. — TAMPONNEMENT VAGINAL. — TRANSFUSION DU SANG.

I. — CATHÉTÉRISME URÉTHRAL

Au cours de la grossesse, au début du travail et après l'accouchement, le médecin est souvent obligé d'évacuer, avec la sonde, l'urine accumulée dans la vessie. En général, le cathétérisme est facile. On essaiera d'abord de le pratiquer sous le drap; mais, si l'on éprouve la moindre hésitation, il vaut mieux faire comprendre à la femme la nécessité de se laisser momentanément découvrir, que de l'exposer à des attouchements prolongés, désagréables et parfois inutiles. On n'oubliera pas :

1° Que le méat se trouve en avant et au-dessus de l'entrée du vagin, et qu'il présente, à sa partie inférieure, un tubercule très important à reconnaître, si

on veut exécuter le cathétérisme à couvert ; une fois
ce tubercule senti avec l'indicateur de la main gauche,
« il suffit de glisser la sonde sur la pulpe de ce doigt,
d'en porter le bec en haut et en avant, pour pénétrer
sans difficulté dans la vessie. Le meilleur moyen de
reconnaître le tubercule sans être exposé à s'égarer,
c'est de ramener le doigt de bas en haut, de la fourchette à l'orifice vaginal, car lorsqu'on le cherche de
haut en bas, il arrive fréquemment qu'on le manque »
(Richet) ;

2° Que la courbure du canal augmente, quand la
vessie est très distendue ou repoussée en haut par
l'utérus gravide ;

3° Que la courbure du canal diminue, quand
la vessie est attirée en bas par l'utérus dévié ou
abaissé ;

4° Que la courbure du canal est quelquefois renversée, après l'accouchement ; l'urèthre, entraîné avec
la vessie, par l'utérus, ou plutôt par la présentation,
se fronce, se raccourcit en se tordant et en se repliant
sur lui-même (Mattei).

II. — LAVAGE DE L'UTÉRUS

Le lavage de la cavité utérine est souvent indiqué,
pour prévenir une résorption putride, à la suite de
l'avortement ou de l'accouchement laborieux, surtout
dans les cas de rupture utérine, de rétention partielle
ou totale de l'arrière-faix. La femme, placée en travers du lit, le siège au niveau de l'un des bords, les

cuisses suffisamment écartées et fléchies, le chirurgien reconnaît, par le toucher, l'état du col : excepté dans les cas où celui-ci sera difficilement accessible et très resserré, il n'est pas nécessaire de faire usage d'un spéculum, afin de diriger la sonde destinée au lavage. L'instrument peut être guidé par l'indicateur et le médius de la main gauche, maintenus dans le vagin, et qui ramènent le col en avant, pour faciliter l'introduction. A la rigueur, le lavage est susceptible d'être exécuté avec toute sonde de calibre moyen ou un peu fort, qui réunit la souplesse à une résistance convenable, et qui s'adapte aisément soit au conduit d'un irrigateur ordinaire, soit à l'embout d'une seringue de bonne capacité. Mais un appareil à corps de pompe a l'inconvénient d'entraîner ou trop d'inégalité ou quelquefois trop de violence dans la propulsion du liquide, et la sonde commune ne permet au liquide introduit de sortir de la matrice, qu'après que l'opération est suspendue, à moins que le col soit demeuré béant. On évite ces inconvénients :

1º En employant comme injecteur un flacon de la capacité d'environ 3 litres, placé à une plus grande hauteur que le niveau du ventre de la femme, et relié, par un tube de caoutchouc de longueur suffisante, à l'embouchure de la sonde ;

2º En faisant usage de la sonde de Budin, qui, bien que très simple, offre tous les avantages des sondes à double courant : cette sonde est en celluloïde ; elle présente une légère courbure ; la paroi de sa face convexe est refoulée vers l'intérieur, de telle sorte que, sur une coupe transversale de l'instrument, cette

paroi et le canal donnent la figure d'*un fer à cheval.*
Le liquide, injecté par le canal, trouve une issue
facile par la rigole de la face convexe, dont les bords
mousses arrêtent les fibres utérines, à quelque degré
de contraction qu'elles soient, et les maintiennent
comme un pont au-dessous de la gouttière, laissée
ainsi toujours libre. .

Le liquide doit être injecté à une température de
20° à 25°. Il n'en faut pas moins de trois litres pour
un lavage complet, dans les circonstances ordinaires ;
car on ne doit suspendre l'opération que lorsqu'il
revient pur. La solution la plus généralement en usage
est celle de sublimé au 1/2000 : avec l'acide phénique,
on devra craindre un commencement d'intoxication
par le médicament, dès que les urines apparaîtront
noires.

Quel que soit d'ailleurs le liquide employé, on a
reproché à l'irrigation utérine de sérieux accidents
(la péritonite consécutive à la pénétration de l'injection dans le péritoine, la syncope ou les convulsions,
déterminées par l'ébranlement nerveux, la production d'hémorrhagies et d'embolies, dues au détache-
ment des caillots qui ferment les sinus, l'entrée de
l'air dans les veines). Mais on peut éviter ces accidents en procédant au lavage avec précaution.

III. — TAMPONNEMENT VAGINAL.

On a recours à cette opération dans les hémorrhagies de la grossesse, du début du travail et de la dé-

livrance, selon les indications que nous avons retracées.

Trois procédés :

1° On remplit le vagin avec de la charpie, de l'étoupe, de la ouate, des morceaux de vieux linge, des fragments d'éponge, préalablement trempés dans un liquide antiseptique ou astringent; on maintient le tampon à l'aide d'un bandage en T : la branche horizontale forme ceinture et comprime le bas-ventre, recouvert de serviettes pliées en plusieurs doubles; la branche verticale est ramenée par dessus la vulve et fixée à la précédente ;

2° On enfonce dans le vagin le plein d'un mouchoir ou d'une serviette, et on remplit la cavité du sac ainsi formé avec de la charpie (Schrœder);

3° *Tamponnement méthodique*, d'après Pajot.—Vider le rectum et la vessie. Femme placée en travers et sur le bord du lit. Gros spéculum introduit dans le vagin, pour découvrir le col et faciliter le placement des premiers bourdonnets de charpie. Large injection d'eau fraîche pour débarrasser les parties du sang qui les recouvre.

Quinze ou vingt bourdonnets de charpie, pourvus chacun d'un fil qui restera hors de la vulve, sont portés avec une pince dans les culs-de-sacs du vagin, et sur l'orifice du col. D'autres bourdonnets, sans fil, sont disposés au-dessous des précédents et alternent avec des morceaux d'agarie. Une masse de charpie en plumasseaux achève le remplissage du vagin. D'autres plumasseaux garnissent la vulve et sont re-

couverts par des compresses longuettes. Bandage
en T.

Ce procédé exige une grande quantité de charpie
(quelquefois jusqu'à 500 gr.). Pajot se borne à imbiber d'huile les bourdonnets, les plumasseaux et les
morceaux d'agaric introduits dans le vagin. Quelques
chirurgiens trempent les premiers bourdonnets dans
une solution de perchlorure de fer, précaution assez
inutile, car ce qu'on demande au tampon, c'est une
action mécanique et non pas une action astringente;
d'autres recommandent l'emploi d'un liquide antiseptique, précaution certainement avantageuse, quand
le tampon doit demeurer longtemps en place, en
tout cas fort sage, quand on ignore la provenance et
les conditions de propreté de la charpie.

Le tampon reste en place de douze à trente-six
heures. Bailly le laisse tout ce temps-là sans y toucher.
Depaul l'enlève et le réapplique au moins une fois,
quand l'hémorrhagie persiste sans que les conditions
de l'intervention soient modifiées. — Ou l'écoulement
de sang s'arrête, sans qu'il y ait expulsion du produit
ou continuation du travail; les douleurs cessent, la
femme reprend quelque force; on procède alors, avec
de grandes précautions, à l'enlèvement des pièces du
pansement, à l'aide des doigts et des pinces, et en
prenant garde de provoquer aucun mouvement brusque ou étendu chez la patiente. — Ou le travail progresse; des efforts énergiques se manifestent, sans que
le tampon se déplace : il faut le retirer pour constater
l'état du col et de la présentation et terminer l'accouchement au plus tôt, s'il y a lieu; les douleurs sont

franchement expulsives, et la partie fœtale pousse
devant elle le tampon : il faut retirer celui-ci avec la
main pendant les contractions, et attendre la terminaison de l'accouchement, qui se fait spontanément,
tout en administrant quelques doses de seigle ergoté,
pour aider à la rétraction de l'utérus et prévenir
une nouvelle hémorrhagie par inertie consécutive
(Pénard).

IV. — TRANSFUSION DU SANG.

La gravité des pertes sanguines que la femme peut
éprouver, au cours ou à la suite de la parturition,
rend parfois nécessaire l'opération de la transfusion.
Le but de cette opération n'est pas de rendre immédiatement à l'organisme la quantité de sang dont il
vient d'être privé ; car, après les hémorrhagies les
plus abondantes, une injection de 60 à 100 gr. de
liquide peut suffire à rappeler à la vie des femmes qui
offraient déjà l'apparence de la mort. La transfusion
donne à l'économie l'excitant naturel qui fait défaut
au cœur ; elle ranime le cœur, avec une petite quantité
de sang, qui, sans doute, devient le centre d'une réformation très active d'hématies, comme la greffe
épidermique sollicite autour d'elle la prolifération
cellulaire, dans les néoplasies languissantes d'un tissu
bourgeonnant.

Le sang à transfuser doit être emprunté à la veine
d'une personne saine et vigoureuse. — On le fait passer directement du vaisseau qui le fournit dans la

veine choisie pour le recevoir chez la malade (une des veines du pli du coude) ou bien on l'injecte, transvasé en divers appareils. — La quantité nécessaire pour ranimer l'organisme varie, mais elle n'est jamais bien considérable (150 à 250 gr. en moyenne); on la détermine d'après les effets observés chez la femme (on arrête la transfusion, dès que le visage reprend quelque animation, la respiration plus de fréquence et d'amplitude, le corps plus de chaleur, et surtout après la réapparition des battements du cœur et de la radiale).

a. — *Transfusion directe* (de bras à bras).

C'est la méthode la plus naturelle; mais elle a de sérieux inconvénients : elle n'évite pas toujours la coagulation du sang dans la voie artificielle qu'il parcourt, ni son mélange à l'air ; les appareils qu'elle emploie se dérangent facilement, et la syncope de la personne qui fournit le sang peut suspendre l'opération, à peine commencée.

Le procédé le plus simple est celui d'Aveling. L'appareil de ce médecin consiste en une réduction de l'irrigateur Higginson, sans valvules, avec une petite canule d'argent à chaque extrémité. Une des canules est introduite dans la veine de la personne qui doit donner le sang, l'autre dans la veine de la malade. Le tube présente une ampoule à sa partie moyenne, et, pour prévenir tout risque de pénétration d'air, il est rempli d'eau, qu'on injecte avant le sang. On comprime le tube entre l'ampoule et la femme pour faire le vide, et l'ampoule se remplit du sang de celui qui fournit. Les doigts vont alors fermer l'autre moitié du tube, puis la compression de l'ampoule chasse le sang qu'elle contient dans la veine de la malade.

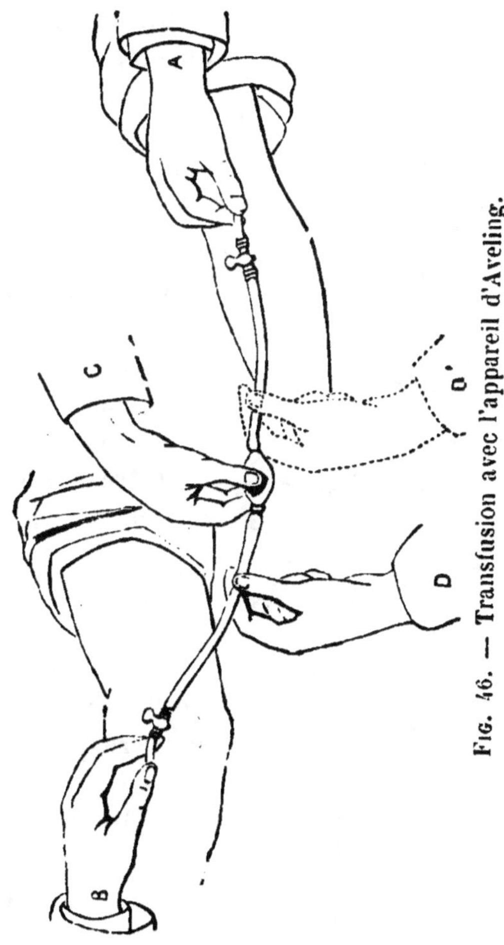

FIG. 46. — Transfusion avec l'appareil d'Aveling.

Le procédé du Dr Roussel (de Genève) est plus méthodique : il supprime toute manipulation après la

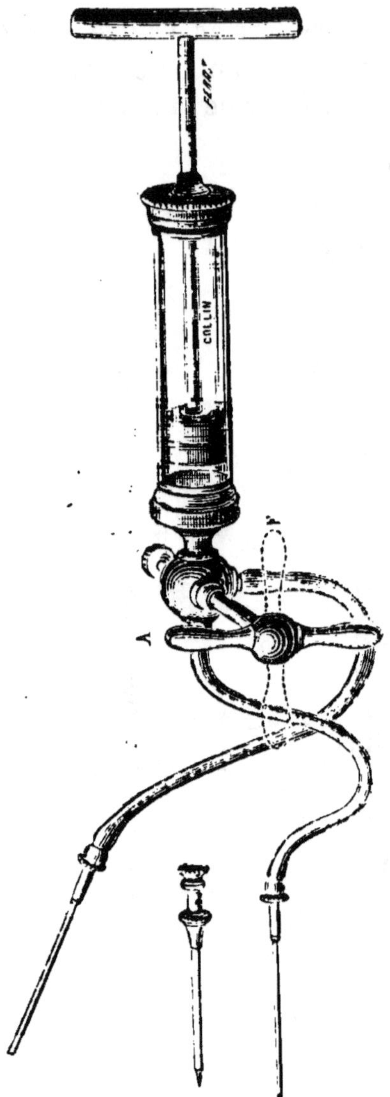

Fig. 47. — Appareil de Collin, pour la transfusion de bras à bras.

mise en rapport des vaisseaux, ne s'accompagne d'aucune rupture dans le courant, n'entraîne ni le séjour du sang dans un réservoir particulier, ni la déperdition de sa température au cours de son trajet, prévient avec la plus entière sécurité son mélange avec l'air et sa coagulation; mais il exige un appareil coûteux et compliqué, accessible à un très petit nombre de médecins.

L'appareil à corps de pompe de Collin, déjà plus simple que celui de Roussel, et de manœuvre plus sûre que celui d'Aveling, est peut-être appelé, grâce à la modicité de son prix, à prendre une grande place dans la pratique hospitalière et civile.

b. — Transfusion indirecte.

Le sang à injecter est recueilli dans un vase, et on le fait passer, par fractions déterminées, dans la veine de la malade, au moyen d'une seringue ou d'un injecteur particulier. La coagulation du sang et son mélange avec l'air, accidents d'exception avec la méthode précédente, sont beaucoup plus difficiles à éviter, avec les procédés de la transfusion médiate ; la coagulation arrête le courant ou chasse dans la veine des fragments de fibrine qui deviennent des embolies redoutables ; le mélange du sang avec l'air introduit dans le torrent circulatoire un fluide gazeux qui provoque les phénomènes les plus graves.

Pour empêcher la coagulation du sang, on l'a mélangé avec diverses substances qui ont altéré sa composition d'une façon préjudiciable, ou simplement défibriné, ce qui n'enlève rien de son activité stimulante au liquide ; on retire de la veine 300 gr. de sang, qu'on reçoit dans un vase en porcelaine très propre, et qu'on bat vivement avec une fourchette d'argent ; après que la fibrine s'est déposée, on filtre le liquide au travers d'un linge fin, et on le recueille dans un vase, maintenu à une température d'environ 40°, au moyen d'un bain-marie improvisé. — Pour empêcher le mélange du sang avec l'air, on a imaginé divers artifices, et l'on s'est principalement appliqué à obtenir un bon système de refoulement du liquide ; à la rigueur, on pourrait pratiquer l'injection avec toute seringue de petite dimension, pourvue d'un excellent piston, en prenant la précaution de ne pousser le liquide dans la veine qu'après en avoir chassé quelques gouttes au dehors.

L'injection doit être faite avec douceur, très lentement, et jusqu'à ce qu'on observe un résultat perceptible. On a conseillé de mettre d'abord à nu la veine sur laquelle on veut opérer, de la soulever au moyen d'un stylet passé au-dessous d'elle et de laisser le stylet en place afin d'être assuré de retrouver le vaisseau, si la canule venait à s'en échapper ; le stylet forcerait d'ailleurs, en ce cas, les parois à s'adosser et préviendrait ainsi l'entrée de l'air dans la veine.

Ou a rapporté quelques observations de pyophémie tardive à la suite de la transfusion.

CHAPITRE II

ACCOUCHEMENT PRÉMATURÉ ARTIFICIEL ET AVORTE-
MENT PROVOQUÉ.

I. — ACCOUCHEMENT PRÉMATURÉ ARTIFICIEL.

Il a pour but de prévenir les dangers d'un accouchement à terme, quand on sait à l'avance qu'il existera une disproportion trop grande entre les dimensions du bassin et celles du fœtus, ou d'arrêter des
accidents graves liés à la grossesse, l'opération laissant
à l'enfant des chances de survie, puisqu'elle n'est
entreprise qu'après le 6e mois.

Moment.

Plus l'intervention sera tardive, plus l'enfant sera
développé et possédera de résistance vis-à-vis du milieu extérieur. Mais l'opération ne peut être reculée
au-delà de certaines limites, indiquées par l'état de la
mère ou par les conditions présumées des rapports
anatomiques entre la tête fœtale et le pelvis.

Indications.

1° Maladies aggravées par la grossesse, au point de mettre en péril les jours de la mère (maladie du cœur, des organes respiratoires, etc.);

2° Accidents graves liés à l'état de gestation (vomissements incoercibles, albuminurie avec anasarque généralisée, quand tous les moyens thérapeutiques ont échoué, éclampsie, hydropisie excessive de l'amnios, hémorrhagie liée à une insertion vicieuse du placenta);

3° Disproportion entre les dimensions de la tête fœtale (à terme), et les dimensions du canal pelvien, soit par le fait d'un développement anormal de l'enfant, constaté dans plusieurs accouchements précédents, soit par le fait d'un rétrécissement ou d'une obstruction insurmontable du bassin (à 7 mois, la tête est adaptable à un diamètre pelvien de 7 à 8 centim.; à 8 mois, à un diamètre pelvien de 8 à 9 centim. Voir la Dystocie pelvienne);

4° On admet encore, comme indication, certains états qui, en de précédentes grossesses, ont déterminé la mort du fœtus à une époque à peu près invariable (dégénérescences du placenta); en intervenant dès que l'auscultation et la moindre vivacité dans les mouvements du fœtus traduisent son état de souffrance on peut espérer que l'enfant naîtra vivant et en bonne santé.

L'usage des couveuses (6ᵉ p., ch. II) permet aujour

d'hui d'avoir recours à l'accouchement prématuré
avec moins d'hésitation qu'autrefois, parce qu'il assure mieux l'existence des enfants venus avant terme.

Soins préliminaires.

L'accouchement prématuré artificiel ne doit pas
être pratiqué sans le consentement de la femme et de
la famille, et sans l'avis confirmatif de son indication
obtenu d'un confrère. Toutefois, cette règle cesse
d'être absolue, dans les cas d'éclampsie et d'hémorrhagie grave, l'urgence comportant une décision rapide, l'intérêt de la femme et de l'enfant dominant
toute autre considération.

Méthodes et procédés.

a, Moyens indirects. Ils sont, pour la plupart, très
incertains et quelques-uns sont dangereux.

On ne saurait compter sur l'efficacité des médicaments *drastiques*, du *seigle ergoté* et des autres substances dites abortives, des *excitaions réflexes* de la matrice, soit par applications irritantes sur les seins, soit
par frictions sur l'hypogastre.

Le *tamponnement*, parfois indiqué par une hémorrhagie, contribue, dans une mesure assez restreinte, à
la dilatation du col; son action dilatatrice reste bien
douteuse, en l'absence de tout décollement préalable
des membranes ou du placenta.

Le *ballon hydrostatique* du Dr Hamon hâte le travail déjà commencé ; mais il n'est pas démontré qu'il suffise à le déterminer. L'appareil consiste en un petit ballon d'enfant, adapté à un tube en caoutchouc, et que l'on gonfle avec de l'eau froide, au moyen d'une seringue. Le ballon, vide et enduit d'un corps gras, est introduit avec le doigt dans la cavité vaginale ; « on ne prend nul souci du col ; les parois de l'ampoule, une fois dilatées, sauront arriver jusqu'à lui et pénétrer dans tous les interstices ». On injecte une à deux verrées d'eau par le tube en caoutchouc.

Les *fumigations vaginales d'acide carbonique* ont été essayées par Simpson et Scanzoni, mais abandonnées à la suite d'accidents mortels.

Les *douches vaginales*, préconisées par Kiwisch, faciles à administrer avec un irrigateur ordinaire, et une grosse canule en gomme élastique, arrivant jusqu'au col, ont une action puissante. On les pratique deux fois par jour, ou plus souvent, si on veut obtenir des effets rapides, chacune d'elles ne dépassant pas la durée d'un quart d'heure, avec de l'eau froide ou tiède. Le jet de liquide est dirigé sur le col. Malgré l'innocuité apparente d'une semblable opération, plusieurs cas mortels, survenus en son cours, l'ont fait abandonner par un grand nombre d'accoucheurs.

b. — Moyens directs. — Ils agissent sur les orifices du col, sur les membranes, ou tout à la fois sur le col et les membranes. Ce sont les plus employés. Quel que soit le procédé mis en usage, la femme est couchée en travers sur son lit, les parties génitales bien en face d'une source de lumière ; le col est découvert au moyen du spéculum, ramené dans une direction qui rend son orifice externe aisément accessible, soit avec l'instrument d'exploration, soit avec les doigts. L'anesthésie n'est indiquée que si la femme est très impressionnable et pour assurer au médecin une plus grande liberté dans ses manœuvres.

Dilatation du col. — On l'exécute avec l'*éponge préparée* (dont le tissu a été fortement condensé par l'enroulement serré d'une ficelle, quelquefois après immersion dans une solution de gomme arabique), ou avec des *ampoules de caoutchouc* distendues par l'air ou par l'eau. — L'éponge préparée (Klugge, Joulin) est taillée en cône long d'environ 5 centimètres et de la grosseur du petit doigt à sa base ; elle est introduite avec une pince dans l'orifice externe du col, qu'elle dilate en s'imprégnant des liquides sécrétés par l'organisme. Le cône est maintenu en place à l'aide d'une éponge ordinaire, formant tampon dans le vagin, et il peut être ramené au-dehors à l'aide d'un gros fil, qui le traverse à sa base et pend à la vulve. Au bout de six à huit heures, si la dilatation n'est pas suffisante et accompagnée de bonnes contractions, on retire le cône et on le remplace par un autre plus volumineux, pénétrant jusque dans l'orifice interne, et qui achève la dilatation, tout en provoquant le décollement des membranes au pourtour de l'anneau. — Les *sacs dilatateurs* (Keiller, Barnes) sont des ampoules en caoutchouc que l'on introduit vides dans le col, au moyen d'une sonde, et que l'on gonfle ensuite par insufflation d'air ou injection d'eau ; leur action, moins pondérée que celle de l'éponge, est aussi moins certaine.

Ponction des membranes. — C'est la plus ancienne méthode employée pour provoquer le travail. Elle est sûre en son résultat ; mais celui-ci n'est obtenu qu'au bout d'un temps très variable, souvent très long, parce que la poche des eaux n'aide plus à la dilatation du col, et elle expose le fœtus aux dangers d'une compression directe trop prolongée par le muscle utérin rétracté. Elle convient surtout comme moyen adjuvant ou complémentaire de la dilatation artificielle. On l'exécute avec une plume d'oie à écrire, un stylet, une sonde un peu rigide, ou avec le doigt, si l'orifice interne est déjà suflisamment dilaté. Quand le col est fermé ou à peine ouvert, l'opération n'est pas saus offrir quelques difficultés et aussi de sérieux dangers, si elle est entreprise par une main inexpérimentée.

Décollement des membranes. — S'il n'a pas tous les inconvénients de la ponction, s'il laisse d'ailleurs au médecin la liberté de pratiquer celle-ci au moment où il l'estimera le plus utile, il détermine des effets quelquefois très lents, peut devenir l'occasion d'hémorrhagies graves, quand il atteint le placenta, ou de graves lésions utérines, quand il est exécuté avec des instruments rigides. Il s'effectue sur une étendue de plusieurs centimètres (4 à 5), tout autour de l'orifice interne du col. — Le procédé le plus simple consiste à introduire doucement, dans le col, puis à glisser entre la paroi utérine et les membranes, une sonde en gomme élastique, médiocrement rigide et de grosseur moyenne, dont on promène l'extrémité arrondie, dans une étendue convenable, sur le segment inférieur de l'utérus. — Plus difficile est déjà l'emploi du doigt recommandé par Hamilton. « Le doigt est introduit dans l'intérieur du col, qu'on dilate graduellement d'une façon suffisante, par une série de séances successives, répétées à des intervalles de trois ou quatre heures; lorsque cette dilatation est accomplie, on fait pénétrer le doigt plus avant et on le promène tout autour des membranes, entre elles et l'utérus; mais il est souvent nécessaire d'introduire la plus grande partie de la main, pour produire l'effet désiré » (Playfair). Tarnier a imaginé un instrument très ingénieux pour le décollement des membranes; il consiste en un tube en caoutchouc, terminé par une ampoule qu'on distend après l'avoir portée au-delà du col, au moyen d'une injection d'eau, et en une son d métallique, cannelée sur l'une de ses faces, pour recevoir le tube et l'ampoule qu'elle doit diriger. La sonde est retirée, après que l'ampoule a été dila-

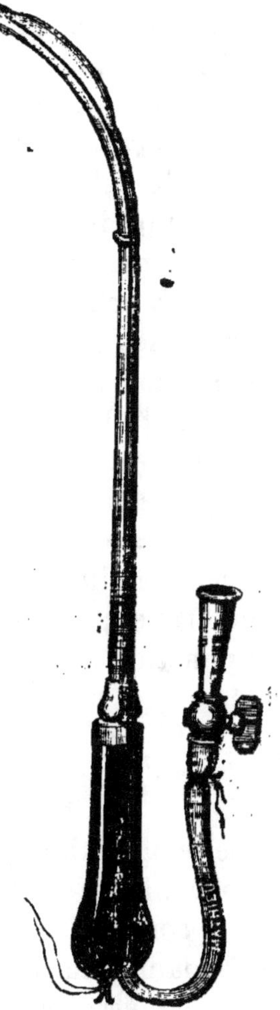

Fig. 48. — Dilatateur de Tarnier.

tée, en glissant sur le fil qui a servi tout d'abord à

maintenir celle-ci pendant l'introduction. On a reproché à cet instrument d'exposer à une perforation des membranes et même de l'utérus, de manquer parfois son but parce que l'ampoule se déchire, ou, n'étant pas assez dilatée, tombe dans la cavité du col.

c.—Moyens mixtes.—Ce sont ceux qui agissent à la fois sur le col et les membranes: cône d'éponge préparée, introduit au-delà de l'orifice interne du col, pour amener le décollement des membranes (Joulin); dilatation artificielle du col, suivie de ponction des membranes.

Le décollement des membranes, avec la sonde de gomme élastique, est, de tous les procédés, le plus inoffensif et le plus simple; on ne peut lui reprocher que sa lenteur. Plus rapide et tout aussi exempt de dangers est l'emploi de l'éponge préparée, comme moyen de dilatation du col et de décollement des membranes; mais l'opération est plus difficile. La ponction est surtout utile quand le col est déjà dilaté.

II. — AVORTEMENT PROVOQUÉ

Cette opération, qui sacrifie nécessairement le fœtus, puisqu'elle est entreprise avant l'époque de la viabilité, a contre elle de nombreux adversaires. Elle est cependant admise par des maîtres éminents, dans les cas de vomissements incoercibles et de rétrécissements pelviens excessifs.

Mêmes procédés que pour l'accouchement prématuré artificiel.

CHAPITRE III

RÉDUCTION DU CORDON PROCIDENT. — DÉLIVRANCE.

I. — RÉDUCTION DU CORDON PROCIDENT.

La procidence du cordon, dans les cas de présentation céphalique, donne lieu à des indications de deux ordres : 1° quand le col est entièrement ou presque entièrement dilaté, la poche des eaux rompue ou prête à se rompre, et l'enfant en état de souffrance, il faut terminer l'accouchement au plus vite, sans perdre un temps précieux en tentatives de réduction ; 2° quand le travail est peu avancé, il faut s'efforcer de réduire, d'abord au moyen des doigts, puis, en cas d'insuccès, par l'un des procédés qui reposent sur l'emploi des instruments.

a. — Réduction avec les doigts. — Dans un intervalle de calme, on refoule doucement le cordon vers la cavité utérine avec l'indicateur et le médius, ou avec la main, qu'on introduit dans le vagin. Le refoulement porte à la fois sur le cordon et sur la poche des eaux, plus ou moins allongée, si les membranes sont encore intactes et la dilatation peu avancée ; les doigts ne sont pas retirés immédiatement ; ils soutiennent le cordon, jusqu'à ce que la présentation s'engage de manière à mieux fermer le col. Ce résultat, il faut bien le dire, ne sera guère obtenu qu'après l'écoulement des eaux ; il conviendrait donc de percer la poche, après avoir opéré la réduction, si la dilatation paraissait déjà suffisante.

b. — *Réduction avec les instruments.* — Un ruban de soie étroit prend le cordon dans son anse ; les deux chefs sont passés au travers de l'ouverture d'une sonde suffisamment rigide, tirés et tendus pour appliquer le cordon contre celle-ci ; l'instrument porte le cordon au-delà du col ; on ramène ensuite la sonde,

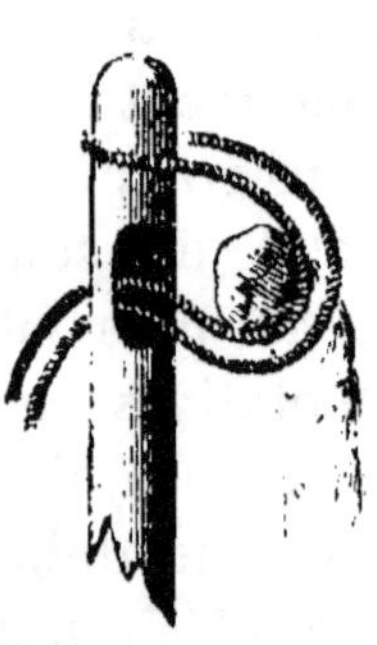
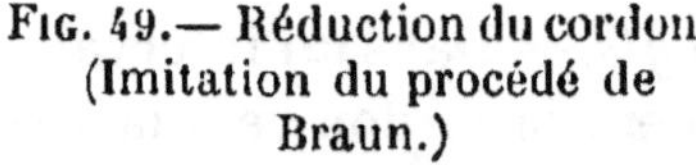

Fig. 49.— Réduction du cordon. (Imitation du procédé de Braun.)

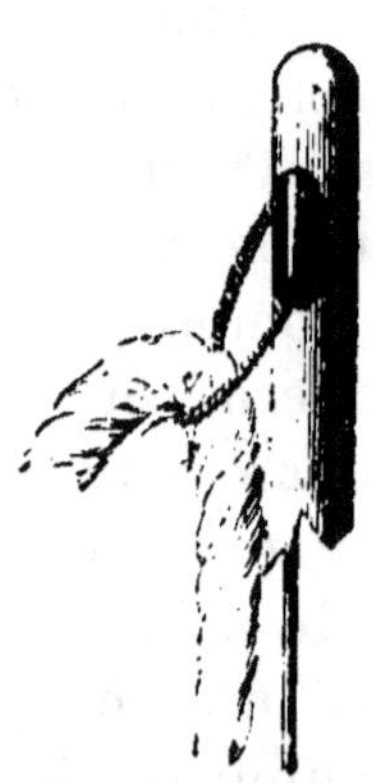

Fig. 50.— Réduction du cordon. (Imitation du procédé de Dudan.)

en lâchant l'un des chefs du ruban, tout en soutenant le cordon avec un ou deux doigts introduits à l'orifice cervical. — On pourrait aussi prendre le cordon dans une anse du ruban déjà doublé, et ramener l'anse simple par dessus l'extrémité de la sonde, ce qui rendrait plus sûr et plus rapide l'échappement du lien (imitation du procédé de Braun). — Une ligature lâche, faite avec un ruban étroit ou un gros fil, autour du cordon, est fixée dans l'œil d'une sonde ordinaire, au moyen d'un mandrin, qu'il suffit de retirer après la réduction, pour que le lien et le cordon se dégagent de l'instrument (imitation du procédé de Dudan). Il existe un très grand nombre d'autres procédés, mais que nous croyons inutile de décrire, puisqu'on n'a pas ordinairement sous la main les instruments qu'ils exigent.

II. — DÉLIVRANCE.

A. — *Délivrance en conditions normales.*

La délivrance peut être abandonnée aux seuls efforts de la nature ; mais comme elle est alors souvent prolongée sans nécessité, et non toujours sans inconvénient pour la femme, que son retard inquiète, on est dans l'habitude d'intervenir par des manœuvres simples, afin d'abréger la durée de cette dernière période de l'accouchement.

Pour faciliter le décollement du placenta, autant que pour éviter au lit et à la femme des souillures inutiles, un grand nombre d'accoucheurs pratiquent une ligature sur le cordon, du côté des membranes ; ils espèrent, en s'opposant ainsi à l'écoulement du sang, rendre les villosités cotylédonaires plus turgides, et, en augmentant le volume de la masse à expulser, ..

donner un meilleur point d'appui au muscle utérin chargé de l'expulsion. D'autres médecins rejettent cette manière de faire, qui, d'après eux, rend la délivrance plus difficile, au lieu de la favoriser, et cette opinion se trouve confirmée par les expériences de Budin et de Ribemont.

Il convient d'attendre, pour intervenir, que le placenta soit décollé. On peut stimuler les contractions et aider à la rétraction de la matrice par des frictions ou un léger massage sur l'hypogastre, aussitôt après la naissance de l'enfant; mais aller au-delà, ce serait exposer la femme aux dangers d'une hémorrhagie parfois sérieuse, à ceux d'une rétention des membranes rompues et déchirées, à ceux enfin d'une inversion utérine.

a. — Délivrance par tractions.—Après avoir reconnu, par le toucher, la présence du placenta sur l'orifice interne du col, la main gauche étant appliquée sur le fond de l'utérus, qu'elle stimule par de légères frictions, la main droite saisit le cordon aussi près que possible de la vulve, au travers d'un linge sec; elle l'enroulera même autour des derniers doigts, s'il est assez long, afin de mieux prévenir les glissements : elle exerce alors des tractions, « d'abord un peu en arrière, puis horizontalement, et enfin en haut et en avant, au fur et à mesure que le gâteau placentaire se rapproche de la vulve » (Ribemont). Bientôt celle-ci s'entr'ouvre, le placenta apparaît et tombe, en exécutant d'habitude un mouvement de rotation. — Afin de mieux assurer aux premières tractions une bonne direction dans l'axe des voies génitales, on a recommandé de tendre d'abord le cordon sur l'extrémité de deux doigts introduits dans le vagin et dirigés en arrière (*poulie de renvoi*) : il nous a toujours paru suffisant de tirer doucement vers le périnée au début des tractions. — Celles-ci doivent être modérées : si on éprouve de la résistance, *on tend le cordon et l'on attend*, suivant l'expression de Pajot : le placenta, sans doute un peu volumineux, s'adapte aux dimensions du col, et, au bout de quelques minutes, l'engagement se fait sans difficultés. Quelquefois, ce sont les membranes, distendues par des caillots, qui retardent l'expulsion : il serait aisé, avec un doigt recourbé en crochet et mordant dans la masse placentaire, accessible au voisinage de la vulve, [d'amener rapidement l'arrière-faix, mais peut-être alors devrait-on craindre la rupture et l'abandon dans la matrice de quelques fragments de la poche; il vaut donc mieux continuer de tendre le cordon, sans recourir à aucune autre manœuvre. — Si une antéversion ou antéflexion de l'utérus rendait les tractions inefficaces, parce qu'elles ne sont pas suffisamment dirigées en arrière, on aurait recours au procédé de la poulie de renvoi, ou bien on déprimerait le fond de la matrice en refoulant vers le rachis la région ombilico-hypogastrique (Ribemont).

b. — Délivrance par expression. — Cette méthode, vulgaire chez un grand nombre de peuples sauvages ou barbares, a été introduite dans la pratique obstétricale par Crédé. « On commence par appliquer la main sur la région utérine, et on se contente d'y faire de légères frictions, en parcourant la plus grande surface possible de l'utérus; puis, quand on sent l'utérus se contracter, on saisit, avec une main ou les deux s'il le faut, le fond de l'utérus, et quand la contraction est arrivée à son summun d'intensité, on presse sur le fond et sur les parois de l'organe en le poussant vers le petit bassin. Tout l'arrière-faix et le sang coagulé sont expulsés hors des organes génitaux, puis l'utérus revient de lui-même à une hauteur normale. Presser sur l'utérus non en contraction est une faute, et cela ne conduit pas au but. »

Ribemont, qui a étudié, avec beaucoup d'attention et de sagacité, les avantages et les inconvénients comparés des deux méthodes, n'estime pas que l'expression doive être préférée aux tractions dans les circonstances ordinaires; mais, dans certains cas (placenta adhérent), la première peut être avantageuse. Ce distingué médecin résume ainsi son opinion :

« *La délivrance par traction, voilà la règle; la délivrance par expression, voilà l'exception; — mieux vaut tendre et tirer doucement sur le cordon, qu'exposer l'utérus et le placenta à des pressions, qui, mal conduites, ne sont pas sans danger; —mieux vaut l'expression que l'introduction de la main dans l'utérus.* »

La déchirure et la rétention du placenta ou des membranes, l'hémorrhagie, l'inversion utérine peuvent se produire avec l'une et l'autre méthodes; celle des tractions expose en outre à la rupture du cordon, suivie d'une rétention du délivre, en même temps qu'à l'infection (contact des mains avec les voies génitales); celle de l'expression, à l'enchatonnement et à la provocation de douleurs souvent très intenses.

B. — *Délivrance en conditions anormales ou
       exceptionnelles.*

*Rétention du placenta par rétraction spasmodique
des fibres du corps ou occlusion du col.* — Elle est
complète ou partielle (enchatonnement). En cas
d'enchatonnement, si des accidents graves se manifestent, extraction : la main gauche soutenant le
fond de la matrice, les doigts de la main droite sont
introduits doucement, isolément ou réunis en cône, et
par petits mouvements de rotation, entre l'anneau
constricteur et le placenta ; l'indicateur, recourbé en
crochet, est enfoncé dans la substance de celui-ci,
qui est amené par traction et légèrement tordu sur
lui-même. En cas de rétention complète (col fermé
après administration intempestive du seigle ergoté),
si la main ne peut arriver à triompher de la résistance de l'anneau, il faut procéder à une dilatation
artificielle par les moyens mécaniques ordinaires
(chap. II), puis aller de nouveau à la recherche de
l'arrière-faix : si l'on échoue, il faut s'attendre à de
formidables accidents de résorption putride.

Adhérence anormale du placenta. — Une large
part doit être faite à l'expectation. Mais l'intervention
manuelle est indiquée, s'il survient des convulsions
ou une hémorrhagie (décollement partiel). L'extraction se pratique de la manière suivante. « Une des
mains est appliquée préalablement sur le fond de
l'utérus, pour le fixer et le maintenir ; l'autre est

26.

introduite dans l'utérus, les doigts réunis et disposés en cône, afin d'opérer graduellement la dilatation de l'orifice interne ; cette main se servant du cordon ombilical comme de guide, arrive sur la surface fœtale du placenta. Dans l'adhérence partielle, la main cherche et saisit la portion détachée et s'en sert en tirant sur elle pour arracher les parties adhérentes ; on extrait ainsi toutes celles que l'on peut saisir en les tirant sans trop de violence, puis on abandonne le peu qui reste aux efforts naturels. Si les adhérences occupent le pourtour du placenta, et si cet organe semble décollé dans sa partie centrale, on conseille de perforer celle-ci avec les doigts indicateur et médius, et de se servir de ceux-ci pour achever le décollement. Si enfin les adhérences sont très étendues, il faut glisser les doigts, étendus à plat, entre les membranes et les parois utérines, arriver sur les bords du placenta, pousser la pulpe, et non les ongles des doigts, entre cet organe et l'utérus. en cherchant à le séparer par de petits mouvements de propulsion en avant et de latéralité, en agissant sur le placenta et non sur l'utérus, dont il faut éviter avec soin d'entamer la surface. Tout en mettant une extrême réserve dans cette décortication, fort difficile, il faut cependant agir assez franchement pour détacher et enlever la plus grande portion du placenta » (Devilliers).

Délivrance dans l'accouchement prématuré. — Le décollement du placenta réclame un temps plus long que dans l'accouchement à terme ; la faiblesse du cordon réclame une attention particulière dans la manœuvre par tractions.

Délivrance dans l'avortement. — A partir du cinquième ou du sixième mois, elle peut être aidée par des manœuvres prudentes d'expression ou même de tractions. Mais, avant le cinquième mois, il est sage d'abandonner à la nature l'expulsion de l'arrièrefaix (P. Dubois).

Délivrance dans les accouchements multiples. — « On devra bien se garder, en dehors des cas exceptionnels où les deux œufs sont distincts, d'exercer des tractions sur le premier cordon, alors que l'utérus renferme encore un fœtus. Une hémorrhagie foudroyante serait la conséquence d'une semblable pratique. Le plus habituellement, les placentas sont inséparables et la délivrance n'a lieu qu'après la naissance du second fœtus. Après la ligature double du premier cordon, on doit attendre la sortie du deuxième enfant: La délivrance demande alors des précautions toutes particulières. La période de décollement des deux placentas est d'ordinaire plus longue; ce qui tient au besoin de repos de l'utérus, surmené par deux accouchements successifs » (Ribemont). On peut opérer des tractions simultanément sur les deux cordons, réunis par un mouvement de torsion ; mais il vaut mieux exercer alternativement des tractions modérées sur l'un et l'autre cordon, pour amener tout d'abord le placenta le mieux préparé à l'expulsion, et, si l'on reconnaissait celui-ci à sa situation la plus déclive, c'est sur lui qu'on devrait exécuter la manœuvre, ayant de procéder à l'extraction du second (Bouchacourt).

CHAPITRE IV

VERSIONS.

La *version* consiste dans la substitution, par la main de l'accoucheur, d'une présentation ou d'une position à une autre, vicieuse ou de dégagement moins facile, substitution, complétée par l'extraction du fœtus, au cours de certaines manifestations qui exigent une terminaison rapide de l'accouchement.

Elle est appelée *céphalique*, quand elle ramène en position occipitale franche une position du sommet irrégulière ou une présentation non occipitale (face, tronc); *podalique*, quand elle ramène les pieds vers l'excavation. La première prend nécessairement mieux les intérêts de l'enfant que la seconde, qui l'expose aux dangers de la compression du cordon, comme dans toute sortie par le siège.

La version s'exécute par *manœuvres externes, mixtes internes :* ces dernières soumettent la femme aux risques d'une irritation utérine, parfois doublée d'une influence infectieuse (contamination par la main de l'accoucheur).

I. — VERSION PAR MANŒUVRES EXTERNES
(Velpeau, Wigand, Mattei, Hergott, Nivert, Pinard.)

La substitution est opérée sans pénétration de la main dans les voies génitales, mais seulement par manœuvre sur la masse utérine, au travers de la paroi abdominale.

Moment. — L'opération s'impose au moment du travail (temps de nécessité), ou le médecin peut la pratiquer dans l'un des trois derniers mois de la grossesse (temps d'élection).

Indications et contre-indications. — L'opération réclame une grande mobilité du fœtus, condition qui ne saurait exister qu'avec une poche des eaux encore intacte ou n'ayant perdu qu'une très petite quantité de liquide, et en l'absence de tout engagement un peu accentué de la présentation. Elle serait contre-indiquée dans les cas qui exigeraient une prompte terminaison du travail (convulsions, hémorrhagie, procidence du cordon).

Dans la *présentation du siège*, l'opération, se proposant une transformation en présentation céphalique, serait difficile et même imprudente, car elle pourrait amener un arrêt en présentation du tronc, qui, si elle n'était pas corrigée par une nouvelle manœuvre externe de réduction, donnerait lieu à une version par manœuvre interne.

Dans les *présentations du tronc*, on doit tenter la conversion en occipitale ou en pelvienne, selon que l'une ou l'autre extrémité se trouve la plus rapprochée du centre du détroit supérieur.

Dans les *présentations céphaliques*, l'opération n'intervient guère que pour réduire une position inclinée.

Soins préliminaires.—Après avoir vidé le rectum et la vessie, reconnu avec précision la position du fœtus, préparé le bandage qu'on aura à appliquer après l'opération, on fait coucher la femme sur le dos, le siège soulevé par un coussin, les cuisses en demiflexion, afin de mieux relâcher la paroi abdominale. Wigand préférait le décubitus latéral et recommandait d'appliquer un coussin au niveau de la partie à refouler. Le médecin se place au côté de la femme.

Opération. — 1ᵉʳ *temps* : l'une des mains légèrement appuyée sur le fond de la matrice, l'autre est glissée par son bord cubital entre le pubis et la présentation, de manière à soulever le fœtus et à lui faire perdre ses rapports trop directs avec le bassin.

2° *temps* : les deux mains appliquées à plat sur l'abdomen, exercent des pressions méthodiques pour ramener les parties fœtales en position convenable : l'une refoule la présentation dans la direction que comporte la réduction; l'autre, tout en soutenant le fond de la matrice, aide au mouvement par des pressions de même direction ou de direction inverse, si elles portent sur l'extrémité opposée de la présentation, et si le fœtus doit subir un demi retournement (présentation du tronc).

3ᵉ *temps* : on maintient la réduction au moyen des mains (aide), si l'accouchement est en cours, jusqu'à ce que l'engagement soit assez avancé pour s'opposer à un déplacement (et pour hâter ce résultat, on rompt les membranes aussitôt que la dilatation le permet); — au moyen d'un bandage en toile, large, garni latéralement de coussinets ouatés, ou mieux de la *ceinture eutocique* de Pinard, à coussinets élastiques, susceptibles d'être remplis d'air par insufflation, si l'on a opéré dans les derniers temps de la grossesse.

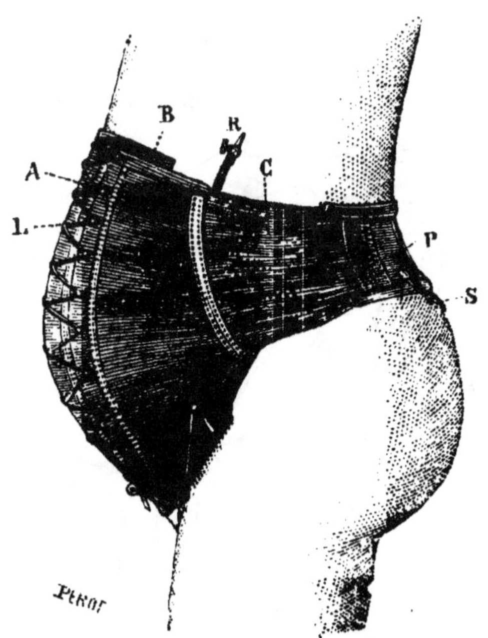

FIG. 51 — Ceinture eutocique, de Pinard.

Difficultés. — Elles proviennent de la mobilité insuffisante du fœtus ou de sa présentation l'abdomen et les membres en avant (positions dorso-postérieures), présentation qui oblige l'accoucheur à des pressions moins égales et les fait souvent aboutir à des déplacements partiels inutiles ou gênants.

Appréciation.—Opération sans danger pour la mère et pour l'enfant, d'exécution facile ordinairement, et dont le seul inconvénient est de ne pas toujours réussir : elle peut alors être répétée ou laisse le champ ibre pour tout autre mode d'intervention.

II. — VERSION PAR MANŒUVRES MIXTES

Elle consiste à combiner les pressions extérieures,

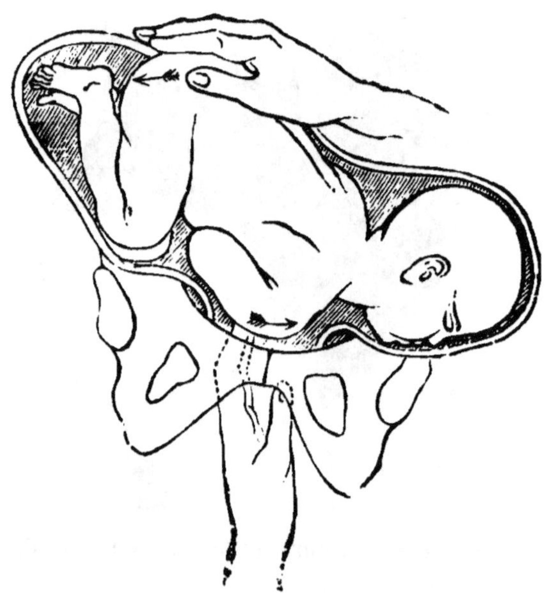

Fig. 52 — Version par manœuvres mixtes (Barnes).

exercées par l'une des mains, avec un refoulement direct de la présentation, accompli par les doigts de l'autre main, portée dans le vagin : ces derniers ne sont que présentés à l'orifice de l'utérus.

Ce procédé est simple. Il a déjà, sur la version par manœuvres externes, le désavantage d'un contact intime de l'opérateur avec les voies génitales de la femme; mais le contact reste à peu près limité au vagin, ce qui rend l'opération infiniment moins sérieuse que la version par manœuvres internes.

III. — VERSION PAR MANŒUVRES INTERNES

La substitution est faite au moyen d'une main, qui pénètre dans la cavité utérine.

A. — *Version céphalique.*

Le fœtus est amené en position occipitale régulière. L'opération n'est qu'une simple rectification de position dans les présentations irrégulières du sommet. Elle exige un déplacement du fœtus, dans les présentations du tronc : dans ce dernier cas, elle serait seulement indiquée quand il y a rétrécissement du bassin compatible avec l'emploi du forceps, l'extraction par la tête prenant mieux les intérêts de l'enfant que l'extraction par les pieds ; mais elle est difficile, incertaine, et, si elle échoue, elle aggrave, pour la mère, par les efforts inutiles qu'elle a fait supporter aux organes génitaux, les chances fâcheuses de la version podalique, à laquelle il faut ensuite recourir. La femme placée comme pour la version podalique, la main choisie pour l'opération, profitant d'un intervalle de non-contraction, refoule en haut l'épaule qui se présente, cherche la tête, la saisit et entraîne l'occiput au détroit supérieur.

B. — *Version podalique.*

Le fœtus est ramené par les pieds.

Moment.—L'opération, toute de nécessité, est indiquée et praticable dans la période de dilatation du travail.

Indications et contre-indications.

Le *col* doit être *suffisamment dilaté ou dilatable*, pour permettre l'introduction de la main, la *poche des eaux rompue depuis peu de temps* (il est favorable que les membranes soient rompues au moment de l'opération, la recherche des pieds et l'évolution du fœtus étant d'autant plus faciles qu'il existe une plus grande quantité de liquide amniotique), la *présentation à peine engagée* dans l'excavation *et encore en deça de l'orifice interne de la matrice*, le *volume du fœtus* et la *capacité pelvienne en conditions d'accommodation* (l'excès de volume du fœtus ou l'étroitesse du bassin serait une cause de déflexion de la tête au détroit supérieur, sous l'influence des tractions, et pourrait rendre nécessaire la décollation ou la céphalotripsie).

L'opération est indiquée dans les circonstances suivantes :

1º En cas d'*accident grave*, qui exige une rapide terminaison de l'accouchement (éclampsie, hémorrhagie, rupture de l'utérus, etc.,) le forceps faisant défaut, ne pouvant être appliqué en raison de certaines conditions (col insuffisamment dilaté, oblitéré par le placenta, etc.), ou ne pouvant l'être que dans un temps relativement trop long (présentation au détroit supérieur) : s'il s'agit, en pareille circonstance d'une présentation du siège, la version ne consistera plus qu'en une simple déflexion des membres inférieurs et dans un temps d'extraction ;

2° Dans les *présentations du tronc*, après tentative infructueuse de substitution de présentation par manœuvres externes ou mixtes, en dehors des conditions d'urgence ;

3° Dans les *présentations inclinées de l'extrémité céphalique*, après tentative infructueuse de rectification par la main, le levier ou le forceps ;

4° Dans les *présentations de la face*, quand la rotation interne ne s'effectue pas ou demeure incomplète, quand le *menton* est dirigé *vers le sacrum* (prendre en considération, toutefois, que la rotation est souvent tardive et que le menton peut venir spontanément en avant, la présentation étant déjà arrivée à la partie inférieure de l'excavation ; mais, si l'on redoute une double application de forceps, ne pas attendre pour intervenir, l'engagement avancé apportant obstacle à la version) ;

5° Dans les présentations céphaliques régulières, quand il existe une *déformation oblique ou transverse unilatérale* susceptible de permettre l'engagement par adaptation de la partie la plus volumineuse de l'ovoïde crânien avec la partie la plus ample du canal pelvien.

Soins préliminaires. — La femme prévenue de la nécessité de la version, et la famille avertie du danger que va courir l'enfant ; l'état du col et de la position reconnu, la vessie et le rectum vidés s'il y a lieu, l'accoucheur dispose les objets dont il peut avoir besoin au cours ou à la suite de l'opération, ce qu'il faut pour ranimer l'enfant (en cas d'asphyxie); il ôte son habit, procède à installation de la parturiente dans une position convenable et distribue aux aides leurs divers rôles.

Le *lit* doit être un peu haut. La femme y est couchée en travers, le siège un peu débordant, le dos et les épaules soutenus par des oreillers, les cuisses écartées et demi-fléchies, les jambes demi-fléchies et les pieds appuyés de chaque côté sur une chaise ou son dossier. Un aide est chargé de fixer le tronc pendant l'extraction, en soutenant la femme aux épaules; deux autres maintiendront les membres inférieurs, recouverts d'un drap; un quatrième restera à la disposition de l'accoucheur, pour l'assister en cas de besoin ou surveiller l'état de la parturiente pendant l'anesthésie.

Si on est pressé par le temps, l'intervention se produisant en des conditions d'extrême urgence, si la poche des eaux renferme encore beaucoup de liquide, si la parturiente est une multipare peu impressionnable, on peut se dispenser d'administrer le chloroforme. Mais l'*anesthésie* sera toujours avantageuse ou même formellement indiquée, si la femme est une primipare, si les membranes ont complètement perdu leurs eaux, s'il existe des convulsions : les inhalations seront continuées pendant toute la durée de l'introduction de la main et de l'évolution, reprises si on le juge utile, et si l'on dispose à cet effet d'un aide sûr et intelligent, au moment du dégagement de la tête.

Les manches de la chemise relevées jusqu'au-dessus des coudes, l'accoucheur enduit d'un corps gras antiseptique, qui facilitera leur introduction et les protègera contre les souillures (syphilis), l'avant-bras, sur toute sa surface, et la main choisie pour opérer, sur sa face dorsale (la face palmaire reste nette afin de mieux saisir les parties fœtales, elle n'aura que trop de tendance à glisser sur des membres lubréfiés par le sébum, et il serait parfois utile de la pouvoir saupoudrer légèrement avec une poudre inerte, ou revêtir d'un linge, au moment des premières tractions dans le vagin).

La *main à introduire* :

1° Si la position est inconnue, sera celle dont le tact et les mouvements seront le plus sûrs, c'est-à-dire la main droite dans l'immense majorité des cas ;

2° Si la position est connue, celle dont le plan de flexion ou de préhension (la face palmaire) répondra le plus naturellement (position intermédiaire entre la pronation et la supination) aux parties fœtales à saisir (les pieds) : — les pieds sont toujours dans le plan abdominal, aussi, *dans les présentations céphaliques, la main gauche est à choisir si le dos est à gauche, la main droite si le dos est à droite ;* — les pieds sont en outre tournés vers l'un ou l'autre côté, quand le fœtus est couché transversalement, aussi, dans les présentations du *tronc*, *la main gauche est à choisir si les pieds sont à gauche (tête à droite); et la main droite si les pieds sont à droite (tête à gauche)* : formule de Verrier.

Opération. — Trois temps :

Nous supposons la version pratiquée dans une présentation céphalique.

1er *temps : introduction de la main et saisie des pieds.* Ce temps s'exécute dans l'intervalle des contractions. — La main qui reste au dehors doit soutenir le fond de la matrice, afin de prévenir un refoulement trop énergique de l'organe, et les déchirures qui pourraient alors se produire à ses insertions vaginales pendant l'introduction de l'autre main.

La main *opérante*, dont les doigts sont rapprochés en cône, pénètre doucement dans l'anneau vulvaire, par petits mouvements de rotation, franchit vivement, mais sans brusquerie, cet anneau, porté à son maximun de dilatation au moment où il reçoit la zone des articulations métacarpo-phalangiennes, et chemine dans le vagin, en suivant la direction de ce canal. A mesure qu'elle s'élève, le poignet s'incurve légèrement et le coude tend à s'abaisser.

Si le col est bien dilaté, la poche des eaux rompue, les doigts pénètrent dans l'orifice utérin comme ils ont pénétré au travers de l'anneau vulvaire, avec douceur, mais sans tâtonnements, car la titillation des fibres cervicales aurait pour résultat d'amener des contractions gênantes.

Si le col est médiocrement dilaté, mais suffisamment

dilatable, on le traverse lentement, sans effort, en écartant un peu les doigts pour le distendre.

Si les membranes sont intactes, il ne faut pas les décoller dans une certaine étendue, afin de les percer très haut, dans l'espoir d'éviter un écoulement trop considérable du liquide amniotique, car on risquerait de provoquer une hémorrhagie par séparation prématurée du placenta; on les perfore avec l'extrémité du doigt, poussé vivement là où elles viennent saillir au moment d'une contraction, et on introduit aussitôt la main dans la matrice : l'avant-bras ferme assez rapidement l'ouverture, pour s'opposer à une trop prompte issue du liquide amniotique.

La main passe comme elle peut sous la présentation, la refoule de la paume, pour faciliter sa pénétration, s'applique à préciser, s'il y a lieu, le diagnostic de la position, et, suivant le plan abdominal du fœtus, chemine rapidement vers le fond de la matrice (elle ne l'atteindra que si le coude est bien abaissé, car elle-même doit se porter en haut et en avant, et, si l'avant-bras s'arrêtait contre la symphyse, elle ne pourrait accomplir son trajet). Là, elle reconnaît le siège et les pieds, repliés contre lui. Mais, si elle éprouve quelque hésitation, elle suivra le plan latéro-dorsal du fœtus, remontant des épaules vers le siège, pour arriver aux pieds.

Les pieds sont saisis solidement : c'est là l'essentiel, et il est inutile de s'attarder à les prendre à la façon classique, l'indicateur placé entre les malléoles internes, le pouce et le médius répondant aux malléoles externes, quand on les a bien en main de tout autre manière.

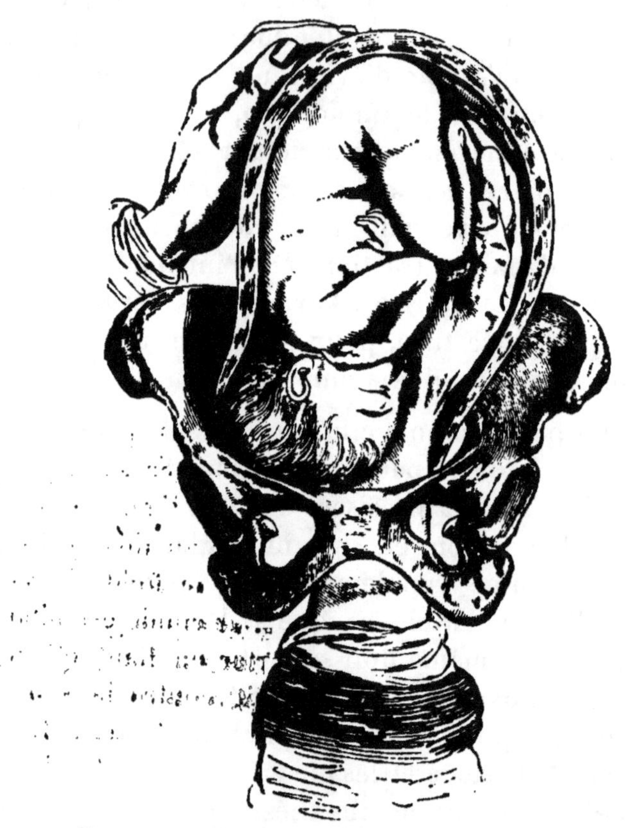

FIG. 53. — Version podalique : saisie des pieds.

Si on n'a qu'un seul pied, on peut s'en contenter, la version étant exécutable avec un seul pied.

2° temps : évolution ou mutation. Ce temps s'accomplit dans l'intervalle des contractions. — La main extérieure, tout en soutenant le fond de la matrice,

aide à l'évolution, en refoulant la présentation vers
cette région, à mesure que les pieds s'en éloignent.

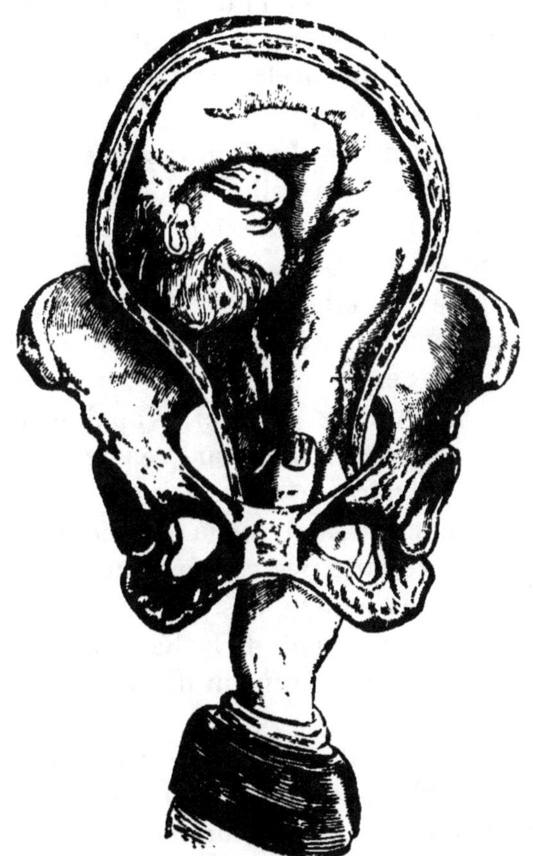

FIG. 54. — Version : évolution et extraction.

La main intérieure défléchit lentement les membres
inférieurs, en amenant les pieds vers le vagin : le
fœtus se pelotonne sur son plan abdominal; à mesure que les pieds descendent, il éprouve un mouve-

27.

ment de rotation comme autour d'un axe transversal fictif, et finit par adapter son grand axe renversé au diamètre longitudinal de l'utérus : l'extrémité céphalique occupe alors le fond de la matrice et le dos est dirigé vers la cavité cotyloïde opposée à celle qu'il regardait primitivement.

3e *temps : extraction*. Les contractions utérines sont maintenant favorables : elles aident à la sortie du fœtus et empêchent la déflexion de la tête pendant les tractions. — Les deux mains s'associent dans la même manœuvre : elles saisissent les pieds, parvenus au-delà de la vulve, après les avoir entourés d'un linge sec et demi-usé ; exercent une traction suivant l'axe du bassin (en bas, vers le périnée) ; s'appliquent large ment sur les membres inférieurs, en se rapprochant de l'orifice vulvaire, à mesure qu'ils émergent de cet orifice, aident à leur sortie par de légers mouvements de latéralité, les relèvent un peu pour le dégagement de la hanche postérieure, puis les abaissent pour le dégagement de la hanche antérieure : elles ne prendront pas un point d'appui au-dessus du bassin.

On reconnaît l'état du cordon ombilical : s'il est tendu, on s'efforce de l'attirer doucement avec un doigt, de manière à lui faire former une anse ; s'il est comprimé, de le protéger entre les doigts ou de le dégager d'entre les cuisses.

Par le soulèvement du fœtus, on facilite le dégagement de l'épaule postérieure, et par un mouvement inverse, celui de l'épaule antérieure.

La rotation du tronc le dos en avant (qu'on a préparée par une prudente torsion des parties dégagées, suivant leur axe longitudinal, en ramenant vers un plan supérieur le membre périnéal, et vers un plan inférieur le membre sous-pubien) s'accomplit aussitôt après la sortie des épaules. On engage la femme à pousser, tandis qu'on ramène en haut le fœtus, le dos vers le ventre de la mère : la tête demeurée en flexion, appuyant par la nuque contre la symphyse, se dégage au devant du périnée (face, front, bregma, occiput).

Difficultés et accidents.

a. — Au premier temps :

1° *La position est inconnue* : on introduit la main droite ; si elle ne réussit pas à atteindre les pieds, on la retire et on la remplace par l'autre main ;

2° *La vulve est très étroite :* on introduit les doigts les uns après les autres ; chloroforme ;

3° *Le col est peu dilatable* : introduction de la main doigt à doigt, bain de siège tiède, laudanum, débridements multiples de très petite étendue (en cas d'urgence) ;

4° *L'orifice est obstrué par le placenta vicieusement inséré* : décollement du placenta préférable à sa perforation (3ᵉ p., 2ᵉ s., chap. IV) ;

5° *Le cordon est procident* : ne point s'en préoccuper si l'enfant est mort ; si l'enfant est vivant, refouler le cordon dans la matrice, au moment où la main pénètre dans sa cavité ;

6° *Un bras est en procidence. — L'enfant vit :* si le bras est dehors depuis longtemps, tuméfié, serré fortement par l'anneau, et si la main ne peut pénétrer dans l'utérus, énergiquement rétracté, chloroforme, laudanum, chloral et morphine, bains, émétique à dose nauséeuse ou saignée jusqu'à syncope : amputation du membre ressource extrême ; si la version est possible, *application d'un lacs* sur le poignet, pour empêcher le bras de se relever contre la tête pendant les tractions (ruban de fil large d'un centimètre et demi à deux centimètres, long d'environ un mètre, formant nœud coulant, par son anse, autour du poignet : les chefs sont confiés à un aide, qui ne doit opérer des tractions que pendant le dernier temps, afin de maintenir le membre allongé contre le tronc). — *L'enfant est mort* : comme le bras peut être utile pour les tractions, il ne faut jamais l'amputer sans nécessité, mais seulement dans le cas où il entrave sérieusement l'introduction de la main ;

7° *La présentation s'oppose à la pénétration de la main au-dessus de l'orifice* : on repousse doucement les parties fœtales dans la direction où tendra à les entraîner le mouvement d'évolution ;

8° *On ne trouve pas les pieds.* C'est que l'avant-bras n'est pas engagé assez profondément dans la matrice, ou que la main s'est perdue, mal dirigée au milieu des parties qui répondent au plan abdominal du fœtus (se rappeler que les pieds se distinguent des mains par leur direction perpendiculaire au membre d'attache, l'inégalité d'épaisseur de leurs bords, la brièveté de leurs appendices digitaux et l'alignement sur une même rangée de ces appendices).

Dans ce premier temps, le vagin est exposé à des

déchirures, si la matrice est mal soutenue et si l'opérateur s'efforce d'y pénétrer sans ménagements ; l'utérus à des ruptures du col, susceptibles de s'étendre plus ou moins loin sur le corps, au moment de l'introduction de la main dans l'orifice.

b. — Au deuxième temps :

1° *La rétraction de l'utérus met obstacle à l'évolution :* chloroforme, laudanum ; injections intra-utérines mucilagineuses et tièdes (eau de son, décoction de graines de lin), pour remédier à l'insuffisance de la lubréfaction, après la perte du liquide amniotique (Hamon). Avant d'avoir recours à l'embryotomie, dans une présentation de l'épaule, passer un lacs par dessus le tronc, le ramener par glissements vers les aines, et essayer d'attirer par ce moyen le siège dans l'excavation (Guillon) ;

2° *La tête tend à s'engager avec les pieds :* placer un lacs sur ces derniers et refouler doucement la tête avec la main, pendant qu'un aide tire lentement sur les extrémités du lacs.

Pendant le deuxième temps, on a à redouter une rupture de l'utérus, au cours des efforts tentés pour obtenir l'évolution, une irritation très intense de l'organe, qui, plus tard, se traduira par une métrite.

c. — Au troisième temps :

1° *Il est impossible d'achever la version avec un seul pied :* un lacs sur le pied saisi, et recherche de l'autre pied ;

2° *Dans la version avec un seul pied, l'autre membre*

pelvien se relève au-devant du tronc : traction avec un doigt recourbé en crochet dans l'aine du membre replié ; ne pas dégager celui-ci, dont la descente simultanée avec le tronc prépare les voies à la tête ;

3° *Le dos a tendance à tourner en arrière* : combattre cette tendance par un mouvement de torsion sur l'axe du corps fœtal, en direction inverse du mouvement de rotation spontané ;

4° *L'un des bras ou les deux bras sont relevés sur les côtés de la tête,* après la sortie du tronc. Cesser les tractions ; ramener le membre ou les membres vers la poitrine, avec la main gauche, si le dos regarde à droite, avec la main droite, si le dos regarde à gauche (la rotation interne de la tête n'a pu se faire), en commençant par le membre postérieur (répondant au périnée), si les deux bras sont à la fois relevés : tronc soulevé vers la symphyse, pendant le redressement du bras postérieur, et abaissé vers le périnée, pendant le redressement du bras antérieur. Le pouce, appliqué sur la face interne du membre, l'indicateur, seul ou accompagné du médius, placé sur la face externe, repousse le bras vers la joue et l'abaisse vers la poitrine, avec ménagements ;

5° *Un bras s'est relevé derrière la nuque.* Le relèvement s'est fait *par le dos* (l'angle inférieur de l'omoplate est rapproché de la ligne médiane du dos, le coude est dirigé vers le siège) ou *par la face* (l'angle inférieur de l'omoplate est écarté de la ligne médiane du dos, le coude est dirigé vers la tête) : le redressement doit se faire suivant une marche inverse à celle du déplacement, et une erreur dans l'appréciation du mode de relèvement aurait pour conséquence, au cours des manœuvres, une fracture du bras chez l'enfant. Si le bras s'est relevé par le dos, l'abaisser doucement avec un doigt, recourbé en crochet, et l'amener directement contre le tronc; si le bras s'est relevé par la face, le repousser sur le côté du crâne et de la face, puis l'abaisser vers la poitrine, comme dans le cas de simple relèvement sur le côté de la tête ;

6° *La tête n'a pas exécuté sa rotation* : « introduire l'indicateur et le médius de la main dont la paume embrasse le mieux l'occiput, les faire glisser sur la joue inférieure du fœtus, et de là dans la bouche, ramenant l'occiput derrière les pubis » (Pajot) ;

7° *L'occiput répond au sacrum.— La tête est fléchie* : porter le dos du fœtus vers le dos de la mère : nuque au périnée, dégagement sous-pubien (front, bregma, occiput, 3e p., 1re s., chap. III). — *La tête est défléchie* : renverser le ventre du fœtus vers le ventre de la mère : menton au-dessus des pubis, cou sous la symphyse, dégagement au-devant du périnée (occiput, bregma, front). — En cas de dégagement impossible par les précédentes manœuvres, forceps ;

8° *L'occiput répond aux pubis, mais la tête est défléchie* : ramener le menton vers la poitrine, au moyen de deux doigts introduits dans la bouche, deux doigts de l'autre main refoulant la nuque en haut et en arrière, et renverser le dos du fœtus vers le ventre de la mère, celle-ci étant engagée à pousser; si le dégagement ne s'accomplit pas, forceps, crochet mousse à petite courbure dans la cavité buccale, craniotomie.

Dans le dernier temps, des tractions trop énergiques ou mal calculées peuvent amener chez le fœtus
des luxations, des décollements épiphysaires ou des
fractures des membres ; le fœtus est exposé à l'asphyxie par compression du cordon, la mère aux dangers d'une hémorrhagie par arrachement du placenta
ou à ceux d'une inversion utérine, si le cordon est
trop court ou trop subitement tendu.

Valeur et appréciation.

Comme nous l'avons déjà dit, la version expose
l'enfant à des chances d'asphyxie par compression
du cordon, et la mère à des chances d'accidents immédiats ou consécutifs très sérieux (lésions du vagin
et de l'utérus, métrite, septicémie transmise). C'est
donc une opération grave et qu'il faut, en général,
réserver pour les cas où le forceps est inapplicable
ou formellement contre indiqué.

CHAPITRE V

CROCHET MOUSSE. — LEVIER.

I. — CROCHET MOUSSE.

Le crochet mousse est une tige d'acier recourbée en crochet circulaire ou angulaire, à pointe mousse, et montée sur un manche en bois. On remplace généralement l'instrument par le crochet qui termine l'une des branches du forceps (modèle Pajot.)

Le crochet peut être employé dans les accouchements par l'extrémité céphalique, après l'expulsion de la tête, pour aider à la sortie des épaules (on l'applique alors sur l'une ou l'autre des aisselles). Mais plus ordinairement, on y a recours dans les présentations du siège, arrêtées dans l'excavation : on l'applique sur l'aine antérieure, parce qu'il est alors plus facile d'exercer la traction suivant l'axe du canal pelvien et de prévenir le buttement de la fesse antérieure contre les pubis, et toujours par la face externe du membre (hanche), afin d'éviter un froissement des organes génitaux chez l'enfant (comme il s'en produirait si l'instrument était introduit entre les cuisses).

Voici d'ailleurs comment Bailly estime que l'on doit pratiquer l'opération :

« Il n'y a pas à hésiter sur le membre à accrocher: ce doit être toujours l'antérieur, c'est-à-dire l'aine antérieure... Après avoir placé la parturiente transversalement sur son lit, l'instrument ayant été chauffé et graissé, on le fait pénétrer à plat entre la paroi antérieure du bassin et la hanche correspondante du fœtus, la main libre servant de guide à cette introduction. C'est généralement la main droite qui tient le crochet, mais il peut cependant être plus commode de le tenir de la main gauche... Quand le crochet a dépassé l'aine de l'enfant, on lui imprime un mouvement de rotation d'un quart de cercle, qui place l'anse perpendiculaire à la cuisse, et celle-ci se trouve saisie dès qu'on vient à retirer un peu l'instrument. A ce moment toutefois, il est de la plus grande importance de s'assurer, au moyen du doigt, conduit entre les membres inférieurs de l'enfant, que le bouton du crochet a dépassé le bord interne de la cuisse et ne porte pas sur le sillon inguinal; sans cela, en tirant, on pourrait enfoncer le triangle de Scarpa. La cuisse bien saisie, on tire lentement, sans brusquerie, pour ne pas léser les parties molles de l'aine ou le fémur lui-même, ainsi qu'il arrive à ceux qui règlent mal leurs efforts. Enfin, le siège étant amené à la vulve, on enlève le crochet, et, lui substituant le doigt indicateur d'une main, portant l'indicateur de l'autre main sur l'aine postérieure, on fait sortir le pelvis. puis le tronc et l'on s'occupe du dégagement des bras et de la tête, comme dans la version. »

Nous ne saurions rien ajouter à cette description, si ce n'est une décomposition plus méthodique du temps d'introduction et de placement du crochet mousse; dans ce temps, le crochet doit décrire trois mouvements :

1° Il est introduit dans le vagin, son plan de courbure répondant au grand axe de la vulve et la pointe en haut, appliqué contre la face palmaire de la main conductrice ;

2° Il est porté entre la symphyse et la hanche antérieure, à plat suivant ses bords, et la pointe dirigée vers le ventre du fœtus, c'est-à-dire dans un plan perpendiculaire à celui du premier mouvement ;

3° Il est tourné la pointe en arrière, pour saisir le membre, revenant ainsi dans son premier plan, mais la pointe dirigée à l'opposé de sa direction primitive, après avoir accompli très exactement l'évolution d'un demi-cercle.

II. — LEVIER.

Le levier est rarement employé, depuis les perfectionnements apportés au forceps. Il est cependant susceptible de rendre d'excellents services, et, dans certains cas, la première branche du forceps laisserait inutile l'introduction de la seconde, précisément parce qu'elle s'est comportée, presque à l'insu de l'opérateur, comme le levier ordinaire. Le rétroceps du Dr Hamon n'est en réalité qu'un double levier.

Une branche de forceps peut servir de levier. Mais la courbure pelvienne décomposant la force et contrariant la direction de son application, il serait préférable, à défaut de forceps droit, d'avoir recours à une cuiller, pleine ou fenêtrée, simplement recourbée sur le plat et montée sur un manche en bois, pour satisfaire aux indications les plus usuelles du levier.

Celles-ci se résument dans la rectification d'une position céphalique, vicieuse par défaut de flexion ou d'extension, par inclinaison latérale ou par manque de rotation. La cuiller, portant sur la partie qu'il importe de ramener en bonne direction (occiput, pariétal ou région malaire), essaie de la déplacer par pression. La main gauche, qui a saisi solidement la tige, sert de point d'appui à l'extérieur, et la main droite qui tient le manche et le déplace dans une direction inverse de la résistance représentée par la tête, agit comme puissance (levier du premier genre). Ou bien, celle-ci est à l'entablure ou au point d'union de la cuiller avec le manche et l'appui à l'extrémité de ce dernier (levier du troisième genre).

Dans quelques cas, le levier arriverait à triompher des rétrécissements pelviens, plus facilement que le forceps, parce qu'il permet de déployer, contre les résistances, une force plus considérable et surtout mieux utilisée (expériences de Fabri, citées par Tarnier).

CHAPITRE VI

FORCEPS

I. — DESCRIPTION ET THÉORIE SOMMAIRE.

Le forceps est un instrument composé de deux branches, applicables sur la tête, et, par exception, sur le siége, instrument destiné à l'extraction du fœtus, sans qu'il en résulte aucun préjudice pour la mère et pour l'enfant C'est une sorte de pince, qui remplace la main dans une extraction directe, où elle serait incapable d'intervenir.

Il a été inventé en Angleterre, par les Chamberlen, vers le milieu du xvii⁰ siècle ; mais il ne fut dévoilé au public qu'en 1723. Dès l'année 1716, Palfyn (de Gand) avait eu l'idée d'employer une double lame, en forme de spatule, pour saisir le fœtus et l'amener au dehors. Le forceps est définitivement entré dans la pratique obstétricale, après les heureux perfectionnement, que lui ont apportés Levret, en France (1747) et Smellie, en Angleterre (1751).

L'instrument, tel qu'il se présente sous les types ordinaires, se compose de *deux branches symétriques*, par rapport à son axe longitudinal ou principal, branches appelées *droite* et *gauche*, des côtés pel-

viens auxquels elles doivent répondre dans les applications régulières, et qui s'entre-croisent, en se super-

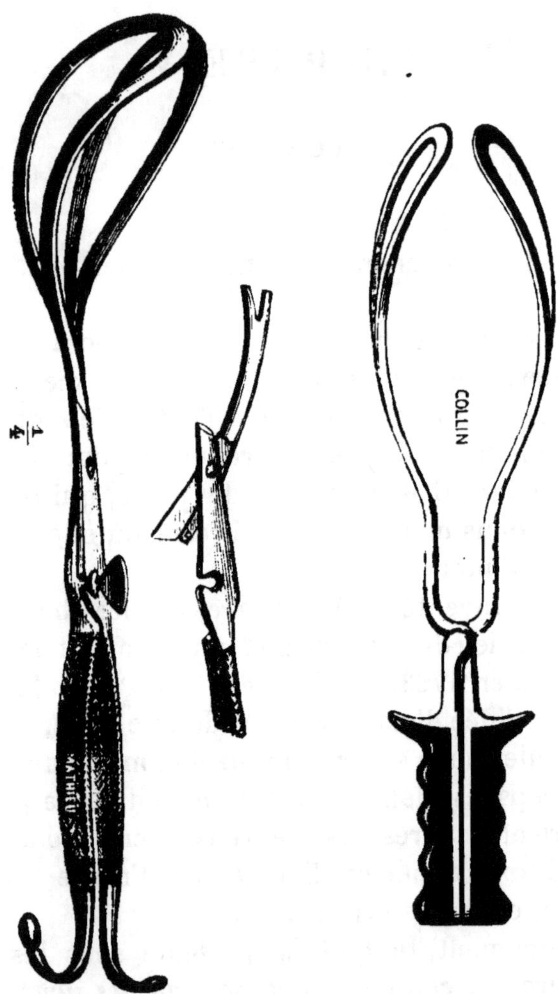

Fig. 55 — Forceps français :　　Fig. 56. — Forceps anglais :
modèle Pajot (Mathieu).　　　　modèle Simpson.

posant l'une à l'autre, au niveau d'une articulation.
On y distingue trois parties :

1° Les *cuillers*, qui s'appliquent sur la région fœtale
à saisir, mais doivent aussi s'adapter aux conditions
anatomiques du canal pelvien : elles ont la forme
d'une spatule allongée, large et arrondie vers son
extrémité libre, graduellement rétrécie vers l'autre
extrémité, qui aboutit à une *tige* de longueur variable ;
elles sont évidées à leur centre (*fenêtre*), limitées par
des lames plates à bords mousses (*jumelles*). — Pour
satisfaire à l'adaptation fœtale, les cuillers ont d'abord
reçu leur forme propre et, en outre, une courbure
sur le plat, calculées d'après la convexité pariétale et
le volume moyen de la tête ; les jumelles sont simplement polies à la lime en dedans, afin de mieux
s'appliquer sur les parties à saisir ; pour éviter les
effets de la compression, on garnissait autrefois les
cuillers avec une peau, précaution dont on se dispense
aujourd'hui. — Pour satisfaire à l'adaptation maternelle, les cuillers, dont la face externe ou convexe
répond aux extrémités du diamètre transverse du
bassin, en même temps que la face interne répond
au diamètre bi-pariétal du fœtus (application directe),
sont courbées suivant les bords, leur axe de courbure étant calculé d'après l'axe du canal pelvien,
leur concavité devant prendre rapport avec les pubis
et leur convexité avec le sacrum : c'est dans l'invention de cette courbure que consiste le grand perfectionnement apporté au forceps par Levret et
Smellie (les premiers forceps étaient droits, c'est-à-
dire n'avaient que la courbe fœtale ou du plat). Mais,

comme l'instrument peut être appliqué à des hauteurs
variables, sa courbure pelvienne n'est réellement en
adaptation parfaite que dans l'excavation. Au détroit
inférieur, l'adaptation exige le relèvement des branches; au détroit supérieur, un abaissement que le
périnée rend dangereux ou difficile, dans les premiers
moments de l'extraction. De là différents essais pour
modifier, selon les cas, la courbure ou la longueur
des cuillers (forceps à rallonge ou à cuillers de re-
change), le retour au forceps droit ou à des formes
similaires dans les applications basses (forceps de
Denman, de Zeigler, etc.), l'invention d'une nouvelle
courbure au niveau de la tige, pour contourner le périnée sans l'atteindre, dans les présentations élevées

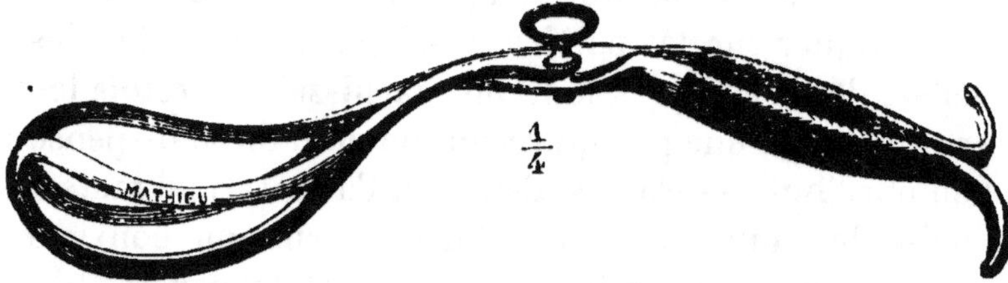

Fig. 57. — Forceps à courbure périnéale de Tarnier.

Cette courbure permet d'exécuter une traction très en arrière, et bien
dans l'axe du détroit supérieur, sans que l'instrument puisse léser le périnée.
Mais, en décomposant les forces, elle rend moins nette, pour l'opérateur, l'appréciation des résistances à vaincre.

(forceps à courbure périnéale de Moralès et de Tarnier). En général les tiges des cuillers continuent la
courbure des bords, qui semblent converger graduellement vers l'articulation, en se fusionnant; mais quelquefois la courbure ne dépasse pas les cuillers et leurs
tiges sont parallèles ou contournées en demi-anneaux

(col des cuillers, dans quelques forceps étrangers.)

2° *L'articulation*. Elle existe à la jonction de la tige des cuillers et des manches, ou plutôt sur une partie intermédiaire, plus ou moins longue et plane, qu'on appelle l'entablure. Dans le forceps de Levret, elle se composait d'un *pivot* fixe, saillant sur la branche gauche, et d'une mortaise longitudinale, percée au centre de la branche droite, qu'il fallait nécessairement relever pour appliquer sur l'autre branche : on a rendu l'articulation plus facile, en remplaçant la mortaise par une simple *encochure latérale*, qu'on ramène contre le pivot, et, en même temps, on l'a assurée par un jeu d'écrou donné à celui-ci. La branche à pivot porte le nom de *branche mâle*, et la branche à mortaise ou encochure le nom de *branche femelle*. — Dans les forceps anglais, l'articulation se fait au moyen d'une encochure profonde, qui s'adapte à un rebord saillant, ménagé sur l'autre branche (Smellie). — Dans les forceps allemands, l'articulation se rapproche à la fois du type français et du type anglais : un pivot fixe, surmonté d'une tête aplatie, est reçu dans une encochure latérale. (Nægelé). — Avec ces différents systèmes, l'une des branches, celle à mortaise ou encochure, doit toujours être superposée à son opposée : elle l'est infailliblement quand elle est introduite la seconde; mais, quand elle est introduite la première, il faut, pour la ramener en contact avec le pivot, écarter doucement les manches, faire passer l'inférieur par dessus le supérieur, opérer en un mot, le *décroisement des branches*. — Cette manœuvre n'est guère compliquée, et on la peut éviter par l'application, dans tous les cas, de la branche à pivot la première ; cependant de nombreux essais ont été tentés, pour obtenir un instrument qui la supprimât, de quelque façon que le placement des branches ait eu lieu : les branches sont demeurées entre-croisées, mais le pivot a été prolongé sur les deux faces de l'entatablure, de manière à recevoir avec la même facilité la mortaise en dessus et en dessous (Tarsitani) ; ou bien, les branches ont perdu leur entre-croisement : elles sont devenues parallèles ; l'articulation, différemment modifiée, mais ne consistant plus qu'en un accolement serré, a été reportée à l'extrémité des manches (Thénance, Valette), ou a été remplacée par une tige transversale où viennent se fixer les tiges des cuillers (léniceps de Mattei); on a même imaginé des cuillers à tiges articulées en permanence, au moyen d'un genou à crémaillère, qui permet de les introduire simultanément superposées l'une à l'autre et de les développer ensuite sur les côtés de la tête (Bernard, Chassagny, Trélat).

3º Les *manches*. Ils doivent permettre une large et solide prise, empêcher les glissements de la main, mais aussi n'être pas encombrants par l'excès de leurs dimensions : ils sont supprimés dans certains types à branches parallèles, qui se fixent sur une tige transversale, très écourtés dans certains types à branches entre-croisées, où la main trouve son principal ou unique point d'appui dans les crochets qui les terminent. — Dans les modèles français généralement employés, les manches sont presque aussi longs que les cuillers : ils sont forgés d'une seule pièce avec ces

dernières, légèrement recourbés latéralement, pourvus de rayures sur leur face convexe ou extérieure,
terminés par un crochet mousse sur l'une des branches,
par un crochet aigu, dissimulé sous une olive dévis-
sable, sur l'autre branche (dans le modèle Pajot, une
brisure permet de séparer les manches des cuillers,
ce qui rend l'instrument plus transportable); ou bien,
ils ont un revêtement en bois, profondement cannelé et un peu renflé à l'extrémité libre, pour donner
un meilleur point d'appui à la main, et présentent, à
leur extrémité articulaire, une double oreillette à rabattement, destinée à faciliter les tractions (modèle
de Stolz). — Dans les forceps anglais et allemands,
les manches sont courts, à revêtement en bois ou en
corne, rayé ou cannelé, à oreillettes fixes vers les extrémités articulaires.

L'instrument est toujours en excellent acier, métal
à la fois résistant, souple et de médiocre poids.

Le tableau suivant donne les principales dimensions et le poids de quelques modèles :

		LONGUEUR totale	De l'extrémité des manches à l'articulation	De l'extrémité des cuillers à l'articulation	Hauteur de la courbe (sinus) des cuillers	Ecartement max. des cuillers	POIDS
TYPES français	Levret....	46 cent.	20 c.	26 c.	6	6.7	
	Pajot.....	46 —	21 —	25 —	7	5	820 gr.
	Stoltz....	42 —	20 —	22 —		7	725 —
anglais	Smellie..	30 —	12 —	18 —			
	Simpson..	36 —	13 —	23 —			

Le forceps est un instrument de *préhension*, de réduction volumétrique par *compression*, de rectification de position par *évolution*, de *traction* (Poullet).

a. — La première condition du forceps, c'est de bien saisir la tête fœtale, et nous avons dit comment les types habituels pouvaient y satisfaire. Comme la préhension est parfois difficile avec les modèles ordinaires, et que l'application des cuillers symétriques ne semble pas toujours nécessaire ou utile, on a eu l'idée d'employer des *cuillers asymétriques*, ne recouvrant que certaines parties de l'ovoïde crânien, aisées à atteindre, et offrant à l'instrument une prise suffisante pour l'extraction : tel est le principe du *retroceps* de Hamon, dont les cuillers s'appliquent en arrière et agissent moins à la façon du forceps qu'à celle d'un double *levier* [1].

b. — Les cuillers, en se rapprochant, compriment la partie qu'elles ont saisie : elles peuvent ainsi déterminer une réduction de près d'un centimètre dans les dimensions de la tête. — La réduction se produit plus facilement et avec moins de danger pour l'enfant, quand elle s'exerce suivant une seule direction : la masse cérébro-crânienne s'allongeant alors dans un sens où son élongation n'entraîne aucune gêne, pendant qu'elle se raccourcit dans un autre, où son amoindrissement est plus ou moins nécessaire. Cette réduction est surtout obtenue suivant les diamètres bi-pariétal et bi-temporal ; elle est plus limitée et moins exempte

---

[1] Les cuillers sont bien réellement symétriques dans le dernier modèle adopté par le Dr Hamon.

d'inconvénients suivant le diamètre occipito-frontal ;
aussi s'efforce-t-on d'appliquer les cuillers sur les régions latérales de la tête. — Mais quand la tête
éprouve des pressions en sens contraires, comme elle
ne peut prendre, dans l'un, un développement com-
pensateur de l'amoindrissement qu'elle subit dans
l'autre, la réduction n'est souvent obtenue qu'au
prix de lésions plus ou moins sérieuses des os et de
l'encéphale ; on est même parfois obligé de la préparer par une opération qui sacrifie l'enfant (craniotomie). C'est ce qui arrive dans les cas de rétrécissement pelvien antéro-postérieur, au détroit supérieur,
la tête étant comprimée, d'une part entre la symphyse
et le promontoire, d'autre part transversalement entre
les cuillers du forceps. Il y aurait avantage à laisser
le diamètre transverse libre pour le développement
du crâne et à n'exercer une compression que dans le
sens antero-postérieur où se manifeste la résistance ;
les forceps assymétriques atteignent ce but jusqu'à
un certain point ; mais un seul y arriverait tout à fait,
s'il n'était d'introduction à peu près impossible, c'est
le *forceps antero-postérieur* d'Uytterhoven et de Baumers (Poullet).—Il convient de remarquer, avec Pajot,
que la réduction de la tête n'est pas entièrement la
conséquence du rapprochement manuel des cuillers :
celui-ci détermine une compression *active* ; mais,
alors même que les manches ne sont pas fortement
serrés, que l'articulation demeure incomplète, la tête
éprouve une compression *passive*, par le seul fait de
son entraînement au travers d'une filière plus ou
moins étroite, l'anneau pelvien déterminant sur l'ins-

trument l'effet de ces viroles de cuivre qui garnissent le porte-crayon des dessinateurs.

c. — Le forceps est un instrument rectificateur d'une position vicieuse ou d'un mouvement d'adaptation mécanique inachevé. Quand il s'agit de redresser une inclinaison latérale, d'accentuer davantage une flexion, il se comporte à la manière du levier. Dans les positions obliques, il doit aider ou déterminer le mouvement de rotation interne, qui ramène la partie à dégager en rapport avec la région maternelle au-devant de laquelle s'exécutera le dégagement. — Compter sur une rotation spontanée de la tête entre les cuillers, quand elle est bien saisie, ce serait illusoire ; mais on obtient parfois un tel résultat, en désarticulant les branches au moment d'une contraction : l'ovoïde crânien peut alors évoluer librement entre les cuillers. — Supprimer toute action d'évolution rotatoire, dans la manœuvre du forceps, en lui substituant une force mécanique, reportée vers le centre de la masse à déplacer (centre de figure), et en laissant à l'instrument un simple rôle de direction, dans la traction, à certains moments, c'est éviter à la mère des manœuvres souvent difficiles et pénibles, mais exposer l'enfant à une compression quelquefois dangereuse, pour le préserver d'une torsion du cou dont les effets ont été beaucoup exagérés. — La rotation artificielle est donc restée dans la pratique, malgré la déconsidération dont l'ont frappée d'éminents accoucheurs (Stoltz, Pajot, Chassagny, etc.), mais aussi avec l'appui d'autres praticiens non moins autorisés (Depaul, Tarnier, Charpentier). Comme elle exige un

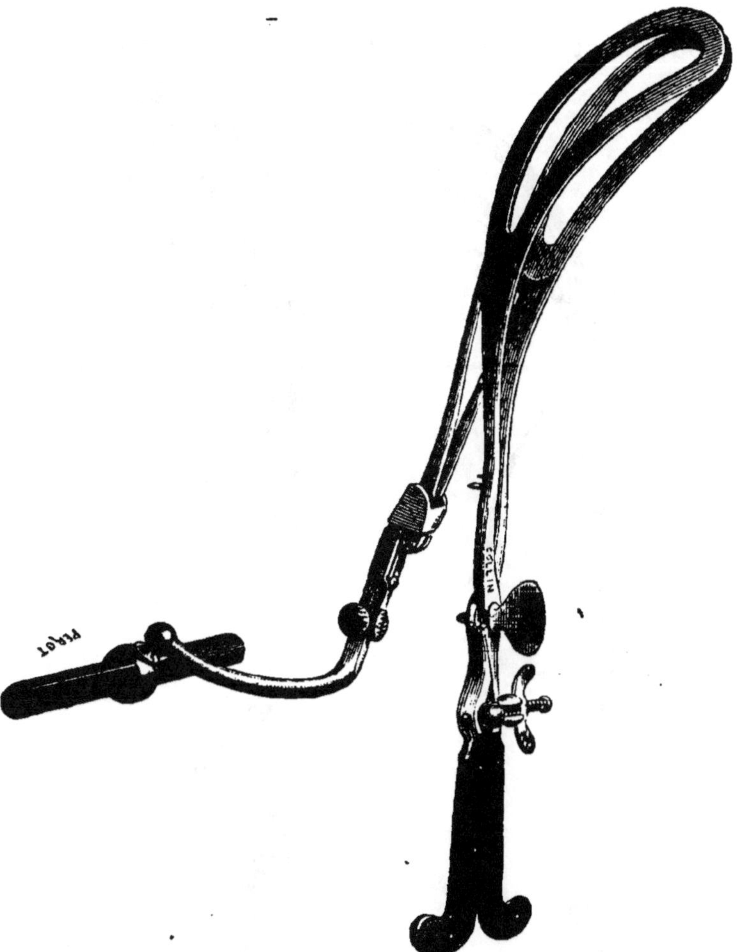

Fig. 58. — Forceps à traction normale de Tarnier, remplaçant
le forceps à courbure périnéale.

Dans ce nouveau modèle, le forceps ne diffère pas sensiblement des types
habituels; l'introduction et le placement des branches se fait comme à
l'ordinaire; mais la traction est reportée très en arrière, ou en bas, au début,
par le moyen d'une tige courbe, à manche transversal, qui contourne le périnée et reçoit les extrémités de deux tiges plus petites, adaptées au-dessous des
cuillers (boutons pénétrant dans une ouverture, le long de la face interne de
la tige propre des cuillers). La traction s'exécute avec les manches du forceps,
dès que la tête, plus avancée, réclame une direction dans l'axe de la vulve.

mouvement de rotation de l'instrument sur son axe,

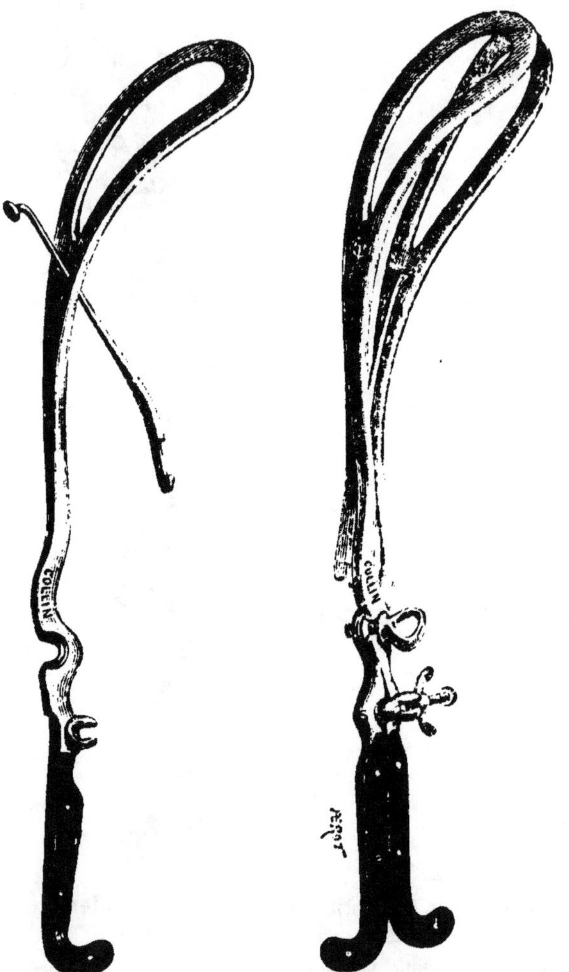

{ FIG. 59-60. — Forceps à traction normale de Tarnier.

Une des branches du forceps, avec la tige boutonnée qui s'adapte au tracteur. Les deux branches du forceps articulées, avec les deux tiges boutonnées prêtes pour leur adaptation au tracteur : leur rapprochement assuré au moyen d'un écrou à rabattement placé au-dessous de l'articulation.

elle est nécessairement limitée par l'arrêt de la convexité des cuillers contre la paroi pelvienne, aussitôt que ces cuillers s'éloignent de leur diamètre d'adaptation transversale : aussi est-elle plus facilement exécutable avec les forceps droits ou de minime courbure, suivant les bords. Comme le tronc n'accompagne pas la tête dans son mouvement de rotation, celle-ci détermine une torsion du cou plus ou moins considérable ; mais il résulte des expériences de Tarnier et de Ribemont que la torsion, même très étendue, n'entraîne pas de lésions appréciables dans le rachis ou dans la moelle épinière, parce qu'elle est répartie sur toute la colonne cervicale et sur les six ou sept premières vertèbres dorsales, au lieu de rester concentrée au niveau de l'articulation atloïdo-axoïdienne, ainsi qu'on le croit généralement.

d. — Le forceps est enfin un instrument de traction. Celle-ci doit toujours se faire dans la direction de l'axe pelvien, en bas quand la tête est élevée (et c'est alors que la courbure périnéale du forceps, ou une tige à traction périnéale, analogue à celle du nouveau forceps de Tarnier, auraient leur utilité), plus directement vers la vulve, quand la tête est rapprochée ou déjà au niveau du détroit inférieur : on maintient ainsi la présentation dans la voie où elle rencontre la moindre résistance et où la force éprouve le moins de déperdition.

La force à déployer dans les tractions est nécessairement proportionnelle aux résistances à vaincre. Très minime dans les circonstances ordinaires (forceps appliqué pour terminer un accouchement à sa dernière période, chez une multipare bien conformée, mais dont la matrice n'a plus de contractions suffi-

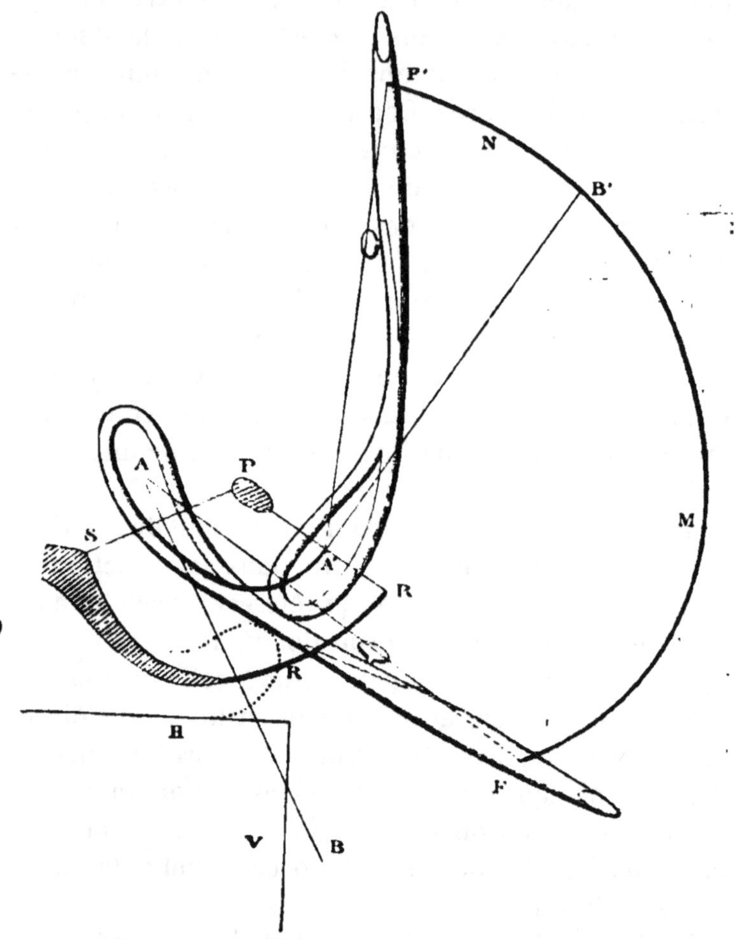

Fig. 61. — Courbe décrite par le forceps au cours
des tractions (Poullet).

A F, ligne d'axe générale du forceps ; — *A B*, ligne d'axe des cuillers : cette ligne doit servir d'axe de rotation du forceps et donner la direction de la traction.

santes), elle devient considérable dans les cas de
rétrécissements. Une force de 120 kilogr. serait alors
quelquefois nécessaire, d'après Joulin (c'est celle de
deux hommes, qui tirent en prenant un point d'appui

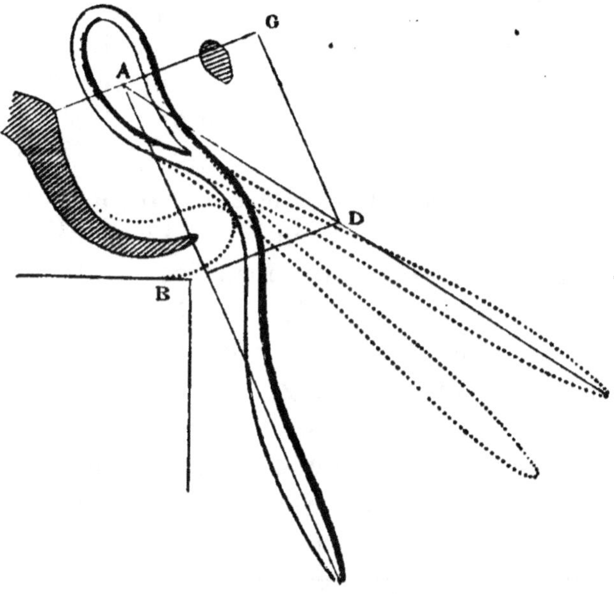

Fig. 62. — Traction comparée avec le forceps ordinaire et le
forceps à courbure périnéale.

Avec le forceps ordinaire, traction reportée trop en avant, suivant une
force qui se décompose, d'après le principe du parallélogramme : 1° en force
principale *A B*, s'exerçant bien suivant l'axe et utilisée ; — 2° en force
secondaire *A C*, s'exerçant dans la direction du pubis et perdue. Avec le
forceps à courbure périnéale, force tout entière utilisée, ou à peu près, la
traction pouvant être reportée plus en arrière.

sur le sol, sans cependant déployer toute leur énergie
musculaire, car un seul homme, dans la même condition d'appui, arriverait à une traction de 80 et même
90 kilogr. : sans point d'appui au sol, c'est-à-dire ne

tirant que des bras, deux hommes font une force équivalente à celle d'un seul, prenant cet appui, et un homme n'atteint qu'un maximum de 40 à 45 kilogr. (Joulin). Bien certainement ces chiffres ne représentent pas la force utile nécessaire pour l'extraction de la tête : une partie de la force est perdue par l'effet de tractions reportées trop en avant vers le pubis, et surtout, grâce au remontement de la tête à chaque arrêt que détermine la fatigue. Aussi, en substituant à l'action manuelle, irrégulière, discontinue, l'action mécanique, régulière, continue d'un instrument, arrive-t-on à produire avec une force de 40 kilogr. les mêmes effets qu'avec une force de 120. On obtiendrait des effets suffisants avec une force moindre, mais de longue durée (avec 15 kilogr., l'on a, en deux heures, une réduction bipariétale de 7 à 8 millim., Budin). Mais, comme la durée de la force entraîne plus d'inconvénient que sa haute intensité passagère (voir 4° p., chap. III, gangrènes consécutives au travail), il vaut mieux agir vite et énergiquement que trop modérément et pendant longtemps. De là l'utilité, aujourd'hui mise hors de contestation, des appareils à traction mécanique surajoutés au forceps (*aides-forceps*).

Les *tracteurs mécaniques* doivent réaliser les conditions suivantes :

1° Agir sur les points qui centralisent, pour ainsi dire, la résistance à la tête fœtale : ces points (centre de figure) répondent aux régions latérales qui viennent s'adapter à la partie la plus concave des cuillers, et, comme tête et cuillers se confondent

en une seule masse à déplacer, c'est à la partie
moyenne des cuillers, et non pas à leur union avec la
tige, qu'il importerait de *fixer* la traction : on y est
arrivé au moyen de forceps particuliers, ou en modifiant légèrement les modèles ordinaires, par l'adaptation d'une lame transversale, intermédiaire aux
jumelles, vers leur centre de courbure, ou par leur
perforation vers ce même centre ;

2° Fournir une traction continue, toujours égale
ou susceptible de modifications progressives : une tige
creuse, métallique, — à l'intérieur de laquelle se
meut, en s'éloignant de la vulve, et au moyen d'un
volant ou d'une manivelle, une autre tige, mais
pleine, à pas de vis, portant une armature où se fixe
solidement un lien passé au travers des cuillers (directement ou par l'intermédiaire d'un dynamomètre)
prend un point d'appui soit sur la femme (genoux,
ischions, plis cruro-fessiers), soit sur le siège où la
femme est elle-même immobilisée : la pièce à pas de
vis ne peut se mouvoir et la distance entre son armature et le point d'appui augmenter, sans que la tension du lien s'accroisse proportionnellement : la tête
ne peut rétrograder ; elle s'arrête, quand le mouvement du volant ou de la manivelle s'arrête, continue
à progresser, quand ce mouvement reprend : rien
n'est perdu, à aucun moment, du chemin qu'elle a
parcouru, et tout l'effort est devenu mécanique ;

3° Laisser au forceps toute liberté d'évolution :
l'instrument n'est plus chargé de la traction ; mais
pendant que celle-ci s'opère en dehors de lui, il doit
aider à la diriger : il faut pour cela que le forceps ne

rencontre aucune gêne dans ses mouvements d'élévation ou d'abaissement, dans le système d'appui des tiges métalliques. Dans un bon appareil de traction, le rôle du forceps est à peu près réduit à la préhension : le tracteur est appliqué de telle sorte, qu'il agit dans l'axe du bassin et il a fourni tout l'effort avant que le forceps ait à rentrer dans son rôle d'instrument directeur, pour le dégagement.

Les principaux tracteurs imaginés jusqu'ici sont ceux de Joulin, de Chassagny, de Pros, de Hamon, de Poullet : quelques-uns ont l'inconvénient d'être assez compliqués, et tous celui de coûter fort cher. Nous pensons qu'ils peuvent être remplacés, dans la pratique d'exception, par un système improvisé de traction et de contre-traction, imité des procédés de réduction des luxations : Delore et Tarnier en auraient eu la première idée ; nous ignorions leurs tentatives, quand nous-même songeâmes à utiliser, dans ce sens, notre tracteur dynamométrique (modèle Galante [1]) : la femme est retenue au moyen de petits draps enroulés, contournant le pli des cuisses et fixés, en arrière, au lit ou au mur (contre-traction) ; un lien résistant est passé au travers des cuillers : le crochet du tracteur saisit l'anse que forme ce lien, et son anneau reçoit la serviette ou la corde, dont les chefs

---

[1] Ce tracteur se compose d'une forte tige en caoutchouc, adaptable, au moyen d'un anneau et d'un crochet, sur le trajet d'un lien d'extension ; son élongation, mesurée en kilogrammes, se lit sur un ruban métrique qui lui est parallèle. Nous avions proposé, pour l'application obstétricale, d'élever la force de ce tracteur à 50 kilogr., au lieu de 20, qui suffisent à ses applications ordinaires.

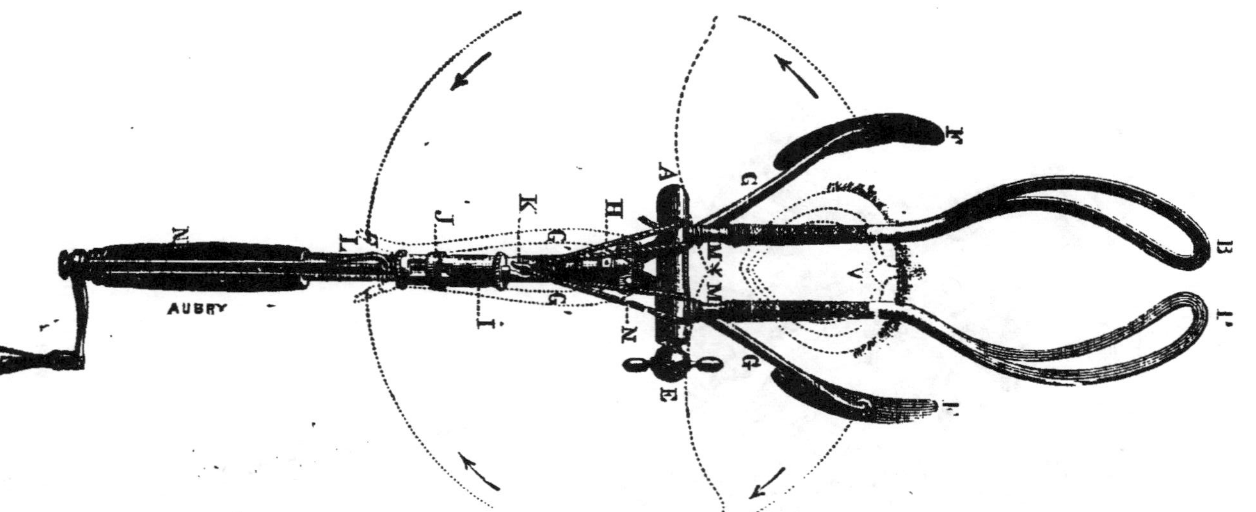

Fig. 63. — Tracteur obstétrical du Dr Hamon.

G, G', tiges à rabattement, prenant appui sur les plis cruro-fessiers, par des coussinets oblongs démonta-bles, *F*; — *K*, crochet mu par une tige à pas-de-vis et à manivelle, le long d'une canule métallique : à ce crochet s'adapte un petit dynamomètre gradué jusqu'à 60 kilogr., et, par son intermédiaire, le lien passant par les cuillers du forceps. L'appareil est ici représenté adapté au rétroceps de l'auteur et le lien est fixé sur le manche de l'instrument.

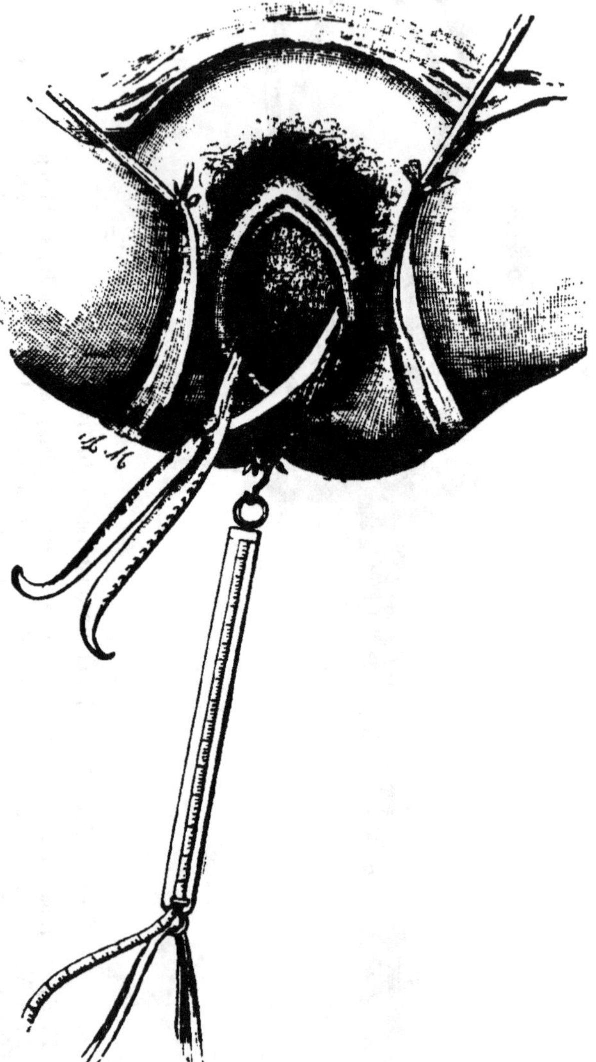

FIG. 64. — Traction mécanique improvisée avec tracteur
élastique-dynamométrique.

Le forceps a été écarté de la ligne médiane pour mieux laisser voir tel
mode de fixation du tracteur. Le plein du lien aurait dû être représené
ramené au crochet du tracteur. Mais l'on pourrait aussi fixer deux liens
isolés aux cuillers, au moyen d'un nœud coulant.

serviront à la traction, confiée à des aides, mais susceptible d'arrêt sur un corps solide et fixe, qui tient lieu de poulie de renvoi : l'opérateur n'aura à veiller qu'aux mouvements du forceps.

II. — INDICATIONS ET RÈGLES GÉNÉRALES DE L'APPLICATION.

Indications.

Le forceps est appliqué sur la tête ; mais, quelquefois, aussi sur l'extrémité pelvienne.

Sur la tête, il n'est pas applicable avant le 6ᵉ mois (ou même le 7ᵉ, d'après plusieurs médecins).

Il est indiqué : 1° comme instrument d'extraction simple, toutes les fois qu'il s'agit de terminer rapidement un accouchement, en présence d'un accident grave, qui menace la mère et l'enfant (inertie utérine, hémorrhagie, éclampsie, procidence irréductible du cordon, etc.), la version étant possible, mais ne pouvant remédier ni plus promptement, ni plus sûrement à l'accident ; la version étant impossible, comme dans les cas de présentation déjà très engagée ; — 2° comme instrument de réduction et d'extraction, toutes les fois qu'il existe un défaut de rapport, pour l'adaptation, entre le volume de la tête fœtale (dimensions exagérées) et le canal pelvien (premiers degrés d'angustie) ; — 3° comme instrument d'évolution, dans les cas de positions inclinées ou défléchies du sommet, de rotation manquante ou défectueuse (positions obliques de la face et du sommet, position

sacrée directe du menton, et, pour un assez grand
nombre d'accoucheurs, de l'occiput).

L'instrument s'applique à toutes les hauteurs du
canal pelvien, et exige, comme conditions préalables
à son introduction, un col suffisamment dilaté, une
poche des eaux rompue.

Soins préliminaires.

On reconnaît avec soin la présentation et la position, l'état du bassin, du col utérin et de la poche des
eaux (qu'on rompt si elle est encore intacte, les autres
conditions de l'application ayant été constatées).

On vide le rectum et la vessie.

La femme rassurée sur les conséquences de l'opération, mais la famille prévenue des difficultés qu'elle
peut présenter, la parturiente est couchée en travers
sur le lit, le siège un peu débordant et soutenu au
moyen d'une planche placée sous le matelas, les
épaules relevées par des oreillers et retenues par un
ou deux aides vigoureux, les cuisses bien écartées,
les jambes demi-fléchies, les pieds appuyés sur des
chaises : les membres inférieurs, recouverts par un
drap, sont maintenus dans leur position par des
aides. Si le lit est trop bas, circonstance défavorable
pour la traction, on le remplace par une commode ou
une table large et solide, qu'on recouvre d'un matelas.

Dans les applications ordinaires, au détroit inférieur
ou dans l'excavation, l'opération est trop simple pour
réclamer l'anesthésie, excepté cependant chez les

primipares, où le passage de la vulve est souvent difficile et très douloureux. Mais, dans les applications au détroit supérieur et dans les applications obliques à diverses hauteurs, les manœuvres sont parfois assez longues et assez délicates, pour exiger l'emploi du chloroforme.

L'accoucheur se place en face des voies génitales. S'il prévoit une opération de force, il doit prendre ses précautions en conséquence, pour l'application de la traction mécanique à un moment donné, et surtout pour éviter le glissement du pied qui a son appui sur le plancher, quand il est obligé ou décidé à produire seul tout l'effort : les draps et les tapis peuvent être entraînés ; le plus prudent est de jeter un tabouret en bas et en travers du lit, de manière à y rencontrer un arrêt certain, lorsque les tractions deviendront énergiques.

Le médecin, après avoir enlevé son habit, ajuste au-devant de lui un tablier ou une grande serviette, retrousse ses manches de chemise un peu au-dessus des poignets, prépare l'instrument : il articule les manches avec les cuillers, si le forceps est à brisure, s'assure que la tige du pivot est ramenée au plus haut, si elle est à pas-de-vis ou à écrou. Il trempe ensuite les cuillers dans de l'eau chaude. pour éviter à la femme l'impression du froid métallique, et graisse avec un corps gras la surface convexe des jumelles, afin de faciliter leur glissement contre les parois pelviennes.

La branche qui doit être introduite la première est la branche gauche (mâle ou à pivot); la branche droite (femelle ou à mortaise) est introduite au-dessus de la précédente, *de manière à ce que les parties de l'articulation s'adaptent sans difficulté, au moment de leur rapprochement.*

On aura toujours présent à l'esprit, que la surface plane des entablures et le pivot répondent à la concavité pelvienne des cuillers : la direction de la face articulaire qui présente le pivot indiquera donc celle des cuillers, après leur introduction.

Chaque branche est tenue par sa main homonyme, la branche gauche par la main gauche, la branche droite par la main droite.

Opération.

Elle comprend trois temps :

1er *temps : introduction et placement des cuillers.*

Les branches sont tenues de deux manières : soit à pleine main, saisies vers l'entablure, les doigts regardant en bas ; soit comme une plume à écrire, le pouce répondant à l'une des faces de l'entablure, les autres doigts à la face opposée : l'un et l'autre mode ne sont pas indifférents, car à chacun d'eux se rapportent des mouvements de pronation du poignet et de l'avant-bras, qui déterminent un choix d'instinct en certaines conditions d'application.

La main droite, graissée sur ses deux faces, les quatre derniers doigts étendus et accolés les uns aux autres, est portée dans le vagin : le pouce reste en dehors. Les doigts introduits vont reconnaître l'orifice utérin, et pénètrent entre l'anneau et la présentation ; c'est sur leur face palmaire que glissera la convexité des cuillers, dont l'extrémité mousse, guidée par les

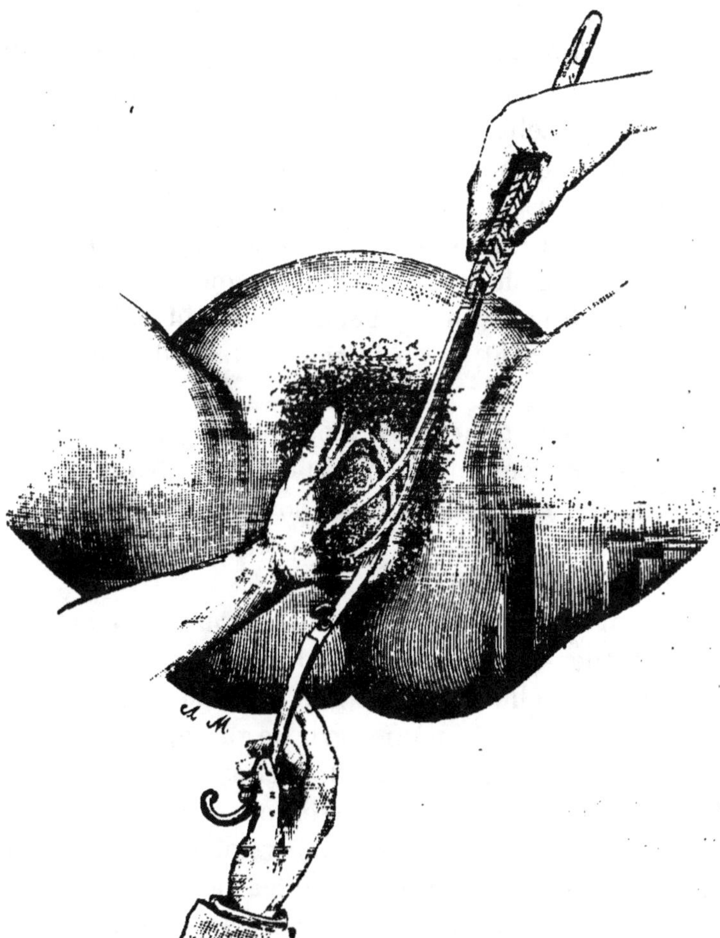

FIG. 63. — Application du forceps en position directe
et régulière.

doigts, ne pourra faire fausse route au moment de son
entrée dans la matrice. — La main gauche saisit sa

branche homonyme comme il a été dit; la cuiller est présentée verticalement à la fente vulvaire, le manche étant incliné vers l'aine droite de la parturiente : elle est enfoncée doucement dans le vagin, adaptant sa courbure à celle de ce conduit, grâce à un mouvement progressif du manche vers la face interne de la cuisse droite; elle est portée vers le côté gauche du bassin, en pénétrant dans l'utérus, qui *l'avale*, pour ainsi dire, comme la vessie le cathéter, au moment où le manche achève son mouvement d'abaissement jusqu'au niveau du plan périnéal, et en se rapprochant de l'axe fictif du corps.

La branche gauche est alors placée : la cuiller répond à l'extrémité gauche du diamètre transverse du bassin, et, comme nous supposons une application régulière, à l'extrémité correspondante du diamètre bi-pariétal de la tête.

On procède ensuite à l'application de la branche droite : pendant qu'un aide maintient le manche de la branche gauche en position, la main gauche est introduite dans le vagin pour servir de guide, et la branche droite, tenue avec la main droite, est introduite à son tour, de la même façon que son opposée et au-dessus d'elle; le manche décrit son mouvement d'abaissement vers la cuisse gauche, et la cuiller va se placer à l'extrémité droite du diamètre transverse du bassin, en même temps qu'à l'extrémité correspondante du diamètre bi-pariétal de la tête.

L'application bi-pariétale est sans doute la meilleure, mais c'est surtout à l'application transverse pelvienne que l'on doit viser, et, dans la pratique, on saisit bien souvent la tête, légèrement oblique, non pas exactement suivant le diamètre bi-pariétal, mais *comme on peut*.

2° temps : articulation.

Les cuillers ayant leur concavité dirigée vers les pubis, la surface des entablures regarde en haut et en avant; les lames articulaires sont parallèles et superposées ; il suffit de rapprocher l'encochure du pivot pour articuler les deux branches, et de serrer l'écrou du pivot pour maintenir leurs rapports.

3° temps : extraction.

L'accoucheur est debout, légèrement plié sur ses jarrets, bien en face de la vulve, la main droite tenant solidement les manches au niveau de leur portion renflée, les doigts en bas ; la main gauche placée au niveau de l'entablure, les doigts aussi en bas, ou en haut, selon la commodité qu'il trouve en l'une ou en l'autre situation. — Il attend, pour tirer, le moment des contractions, si la matrice n'est pas inerte, et recommande à la femme de les aider par quelques efforts (poussées).

Les tractions du début doivent être modérées : elles se font des bras; mais ensuite, elles peuvent être plus énergiques, exiger un point d'appui au sol, ou même l'emploi des tracteurs mécaniques. Leur intensité et leur durée varient avec le degré de la résistance à vaincre : dans les applications au détroit supérieur, on peut les suspendre quand la tête est dans l'excavation; et, si l'obstacle est difficile à surmonter, quelques accoucheurs sont d'avis d'avoir recours à plusieurs applications successives, à des intervalles de vingt-cinq à trente minutes, plutôt que de mettre en jeu, d'une manière continue, une force d'une trop longue durée.

Les tractions sont faites dans la direction de l'axe pelvien, comme nous l'avons déjà exposé ; elles s'exé-

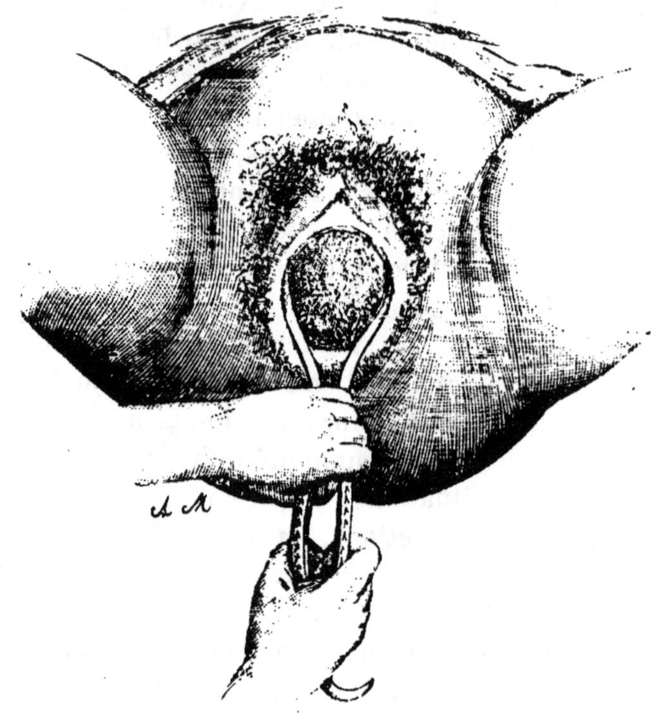

Fig. 66. — Mode de traction préparant le dégagement de la tête en occipito-pubienne.

cutent directement suivant cet axe, mais aussi avec de légers mouvements de latéralité et de rotation longitudinale communiqués au forceps, pour aider à surmonter les frottements.

Le moment critique est celui du *dégagement* : il faut alors redoubler d'attention dans la traction, la ralentir, attendre davantage de sa continuité que de son intensité, comme s'il s'agissait moins de forcer l'anneau périnéo-vulvaire que de lasser sa résistance, surveiller la tension des parties molles à la fourchette, et se tenir prêt à intervenir en imminence d'une rupture à ce niveau. Le dégagement de la plus grosse extrémité de l'ovoïde crânien au-devant du périnée est surtout délicat. L'opération a pour formule générale : *écarter la partie à dégager la première de la région maternelle au-devant de laquelle doit se faire le dégagement, par un mouvement d'élévation dans le dégagement antépérinéal, par un mouvement d'abaissement dans le dégagement sous-pubien; achever le dégagement par un mouvement inverse.*

Difficultés et accidents.

a. — Au premier temps :

1° *La position est inconnue* : on applique le forceps suivant le diamètre transverse du bassin, sans se préoccuper des points auxquels répondront les cuillers sur la tête fœtale; quelquefois, avant que les branches soient articulées entre elle, la tête éprouve un mouvement de rotation spontanée, qui adapte son diamètre bi-pariétal au diamètre transverse du bassin; mais le dégagement peut se faire malgré le défaut de rotation;

2° *La seconde branche ne peut être placée* : dans les

positions obliques, — ou le placement est régulier par rapport au bassin (transverse), et irrégulier par rapport à la tête (non bi-pariétal); l'une des branches s'applique difficilement sur une saillie plus ou moins anguleuse (menton); les doigts introduits jusqu'à cette saillie, aideront directement au placement de la cuiller; — ou le placement est régulier (bi-pariétal) par rapport à la tête, et irrégulier (oblique) par rapport au bassin; la branche antérieure, gênée dans son introduction par la branche postérieure déjà placée, heurtant par la convexité de sa cuiller contre le pubis, ayant à contourner quelquefois le menton, ne peut être appliquée; il convient alors de retirer la branche postérieure, de procéder à l'introduction de l'antérieure première, et de la ramener en avant par un artifice dont nous parlerons à propos des applications obliques; si la branche ainsi introduite la première est la droite, il y aura lieu à un décroisement pour articuler;

3° *L'extrémité d'une cuiller s'arrête contre un obstacle* : cet obstacle est peut-être un cul-de-sac vaginal, où l'instrument, mal conduit, s'est engagé; on évitera un pareil accident, qui aurait les conséquences les plus graves, si on continuait à pousser la branche, en prenant toujours la précaution d'introduire l'extrémité des doigts de la main-guide entre la présentation et l'anneau cervical; d'autres fois, l'obstacle est une saillie de la présentation elle-même, contre laquelle la cuiller ne saurait agir avec quelque violence, sans causer de lésions; on préviendra celles-ci en arrêtant la marche de la cuiller, en la retirant même un peu

et en la conduisant doucement, avec les doigts, portés
dans le vagin ou la matrice, sur la région qu'elle occupera. *Il ne faut jamais forcer une résistance* (Pajot).

Les accidents à redouter, pendant le premier temps,
proviennent, en grande partie, de l'oubli de cette règle
(rupture du vagin); mais ils peuvent aussi surgir de
difficultés anormales, créées par un état pathologique
des voies génitales (tumeurs diverses), ou par une
procidence fœtale (cordon ou membre); il faut redoubler de précautions, dans l'introduction des cuillers,
quand le canal à parcourir n'est pas en conditions
ordinaires; ne jamais procéder à l'opération, avant
d'avoir essayé de réduire une procidence, et, en cas
d'insuccès, éviter de faire porter les cuillers sur les
parties déplacées.

b. — *Au deuxième temps.* « *On ne peut articuler :*
1° parce que le pivot et la mortaise ne sont pas sur le
même plan : tordre doucement les branches, de manière à les amener (pivot et mortaise) en présence;
tâtonner; — 2° parce qu'une branche est plus enfoncée que l'autre : retirer la plus enfoncée; faire pénétrer l'autre un peu plus; tâtonner; — 3° parce que
les branches sont trop écartées l'une de l'autre et
qu'on ne peut les rapprocher; la tête est probablement
saisie irrégulièrement ou bien par l'extrémité des
cuillers; il faut introduire les deux branches plus profondément, avec de grandes précautions, et selon les
axes (quand la tête est élevée, l'articulation du forceps
doit parfois être portée jusqu'à l'entrée du vagin); le
pivot et la mortaise se rapprochent alors facilement »
(Pajot).

c. — Au troisième temps :

1° *La tête reste immobile, malgré des tractions suffisamment fortes et bien dirigées :* c'est que probablement il existe un rétrécissement comportant une autre indication que le forceps ;

2° *Le forceps lâche prise :* c'est qu'il a été mal appliqué, et que, dans l'ignorance de la position qui eût dû régler son adaptation fœtale, on a exercé une traction trop hâtive et trop énergique : prévenir cet accident, qui peut avoir pour conséquence une déchirure étendue du périnée, par une grande lenteur dans les tractions, toutes les fois que l'application n'est pas régulière ou qu'elle a été faite sans une reconnaissance parfaite de la position ;

3° *Le périnée menace de se rompre :* redoubler de lenteur dans la traction, s'assurer de la situation exacte de la partie à dégager la première, se conformer rigoureusement à la règle du dégagement, et, si on redoute malgré tout une rupture, prévenir son extension vers l'anus par deux petites incisions sur les côtés de la vulve, un peu en avant de la fourchette ;

4° *L'extrémité des cuillers est encore dans la vulve, la tête dégagée :* désarticuler et retirer les branches l'une après l'autre (Pajot) ;

5° *La tête dégagée, il n'y a plus de contractions et l'enfant souffre :* « engager la femme à pousser, aller chercher les aisselles, ne pas dégager les bras, exécuter la rotation des épaules et extraire le tronc en tirant en bas avec lenteur » (Pajot).

Valeur et appréciation.

Le forceps prend mieux, dans la plupart des cas, les intérêts de la mère, et surtout ceux de l'enfant, que la version ; mais dans les positions obliques et au détroit supérieur, c'est une opération parfois délicate et d'une certaine durée (un quart d'heure).

III. — APPLICATIONS PARTICULIÈRES.

Le forceps est appliqué :

Sur la tête et suivant le diamètre transverse du bassin : le plus grand diamètre de la présentation répond plus ou moins directement au diamètre antéro-postérieur de l'excavation ou du détroit inférieur : *applications directes ;* — la présentation céphalique (sommet ou face) est initiale : applications directes *immédiates ;* — ou elle succède à une présentation du siège initiale, applications directes *secondaires*, après sortie du tronc ;

Sur la tête et suivant l'un des diamètres obliques du bassin ; *applications obliques*, simples ou doubles ;

Sur le siège.

A. — *Applications céphaliques directes immédiates.*

Positions occipito et mento-pubiennes, position occipito-sacrée (Pajot).

L'application porte sur les bosses pariétales du fœtus. le plein des cuillers répondant au diamètre transverse du bassin et leur concavité pelvienne regardant toujours directement en avant.

Comme c'est à cette application que nous avons surtout fait allusion dans notre description générale, nous n'avons ici à insister que sur le temps de dégagement.

a. — *L'occiput ou le menton est en avant* (position occipito ou mento-pubienne) : condition normale.

La partie à dégager la première, *au-dessous de la symphyse*, est l'occiput ou le menton : mouvement d'abaissement du forceps, pour séparer, en quelque sorte, les parties fœtales et maternelles, en contact intime, porter l'amoindrissement à son maximum, par l'exagération momentanée de la flexion (position occipitale) ou de l'extension (position mentonnière). — En relevant ensuite l'instrument, dans la position occipitale, on défléchit graduellement la tête, en dégageant successivement, au-devant du périnée, le bregma, le front et la face ; dans la position mentonnière, on fléchit (ou l'on détend) graduellement la tête, en dégageant successivement, au-devant du périnée, le front, bregma et l'occiput.

b. — *L'occiput est en arrière* (position occipito-sacrée : le menton ne pouvant jamais être dégagé en arrière, il n'y a pas d'application directe en mento-postérieure ; dans la position occipito-postérieure ellemême, les avis sont partagés ; mais un grand nombre d'accoucheurs n'hésitent pas à dégager l'occiput en arrière, de préférence à une double application : comme le périnée est très exposé, pendant l'opération, il est prudent de pratiquer deux incisures latérales à la vulve, aussitôt que sa distension devient trop prononcée).

Procédé de Pajot. Flexion forcée préalable de la tête. « Saisir vigoureusement l'instrument avec la main, tout près de la vulve ; porter ensuite, avec l'autre main, les crochets d'abord en bas et un peu en avant, puis, à mesure que la tête descend, de plus en plus haut, la main gauche, située près de la vulve, tendant seule à abaisser les cuillers ; enfin, une fois l'occiput dégagé sur le périnée, abaisser les manches, de façon à produire la déflexion de la tête. Le front doit donc ainsi remonter d'abord derrière le pubis, à mesure que l'occiput descend, et tend à parcourir toute la paroi postérieure du bassin » (Charpentier).

Procédé de Delattre. Déflexion légère préalable : la flexion forcée de la tête se prête mal au dégagement, parce qu'elle entraîne la descente simultanée dans l'excavation de l'occiput et des épaules ; il vaut mieux tirer d'abord suivant l'axe du détroit supérieur, de manière à diminuer la flexion, puis dégager un peu le front sous la symphyse et relever lentement les manches pour achever le dégagement du crâne au-devant du périnée [1].

B. — *Applications céphaliques directes-secondaires.*

Les conditions générales de l'application sont les mêmes que dans les applications directes initiales.

----

[1] La formule que nous a dictée M. Delattre est la suivante :
Tirer d'abord en bas, comme si la tête était au détroit supérieur ;
Après une ou deux minutes, tirer un peu moins en bas, puis horizontalement et enfin graduellement en élevant.
Le front sort d'abord en avant sous la symphyse, l'occiput, en dernier lieu, au-devant de la fourchette.

Les branches sont toujours introduites parallèlement au plan sternal du fœtus.

Dans le dégagement, l'instrument fait exécuter à la tête et au fœtus les mêmes évolutions que la main, dans les cas où aucune résistance sérieuse ne s'oppose à l'expulsion (3ᵉ p., 2ᵉ s., chap. IV ; et 1ʳᵉ s., chap. III).

C. — *Applications obliques simples.*

Comme le dégagement exige l'adaptation préalable des diamètres antéro-postérieurs de la présentation et du pelvis, si le mouvement de rotation spontanée, qui doit amener cette adaptation, fait défaut, il devient nécessaire d'en provoquer l'exécution au moyen du forceps.

Divers accoucheurs, particulièrement en Angleterre, ne se préoccupent pas de l'insuffisance de l'évolution fœtale et n'y voient pas indication à changer le mode d'application habituel du forceps : ils placent les cuillers régulièrement par rapport au bassin, c'est-à-dire suivant le diamètre transverse, et sur les parties correspondantes de la présentation quelles qu'elles soient. D'après eux, quoi que l'on tente pour adapter les cuillers au diamètre bi-pariétal de la tête, plus ou moins oblique par rapport au bassin, elles se dirigent toujours sur les côtés de celui-ci ; d'ailleurs, sauf en de rares exceptions, la tête est suffisamment réductible pour sortir en position indirecte, quand elle ne rectifie pas d'elle-même sa position entre les

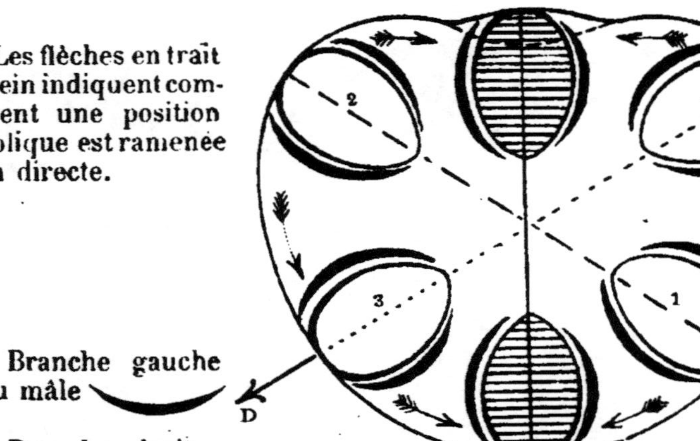

Les flèches en trait plein indiquent comment une position oblique est ramenée en directe.

Les flèches en trait pointillé indiquent le mouvement de la première application, dans les applications obliques doubles.

Di., positions directes, suivant le diamètre antero-postérieur.

G., positions suivant le diamètre oblique gauche.

D., positions suivant le diamètre oblique droit.

Branche gauche ou mâle

Branche droite ou femelle

Branche postérieure homonyme du diamétre oblique auquel répond la position.

Manches dirigés vers la cuisse homonyme de ce même diamètre.

La flèche répond à l'extrémité antérieure des diamètres et indique la direction des manches et de la concavité des cuillers.

SCHÉMA DES APPLICATIONS OBLIQUES DU FORCEPS

O. DOIN, Éditeur

Paris Imp. Monrocq

cuillers : il est donc inutile de compliquer l'opération
par des manœuvres difficiles.

Si l'expérience donne souvent raison à cette manière de faire, souvent aussi elle lui donne tort.

L'application oblique ne saurait donc disparaître
de la pratique. Dans cette application, les cuillers
sont placées régulièrement par rapport à la présentation, c'est-à-dire suivant le diamètre bi-pariétal, et
irrégulièrement par rapport au bassin, c'est-à-dire
suivant un diamètre oblique ; l'application se trans-
formera graduellement en directe, la concavité des
cuillers étant ramenée en avant par un mouvement de
rotation du forceps autour d'un axe fictif qui traver-
serait sa portion articulaire, et, en même temps, la
présentation étant adaptée au diamètre antéro-postérieur du bassin.

Nous établirons de la manière suivante les indications et les règles des applications obliques (pl. IV) :

1° Toute *position oblique* de l'extrémité céphalique
doit être *ramenée en directe* pour le dégagement ; —
l'évolution doit se faire *par le chemin le plus court*,
car elle peut s'accompagner d'une torsion proportionnelle du cou qu'il est bon de limiter autant que
possible, bien qu'on ait exagéré ses conséquences
(le tronc n'accompagnant pas nécessairement la tête
dans son déplacement), et le passage entre deux positions trop éloignées amènerait un buttement de la convexité des cuillers contre l'une ou l'autre des branches
horizontales des pubis, vers la fin de l'opération. —
L'occiput pouvant se dégager *en avant ou en arrière*,
on le ramène en occipito-pubienne dans les positions

obliques antérieures, en occipito-sacrée dans les positions obliques postérieures ; le *menton*, ne pouvant se dégager que sous la symphyse, on le ramène *toujours en avant*, par une application simple, dans les positions mentonnières antérieures, double dans les positions mentonnières postérieures (voir plus loin).

2° La *concavité pelvienne des cuillers* répond à *l'extrémité antérieure du diamètre oblique* auquel appartient la position ; car cette extrémité est la plus rapprochée de la symphyse, c'est-à-dire du point où la concavité des cuillers doit aboutir à la fin de l'opération. — Dans ces conditions, la concavité des cuillers répond à la *région de la tête fœtale* qui est *ramenée en avant*, mais cette région n'est pas *toujours celle qui règle le dégagement* : — dans les positions antérieures, la concavité des cuillers est bien en rapport avec la partie fœtale ramenée en avant pour le dégagement (menton ou occiput) ; dans les positions postérieures, elle est en rapport avec une partie fœtale ramenée en avant, mais opposée à celle qui est ramenée en arrière pour le dégagement (occiput).

3° La *direction des cuillers*, à l'intérieur de la cavité pelvienne, est *indiquée* à l'extérieur *par la direction corrélative des surfaces articulaires et des manches :* — le plan des entablures répond aux bords des cuillers, et l'articulation pivotante à la concavité de ceux-ci ; — les *manches*, qui sont comme la continuation des courbures suivant les bords des cuillers, auront la même direction générale que leur concavité : ils seront *tournés vers l'extrémité antérieure du diamètre oblique* auquel appartient la position et, par conséquent, vers la *cuisse homonyme* de ce diamètre ; — en outre, l'opposition croisée entre les plans des cuillers et des manches, franchement latérale dans les positions directes, est semi-latérale et semi-antero-postérieure dans les positions obliques.

4° Les *branches* ne sont plus, en effet, gauche et droite, mais *gauche et droite en même temps qu'antérieure ou postérieure*.

5° La *branche antérieure* sera en rapport avec le pariétal antérieur et les pubis : c'est la branche *de nom opposé au diamètre oblique* de la position, la droite en première et deuxième positions (diamètre oblique gauche), la gauche en troisième et quatrième (diamètre oblique droit) . — La *branche postérieure* sera en rapport avec le pariétal postérieur et le sacrum : c'est la branche *homonyme du diamètre oblique* de la position : la gauche, en première et deuxième positions (diamètre oblique gauche), la droite en troisième et quatrième (diamètre oblique droit). Dans un placement selon ces règles, il est aisé de se convaincre que chaque branche aura la situation latérale franche que comporte son nom, à la fin du temps d'évolution.

6° La branche postérieure est facile à placer, parce que la convexité de sa cuiller s'adapte à la concavité de la paroi pelvienne postérieure. Mais la *branche antérieure*, qui rencontre dans la branche horizontale des pubis comme un barrage à l'introduction de sa cuiller, la convexité dirigée en avant, doit décrire un *mouvement* dit *de spirale allongée* pour arriver en position :

Dans les positions postérieures, la cuiller est portée vers le ligament sacro-sciatique du côté de la position, contourne l'occiput, et est ramenée en avant de la périphérie vers le centre du bassin ;

Dans les positions antérieures, la cuiller est plutôt portée vers le ligament sacro-sciatique du côté opposé à la position : elle contourne la face, dans la présentation de l'occiput, ou le crâne, dans la présentation du menton, et est ramenée en avant, du centre vers la périphérie.

Le mouvement intérieur est exécuté par le plein et non par l'extrémité de la cuiller, aidé par les doigts de la main qui sert de guide à l'instrument, complété par un mouvement d'abaissement du manche à l'extérieur.

7º La branche antérieure, par ce fait qu'elle est plus rapprochée des pubis, si elle est placée la première, gêne l'introduction de la branche opposée, la seconde étant toujours superposée à la première. — Si la branche gauche, quand elle est antérieure (positions sur le diamètre oblique droit), est introduite la première, suivant la règle habituelle, elle entrave l'introduction de la branche droite-postérieure ; mais les branches, une fois appliquées, sont prêtes pour l'articulation. — Si, dans les mêmes positions, on introduit la branche droite-postérieure la première, on éprouvera moins de difficulté pour l'introduction de la seconde branche, la gauche-antérieure ; mais les entablures ne seront plus convenablement superposées pour une articulation immédiate ; la mortaise sera au-dessous du pivot, et, pour la ramener au dessus, il faudra opérer le *décroisement des branches* : on éloigne doucement les manches l'une de l'autre jusqu'à ce que les entablures soient ramenées sur un même plan ; l'entablure de la branche femelle est alors portée sur l'entablure de la branche mâle et l'articulation s'achève comme à l'ordinaire. Certains forceps, à *articulation indifférente* ou à branches simplement rapprochées, mais non croisées, évitent cette manœuvre, en quelque condition que les cuillers aient été préalablement introduites. Avec les forceps de types ordinaires, il faut se résoudre à l'un ou à l'autre des petits inconvénients que nous venons de mentionner, et choisir entre leurs compensations.

Deux formules sont admises :

a. — La *branche gauche* doit *toujours* être introduite la *première* : elle sera postérieure suivant le diamètre oblique gauche (première et deuxième positions) et antérieure suivant le diamètre oblique droit (troisième et quatrième positions), et, dans ce dernier cas, il n'y aura pas de décroisement ;

b. — La *branche postérieure* doit *toujours* être introduite la *première* : c'est la gauche suivant le diamètre oblique gauche, la droite suivant le diamètre oblique droit, et, dans ce dernier cas, le décroisement est nécessaire après l'application.

8° L'application et l'articulation des branches terminées, l'instrument étant bien saisi, suivant le mode habituel, un mouvement de rotation progressif ramène la position vers son point de dégagement, de droite à gauche, dans les applications droites ; de gauche à droite, dans les applications gauches : ce mouvement porte en avant la concavité des cuillers, et il s'accompagne du ramènement du plan d'entablure en avant et de l'axe longitudinal de ce plan sur la ligne médiane. L'opération s'achève comme dans les cas de positions directes.

D. — *Applications obliques doubles.*

Elles sont nécessaires, quand le mouvement d'évolution d'une position oblique en directe est trop étendu, pour être exécuté en une seule fois (positions postérieures) à cause de la torsion du cou, qui ne serait pas ménagée, et du buttement de la convexité des cuillers contre la paroi antérieure du bassin, quand la position a été ramenée au-delà du diamètre transverse : cette dernière considération disparaîtrait avec l'emploi du forceps droit ; mais le danger de la torsion du cou persisterait, d'après divers maîtres, le tronc n'ayant aucune tendance à obéir au mouvement de rotation de la tête.

Les applications doubles ont toujours pour but un *dégagement en avant.*

Elles sont *facultatives dans les positions occipito-postérieures*, les uns les préférant alors afin d'éviter au périnée toute chance de rupture dans un dégagement, la nuque en arrière, les autres estimant plus simple une évolution en arrière (par le chemin le plus court), le dégagement étant soumis à des précautions convenables.

Elles sont *obligatoires dans les positions mento-pos-*

térieures, le menton ne pouvant jamais se dégager qu'en avant.

L'opération se compose de *deux applications obliques successives de même côté, mais sur diamètre oblique différent*, l'une postérieure, l'autre antérieure : la première ramène la tête fœtale aussi loin en avant que le permet la rotation des cuillers ; la seconde reprend la tête où elle a été arrêtée par le buttement de la convexité des cuillers, et, substituant à cette convexité une concavité dirigée en avant, porte la partie à dégager sous la symphyse.

E. — *Application sur le siége.*

Elle n'offre aucun inconvénient sur l'enfant mort, et, sur l'enfant vivant, on évite la contusion des orga nes abdominaux, en plaçant les cuillers, non sur les arêtes iliaques, mais sur les cuisses, qui forment un cône de prise très convenable. L'instrument serait surtout utile dans le mode des fesses, lorsque le plan dorsal du fœtus est en arrière (Tarnier, Ollivier).

CHAPITRE VII

EMBRYOTOMIE

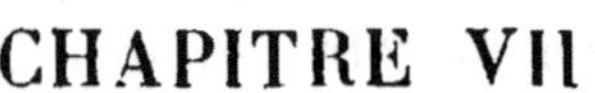

I. — EMBRYOTOMIE EN GÉNÉRAL

L'embryotomie comprend l'ensemble des opérations qui ont pour but la division du fœtus ou d'une partie du fœtus.

La division porte sur le tronc, les membres ou le cou, et elle s'effectue par section, avec un instrument tranchant ou mousse (ciseaux, bistouri, crochets divers, scie à chaînette, écraseur ou corde), plus rarement par dilacération (crochet aigu) : *embryotomie proprement dite (éviscération, section du tronc, amputation d'un membre, décollation)*.

La division s'exécute par section et porte sur la tête : *céphalotomie;* ou elle demeure limitée au crâne et est accomplie par dilacération (crochet aigu), perforation ou broiement : *craniotomie, et céphalotripsie.*

Nous avons indiqué en quelles circonstances dystociques l'embryotomie devenait nécessaire (rétrécis-

sements pelviens, présentation céphalique avec procidence irréductible d'un membre, engagement simultané de fœtus multiples, volume excessif du fœtus,
etc.) Dans certains cas, l'opération est préférée à
d'autres procédés, qui eussent conservé son intégrité
au fœtus, parce que celui-ci est mort, et que le
principal but à atteindre est son extraction rapide et
facile ; on se préoccupe seulement de l'intérêt de la
mère, et, sans hésitation, on a recours aux manœuvres qui sont le plus propre à l'assurer : par exemple,
si l'enfant est mort, au lieu d'entreprendre la réduction (souvent fort difficile) d'un bras engagé avec la
tête, on sectionne le membre, afin d'aider à la sortie
de cette dernière ; la tête est-elle volumineuse ? on
la perfore avant d'appliquer sur elle les cuillers du
forceps, sans attendre de la matrice des efforts d'expulsion trop énergiques, et pour prévenir les effets
trop intenses d'une traction avec l'instrument. Mais si
l'enfant vit, on est parfois embarrassé pour choisir
entre l'embryotomie, qui va le sacrifier, et d'autres
opérations, qui le sauveront sans doute, mais met-
tront en péril les jours de la mère.

Dans les rétrécissements extrêmes, quand devra-t-
on recourir à l'embryotomie, quand devra-t-on recourir à l'hystérotomie ? Il ne faut pas se dissimuler que
l'embryotomie par broiement de la tête (céphalotripsie), telle qu'elle est alors indiquée, est une opération
laborieuse et difficile, dangereuse pour la mère ; que
l'hystérotomie est une opération relativement facile,
et qui tend de jour en jour à devenir moins redoutable pour la femme, grâce au perfectionnement des

méthodes et à l'emploi des antiseptiques. Dans les rétrécissements du dernier degré, l'hystérotomie est nettement indiquée. Dans les retrécissements de l'avant-dernier degré, nous estimons que l'hystérotomie serait souvent encore préférable à la céphalotripsie, quelque soit l'état de l'enfant ; mais, dans ce cas, les opinions sont partagées et l'on peut avoir à peser mûrement diverses appréciations :

a. — L'enfant est mort : l'intérêt de la mère exige l'adoption du procédé opératoire que l'habitude manuelle du médecin, les conditions particulières de la présentation, celles du milieu (séjour à la ville ou à la campagne, constitution médicale salubre ou épidémique) rendent le plus propre à le sauvegarder.

b. — L'enfant est vivant : ses intérêts doivent être mis en parallèle avec ceux de la mère : la femme est-elle atteinte d'une affection qui ne laisse aucune chance de guérison? on ne saurait, pour lui ménager une courte existence, sacrifier un nouvel être plein de vie ; est-elle en bonne condition de santé? on agira d'après sa volonté et les désirs de la famille, préalablement avertie des chances et des dangers réciproques de l'un et de l'autre mode d'intervention.

Grave est toujours le parti à arrêter en pareille occurrence, aussi ne sera-t-il adopté définitivement qu'après entente avec un ou plusieurs confrères.

L'embryotomie décidée, la femme, convenablement préparée, est placée dans la même attitude que pour l'application du forceps, maintenue dans cette attitude par des aides, et soumise aux inhalations du chloroforme.

L'opération, étudiée d'une manière générale, comprend trois temps :

1er *temps*. Le col est complètement dilaté, la poche des eaux rompue : soutien de la matrice (mains d'un aide appliquées sur le fond de l'organe); — fixation de la partie fœtale à diviser (refoulée vers l'excavation par la pression de l'aide qui soutient la matrice, ou immobilisée au moyen d'appareils particuliers, indépendants ou dépendants de l'instrument diviseur); — introduction de l'instrument diviseur, guidé par l'une des mains, et solidement tenu par l'autre (afin de prévenir toute échappée), suivant l'axe des voies génitales, et placement de la partie divisante sur la région fœtale qu'elle doit intéresser : à redouter la déchirure de la partie supérieure du vagin, si la matrice est mal soutenue; la déchirure de l'utérus, si l'instrument est mal dirigé ou mal appliqué.

2e *temps*. Division : elle doit être accomplie avec les plus grands ménagements, dans la crainte d'une échappée, qui pourrait déterminer les plus graves lésions chez la mère.

3e *temps*. Extraction : il peut être dangereux de la pratiquer avec l'instrument diviseur, qui, d'ordinaire, ne répond que très imparfaitement aux conditions d'une bonne préhension. S'il s'agit d'une présentation de la tête, c'est avec le forceps qu'il faut amener le fœtus au dehors, ou bien par la version. S'il s'agit d'une présentation du tronc, c'est avec la main et avec le forceps qu'on doit extraire les parties séparées. Il convient d'ailleurs de surveiller très attentivement, avec les doigts introduits de temps en temps dans le vagin, le cheminement des parties broyées, afin d'être toujours prêt à remédier à l'action des fragments osseux sur la paroi du conduit.

A chacun des temps, l'accoucheur est tenu de se rendre un compte exact de la direction générale et des moindres déplacements de l'instrument dans l'intérieur des voies maternelles.

Après l'opération, la femme sera l'objet d'une surveillance attentive, et on la soumettra aux lotions vulvaires et aux injections vaginales antiseptiques les plus rigoureuses.

II. — EMBRYOTOMIE PROPREMENT DITE.

Section d'un bras procident. — Elle sera faite dans la contiguité (épaule), au moyen d'un scapel, le membre ayant été préalablement amené vers la vulve, et les parties maternelles étant protégées au moyen d'une lame d'épais carton ou d'un spéculum de Sims. Si le membre demeurait trop élevé, la section pourrait être faite à l'union de la diaphyse avec l'épiphyse supérieure, au moyen de forts ciseaux.

Décollation. — Tête défléchie et enclavée après l'expulsion du tronc ; tête d'un premier fœtus, dont le tronc est déjà sorti, immobilisée par un second fœtus. Opération faite à la vulve, par conséquent facile ; forts ciseaux ou bistouri.

Division du tronc. — Présentation du tronc : accouchement spontané ou par version provoquée impossible.

1° Avec les *ciseaux* : on reconnaît, par le toucher, la partie sur laquelle doit porter la section, on l'amène le plus bas possible, en tirant sur le bras, s'il y a procidence, ou au moyen d'un crochet; les ciseaux, choisis longs et forts, tenus de la main droite et guidés par l'autre main, divisent le tronc par incisions répétées, peu étendues, mais de plus en plus profondes.

2° Avec les *crochets* : on a imaginé divers crochets à concavité tranchante, pour sectionner le tronc; d'autres fois, on s'est servi du crochet aigu qui termine l'une des branches de nos forceps, pour dilacérer les parties molles, provoquer l'issue des viscères hors des grandes cavités et diminuer ainsi les dimensions de la poitrine et de l'abdomen (éviscération) : moyens d'exception et dangereux entre des mains peu expérimentées.

3° Avec les *scies à chaînette*, passées par dessus le tronc, au moyen de tiges ou de crochets particuliers: on peut les remplacer très avantageusement par les

4° *Fils diviseurs* (fil de soie ou fil à fouet). Il n'est pas nécessaire, pour placer le lien, d'avoir recours à des instruments spéciaux (embryotomes de Thomas et de Ribemont), lorsqu'on peut employer le procédé si simple de Pajot. Le crochet mousse du forceps, creusé d'une rainure pour recevoir un fil de

résistance convenable et auquel est attachée une balle
en plomb, porte celle-ci au-delà des parties à diviser;
la balle, abandonnée à son propre poids, entraîne le
fil avec elle, l'autre bout étant resté dans les mains
de l'opérateur. « Si la compression des parties empê-
chait la balle de trouver du passage, une simple pression avec le doigt ou une tige mousse, exercée sur le fœtus, déterminerait immédiatement une
sorte de gouttière, dans laquelle la balle viendrait
elle-même s'engager. Une fois le fil placé et les deux
bouts saisis par la main de l'accoucheur, le crochet
mousse est retiré, et les deux chefs du fil sont enga-
gés dans un spéculum ordinaire, qui est appliqué
dans le vagin pour protéger les parties maternelles.»
Par de rapides mouvements de va-et-vient commu-
niqué au fil, on divise alors le tronc (Pajot).

III. — CÉPHALOTOMIE

Elle consiste dans la section d'un segment de la tête
fœtale, au moyen de scies à chaînette, qui agissent
de *bas en haut*, entre des cuillers imitées du forceps.
Elle met en œuvre des instruments dont l'application
n'est guère plus difficile ou redoutable que celle du
forceps, dont l'action est exempte de violence, et
dont les résultats sont assez considérables pour permettre quelquefois, après le retranchement d'une
partie de la tête, l'expulsion spontanée du fœtus, ordinairement d'ailleurs facile à extraire sans désemparer
avec des mors bien conformés pour la préhension.

Mais les forceps-scies (Van Huevel, Tarnier, etc.) sont malheureusement un peu compliqués et d'un prix

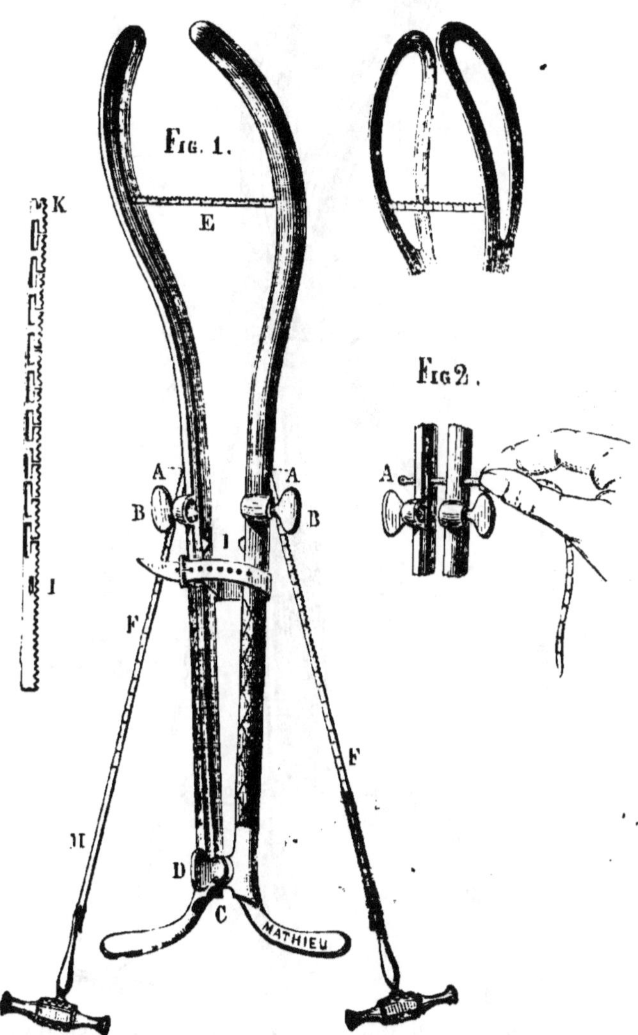

Fig. 67-68. — Forceps-scie avec conducteurs flexibles (Mathieu).

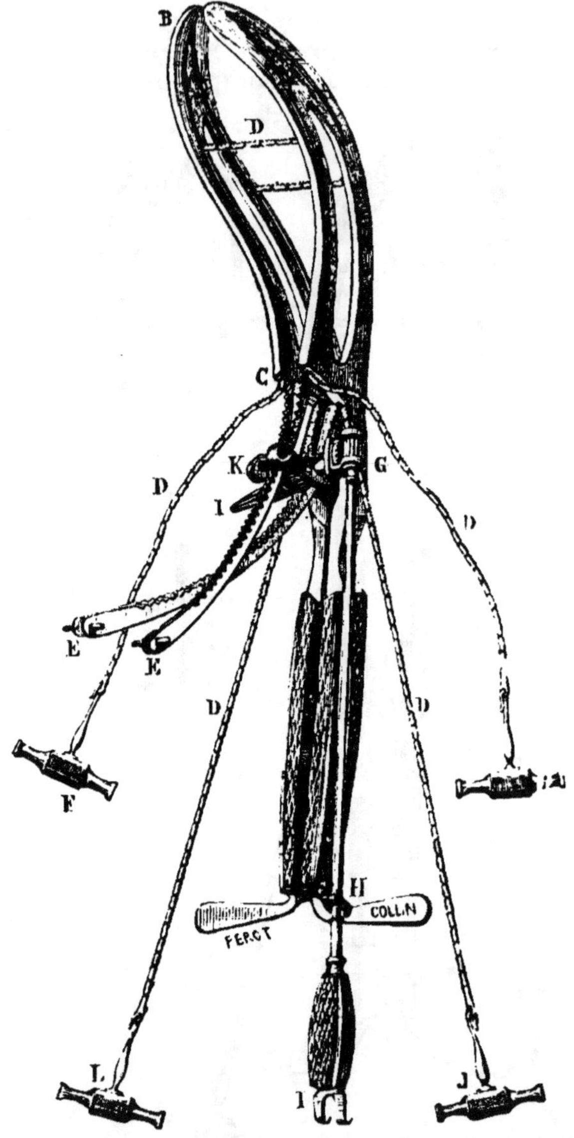

Fig. 69. — Forceps à double scie de Tarnier : deux sections se réunissent pour détacher un segment de la tête fœtale.

très élevé : aussi ne sauraient-ils être employés par
un grand nombre de praticiens.

IV. — CRANIOTOMIE.

L'opération se propose d'augmenter la réductibilité du crâne, en donnant issue à la matière cérébrale par une ouverture artificielle pratiquée sur
un os.

La *perforation* doit toujours être exécutée sur un
os : faite au niveau d'une suture ou d'une fontanelle,
son résultat serait annihilé par le chevauchement des
os. On la pratique sur l'occiput ou sur l'un des pariétaux, dans la présentation du sommet ou dans le cas
d'arrêt de la tête après l'expulsion du tronc; sur la
base du crâne, par l'orbite ou la voûte palatine, dans
la présentation de la face.

Le *crochet aigu*, susceptible de glissements très
dangereux pour la mère, doit être rejeté.

Le *bistouri* est un instrument d'exception : on l'em-
ploiera seulement à défaut d'un autre instrument plus
convenable, après avoir pris le soin de revêtir la lame
d'une bandelette de linge, pour protéger les parties
génitales contre son tranchant, et de couvrir la
pointe avec une boulette de cire au moment de l'introduction.

Le *perforateur en pas-de-vis* de Lucas-Championnière, le *perforateur à trépan* de Berutti et plusieurs
autres instruments analogues, sont d'application sûre

et facile, mais ils donnent une ouverture invariable et souvent de trop faible dimension.

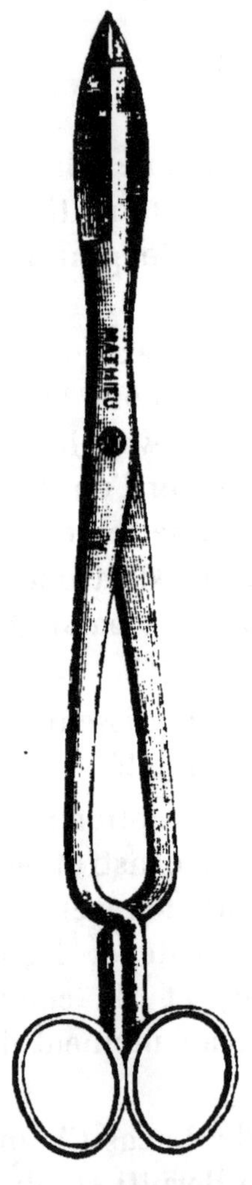

FIG. 70. — Perforateur de Pinard.

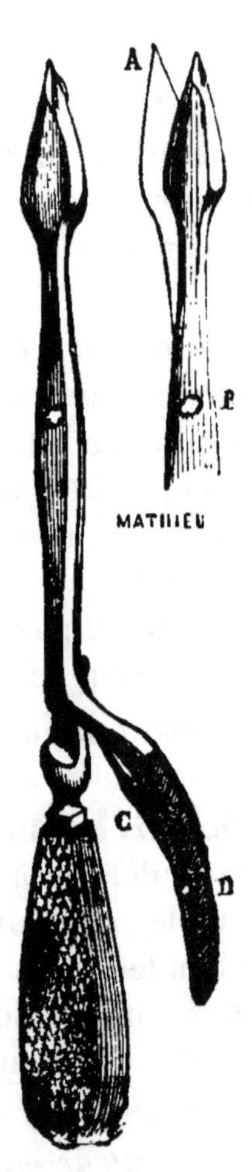

FIG. 71. — Perforateur de Blot.

Les *ciseaux-perforateurs* sont préférables : ils ne font courir aucun risque à la femme, pénètrent aisément dans les os du crâne, déterminent, par l'écartement de leurs branches (c'est-à-dire à l'inverse des ciseaux, dont ils portent le nom), une ouverture que l'on peut agrandir à volonté.

Deux modèles sont employés : les ciseaux de Smellie (heureusement modifiés par le Dr Pinard) et le perce-crâne de Blot. — Les ciseaux de Smellie ont des extrémités aplaties, élargies en forme de spatule, et qui se recouvrent complètement pendant l'introduction (dans l'instrument de Pinard, les lames ont une arête sur leur face extérieure, qui est légèrement convexe) : les doigts, passés dans les anneaux, déterminent, en s'écartant, la séparation des lames, après que leur pointe a pénétré dans le crâne. — Le perforateur de Blot offre des lames plus épaisses, losangiques, pourvues d'une petite arête sur leur face externe et vers leur extrémité libre (ce qui donne à la pointe de l'instrument, quand les lames sont accolées, une forme quadrangulaire très favorable à sa pénétration) et permet d'obtenir un écartement, limité par la pression sur une tige à ressort, comme dans les lithotomes. — Le perforateur, tenu de la main droite et guidé par l'autre main, est introduit dans les voies génitales suivant leur axe : dès que la pointe est arrivée au contact de la partie à diviser, on l'y fait pénétrer d'un petit coup sec et l'on agrandit l'ouverture en communiquant à l'instrument, plus ou moins ouvert, de légers mouvements de rotation sur son axe. Les lames ramenées à leur premier état de superposition, le ciseau est retiré. L'expulsion du fœtus est abandonnée à la nature ou l'extraction est faite avec le forceps.

V. — CÉPHALOTRIPSIE.

L'opération consiste dans le broiement de la tête fœtale, et plus particulièrement du crâne.

Deux méthodes :

a. — Par les *cranioclastes*.

L'opération est exécutée avec des instruments de volume et de poids souvent médiocres, à branches isolables et faciles à introduire, à mors bien confectionnés pour saisir les parties avec solidité : l'un, porté dans la cavité crânienne par une ouverture faite avec le trépan ou les ciseaux perforateurs, exerce une pression de dedans en dehors par sa convexité ; l'autre, appliqué sur un des côtés de la boîte osseuse, agit à l'extérieur par sa concavité. Les deux branches en place et articulées à la manière du forceps, l'accoucheur rapproche les manches et imprime à l'instrument des mouvements de rotation en divers sens, broyant successivement l'occiput, puis les pariétaux. Lorsqu'il juge l'écrasement suffisant, il pratique l'extraction avec le cranioclaste lui-même, ou bien il enlève les branches et a recours au cro-

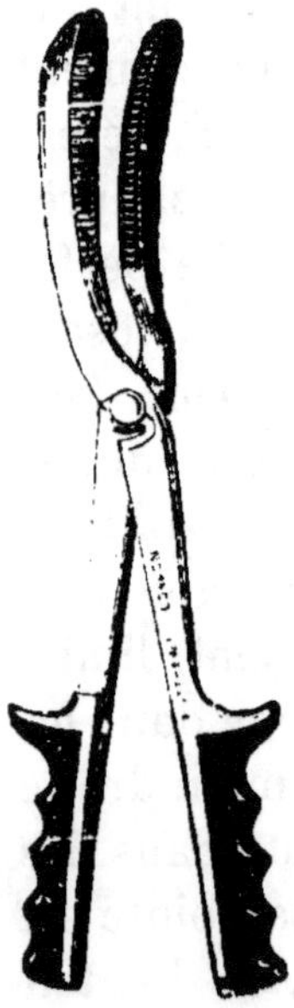

Fig. 72.—Cranioclaste de Simpson.

chet pour attirer le fœtus, s'il ne préfère abandonner l'expulsion à la nature.

Les cranioclastes, très en faveur en Angleterre, n'exposent la femme à aucun danger sérieux, pendant leur manœuvre, et sont de bons instruments de préhension ; mais ils ne remplissent pas toujours, d'une manière suffisante, le but principal pour lequel ils ont été inventés : leur champ de broiement est limité et leurs mors n'ont généralement ni assez de force ni assez de longueur, pour atteindre, dans les rétrécissements prononcés et dans la présentation du sommet, les parties de la base du crâne, qui exigent cependant une destruction plus ou moins complète. Le Dr A. Auvard a appelé l'attention sur l'importance obstétricale du *cône basio-facial*, dont les dimensions principales sont représentées par les diamètres naso-mentonnier (de la racine du nez au menton, 45 millim.), bi-malaire (d'une pommette à l'autre, 65 à 75), bi-astérique (les astérions correspondent aux points de rencontre des apophyses mastoïdes, avec les trois os pariétal, occipital et temporal : 70 à 80), inio-nasal (de la protubérance occipitale externe ou inion à la racine du nez, 115). Cette région offre une résistance considérable : elle constitue l'obstacle réel à l'extraction de la tête craniotomisée, et la partie de cette région qu'il importe surtout de réduire est celle qui s'étend du trou occipital à la face : « briser cette portion du squelette doit donc être le but idéal de l'accoucheur ». Pour l'atteindre, notre confrère a proposé un nouveau cranioclaste, qui nous paraît appelé à rendre d'utiles services.

L'instrument se compose d'une branche femelle fenêtrée (extérieure), et d'une branche mâle (intérieure), pleine, cannelée sur sa convexité, et terminée par un tire-fond qui se continue avec une légère saillie du côté concave. Ses courbures sont calculées de tel sorte, qu'il peut s'articuler en deux sens : dans le premier cas, les deux mors se regardent par leur concavité, les extrémités seules se touchent; dans le second, il y a emboîtement réciproque, comme dans les cranioclastes ordinaires. Les manches sont rapprochés au moyen d'une vis à volant.

« Voici quelles sont les règles d'application de cet instrument. Une perforation aussi large que possible étant faite à la voûte avec un trépan ou l'instrument de Blot, on va, par le toucher intra-crânien, s'assurer de la position de la tête et se renseigner sur la situation du trou occipital... *Quand on atteint une surface osseuse, on est du côté de la face; quand, au contraire, un repli horizontal de la dure-mère, du côté de l'occiput...* La situation de la tête étant ainsi précisée, on enlève à l'aide d'une injection intra-crânienne d'eau ou avec une curette, une partie de la substance cérébrale et on procède à l'introduction de la branche mâle de l'instrument dans la direction supposée du trou occipital. — Le tire-fond, poussé dans ce sens, entre, pour ainsi dire spontanément dans cet orifice, dont les bords servent de guide à la pointe de l'instrument. On tâte avec la main si le mors est bien fixé, ce qui indique sa pénétration dans le trou occipital. On imprime enfin à la branche, pour enfoncer le tire-fond, un ou deux tours complets, pas davan-

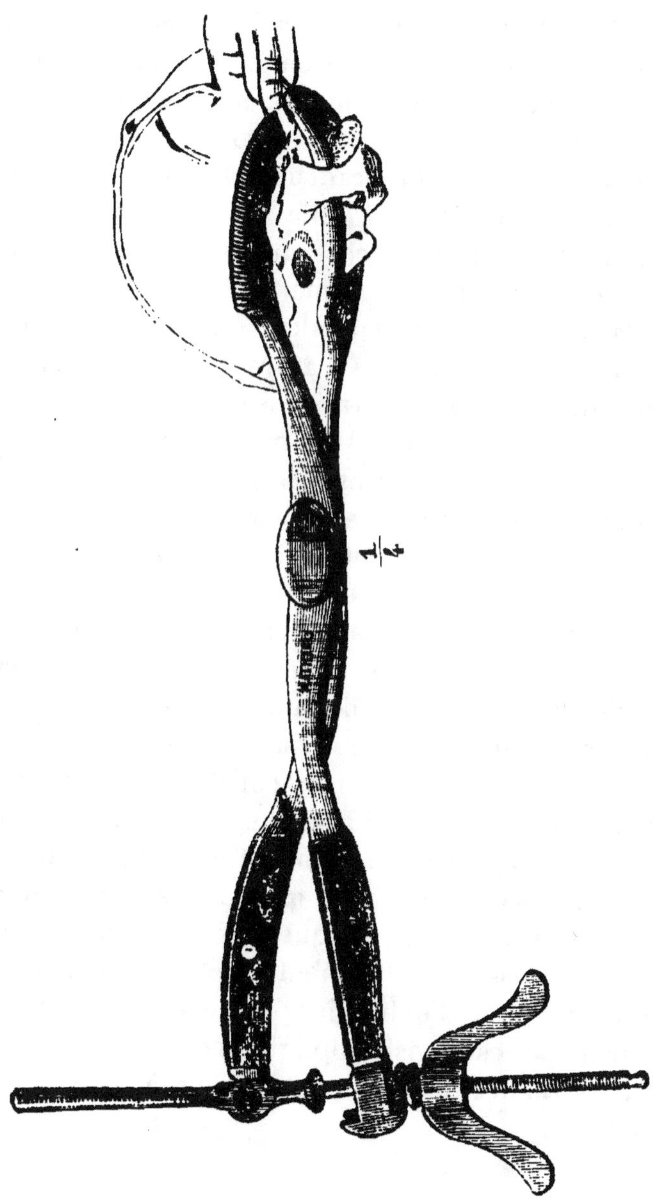

Fig. 73. — Cranioclaste d'Auvard : première position ou de broiement.

tage... — Confiant alors la branche appliquée à un aide, on introduit la branche femelle, sur la face, puis on articule en ayant soin que les mors se regardent par leur concavité. Ce que l'on voit facilement à la forme du manche de la branche mâle, qui présente une courbure analogue à celle de son mors. Cette direction se reconnaît encore au détail suivant : les manches sont pourvus d'un même côté de *deux boutons blancs* qui se correspondent quand les cuillers sont appliquées l'une dans l'autre par emboîtement réciproque et qui au contraire se trouvent sur les deux faces opposées quand les mors se regardent par leur concavité. La tête ainsi prise, on place la vis de pression et on commence le broiement en serrant doucement et progressivement. — La base du crâne et la face, étant ainsi solidement saisies entre les deux mors, sont fatalement broyées; la branche mâle, munie de la petite saillie située au-dessous du tire-fond, pénètre dans les os de la base, les laboure, les brise complètement, pour s'ouvrir une voie vers la branche externe. — Le broiement terminé, on desserre la vis, on tourne la branche mâle dans l'autre sens, et on réapplique l'instrument en ayant soin de l'attirer un peu en bas pour que la prise soit moins haute que la première fois, que les os broyés ne soient pas pincés aussi complètement que tout à l'heure et conservent pour l'extraction toute leur souplesse. L'instrument est ainsi appliqué comme le cranio-claste ordinaire... » et peut servir à l'extraction immédiate.

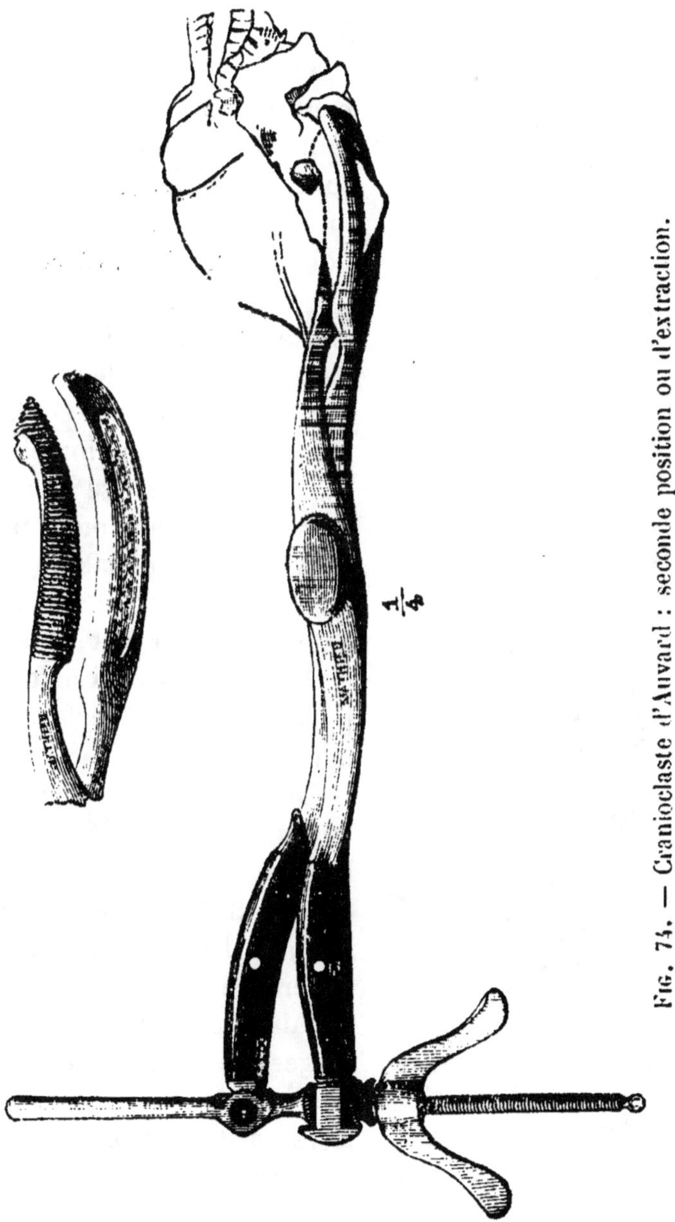

Fig. 74. — Cranioclaste d'Auvard : seconde position ou d'extraction.

b. — Par les *céphalotribes.*

Ces instruments sont d'une grande puissance et permettent d'atteindre la tête à toutes les hauteurs. Mais ils sont trop lourds, difficiles à introduire en raison de leur poids, difficiles à placer sur les régions extérieures du crâne et de la face en raison de l'étroitesse de leurs cuillers : s'ils sont bien conformés pour une action énergique sur la masse fœtale, ils sont de maniement trop souvent préjudiciable à la femme. Il n'est pas un modèle actuel qui soit à l'abri de la critique et qui ne comporte de sérieux perfectionnements...

Les principaux céphalotribes sont ceux de Baudelocque (neveu), de Cazeaux, de Chailly, de Depaul, de Blot, de Tarnier. Ils se composent de deux branches isolables en acier, chacune forgée d'une seule pièce. — Les parties broyantes ou *mors* ont la double courbure

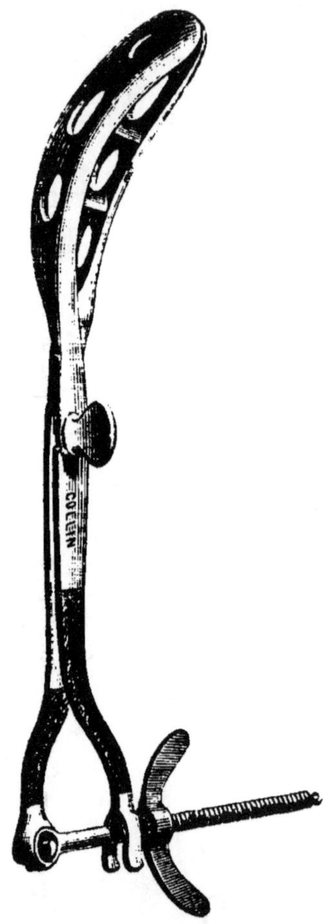

Fig. 75. — Céphalotribe de Tarnier, avec arêtes transverses et fenêtres interposées.

des cuillers du forceps : ce sont des cuillers généralement étroites, très épaisses, pleines avec une face interne excavée, ou fenêtrées avec des arêtes transversales sur la face fœtale, à extrémité très arrondie, et parfois pourvue d'une sorte de griffe mousse pour assurer la prise. — L'articulation ne diffère pas ordinairement de celle du forceps. — Les mors sont mis en jeu, rapprochés de manière à soumettre la tête interposée à une pression continue et énergique, par différents systèmes adaptés à l'extrémité de *manches* larges et plats : longue *tige à pas-de-vis*, traversant deux ouvertures ménagées à l'extrémité des manches et sur laquelle glisse une sorte d'*écrou à manivelle* (Baudelocque) ; *tige à pas-de-vis et à rabattement, pourvue d'un volant* (Blot, Tarnier) ; *courroie enroulable* (Chailly) ; *engrenage à chaînette articulée et à clef* (Depaul).

La céphalotripsie s'exécute en une fois ou en plusieurs fois. Dans le premier cas, elle offre l'avantage d'une intervention plus courte ; mais, dans le second, celui d'un écrasement mieux menagé et qui compense, pour la mère, les inconvénients des applications multiples, en rendant inutile l'extraction artificielle : celle-ci n'est pas sans danger pour les voies génitales, que des fragments d'os, entraînés avec force, peuvent déchirer ; au contraire, si l'expulsion est abandonnée à la nature, après un broiement suffisant, os et téguments se tassent en une masse plus ou moins régulière, dans laquelle les saillies des parties dures disparaissent, et dont la progression est d'ailleurs facile à surveiller et à diriger avec les doigts (Pajot).

L'opération doit toujours être précédée de la perforation, l'issue de la matière cérébrale facilitant le broiement du crâne. Elle comprend trois temps :

1er *temps*. Introduction et placement des mors : ce temps comporte les mêmes règles que le premier temps des applications directes du forceps; car les mors doivent toujours être placés suivant le diamètre transverse du bassin; il exige un redoublement d'attention dans la conduite des cuillers et une saisie solide des branches au niveau des entablures. Dans les applications au-dessus du détroit supérieur, le défaut d'engagement de la présentation laisse à la tête une mobilité, qui commande une pression soutenue, exercée de haut en bas sur la masse fœtale, au travers des parois abdomino-utérines, par les mains d'un aide intelligent : il faut en effet que la tête soit immobilisée pour être bien saisie, les mors ne devant pas seulement agir sur les régions latérales du crâne, mais encore au-delà, s'il est possible. sur la base. la région la moins réductible.

2e *temps*. Articulation : comme après l'application du forceps.

3e *temps*. Broiement : il doit être effectué lentement et graduellement; on abandonne le maintien de l'instrument à un aide, pendant que l'on s'occupe de la manœuvre exigée pour le rapprochement des mors, ou, ce qui vaut mieux, on confie celle-ci à l'aide, tout en la dirigeant, et l'on conserve en main l'instrument.

L'extraction est abandonnée à la nature, pratiquée avec le forceps (dont on surveille la progression au travers du vagin, par de fréquents touchers, dans la crainte de lésions susceptibles d'être produites au moment du passage de certaines esquilles) ou faite par version (celle-ci, quand elle est possible, a l'avantage de substituer, pour la sortie, des parties intactes et inoffensives à des parties broyées souvent dilacérantes).

CHAPITRE VIII

SYMPHYSÉOTOMIE. — HYSTÉROTOMIE VAGINALE. —
OPÉRATION CÉSARIENNE, OPÉRATION DE PORRO ET
GASTRO-ÉLYTROTOMIE. — EXTRACTION DU FOETUS
DANS LES CAS DE GROSSESSES EXTRA-UTÉRINES.

I. — SYMPHYSÉOTOMIE.

Cette opération, après avoir joui d'une vogue considérable, a été abandonnée par le plus grand nombre des accoucheurs. Elle consiste dans la section des ligaments de l'articulation pubienne, en vue d'obtenir un écartement des os et un agrandissement proportionnel du bassin. Mais l'écartement qu'elle permet, alors qu'il atteint jusqu'au delà de 5 à 6 centimètres, ne procure qu'une augmentation très minime du diamètre conjugué au détroit supérieur. L'opération ne donne pas des résultats bien satisfaisants dans les angusties de degré moyen, et elle peut avoir des conséquences graves pour la femme. De là le discrédit dans lequel elle est tombée.

II. — HYSTÉROTOMIE VAGINALE.

Incision du col utérin. — Indiquée dans les cas d'oblitération ou de résistance anormale du col, dues à un processus inflammatoire ou cicatriciel. S'il existe un orifice, on pratique à son pourtour plusieurs incisions de 5 à 6 millimètres de profondeur. Si tout orifice fait défaut, on incise le segment inférieur de l'utérus, au niveau du col ou de son siège présumé, sur une étendue transversale d'un centimètre, et, sur les bords de l'incision, on exécute des débridements multiples. On a soin de découvrir la partie sur laquelle on doit agir au moyen du spéculum. Le bistouri ordinaire est d'abord employé, s'il importe de créer un orifice; le bistouri boutonné exécute les débridements multiples indiqués, après la première incision dans le cas d'absence d'orifice, ou d'emblée dans le cas de simple atrésie. La lame doit être recouverte avec un linge ou un taffetas adhésif, jusqu'à un centimètre de la pointe.

III. — HYSTÉROTOMIE ABDOMINALE.

A. — *Opération césarienne*
(*Hystérotomie abdominale simple*)

Cette opération a pour but l'extraction du fœtus par le ventre de la mère, quand l'extraction par la voie ordinaire est impossible, comporte une gravité trop grande pour la femme encore vivante et exige le sacrifice préalable de l'enfant.

Elle était pratiquée sur la femme morte dès la plus haute antiquité (Indous, Grecs, Latins), et, à Rome, bien avant l'époque où le premier des Césars, ainsi mis au monde, lui aurait donné son nom, d'après Pline. Mais son exécution sur la femme vivante ne remonte pas au-delà du XVI° siècle, et les perfectionnements qui l'ont rendue vraiment scientifique appartiennent aux chirurgiens de notre génération.

Sur la femme morte, l'opération s'impose au médecin, comme un devoir pressant, toutes les fois que l'enfant donne encore signe de vie : les chances de succès sont d'autant plus grandes que l'extraction est plus hâtive. Villeneuve rapporte quelques exemples de réussite, dans des opérations faites de dix à trente minutes après la mort de la mère.

Nous ne nous occuperons que de l'opération sur la femme vivante, et nous renverrons, pour les *indications*, aux chapitres des angusties pelviennes, des ruptures utérines et de l'embryotomie.

Moment. Si le médecin, prévenu à l'avance, a le choix du moment précis de son intervention, il doit attendre, pour opérer, que le travail soit bien établi : alors seulement il peut compter : 1° sur une rétraction certaine de la matrice, qui aidera à arrêter l'hémorrhagie ; 2° sur une dilatation du col qui offrira une voie d'écoulement aux liquides de l'utérus.

Soins préliminaires. L'opération, en dehors des conditions de la plus extrême urgence, ne doit pas être faite sans un appel à plusieurs confrères : l'accoucheur s'éclaire ainsi de conseils utiles, met à couvert sa responsabilité, et s'assure du concours d'aides intelligents.

La famille sera bien avertie des circonstances qui motivent l'opération et des conséquences qu'elle peut avoir. La femme, prudemment mise au courant de la situation, rassurée d'ailleurs sur la gravité de l'opération par l'exemple de cas heureux, donnera son consentement formel, et, si elle s'est décidée, quelque temps à l'avance, à tout risquer pour son enfant, elle sera préparée à supporter l'hystérotomie par un régime et un traitement convenable (toniques, reconstituants). S'il est possible de la faire transporter à la campagne, dans un lieu salubre, on n'hésitera pas à conseiller ce déplacement.

L'opération arrêtée, on prendra les précautions nécessaires pour que la chambre soit maintenue à une température moyenne d'environ 20°, facilement aérée sans que la patiente puisse être exposée à des refroidissements, soumise à l'action préventive des agents de désinfection (arrosement du plancher avec de l'eau vinaigrée ou chlorurée, pulvérisations phéniquées, etc.).

Comme lit d'opération, on choisira une table solide, qu'on garnira avec un matelas peu épais, recouvert d'une toile cirée et d'un drap. On disposera à proximité un ou plusieurs pulvérisateurs tout prêts à fonctionner, les instruments et les objets nécessaires pour l'opération et le pansement consécutif, des éponges fines (quelques-unes fixées sur un bâtonnet), préalablement ramollies et purifiées, des vases remplis d'eau chaude et d'autres remplis d'eau froide.

Le rectum et la vessie ont été vidés (à l'imitation de Kœberlé, qui prescrit, avant l'ovariomie, une dose de sous-nitrate de bismuth, pour décomposer les gaz et les liquides hydro-sulfurés du tube intestinal, on peut administrer une poudre absorbante avant l'opération).

La femme est placée dans le décubitus dorsal, le ventre en pleine lumière. Des aides assurent son immobilité, et l'un d'eux est particulièrement chargé de soutenir l'abdomen, de ramener l'utérus en bonne direction, d'empêcher l'issue au dehors des viscères, après l'incision du ventre.

Quelques chirurgiens rejettent l'anesthésie ou n'ont recours qu'à l'anesthésie locale, au moyen de l'appareil de Richardson : ils redoutent les vomissements que provoque parfois l'inhalation du chloroforme. Mais le plus grand nombre est d'avis d'administrer celui-ci à la manière ordinaire, plutôt à fortes doses qu'à doses fractionnées. On aura à essayer l'éthérisation par la voie rectale, qui trouvera sans doute, en cette circonstance, une utile application.

Opération. Le chirurgien se place à l'un des côtés de la femme.

1er *temps : division de l'abdomen.* On a complètement abandonné les incisions transversales et obliques, pour l'*incision* longitudinale médiane, pratiquée *sur la ligne blanche,* étendue de 3 centim. au-dessus des pubis à 2 centim. au-dessous de l'ombilic (quand elle dépasse l'ombilic, ce qui est parfois nécessaire, l'incision le contourne, pour revenir au-dessus à la ligne médiane). L'incision est faite avec un bistouri ordinaire, couche par couche, de la peau au péritoine : elle ne comprend, entre ces deux membranes, que le tissu cellulaire sous-cutané et l'aponévrose ; si quelques vaisseaux artériels donnent du sang, on les tord et on les lie. — Arrivé au *péritoine*, on y pratique une boutonnière avec la pointe de l'instrument : un suintement de liquide clair indique que la cavité séreuse est ouverte. On agrandit l'incision avec le bistouri boutonné, porté le tranchant en haut et guidé sur la face palmaire de l'indicateur gauche. — Pendant ce premier temps, l'aide chargé du soutien de la matrice et du ventre, les deux mains à plat sur les côtés de l'abdomen, maintient les parois de celui-ci bien appliquées contre l'utérus et s'oppose à la sortie de l'intestin et de l'épiploon.

2e *temps : division de la matrice et de l'œuf.* On reconnaît l'utérus à sa couleur de chair foncée ; on le fait ramener exactement vers le milieu du corps, de façon que la ligne médiane de sa face antérieure réponde à l'incision de la ligne blanche (on sait que l'organe est dévié à droite et légèrement tordu sur son axe) ; l'épiploon est refoulé, s'il y a lieu, au-dessus du fond de la matrice. — Le tissu de l'utérus est alors divisé jusqu'aux membranes, parallèlement à la plaie de l'abdomen et sur une longueur équivalente, de dehors en dedans, tout d'abord, et avec le bistouri ordinaire, puis de dedans en dehors, avec le bistouri boutonné, conduit sur un doigt. On évitera, autant que possible, d'étendre l'incision sur le fond, où se rencontrent les vaisseaux les plus volumineux et où les plaies ont tendance à demeurer béantes. — Si l'on est tombé sur les membranes, on les ponctionne et on achève de les déchirer avec le doigt, pendant que l'aide redouble d'attention pour appliquer la paroi abdominale contre la matrice et fermer la cavité du péritoine au sang et au liquide amniotique. (On a recommandé, pour mieux éviter la pénétration des liquides dans le péritoine, de relever les deux angles de la plaie utérine et de les maintenir en contact immédiat avec la plaie abdominale au moyen des doigts.) — Si l'on rencontre le placenta (ce qui arrive une fois sur trois), on le décolle avant de rompre les membranes, et on termine au plus vite l'extraction du fœtus.

3º temps : extraction du fœtus et des annexes. L'enfant est extrait par la partie qui répond au fond de la matrice, tête ou pieds : pendant cette manœuvre, il faut prendre garde à ne pas exercer de violences aux angles de l'incision utérine. — Le cordon est lié et coupé comme à l'ordinaire. — Si le placenta n'est pas décollé, on ne cherche pas à l'extraire immédiatement. On lave les environs de la plaie, on éponge le sang qu'elle fournit, on donne à l'opérée les secours que son état réclame, on réduit les anses intestinales déplacées, etc. En général, au bout de cinq à dix minutes, l'arrière-faix apparaît entre les lèvres de la plaie utérine ; on aide à sa sortie par des tractions sur le cordon, et on le saisit à pleine main, pendant que l'aide assure le parallélisme et le contact entre la plaie de la matrice et la plaie de l'abdomen (quelques chirurgiens font l'extraction du délivre par le vagin, le cordon étant amené à la vulve à l'aide d'une baleine flexible ou d'une sonde, passée au travers des voies génitales).

4e temps : toilette du péritoine. Avec des éponges fines, directement tenues à la main ou montées sur bâtonnet, éponges convenablement imbibées d'un liquide antiseptique, on nettoie le péritoine et on le débarrasse du sang et du liquide amniotique qui ont pénétré dans sa cavité : il ne faut pas craindre de visiter les moindres culs-de-sac ; comme l'a dit Spencer Wells, il n'y a aucun inconvénient à faire la toilette de la séreuse aussi minutieuse que possible, et souvent, au contraire, il y a danger à ne pas la pratiquer ainsi.

5e temps : réunion des plaies.

a. — Plaie utérine. Comme l'utérus se rétracte après la délivrance, on a jugé que l'emploi des sutures était inutile : l'adossement des lèvres de la plaie suffirait à prévenir une hémorrhagie et l'écoulement des liquides de la matrice vers le péritoine : si quelques succès ont semblé confirmer cette opinion, de nombreux insuccès en ont bientôt montré le danger. La réunion des bords de la plaie utérine, absolument nécessaire quand la division est très étendue, quand les bords ont été tiraillés et déchirés au moment de l'extraction fœtale, quand les contractions sont faibles, est toujours prudente, et les accidents survenus malgré l'application des sutures, loin de s'élever contre la méthode, n'en démontrent que l'insuffisance. On sait aujourd'hui que la plaie utérine se réunit très difficilement par première intention ; que la cicatrisation s'y produit lentement, que le tissu musculaire ne prend aucune part au processus réparateur. Après la rétraction de l'organe, « les bords de la plaie peuvent être intimement appliqués par leur partie profonde, tandis qu'à leur partie superficielle, ils se portent en dehors. La plaie bâille dans une étendue quelquefois considérable, d'un à plusieurs centimètres. Au bout de quelques jours, l'aspect de la plaie est différent : elle est ouverte dans toute son étendue et dans toute son épaisseur, de façon à représenter un orifice losangique ou ovalaire » (Porak). Les choses se passent de la même manière, quand, après l'application de sutures, les fils se sont dénoués ou ont coupé les tissus, ce qui arrive trop fréquemment. La réunion se fait par la partie profonde de la muqueuse ; mais elle n'est pas immédiate, et, le fût-elle, que la couche propre de l'organe tend à l'entre-bâillement vers la cavité du péritoine : l'adossement de la séreuse à elle-même, qui amènera plus tard des adhérences solides, peut d'emblée remédier à ce grave inconvénient, et c'est là un but très important qu'on doit rechercher dans l'application des *sutures*. — Celles-ci doivent être *nombreuses*, en raison même des difficultés de la réunion de la plaie utérine ; elles doivent aussi être *abandonnées*, car il serait dangereux de fixer à la paroi abdominale un organe beaucoup plus rétractile que celle-ci et en même temps le siège de contractions plus ou moins énergiques (une pareille fixation gênerait d'ailleurs la distension de la vessie et serait contrariée par elle). — La suture *entrecoupée* est la meilleure. On ne craindra pas d'en multiplier les points autant qu'il sera nécessaire, pour que la plaie utérine soit bien exactement fermée (6, 8 et même davantage peuvent être appliqués). On se préoccupera surtout d'assurer l'*adossement du péritoine* à lui-même : pour obtenir ce résultat, Sanger décolle avec le bistouri la séreuse, dans une étendue d'un centimètre, enlève une tranche de tissu utérin parallèlement au décollement, et affronte séparément à eux-mêmes les deux bords de la division du péritoine ; Léopold refoule la séreuse entre les lèvres de la plaie utérine avant l'affrontement. — *Deux plans de sutures* sont préférables à un seul, qui n'amène qu'un adossement très imparfait des parties et souvent la déchirure des tissus avant qu'ils soient suffisamment réunis. L'on exécutera : 1° plusieurs points de suture profonde, à une distance de 12 à 15 millim. de la plaie, les fils ne faisant qu'effleurer les parties profondes de la muqueuse, sans pénétrer dans celle-ci ; 2° plusieurs points de suture superficielle, à moins d'un centimètre de la plaie, et ne comprenant, avec la séreuse adossée à elle-même, que la moitié de l'épaisseur des parois utérines. — Comme les sutures sont à points perdus, il faut choisir, pour les pratiquer, des fils bien tolérés : ceux de soie valent mieux que le catgut, qui se relâche souvent, coupe les parties molles aussi facilement que les autres liens, et ne prévient pas toujours l'infection (le catgut mal préparé se décompose et l'huile phéniquée, dans laquelle ou l'a mis à macérer, ne saurait empêcher la pullulation des germes septiques, d'après Koch).

b. — *Plaie abdominale.* Comme on a dédaigné la suture utérine, on a aussi rejeté la suture abdominale, se bornant, pour obtenir la réunion de la plaie extérieure, à l'application d'un bandage de corps ou de bandelettes agglutinatives. Aujourd'hui, il n'est guère de médecins qui n'aient recours à la suture de la paroi abdominale. — La suture est *unique*, enchevillée ou entrecoupée, ou *double*, l'une *profonde et enchevillée*, l'autre *superficielle, entrecoupée ou entortillée.* — La suture profonde, ainsi que son nom l'indique, a pour but l'affrontement des parties qui sont le plus rapprochées de la séreuse pariétale et de cette séreuse elle-même : elle comprend toute l'épaisseur de la paroi abdominale *avec le péritoine.* Les points sont appliqués à une distance de 3 à 4 centim. les uns des autres, en commençant par l'angle supérieur de la plaie, pénètrent et sortent à 3 centim. environ de ses lèvres. Les fils (en argent) sont chevillés sur une grosse sonde en gomme élastique. — La suture superficielle corrige les bâillements que détermine vers la peau l'affrontement des parties profondes : elle est entortillée ou, plus ordinairement, entrecoupée, et ses points sont intermédiaires à ceux de la précédente : on l'exécute avec des fils de soie. — Les aiguilles employées sont des aiguilles courbes ou demi-courbes, pleines ou tubulées, n'offrant d'ailleurs aucune disposition particulière.

Soins consécutifs. — *Pansement antiseptique* rigoureux. On laisse quelquefois la plaie abdominale entr'ouverte à son angle inférieur, et on introduit même par cette voie un drain dans la cavité du péritoine : ces précautions ne sont utiles que si l'on a eu à extraire un fœtus déjà putréfié, si de grandes quantités de san et de liquide amniotique ont pénétré dans la séreuse et si la toilette de cette membrane n'a pu être faite avec une minutie convenable. Quant au drainage intra-utérin, ce que nous en avons dit à propos des ruptures de l'utérus serait ici applicable.

Les parois de l'abdomen doivent être soutenues au moyen d'une application du collodion élastique et d'un bandage de flanelle.

La femme, portée dans son lit préparé, préalablement chauffé, est astreinte au décubitus horizontal et au repos le plus absolu. Après l'administration d'un cordial, on lui prescrit quelques doses d'opium, pour lui assurer un calme nécessaire, autant que pour immobiliser l'intestin et diminuer ses sécrétions durant les premiers jours. Toutes les six ou huit heures, on évacue l'urine avec la sonde. Alimentation modérée.

Les sutures profondes de la paroi abdominale peuvent être enlevées le troisième ou le quatrième jour (on les retire plus tardivement, si le tympanisme intestinal fait craindre une réouverture de la plaie); les sutures superficielles restent en place jusqu'à ce que la réunion paraisse bien solide.

La durée moyenne du séjour au lit est d'environ trois semaines; mais on a vu des femmes en état de se lever vers le quinzième jour. La guérison est complète entre trois et six semaines dans les cas heureux.

Accidents et complications. Ce sont :

a. — Au cours de l'opération :

1° L'*hémorrhagie* : celle qui a sa source à la plaie addominale est rarement inquiétante et d'ailleurs elle est facile à arrêter par la torsion ou la ligature immédiate des vaisseaux divisés ; celle de la plaie utérine est plus fréquente et plus grave : elle est en rapport avec la vascularité excessive des parties, le défaut de retrait de la matrice après l'extraction du fœtus et du placenta. Pour prévenir les hémorrhagies utérines, on a conseillé l'incision par la méthode galvano-caustique, l'emploi des différents agents excitateurs de la fibre contractile après la délivrance. (Voir le traitement de l'Inertie utérine) ;

2° La *hernie de l'epiploon et de l'intestin* : on prévient cet accident par une bonne compression de l'abdomen ; réduction immédiate ;

3° La *blessure de l'intestin* : suture perdue, ou fixant l'organe à la paroi abdominale, selon l'étendue de la division accidentelle ;

4° La *blessure de la vessie* : suture perdue, sonde à demeure dans la vessie ;

5° L'*arrêt de la tête ou du tronc* au niveau de la plaie utérine : débridement de celle-ci vers les angles, extraction avec la main ou avec le forceps, embryotomie quelquefois nécessaire (Brooke) ;

6° Les *vomissements* : les uns sont d'avis que les fortes doses de chloroforme les provoquent, d'autres qu'elles les arrêtent ; substitution de l'éthérisation par la voie rectale aux inhalations chloroformiques.

b. — *Après l'opération* :

1° L'*épuisement nerveux* (collapsus) : stimulants :

2º *L'hémorrhagie* : elle est ordinairement une conséquence du relâchement des sutures utérines ou de la section des tissus embrassés par les fils ; applications hémostatiques par la surface intérieure de l'utérus ou par sa surface extérieure de l'organe, mise à découvert ;

3º La *tympanite intestinale* : purgatifs légers, poudres absorbantes ;

4º La *métrite* et la *péritonite* (hémorrhagie secondaire, écoulement lochial vers la séreuse) ; moyens habituels, drainage préventif ;

5º La *septicémie* (voir les suites de couches, 4e p., chap. VI).

Valeur et appréciation.—Sur le continent européen l'opération césarienne a donné, depuis quelques années, une proportion de succès très encourageante ; mais en Angleterre et aux Etats-Unis elle semble avoir eu jusqu'ici des résultats moins satisfaisants.

B. — *Opération de Porro.*

(Hystérotomie abdominale avec amputation du corps de l'utérus).

Afin de mieux obvier aux dangers de l'hémorrhagie et de la péritonite consécutives, Porro, en 1876 (dès l'année 1868, le Dr Storer, de Boston, avait exécuté la même opération), a érigé en méthode l'ablation du corps de la matrice, avec les ovaires et les trompes, après l'extraction du fœtus et de ses annexes : en supprimant ainsi toute possibilité d'une nouvelle gros-

sesse, on prévenait du même coup les périls de rapprochements sexuels ultérieurs chez une femme mal
conformée.

L'incision de la matrice est tantôt faite à la manière
habituelle, tantôt après que l'organe a été amené en
dehors, au travers de la plaie abdominale, une ligature élastique ayant été appliquée à l'union du corps
et du col (mais si l'on empêche de la sorte un épanchement de sang et de liquide amniotique dans le
péritoine, on expose la séreuse à des tiraillements
qui favorisent plus tard le développement d'une inflammation). — Le fœtus et ses annexes une fois
extraits (ou seulement le fœtus), on passe une double
ligature en soie ou en catgut au-dessus du col, au
moyen d'un trocart, ou l'on applique le lien constricteur au même lieu, au-dessous de deux broches en
acier placées en croix. Le lien doit être gros et fort.
L'utérus est sectionné à deux centimètres au-dessus de
la ligature, avec l'instrument tranchant ou l'écraseur
linéaire. et, après la toilette du péritoine, le pédicule
est fixé à la plaie abdominale (on l'a quelquefois
abandonné).

L'opération de Porro, dont le Dr Maygrier nous
a donné une excellente description, a offert des résultats meilleurs que l'opération césarienne. Mais ses
avantages tendent à diminuer à mesure que celle-ci
reçoit des perfectionnements plus méthodiques. D'a-
près les relevés de Porak, l'opération césarienne, bien
exécutée, donnerait même actuellement une proportion pour 100 de 55.5 guérisons et de 43.5 décès,
l'opération de Porro donnant une proportion presque

renversée de 44.2 guérisons et de 55.7 décès. La ligature du pédicule ne met pas absolument à l'abri des hémorrhagies, parce que le lien se deserre, s'échappe ou sectionne les tissus ; la péritonite et la septicémie ne sont pas non plus toujours évitées, et, après l'ablation de la matrice, les accidents de collapsus (choc traumatique) sont parfois redoutables.

IV. — GASTRO-ELYTROTOMIE

Cette opération, imaginée par Ritgen et Baudelocque (neveu), a été surtout mise en pratique par G. Thomas et Skene. Il est encore impossible d'établir sa valeur précise. L'enfant est extrait par l'orifice de la matrice mis à découvert par l'abdomen et la paroi antérieure du vagin.

1er *temps* : *incision* étendue de la symphyse pubienne à l'épine iliaque antéro-supérieure, et comprenant toute l'épaisseur *de la paroi abdominale jusqu'au péritoine.*

2e *temps* : *refoulement du péritoine* en haut, avec le doigt, et mise à découvert de l'insertion du vagin à l'utérus.

3e *temps* : le *vagin* porté vers la plaie au moyen d'une grosse sonde métallique, introduite par la vulve, *division de son cul-de-sac* dans une étendue suffisante.

4e *temps* : *col attiré dans la fosse iliaque*, et, quand l'orifice est suffisamment dilaté (spontanément ou par l'emploi d'un dilatateur mécanique), *extraction du fœtus par la version.*

32.

V. — OPÉRATIONS A PRATIQUER DANS LES CAS DE GROSSESSES EXTRA-UTÉRINES

Nous ne pouvons que les indiquer d'une façon sommaire.

a. — Extraction du fœtus vivant ou mort (grossesse abdominale). Incision abdominale, comme dans l'opération césarienne ; incision des parois du kyste ; extraction du fœtus et des annexes : si le placenta est très adhérent et offre une insertion très diffuse, il ne faut pas le décoller, dans la crainte de déterminer une hémorrhagie grave ou des lésions sérieuses dans les tissus sur lesquels il est attaché : on éponge le kyste avec soin, on réunit par suture la partie supérieure de la plaie abdominale, et la partie inférieure est laissée entr'ouverte, pour donner passage au cordon et plus tard au placenta. Antisepsie rigoureuse.

b. — Ouverture et videment d'un kyste à contenu purulent ou putride : opération tout à fait semblable à une ovariotomie : nettoyage antiseptique de la poche.

c. — Ablation d'un kyste tubaire : gastrotomie, ligature de la tumeur avec soie ou catgut, résection de la tumeur au-dessus de la ligature : pédicule abandonné apres cautérisation ou fixé à la plaie abdominale.

CHAPITRE IX

OPÉRATIONS CONSÉCUTIVES AUX DÉCHIRURES DU PÉRINÉE (PÉRINÉORAPHIE)

Quand la rupture n'intéresse pas le sphincter anal, la réunion doit être tentée aussitôt après l'accouchement, et elle n'exige, en général, que quelques points de suture entrecoupée. Mais quand la solution de continuité s'étend à l'anus et au rectum, les chances d'une réunion immédiate diminuent, parce que l'importance de la lésion suppose une action traumatique locale et générale plus ou moins défavorable à la cicatrisation; la guérison est en outre entravée par l'écoulement lochial et quelquefois par l'éclat d'accidents puerpéraux : les uns sont d'avis de retarder l'intervention jusqu'après la cicatrisation isolée des lèvres de la plaie (Roux, Velpeau); les autres, de tenter la réunion *immédiate-secondaire*, quelques jours après l'accouchement, quand la plaie commence à se recouvrir de bourgeons charnus (Nelaton, Verneuil, etc.).

L'opération décidée, la femme est couchée sur le dos, en travers du lit ou d'une table garnie d'un matelas, les cuisses bien écartées, la vulve et le périnée largement éclairés, la paroi antérieure du vagin relevée au moyen d'un spéculum de Sims. Le chloroforme sera administré, pour peu que la femme soit impressionnable et l'opération de quelque difficulté.

a. — *Suture sans avivement préalable :* immédiate ou immédiate-secondaire, à points entrecoupés ou enchevillés : fils de soie ou d'argent.

b. — *Suture après avivement* ou retardée. Trois méthodes principales :

1º *Avivement en épaisseur.* Les bords de la solution de continuité sont avivés avec le bistouri dans toute leur épaisseur, puis réunis par quelques points de *suture enchevillée* (l'aiguille doit pénétrer et ressortir à un centimètre au moins des surfaces avivées et les fils sont arrêtés sur une sonde de gomme élastique), ou *suture entrecoupée* (l'aiguille peut être un peu plus rapprochée de la plaie); on évitera de faire pénétrer aucun fil dans le rectum (l'aiguille ne depassera pas dans son trajet la cloison recto-vaginale). Incisions latérales quelquefois pratiquées au périnée pour donner plus de facilités à l'affrontement.

2º *Avivement en surface.* Avivement portant seulement, au-delà du périnée, sur la muqueuse vaginale; sutures doubles (vagin et périnée).

Procédé de Verneuil. — 1º Avivement vaginal au bistouri, très superficiel (véritable *abrasion en surface*), n'intéressant pas la muqueuse rectale : points de suture entrecoupée (fils de soie), distants les uns des autres de 6 millimètres, traversant la muqueuse vaginale à un bon centimètre du bord avivé, rampant obliquement sous cette tunique, et ne réunissant qu'elle seule. — 2° Du côté du périnée, avivement en épaisseur, suture enchevillée : trois points distants d'un centimètre, et pénétrant à des profondeurs diverses, le plus antérieur à 5-6 millimètres seulement de l'angle supérieur de la déchirure, le second à une profondeur moindre, et le troisième, le plus rapproché de l'anus, encore plus superficiel (fils métalliques substitués aux fils de soie d'abord employés, simples, fixés sur une sonde de gomme élastique, au moyen d'un petit coulant de plomb, comprimé avec une pince).

Procédé de Deroubaix. — 1° L'avivement en surface s'étend aux deux bords de la fente vaginale, sur une largeur de près d'un centimètre; il se continue en bas sur les deux bords antérieurs de l'anus, mais en comprenant une plus ou moins grande épaisseur des tissus, et se prolonge sans interruption sur les grandes lèvres et les cicatrices laissées par la déchirure du périnée. — 2° On avive les lambeaux de la cloison, en se gardant bien d'intéresser le bord de la muqueuse rectale, qui, souvent est renversée en dehors et semble se présenter au tranchant de l'instrument. Les points de suture n'intéressent aussi que la muqueuse vaginale ou la peau et les tissus avivés. L'aiguille entre à la surface, cutanée ou muqueuse, des lambeaux, passe sous la partie saignante et sort toujours dans l'aire de cette surface ; puis elle rentre dans le point correspondant de la plaie de l'autre côté, et y décrit un trajet semblable: on place, d'après ces principes, et d'arrière en avant, les points de suture entrecoupée (fils de soie), qui doivent réunir les bords avivés de la muqueuse vaginale. — 3° On procède ensuite à la suture périnéale (enchevillée, à fils métalliques substitués à des fils de soie). Premier point : le fil entre dans la peau, à un centimètre et demi en dehors de l'angle inférieur de la surface avivée, passe sous cette surface, va en remontant pénétrer dans l'épaisseur de la muqueuse vaginale, arrive jusque derrière les fils déjà placés sous cette membrane, pour sortir au niveau du sommet de l'angle de la déchirure; ayant ainsi décrit la moitié de son trajet, elle traverse de même, mais de dedans en dehors l'autre côté de périnée. Deuxième et troisième points, placés d'une manière analogue, le deuxième pénétrant encore la muqueuse vaginale, mais à la partie inférieure de la division, le troisième n'arrivant pas à cette muqueuse.

3° *Avivement en épaisseur, dedoublement et suture séparée* (points entrecoupés) *des muqueuses rectale et vaginale*, suture périnéale (enchevillée), avec incisions latérales (dites libératrices) : *procédé de Demarquay*.

CHAPITRE X

ANESTHÉSIE OBSTÉTRICALE.

Simpson, le premier, en 1847, a appliqué la méthode anesthésique aux accouchements. On sait que l'éther et le chloroforme exercent, sur le système nerveux, une action qui se décompose en 4 degrés : 1° suspension des fonctions des lobes cérébraux (sommeil) ; 2° suspension des fonctions de la moelle et de la protubérance, centres de la sensibilité (anesthésie) ; 3° suspension des fonctions de ces mêmes organes, centres excito-moteurs de la vie de relation (résolution musculaire); 4° suspension des fonctions du bulbe et des nerfs de la vie organique (arrêt des mouvements respiratoires et du cœur). Il était donc possible d'obtenir, chez une parturiente, un état qui, tout en laissant à l'utérus (muscle de la vie organique) sa puissance de contraction, supprimât la douleur et plaçât les muscles de relation (avec le périnée) dans un relâchement favorable aux manœuvres de l'accoucheur : moindre ébranlement nerveux chez la femme, plus de sécurité dans l'intervention pour le médecin, tels devaient être les avantages de la méthode : malheureusement, d'autres promesses n'ont pas été tenues.

Indications. — *a.* Dans les cas qui nécessitent une intervention manuelle ou instrumentale plus ou moins douloureuse et difficile, le chloroforme est employé avec avantage, comme dans les opérations chirurgicales : on doit alors administrer l'anesthésique de manière à atteindre le degré de la résolution musculaire (anesthésie complète), et on y est autorisé, parce qu'on n'a pas à craindre les effets d'une inhalation trop prolongée : version après l'écoulement des eaux, forceps chez les primipares, ou dans certaines conditions dystociques chez les multipares comme chez les primipares, céphalotripsie, opération césarienne, etc. — *b.* Dans les cas d'éclampsie, les anesthésiques ont été employés pendant plusieurs heures consécutives ; mais il est bien évident que leur inhalation n'a pu être continuée, profonde, sans de fréquentes interruptions, et l'impossibilité de soutenir leur action jusqu'au troisième degré, pendant un temps suffisant, explique la différence des résultats obtenus par de nombreux médecins, dans l'attaque convulsive. — *c.* Dans les accouchements naturels, il est absolument impossible de songer à une administration continue pendant toute la durée du travail, ni même pendant toute la durée de l'une des périodes, souvent trop prolongée : ce serait risquer de compromettre les jours de la femme, pour lui épargner les souffrances d'un acte, en somme, physiologique. D'un autre côté, l'anesthésie enlève la femme à un rôle nécessaire : la parturition n'est pas tout entière dans la fonction utérine ; elle exige de la femme des efforts voulus et une conduite raisonnée qu'il serait parfois mauvais de supprimer. Il conviendrait donc de réserver l'emploi des anesthésiques chez quelques primipares pusillanimes, au moment où les douleurs de la dilatation ou de l'expulsion deviennent très intenses, et seulement pendant une courte durée.

Des médecins prétendent qu'il est possible de provoquer, chez la femme, un simple état d'*analgésie*, qui la laisse en possession d'une semi-conscience et n'écarte de l'acte parturitif que l'élément douleur (Campbell) : le chloroforme, administré à petites doses, à chaque retour des douleurs, n'offre plus aucun danger, quelle que soit la durée de l'accouchement, et il remplit ainsi un but très désirable. Mais telle n'est pas l'opinion de Pajot. « *La prétendue demi-anesthésie, le chloroforme à la reine*, comme l'appellent ironiquement les grands praticiens anglais, est une pratique aussi inutile qu'inoffensive. Elle pourra prendre place à côté des moyens dilatoires propres à agir sur l'imagination des femmes et faire gagner du temps, quand, dans un accouchement naturel, il n'est pas besoin d'autre chose. Le chloroforme à la reine, à la mode aujourd'hui, est destiné à supplanter la potion de nos ancêtres (sa confection demandait plusieurs heures), les médailles, les neuvaines, les eaux miraculeuses, la pierre d'aigle à la cuisse [1] et la graisse de vipère sur le ventre. La propo-

---

[1] La pierre d'aigle (aétite), ainsi nommée parce qu'on s'imaginait qu'elle se trouvait seulement dans le nid de cet oiseau, a joui, pendant plusieurs siècles, d'une grande vogue obstétricale. C'est un oxyde de fer hydraté géodique.

sition de l'emploi du chloroforme dans les accouchements naturels aura longtemps encore des chances
d'être acclamée par les femmes et leur entourage, qui
confondent, grâce à l'équivoque et à l'ignorance,
l'anesthésie à la reine avec l'anesthésie véritable.
L'irrésistible mirage du *sans douleur* ne disparaîtra
même pas devant la réalité. On fera entendre aux
femmes qu'elles eussent souffert bien davantage sans
la demi-anesthésie. Le chloroforme sera, pour les
accouchées, comme la Providence, qu'il faut toujours
remercier quand on s'est fracturé une jambe : on aurait pu se les casser toutes deux... »

On a trouvé bien sévères ces lignes humoristiques
de l'éminent professeur. Elles nous paraissent cependant rencontrer leur confirmation dans les observations cliniques du Dr A. Pinard, observations dont
voici le résumé :

Chloroforme donné à doses fractionnées (chloroforme
à la reine), soit au début de chaque contraction, soit
dans l'intervalle des contractions seulement, soit pendant la période de dilatation seule, soit pendant celles
de dilatation et d'expulsion. « Dès les premières inhalations et quand les parturientes souffraient, dans
l'intervalle des contractions, dans tous les cas, quelle
qu'ait été la période du travail, un calme subit et par-
fait fut observé; mais douleur vive au moment de la
conctraction...—La douleur au moment de la contraction ne disparaît jamais entièrement avant la perte
complète de l'intelligence et de la sensibilité cutanée.
Tant que les femmes purent répondre, elles accu-
sèrent toutes, au moment de la contraction, une dou-

leur qui leur paraissait peu ou point diminuée, mais qui, pour quelques-unes, était moins longue (la contraction durait également moins longtemps). — Chez quelques femmes, qui naturellement n'éprouvaient aucune douleur dans l'intervalle des contractions, le chloroforme, même donné à doses légères, provoqua l'excitation physique et morale. Chez deux femmes, l'excitation fut telle que l'on dut s'arrêter : et cependant le chloroforme avait été accepté avec reconnaissance. »

Chloroforme donné à doses massives, soit pendant la période de dilatation seule, soit pendant la période d'expulsion seule, soit pendant les deux. « La douleur disparaissait avant la résolution musculaire. Les femmes ne répondaient plus, ne sentaient nullement le pincement de la peau ; mais, au moment de la contraction, sans que le visage offrît la moindre anxiété, des mouvements réflexes partiels ou du corps tout entier, se montraient, et il fallait les maintenir à ce moment à deux ou à trois... Chez des femmes dont les contractions étaient énergiques et les douleurs très vives, l'anesthésie complète fut obtenue avec la plus grande difficulté, et il était très difficile de les maintenir anesthésiées. Chaque contraction semblait épuiser l'action du chloroforme. La pupille, très contractée avant, se dilatait vers la fin de la contraction, en même temps qu'on voyait rapidement disparaître la sensibilité cutanée et l'intelligence.

« Si, dans le cours de nos recherches, ajoute le D‍r Pinard, nous avons vu les femmes souffrir très peu sous l'influence du chloroforme, il faut reconnaître qu'avant les inhalations, les douleurs étaient également peu marquées. Quant à l'analgésie complète, avec conservation de l'intelligence et de la sensibilité cutanée, qui a été signalée par les chirurgiens, et qui serait la règle pour certains accoucheurs, elle doit, suivant nous, être exceptionnelle... »

Contre-indications. Réplétion de l'estomac, affection du cœur ou des organes respiratoires, faiblesse extrême, déterminée par épuisement nerveux ou perte hémorrhagique abondante.

Méthodes. On préfère généralement le chloroforme à l'éther, parce que son action est plus rapide que celle de ce dernier et aussi plus profonde (le chloral a ses indications limitées, que nous avons mentionnées à propos de l'éclampsie et de la résistance du col; le bromure d'éthyle, récemment préconisé, n'a pas encore fait ses preuves d'une manière suffisante). Excepté dans les cas d'une très courte intervention, où l'accoucheur peut procéder lui-même aux inhalations, avant de se livrer aux manœuvres qui. les ont rendues nécessaires, l'administration du chloroforme doit être confiée à un aide capable de la diriger. La femme aura la poitrine bien dégagée, l'avant-bras convenablement découvert, pour permettre une surveillance facile du pouls. Un sac ou un cornet (qu'on peut improviser avec une serviette roulée), laissant arriver l'air aux poumons, en même temps que les vapeurs anesthésiques, constitue le meilleur appareil d'inhalation Il vaut mieux, selon nous, débuter par de fortes doses, et, quand l'anesthésie a été obtenue, la maintenir par de courtes inhalations,

répétées seulement au retour des contractions, que
d'avoir recours à des doses fractionnées, d'action
lente, incertaine, obligeant parfois à la consommation inutile d'une grande quantité de chloroforme et
souvent très mal supportées par la femme. L'état du
pouls sera le guide dans l'appréciation de la durée de
l'inhalation.

L'anesthésie par la voie rectale, qui vient d'être
recommandée par le Dr Axel Yversen (de Copen-
hague), est peut être appelée à rendre de grands services en obstétrique. Elle supprimerait la période
d'excitation et son *modus faciendi* est des plus simples.
On emploie l'éther, et 10 grammes suffisent pour
obtenir une anesthésie profonde : on introduit dans
le rectum un tube en caoutchouc, mis en rapport avec
le flacon d'éther, qui est plongé dans un récipient
d'eau à 40 ou 60°.

SIXIÈME PARTIE

HYGIÈNE ET PATHOLOGIE DU NOUVEAU-NÉ

CHAPITRE PREMIER

PREMIERS SOINS AU NOUVEAU-NÉ. PHYSIOLOGIE SOMMAIRE.

I. — PREMIERS SOINS AU NOUVEAU-NÉ.

Ligature et section du cordon. — Le *moment* où il convient d'appliquer la ligature n'est pas indifférent, ainsi que l'ont établi les travaux de Budin et de Porak. La ligature immédiate prive l'enfant d'une certaine quantité de sang, que renferme le placenta, et qu'il peut encore recevoir sous la triple influence de la pression utérine, de la contractilité et de l'élasticité des parois de la veine ombilicale, des premières aspirations thoraciques[1]. La ligature trop tar-

---

[1] La ligature immédiate du cordon ferait perdre au nouveau-né 88 centim. cubes de sang, soit 92 gr. 6, *un tiers de la quantité que contiennent ses vaisseaux*, d'après les calculs de Budin : cela équivaudrait à une saignée de plus de 1,700 gr. chez l'adulte.

dive surcharge au contraire les voies circulatoires du nouveau-né d'une masse sanguine, dont il n'a pas les moyens d'éliminer les déchets avec une rapidité suffisante, et l'expose aux dangers d'un empoisonnement excrémentitiel. On ne devrait, d'après les observateurs que nous venons de citer, pratiquer la ligature que *une ou deux minutes après la cessation complète des battements vasculaires du cordon.* Depaul estime cette conclusion un peu prématurée, et croit qu'il n'y a pas lieu de différer l'application du lien, après la naissance, quand l'enfant est en bonne condition de respiration.

On s'assure, au préalable, que le cordon ne renferme pas d'anse intestinale, et, si la tige est trop grasse, on y pratique quelques piqûres avec une grosse aiguille, afin qu'elle abandonne une certaine quantité des sucs qui l'imprègnent, et que le fil agisse plus sûrement contre la paroi des vaisseaux.

Le *lieu* d'application du lien est à 3 ou 4 centimètres du repli cutané ombilical.

Le *lien* est un gros fil de lin' ou de coton, simple ou doublé, de longueur suffisante pour être bien en main au moment de la constriction, ciré pour prévenir tout relâchement des nœuds : il doit étreindre sans couper, et c'est pour cette raison que les fils résistants et fins, comme les fils métalliques, ne conviennent pas.

« Pour placer la ligature, voici comment on s'y prend, en général. La partie moyenne du fil est placée sous le cordon, les deux bouts sont ramenés en haut ; l'un d'eux est passé deux fois à l'entour de l'autre, et on serre de manière à écraser la gélatine et à oblitérer les parois des vaisseaux. On pourrait faire un autre nœud et s'en tenir là; mais il est préférable d'entourer encore le cordon, de serrer de nouveau et de terminer par deux nœuds l'un sur l'autre. La compression doit être telle que le fil se perde dans un sillon profond, au fond duquel n'existent, pour ainsi dire, que les membranes et les parois vasculaires » (Depaul).

Les bouts du fil sont coupés à quelque distance des nœuds, et le cordon est sectionné avec les ciseaux à un centimètre au-delà de la ligature.

Premier nettoyage. — Le cordon une fois sectionné, on s'occupe à débarrasser le nouveau-né des souillures dont il est recouvert et de la couche sébacée qui adhère à ses téguments. On passe rapidement sur le corps une éponge imbibée d'eau tiède, puis, avec un linge bien sec, on enlève les matières grasses, en se gardant d'exercer des frictions trop rudes. Si le sébum est épais, difficile à détacher par le seul frottement du linge, on diminuera sa viscosité par une onction légère avec de l'huile, du beurre ou un jaune d'œuf. L'opération du nettoyage doit être faite rapidement, auprès du foyer, si la saison est froide, et à l'abri des courants d'air. On terminera avec avantage cette première toilette par un bain général, à la température de 30 à 32°.

Pansement du cordon. — Après que l'enfant a été nettoyé, on procède au pansement du cordon. Habituellement, on prend un petit linge carré, percé d'un

33.

trou à son centre ; on l'imbibe d'huile, on fait passer
le cordon au travers, on replie par dessus lui la compresse en quatre doubles, et on incline le tout vers
le côté gauche (afin d'éviter, a-t-on dit, toute compression du foie). Nous préférons passer le cordon au
travers d'une couche de ouate, que nous recouvrons
d'une seconde. Pour fixer le pansement, on fait usage
d'une bande en toile ou en coton, large de 3 à 4 travers de doigt, assez longue pour s'enrouler deux fois
autour du ventre, et maintenue au moyen de petits
cordons plats : à défaut d'un bandage préparé, on
peut employer un mouchoir de toile fine, de petites
dimensions, fixé avec des épingles anglaises.

II. — PHYSIOLOGIE SOMMAIRE DU NOUVEAU-NÉ.

L'enfant, au sortir de la matrice, s'il possède l'aptitude à la vie extérieure, conserve encore de nombreux
stigmates de la vie fœtale ; il s'en débarrassera au bout
d'une période variable, ordinairement comprise entre
deux et trois semaines, et qui caractérise l'âge transitoire répondant à l'état de nouveau-né. *Le nouveau-né
est l'enfant depuis le moment de sa venue au monde
jusqu'au 15ᵉ ou 20ᵉ jour*, époque à laquelle il appartient
à la vie normale et rentre dans la *première enfance*
(Depaul).

Le nouveau-né conserve momentanément une *attitude* qui rappelle celle qu'il présentait dans l'utérus.
Le corps a de la tendance à se courber en avant ; les
cuisses se replient contre l'abdomen et les membres

supérieurs demi-fléchis se portent vers la poitrine ; la tête, mal soutenue par des muscles trop faibles, vacille et retombe en avant ou en arrière, selon que les ligaments vertébraux ont été tiraillés dans le sens de l'extension ou de la flexion au cours de l'accouchement.

Le *crâne* porte la trace des compressions qu'il a subies. Il ne prendra sa forme régulière qu'au bout de soixante ou de soixante-douze heures. La fontanelle postérieure a disparu par le chevauchement de l'angle et des bords supérieurs de l'écaille occipitale sous les bords postérieurs des pariétaux ; la fontanelle antérieure est diminuée par l'enfoncement du bord postérieur du coronal sous les bords antérieurs des pariétaux, et la suture sagittale est effacée par le chevauchement du bord supérieur de l'un des pariétaux (ordinairement le droit), sur le bord correspondant de l'os opposé.

Les *yeux* sont volontiers fermés, sensibles à la lumière ; les pupilles bien mobiles. La sécrétion lacrymale est peu abondante.

Le *cri* (vagissement) est la première manifestation de l'acte respiratoire, la première manifestation de la souffrance aussi, car il serait provoqué par l'impression subite et pénible de l'air extérieur (Depaul).

La *respiration* est irrégulière, fréquente (39 à 35 inspirations par minute) ; elle affecte le type costal pendant la veille (soulèvement rapide, comme spasmodique, des côtes), et le type diaphragmatique pendant le sommeil (soulèvement plus ou moins lent de

la région épigastrique et des côtes inférieures, la cage
thoracique demeurant presque immobile).

Les *battements du cœur*, de 142 par minute avant la
naissance, de 130 immédiatement après celle-ci, sont
très variables pendant la veille, selon que l'enfant est
tranquille ou agité, qu'il se tait ou qu'il crie : leur
fréquence moyenne serait de 87, 102, 134, selon divers
observateurs ; elle serait de 88 pendant le sommeil.

La *température*, légèrement. abaissée dans les premières heures, monterait bientôt après à 37,7 (rectum), ou 37,16 (aisselle).

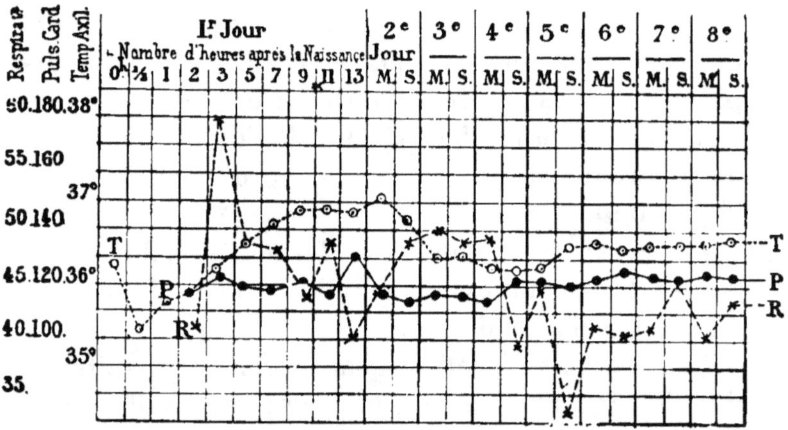

Fig. 76. — Tracés comparés de la circulation (pulsations
cardiaques), de la respiration et de la température (axillaire),
pendant les huit premiers jours de la vie, d'après le Dr Auvard.

La *peau*, débarrassée de son sébum, offre une coloration rouge vif, qui diminue peu à peu et est remplacée par une teinte rosée, au bout de trois ou quatre
jours. Au bout de ce même temps, ou un peu plus

tard, elle commence à revêtir la pigmentation particulière à la race, si l'enfant est né de parents nègres.
—Les *cheveux* fins, qui couvrent la tête du nouveau-né.
tombent quelque temps après la naissance, et sont
remplacés par d'autres, de coloration claire ou foncée.

Le *sommeil* est l'état presque permanent du nouvel
être : il n'en sort que sous l'influence du besoin de
nourriture ou sous l'impression du froid.

L'*urine*, accumulée dans la vessie, est évacuée immédiatement ou quelques heures après la naissance ;
les mictions se succèdent ensuite, plus ou moins fréquentes et abondantes, selon les conditions de l'alimentation lactée. Le liquide excrété est incolore ou
légèrement jaune, inodore, limpide, d'une densité de
1,003 à 1,004, de réaction neutre. Sa quantité moyenne
en vingt-quatre heures, s'élève de 100 à 300 centim.
cubes, du 6e au 30e jour.

Le *méconium* est évacué en plusieurs fois, dans les
deux ou trois premiers jours ; l'apparition de grumeaux
jaunâtres, mêlés à de la bile verdâtre de formation
récente, marque son expulsion complète hors de l'intestin.

Presque toujours, le *poids* du nouveau-né diminue
dans les premiers jours (ce qu'il faut attribuer à l'expulsion des premières urines et du méconium, à une
élimination très active par la peau, à la fonte du tissu
adipeux, à une alimentation encore incomplète). Mais
il reprend à partir du 3e ou du 4e jour, ordinairement
après la chute du cordon, de telle sorte que le poids
trouvé à la naissance est récupéré vers le milieu ou la
fin de la première semaine.

Le *trou de Botal* et le *canal artériel* s'oblitèrent à des périodes très variables et parfois tardives. Costa Alvarenga, sur 213 enfants de 1 jour à 2 ans, n'a rencontré que 8 oblitérations complètes du premier, et, sur 130 enfants de 1 jour à 12 ans, a trouvé le second 114 fois perméable. La séparation définitive entre les systèmes veineux et artériel aurait lieu généralement au cours des premiers mois.

Le *cordon*, qu'il se dessèche ou se ramollisse, se détache de l'abdomen du 5ᵉ au 6ᵉ jour, quelquefois plus tôt, quelquefois plus tard. D'après le plus grand nombre des observateurs, la séparation serait le résultat d'un travail ulcératif, qui, débutant invariablement à l'endroit où la peau finit et où commence le cordon, s'étendrait de l'extérieur vers les parties profondes (Depaul). Les extrémités des vaisseaux divisés se cicatrisent, en s'unissant au tissu conjonctif environnant et à la peau, et le tissu inodulaire ainsi formé se condense de plus en plus pour constituer un nœud résistant, qui adhère au péritoine, sur la paroi intérieure de l'abdomen. Richet rejette cette manière de voir : d'après lui, les éléments du cordon sont divisés par la constriction active de fibres musculaires lisses, qui limitent en dedans le pourtour de l'anneau ombilical ; l'occlusion de celui-ci, après la naissance, résulte à la fois de la formation du tissu cicatriciel à l'extrémité divisée des vaisseaux et à leur voisinage, et du resserrement des fibres contractiles ou sphinctériennes. C'est surtout « au resserrement actif du sphincter que l'ouverture ombilicale doit, dans les premiers mois de l'existence, de résister efficacement à la pression des viscères, à laquelle ne sauraient s'opposer ni la cicatrice cutanée, encore trop molle, ni les faisceaux fibreux des aponévroses (qui délimitent l'ouverture), et qui restent toujours écartées à peu près au même degré ».

CHAPITRE II

HYGIÈNE.

L'hygiène du nouveau-né comprend l'ensemble des conditions les plus propres à faciliter son adaptation au milieu extérieur, et à favoriser le jeu régulier de ses organes, encore si délicats et si fragiles.

Vestiture.

La vestiture, qui a surtout pour but de protéger l'enfant contre le froid, varie selon les conditions climatiques. Dans les pays chauds, elle peut être fort simplifiée, sans inconvénient et même avec avantage; mais elle ne saurait être entièrement supprimée; la nudité complète expose trop brutalement le nouveau-né à l'action pernicieuse des écarts thermiques, souvent considérables entre les tropiques, et elle est une cause de maladies très graves (bronchites, diarrhées, tetanos), qui déciment les petits enfants dans les races indigènes. Dans les pays tempérés et froids, la vestiture doit être plus sévère. En

Europe, deux principaux systèmes sont en présence :
l'un qui laisse aux membres toute liberté, l'autre qui
les emprisonne dans un maillot. Le premier ne protège pas assez (mode anglaise : petit fichu de tête,
chemisette et longue robe, garniture entre les cuisses,
doublée d'un tissu imperméable, bas et souliers en
tricot); le second exagère la protection (ancien maillot français, véritable emboîtement de l'enfant).

Le maillot modifié, suivant l'usage de nos grands
centres, est, selon Depaul, le meilleur mode de vestiture qui convienne au nouveau-né. Il lui donne
un abri contre le froid, une protection contre les
agents extérieurs, en même temps qu'il soutient ses
membres, sans les condamner à une complète immobilité.

« Le maillot, généralement employé de nos jours,
doit être conservé... — L'utilité de recouvrir la tête
du nouveau-né est incontestable. Deux *bonnets* doivent
être employés. Le premier s'applique sur la peau, et
il porte le nom de béguin... Il est dépourvu de cordons et ne porte aucun ornement. Généralement, pour
la saison chaude, il est fait en batiste ou en toile fine;
pour l'hiver, on le confectionne avec de la futaine ou
de la flanelle. Le second, plus historié, selon les goûts
et la fortune des familles, est fait avec de la mousse-
line à tissu plus ou moins serré..., il est pourvu de
deux cordons, qui permettent de le nouer sous le
menton; il concourt à fixer le béguin... — Le vêtement
de poitrine se compose de deux pièces, une *chemise* et
une *brassière*. La chemise doit être en toile douce,
fendue par derrière dans toute sa longueur, et pour-

vue de deux manches assez longues pour recouvrir
les bras et les avant-bras. Il faut qu'elle soit assez
ample pour pouvoir être croisée en arrière. Elle peut
être dépourvue de tout lien, la brassière devant servir
à la maintenir. Dans tous les cas, si on croit devoir
la fixer, il ne faut pas se servir d'épingles; les cordons
sont préférables. Elle ne doit pas être trop longue (il
suffit qu'elle descende jusqu'à la région ombilicale),
pour qu'elle soit moins facilement souillée par les
déjections. La brassière, qui se met par dessus, doit
avoir la même forme et les mêmes dimensions; elle
doit être faite en tissu de coton ou de laine, plus ou
moins épais suivant la saison. On la croise également
par derrière, et on l'attache avec des cordons. Si on
se sert d'épingles, il faut employer les épingles dites
anglaises, et d'un petit volume... Il vaut mieux passer
du même coup la chemise et la brassière. Pour cela,
il faut commencer par introduire les manches de la
chemise dans celles de la brassière, rapprocher les
deux extrémités en fronçant les manches, de manière
à ce que la main n'ait qu'un anneau à traverser. On
saisit alors le bout des doigts, en ayant soin de surveiller le pouce, qui s'arrête parfois à la chemise...
(Si l'on éprouvait quelques difficultés, il suffirait d'enrouler sur la main une petite bande ou un cornet de
papier, qui s'engageraient sans peine à travers les
manches). — Le vêtement de la partie inférieure du
tronc et des membres abdominaux se compose de deux
parties bien distinctes. L'une est représen'ée par une
petite serviette qui a la forme d'un carré long(*couche*).
On peut l'employer de deux façons différentes. Dans

l'une, après l'avoir complètement déployée, on la
place en arrière de l'enfant, de manière que le bord
supérieur corresponde à la partie supérieure de la
poitrine ; on ramène successivement en avant les deux
côtés, et on les attache à la partie supérieure. Les
cordons sont toujours préférables. Avec ce qui pend
en bas, on entoure chacun des membres avec la
partie flottante qui leur correspond. On a soin
de bien isoler les pieds. Puis on ramène l'excédant
en arrière, jusqu'à la région périnéale, dans le but
d'augmenter l'épaisseur du linge, là où l'urine
et les matières fécales doivent s'écouler. Dans
l'autre mode, la couche a une forme plus régulièrement
carrée ; on la plie en triangle, dont on applique le
milieu de la base en arrière, à peu près à la même
hauteur que dans le cas précédent ; on en croise en
avant les deux extrémités, que l'on fixe en prenant
les mêmes précautions ; l'angle inférieur est attiré en
bas, passe devant le périnée, recouvre les organes
génitaux, remonte au-dessus de la région pubienne,
et est fixé au milieu de la portion transversale ;
d'autres cordons ou des boutons obliquement placés
servent à la fixer de chaque côté, et, quand tout
est bien en place, on dirait une petite culotte courte,
recouvrant le bassin et la partie supérieure des
cuisses... (On est dans l'habitude de recouvrir les
jambes avec des bas en laine tricotée.) Puis viennent
les *langes*, qui sont destinés à recouvrir le tronc et les
membres. On en met généralement deux, le premier
plus mince et en molleton de coton, l'autre plus épais
et en laine. On commence par les étaler l'un sur l'autre

soit sur un coussin, soit sur les genoux de la nourrice ou de la garde. L'enfant est soulevé et couché sur eux, leur bord supérieur correspondant à la partie la plus élevée du tronc. Avec le premier, on entoure le haut de la poitrine en croisant les bords et on attache avec une épingle double. On répète la même chose au niveau de l'abdomen et un peu plus bas, vers le milieu des cuisses. Puis on recommence la même opération avec le second lange, et on assujettit de la même façon. Au lieu de laisser pendre et flotter les extrémités inférieures, on les relève en avant, un peu au-dessous des pieds, et on les étale de nouveau en les remontant jusque sur l'abdomen, les pointes portées en arrière, où deux nouvelles épingles sont destinées à les attacher. Il résulte de cette dernière disposition que les langes sont doubles dans une grande partie de leur étendue. Faut-il, comme on le pratique souvent, emprisonner les bras sous la partie supérieure des langes? Le but qu'on se propose est de les tenir chaudement, d'empêcher les enfants de s'égratigner le visage, de porter un ou plusieurs doigts dans leur bouche et de se livrer à des efforts de succion : c'est une mauvaise coutume, qui augmente encore l'immobilité; il vaut mieux les laisser libres au-dessus du maillot, sauf à prendre d'autres mesures pour éviter les inconvénients signalés. *Ce qu'on ne saurait trop recommander, c'est de ne pas exercer une constriction trop forte, surtout au niveau de la poitrine et de l'abdomen, ce qui peut donner lieu à des accidents graves, même mortels »* (Depaul).

Couchage.

Le lit du nouveau-né doit être placé à portée du lit de la mère ou de la nourrice, bien à l'abri des courants d'air. C'est ordinairement un berceau en osier, en bois ou en fer, monté sur un pied plus ou moins élevé, et suspendu de manière à pouvoir communiquer des mouvements de balancement, qui aident l'enfant à s'endormir. On le garnit de petits rideaux et de deux matelas : l'un inférieur en crin, en varechs ou en feuilles de fougère desséchées ; l'autre supérieur, en balle d'avoine, toujours facile à remplacer quand elle a été souillée par l'urine et les déjections intestinales. Deux petits draps et des couvertures, variables suivant la saison, complètent l'arrangement du lit, où l'enfant est déposé tout emmaillotté, recouvert jusqu'au cou, un peu incliné sur le côté gauche, de manière à favoriser l'écoulement des mucosités buccales et à prévenir la compression du foie (Depaul).

Nettoyage.

Comme l'émission de l'urine et des matières fécales est fréquente, il importe de changer le plus souvent possible la couche et les autres pièces de vêtement qui sont souillées. Depaul est d'avis qu'il faut démailloter et nettoyer l'enfant chaque fois qu'il s'est sali, ce dont on est averti, en général, par le bruit

des gaz qui s'échappent et par une expression particulière du visage, indice de quelques efforts d'expulsion. Au premier *change*, le matin, au réveil, on
pourra nettoyer l'enfant dans un bain d'eau simple,
à 30 ou 32°; on se contentera ensuite de le laver avec
une éponge imbibée d'eau pure ou d'eau de son,
tiède, et toujours auprès d'un feu convenable, si la
saison est un peu froide. On essuie la peau avec un
linge fin et demi-usé, en évitant les frottements répétés, et on la saupoudre, là où elle est le plus exposée
au contact irritant des liquides excrémentitiels, avec
de l'amidon.

On profitera du moment du nettoyage, pour *renouveler le pansement du cordon*. Quelques médecins sont
d'avis de ne pas toucher au pansement jusqu'à l'époque de l'élimination. Cette pratique est mauvaise : si
le cordon se dessèche, il peut former, avec le linge
huilé ou la ouate, une petite masse dure, irrégulière,
qui détermine sur la peau de l'abdomen des pressions
ou des froissements irritants : si le cordon se ramollit
et se putréfie, il crée comme un foyer de putridité
au niveau d'une surface ulcéreuse, susceptible d'en
absorber les produits; en outre, le pansement est
souvent imbibé par l'urine. Il est donc sage de le
renouveler au moins chaque matin. On procèdera à
cette petite opération avec une grande douceur; pour
peu que le cordon soit adhérent au linge ou à la ouate,
on ne l'en détachera pas : on se bornera à glisser au-
dessous un linge fin ou une légère couche de ouate,
afin de préserver les téguments du ventre contre le
contact de parties susceptibles de les irriter; nous

avons même l'habitude de pratiquer une légère onction avec de l'huile d'olive ou de l'huile phéniquée,
tout à l'entour de l'ombilic, chaque fois que nous re-
nouvelons le pansement.

Alimentation.

a. — Allaitement direct par la mère ou par une nourrice.

Du lait. L'aliment naturel du nouveau-né est le lait de sa mère ou d'une nourrice. C'est un aliment complet et proportionné aux besoins d'un organisme qui produit peu de forces, et qui, par conséquent, ne doit consommer qu'une faible quantité d'hydrocarbures, mais qui possède une grande activité plastique, et réclame pour cette raison, une assez notable proportion de substances azotées à assimiler. — Le premier lait (*colostrum*) est très riche en matière grasse; aussi exerce-t-il une action purgative, qui aide l'intestin à se débarrasser du méconium. Le lait définitif, de couleur blanche et opaline, d'une saveur douce, d'une densité moyenne de 1028, apparaît formé, à l'examen microscopique, par un grand nombre de globules sphériques, de nature graisseuse (*globules du lait*), en suspension dans un liquide coagulable. Lorsqu'on abandonne le lait au repos, les globules (matière grasse) gagnent la partie supérieure et se condensent en couche épaisse (*creme*); au-dessous de cette couche le lait se sépare en une masse caséeuse, constituée par une matière albuminoïde non coagulable par la chaleur, mais coagulable par les acides organiques (le *caséum*), et en un liquide jaune-verdâtre, d'une saveur aigrelette, composé d'eau, d'une petite quantité de matière albumineuse, de lactose, ou sucre de lait, d'un peu d'acide lactique et de matières salines. Sur 100 grammes de lait, il y a 12 grammes d'éléments solides, qui se décomposent, d'après Küss, en 1 gr. 50 de divers sels (ceux du sang et particulièrement des phosphates), 2 grammes de graisse (margarine, oléine), 3 grammes à 3 gr. 50 de caséine, 4 à 5 grammes de sucre (lactose). Au sortir du mamelon, le liquide offre une réaction alcaline.

Le lait varie, dans sa quantité et dans sa qualité, suivant les conditions particulières de l'organisme et de l'organe qui le sécrètent.

Ce ne sont pas les plus gros *seins*, ni ceux de la plus agréable apparence, qui fournissent le lait le plus abondant et le meilleur : les mamelles pendantes, alourdies, par le développement de leurs masses acineuses, inégales et comme lobulées à la palpation, sillonnées, à leur surface, de veines nombreuses, indiquent une sécrétion préférable à celle de mamelles plus volumineuses, plus régulières, qui ne doivent souvent leur séduisant aspect qu'à la prolifération stérile du tissu adipeux.

Le lait peut être souillé par son mélange avec du sang ou avec du pus, dans certains cas de maladies des seins ; contaminé par les principes infectieux qui ont pénétré dans l'organisme (cas cependant rares et douteux), modifié dans sa composition par les diathèses ou les maladies constitutionnelles, par les médications employées pour combattre un état morbide chez la femme : certaines substances sont éliminées par le lait, et, par lui, sont susceptibles d'agir sur le nouveau-né (opium, mercuriaux, iodures, sulfate de quinine, principe amer de l'absinthe, etc.).

Le meilleur lait se rencontre chez les femmes qui ne sont ni trop jeunes, ni trop vieilles (vingt à trente cinq ans), qui jouissent d'une bonne santé habituelle, sont d'embonpoint médiocre, quel que soit d'ailleurs leur tempérament (les femmes d'un tempérament lymphatique ont un lait souvent plus abondant et plus riche que les femmes d'un tempérament sanguin ou bilioso-sanguin) et sont soumises à une alimentation suffisamment copieuse, quel que soit d'ailleurs sa composition (le régime qui convient le mieux à la femme-nourrice est son régime ordinaire, végétal, animal ou mixte, pourvu qu'il soit d'abondance convenable).

Le lait acquiert une plus grande plasticité au cours de la lactation; mais il devient plus aqueux quand celle-ci est trop prolongée, ou même au-delà des six premiers mois (on est généralement d'accord pour recommander de ne pas donner à un nouveau-né une nourrice dont le lait aurait plus de six mois). D'après Bouchut, il serait d'autant plus séreux, qu'il y aurait un intervalle plus long entre deux traites, et dans une même traite, qu'il est tiré plus tôt.

La sécrétion est suspendue, diminuée ou amoindrie dans ses qualités, sous l'influence des émotions morales vives, des rapprochements sexuels immodérés, de la réapparition des règles. — « La grossesse, en général, fait cesser ou altère la sécrétion du lait, qui tend à repasser par l'état de colostrum et devient nuisible. Il y a cependant des exemples, mais ils sont bien rares, de femmes enceintes qui ont continué d'allaiter leur enfant jusqu'au terme d'une seconde grossesse..., même jusqu'à leur accouchement, et cela, sans que le nourrisson ait paru souffrir de cette déplorable pratique... » (Bouchut).

De la nourrice. S'il importe de considérer tout d'abord, au point de vue de la nutrition de l'enfant, les conditions de l'aliment, il est aussi nécessaire de tenir un grand compte de celles qui doivent régler l'allaitement.

Des seins peuvent être d'excellents organes de sécrétion, mais être mal disposés pour l'excrétion, si le *mamelon* est trop court, peu érectile, de forme conique, en un mot difficile à saisir et à garder dans la bouche par le petit enfant. Les mamelons doivent être saillants, longs d'un centimètre à un centimètre et demi, cylindriques (en.forme de dés à coudre), ou olivaires (en forme de baguettes de tambour : ces derniers sont les mieux adaptables aux lèvres du nouveau-né, qui les enserrent à leur base, avec la plus grande facilité). S'ils ne répondent pas à ces conditions, chez la primipare qui a l'intention de nourrir son enfant, il faut les *préparer* pendant les derniers temps de la grossesse, ainsi que nous l'avons déjà dit (Hygiène de la grossesse, Maladies du sein au cours de la lactation).

La femme qui a charge d'enfant n'est pas un simple

instrument de nourriture : c'est la directrice des progrès physiques et, plus tard, de la première évolution morale du nouvel être. Elle doit donc posséder, en outre des qualités nécessaires pour une bonne sécrétion lactée, celles qui la rendent apte à prendre les intérêts de l'enfant.

La mère est la nourrice naturelle de son enfant. Malheureusement, *surtout en France*, un trop grand nombre de femmes se soustraient à ce devoir, sous le prétexte d'obligations professionnelles ou sociales souvent bien discutables, en réalité par légèreté de de caractère ou sécheresse de cœur. D'autres fois, l'allaitement maternel est rendu impossible par certaines conditions individuelles, une susceptibilité nerveuse exagérée, une maladie constitutionnelle, etc.

Il faut donc confier l'enfant à une nourrice mercenaire. Celle-ci, avec les conditions qui assurent le mieux la lactation, et que nous avons mentionnées, doit posséder tout au moins, à défaut d'intelligence, l'habitude du rôle, et, à défaut de dévouement affectif, la moralité que réclame la fonction.

La nourrice *sur place* est facile à surveiller; mais elle est souvent une grande gêne dans un ménage et son entretien n'est possible que dans les familles riches ou aisées. La nourrice de campagne, aujourd'hui placée sous l'observation des comités protecteurs de l'enfance, est peut-être préférable, parce qu'elle enlève le nouveau-né au milieu des villes, et lui donne le bénéfice d'un air pur, au moment où ses poumons en ont le plus besoin.

Une fille-mère a cet avantage de n'être pas doublée d'un mari, trop fréquemment importun. Mais la femme mariée offre de meilleures garanties de conduite, et, en outre, elle a ordinairement une expérience que ne possède pas la première.

La nourrice doit avoir un bon caractère : nerveuse et irritable, elle peut être exposée à des emportements, qui auront une influence défavorable sur la santé de l'enfant. Mais, sous le prétexte de rechercher une nourrice à l'abri de toute espèce d'impressions, il ne faudrait pas qu'on choisisse une brute stupide, incapable d'aucune attention délicate ou intelligente (Parrot).

On apportera surtout la plus grande attention à reconnaître si la femme est indemne d'une affection syphilitique. La syphilis, d'après Ricord, ne se transmet pas par le lait ; mais elle peut se transmettre au nouveau-né par le contact, dans les cas d'accidents primitifs ou secondaires chez la nourrice. D'autre part, on ne saurait abandonner à une nourrice saine un enfant né de parents syphilitiques, sans commettre une faute grave. « Une mère, dont la syphilis remonte à une époque très antérieure à la naissance, devra nourrir son enfant. Ce sera même une obligation pour elle, s'il porte quelques traces de la maladie, car on serait coupable de le confier à une étrangère qu'il pourrait infecter, et il profitera, pour sa guérison, des soins administrés à la mère. Mais si l'affection datait seulement des derniers temps de la gestation, surtout si l'enfant ne présentait aucune trace de syphilis, j'avoue que j'hésiterais à lui laisser le sein de

sa mère, car, en admettant qu'une surveillance attentive le mette à l'abri des inoculations d'accidents
secondaires, il n'en subirait pas moins, par le fait
maternel, une absorption mercurielle qui ne peut-
être considérée comme entièrement innocente... En
pareil cas, si cela était possible, je soumettrais l'enfant à l'allaitement par une chèvre. » (Joulin).
Fournier a émis la même opinion : il rejette, pour
l'enfant syphilitique, déjà si débile, l'allaitement
artificiel trop défectueux, et l'allaitement par une
nourrice elle-même infectée, chez laquelle la constitution, ordinairement affaiblie, entraîne l'amoindrissement des qualités du lait; il préfère l'allaitement
direct par un animal, toutes les fois qu'il est praticable.

Conduite de l'allaitement. Autrefois, on ne présentait l'enfant au sein, pour la première fois, que le
quatrième jour, afin d'éviter au nouveau-né l'action
purgative du colostrum ; aujourd'hui, précisément
parce que cette action est reconnue inoffensive ou
même utile, on présente l'enfant au sein maternel
quelques heures après l'accouchement, ou, si l'allaitement doit être confié à une nourrice, on lui accorde
une première tétée au bout de vingt-quatre heures.
En attendant, on administre au nouveau-né quelques
cuillerées d'eau sucrée.
Le mamelon doit être maintenu dans un état de
propreté parfaite, débarrassé de toute crasse parasitaire au moyen de lotions à l'eau pure, fortifié dans les
premiers temps, si la peau est très délicate, par des

lotions avec du vin rouge ou de l'eau alcoolisée. Si, plus tard, au cours de l'allaitement, pour combattre des gerçures, on faisait usage de pommades médicamenteuses, on aurait soin d'en effacer toute trace au moment des tétées.

La femme allaite couchée ou assise. Dans l'un et dans l'autre cas, elle placera le nourrisson dans l'attitude la plus commode pour l'exercice de la succion, légèrement incliné vers le sein qu'il doit prendre, la tête bien élevée au niveau de l'organe, la poitrine, rapprochée, mais non serrée contre celle de la mère ou de la nourrice.

On habituera l'enfant à prendre indifféremment et alternativement l'un et l'autre sein : il faut prévenir tout engorgement dans l'un des organes et se mettre en garde contre toute entrave qu'apporterait à l'allaitement une maladie de l'un d'eux.

Il est bien difficile de déterminer le nombre de tétées qu'on doit accorder au nouveau-né. Dans les premiers temps, on le met au sein aussitôt qu'il crie. Mais, à mesure qu'il avance en âge, on peut mettre quelque intervalle entre ses repas, augmenter la durée de ces intervalles, et même accoutumer l'enfant à se passer du sein la nuit : on lui donne à téter pour la dernière fois, dans la soirée, à une heure un peu tardive, et le lendemain, de bon matin, au réveil.

D'après Bouchard, la moyenne de chaque tétée serait successivement de 3, 15, 40 et 55 gr., pendant les quatre premiers jours de la vie ; de 60 à 80 pendant les cinq premiers mois ; de 100 à 130, après cette époque ; la quantité totale moyenne de lait absorbé journellement, depuis la naissance jusqu'au neuvième mois, serait :

De 30 gr. le 1er jour.	De 650 gr. après le 1er mois.
— 150 — 2e —	— 750 — 3e —
— 450 — 3e —	— 850 — 4e —
— 350 — 4e —	— 950 de 6 à 9 mois.

On reconnaît que l'alimentation est bonne et bien dirigée, à la mine prospère du nourrisson et à l'augmentation de son poids (les *pèse-bébés*, déjà nombreux, peuvent être remplacés par la *pocket-balance* qu'on rencontre partout et dont le crochet s'adaptera à une ceinture fixée autour du maillot).

Quand l'enfant ne tète pas ou tète mal, saisit le sein mollement, pour l'abandonner presque aussitôt avec cris, il faut en rechercher la cause : — chez le nouveau-né lui-même, qui ne peut exercer des efforts de succion convenables, parce qu'il est trop faible, atteint d'une paralysie faciale (comme après certaines applications du forceps) ou mal conformé dans ses parties buccales (brièveté du frein lingual, fente palatine, etc.) : en même temps qu'on s'efforcera de remédier à la cause qui met obstacle à l'allaitement, on nourrira l'enfant en faisant jaillir le lait dans sa bouche, par des pressions exercées sur le sein ; — chez la nourrice, dont le lait est de mauvaise qualité : il faudra, dans ce cas, remplacer la femme par une autre, offrant toutes les garanties d'aptitude fonctionnelle requises en semblable occurrence.

En général, vers l'âge de six mois, on commence à donner à l'enfant d'autres aliments que le lait (bouillies légères) ; plus tard, on lui donne des potages au

bouillon de bœuf, des œufs, des viandes bien divisées
et de digestion facile.

Pendant tout le temps qu'elle nourrit, la femme doit
avoir elle-même une bonne alimentation, sans qu'il
soit nécessaire de modifier la nature habituelle de
son régime, se livrer à un exercice modéré (prome-
nades), éviter les rapprochements sexuels, qui peuvent ramener la menstruation ou une nouvelle grossesse. La menstruation, il est vrai, quand elle repa-
rait au cours de la lactation, n'imprime pas à la
sécrétion des modifications aussi fâcheuses qu'on l'a
prétendu ; mais elle est comme un prélude aux conditions d'une fécondation, et la grossesse supprime ou
altère le lait, ainsi qu'on la vu.

Nous n'avons pas à entrer dans le détail de maintes
questions, qu'on a coutume d'exposer dans les ouvrages d'accouchement, et qui, selon nous, doivent
rentrer dans le cadre des ouvrages consacrés à l'hygiène et à la pathologie de l'enfance. Nous nous bornerons à dire quelques mots du *sevrage*. On entend
par ce mot la cessation de l'allaitement : elle ne doit
jamais être brusque, à moins de circonstances im-
prévues, telle qu'une maladie de la mère ou de la
nourrice ; la proportion des aliments ordinaires,
donnés à l'enfant en même temps que le lait, est
augmentée progressivement, à mesure que le nombre
et l'abondance des tétées diminuent. On choisira pour
supprimer celles-ci complètement, une époque où
l'appareil digestif de l'enfant n'est menacé d'aucune
perturbation, soit sous l'influence de l'évolution dentaire, soit sous l'influence de la saison. Trousseau

conseille de ne pas sevrer les enfants pendant l'été (contrairement à l'opinion commune), parce que c'est la période de la plus grande fréquence des accidents diarrhéiques, et avant la sortie des dents canines, dont l'évolution est toujours la plus laborieuse : *j'attends* ajoute-t-il, *que l'enfant ait 16 dents, sans tenir compte de l'âge auquel il est arrivé ; mais lorsque les circonstances, qui malheureusement se présentent encore trop souvent, font que l'allaitement ne peut être prolongé jusqu'à cette époque, j'attends au moins que l'enfant ait ses 12 premières dents.*

Quand le sevrage a été ménagé, la sécrétion lactée s'arrête d'elle-même ; mais si elle persistait, et, surtout, si les seins tendaient à s'engorger, comme dans les cas où l'allaitement a été interrompu trop hâtivement, on aurait recours aux moyens que nous avons indiqués (4° p., chap. VIII).

b. — Allaitement direct par un animal. Ce mode d'allaitement n'est pas très usité, parce qu'il n'est pas à la portée de tout le monde, ni surtout d'une conduite facile, au moins pendant les premiers temps. Il nous paraît indiqué très exceptionnellement, dans le cas où l'enfant est syphilisé, la mère se trouvant dans de mauvaises conditions de santé ou incapable d'allaiter, par défaut de conformation ou maladie des seins. L'animal ordinairement choisi est la chèvre, capricieuse, et cependant docile, dont le lait est bien supporté par l'enfant.

c. — Allaitement indirect ou artificiel. On en a dit beaucoup de mal, et on continue à le préférer à l'allaitement direct, dans un grand nombre de familles françaises. On le devrait restreindre expressément aux cas où l'allaitement direct, par la mère ou par une bonne nourrice, est absolument impossible.

On emploie assez indifféremment les laits de vache, de chèvre, de brebis et d'ânesse : ce dernier est celui qui se rapproche le plus du lait de la femme.

	Densité.	Eau.	Part. sol.	Sucre.	Caséum.	Mat. gras.	Sels.
Lait de femme..	1032	889	111	43.64	39.24	26.66	1.38
Lait de vache.	1033	864	136	38.03	55.15	36.12	6.64
Lait d'ânesse..	1034	890	110	50.46	35.65	18.53	5.24
Lait de chèvre.	1033	845	155	36.91	55.14	56.87	6.18
Lait de brebis..	1040	832	168	39.43	69.78	51.31	7.16

Les laits de vache, de chèvre et de brebis, plus riches en matériaux solides que le lait d'ânesse, sont plus ou moins étendus d'eau, pendant les premières semaines. Le coupage traditionnel n'a peut être pas d'utilité réelle ; mais il n'est pas toujours exempt de danger, quand l'eau est de mauvaise qualité, comme cela a lieu fréquemment au voisinage des fermes et dans certains quartiers de grandes villes.

Le lait est employé cru ou cuit. Il doit être de bonne provenance et de bonne qualité, conditions qu'il est malheureusement très difficile d'apprécier, dans un trop grand nombre de circonstances.

On l'administre avec des *biberons* de modèles divers, ou simplement à la *cuiller* ou au *gobelet*. — Le biberon est, de tous les procédés d'allaitement, le plus défectueux : dans les classes pauvres, et même dans les familles aisées, il est abandonné, toujours plus ou moins rempli, aux caprices gloutons du nouveau-né, qui aspire sans retenue ; il est d'entretien fort difficile, le lait s'y altère vite, sous l'influence des ferments qui s'y cachent et s'y développent, et il devient une nourriture pernicieuse. — Le petit pot et la cuiller valent mieux, parce qu'ils exigent l'intervention de la mère ou d'une femme attentive; à chaque nouveau repas, l'enfant ne prend plus que ce qu'il doit prendre, et les provisions de lait, renouvelées aussi souvent qu'il est nécessaire, sont d'autant mieux assurées dans leur conservation, que l'instrument d'administration est plus facile à nettoyer. Mais nous ne mettons, sous ce dernier rapport, le petit pot ou le gobelet en parallèle avec la cuiller, qu'à la condition qu'il soit représenté par un verre lisse ou une tasse en porcelaine à mince paroi.

d.—Allaitement mixte. Il consiste dans l'usage combiné du sein et des procédés artificiels. Bien entendu, il rend les meilleurs services, et, même dans certains cas, paraît préférable à l'allaitement au sein (il semblerait alors que le lait d'animal compense l'insuffisance qualitative du lait de la femme) : sur 141 enfants observés par le docteur Le Menaut, au point de vue des résultats comparés des trois principaux modes d'allaitement, la proportion (pour 100) des cas de diarrhée, avec guérison ou avec décès, a été ainsi répartie :

	Exempts de diarrhée.	Malades.	Guéris.	Morts.
Avec l'allaitement naturel..	33.03	66.06	100	
— mixte....	80.03	19.06	100	
— artificiel..	49.05	52.04	63.04	36.05

Sorties.

Le nouveau-né ne saurait passer, sans transition, du milieu maternel, à température élevée, dans le milieu extérieur, à température plus ou moins basse. Il est nécessaire qu'il subisse comme une nouvelle incubation, dans la chambre de sa mère, avant d'être porté au dehors. Aujourd'hui, la présentation à la mairie, dans les trois jours qui suivent la naissance n'est plus d'obligation formelle, et le certificat du médecin peut en tenir lieu : c'est là un grand progrès, et qui sauve certainement bien des existences infantiles. Mais il faut cependant que le nouveau-né prenne l'accoutumance au milieu commun; le mouvement et le changement d'air lui sont utiles. Depaul attend, pour la première sortie, que la chute du cordon soit accomplie et la cicatrisation ombilicale effectuée; l'été, il autorise des sorties journalières, quand la température extérieure est au moins de 15° à 20°, à partir du 8° ou du 10° jour : l'hiver, seulement après le premier mois.

Vaccination.

En temps d'épidémie variolique, il est prudent de vacciner le nouveau-né le plus tôt qu'il est possible, l'opération étant d'une innocuité à peu près constante chez les enfants les plus jeunes. Mais, dans les circonstances ordinaires, Depaul estime qu'il vaut mieux laisser passer les premières semaines, sans y soumettre le nouveau-né, dont l'organisme est encore entouré d'un trop grand nombre d'influences susceptibles de l'ébranler, et dont les fonctions naturelles peuvent être entravées par la moindre excitation accidentelle.

Soins à l'enfant né avant terme.

Il est des cas où l'enfant, venu avant terme, faible et chétif, a besoin d'un milieu qui continue pour lui les conditions de température du milieu utérin. Le maintenir, enveloppé de ouate, dans un appartement surchauffé et à température constante, est bien difficile, et la moindre négligence peut entraîner, pour ce frêle organisme, les conséquences les plus graves. L'invention des *couveuses* a permis de l'entourer alors des conditions les plus propres à assurer son existence. Ces appareils ont été introduits à la Maternité, en 1881, par le professeur Tarnier, et récemment, sous l'inspiration de ce maître, auquel la science obstétricale est déjà redevable d'un si grand nombre de perfectionnements, le Dr Auvard en a imaginé un nouveau type, aisément applicable dans la clientèle privée. La couveuse Auvard se compose d'une boîte en bois de dimensions convenables, divisée en deux compartiments, qui communiquent entre eux : l'inférieur reçoit quatre boules à eau chaude en grès, qui portent la température de l'appareil à une moyenne de 32°; le supérieur renferme la couchette sur laquelle l'enfant est déposé tout emmaillotté;

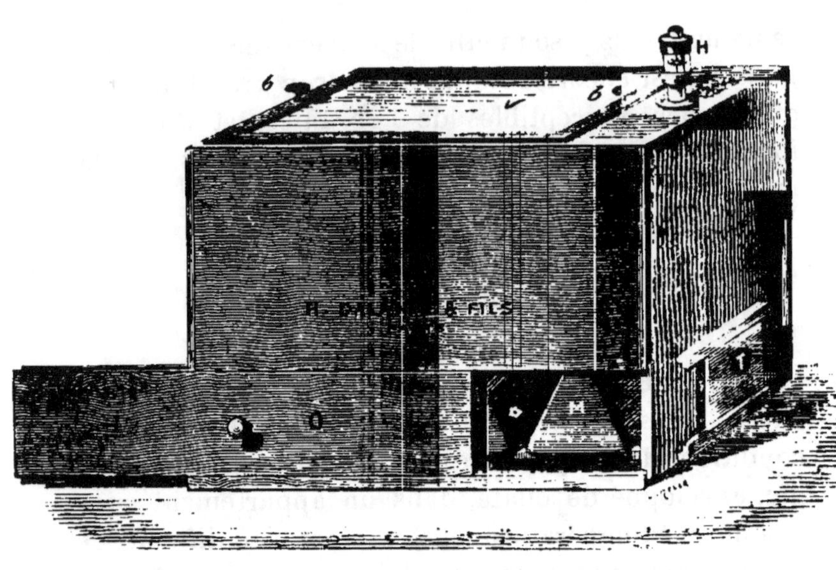

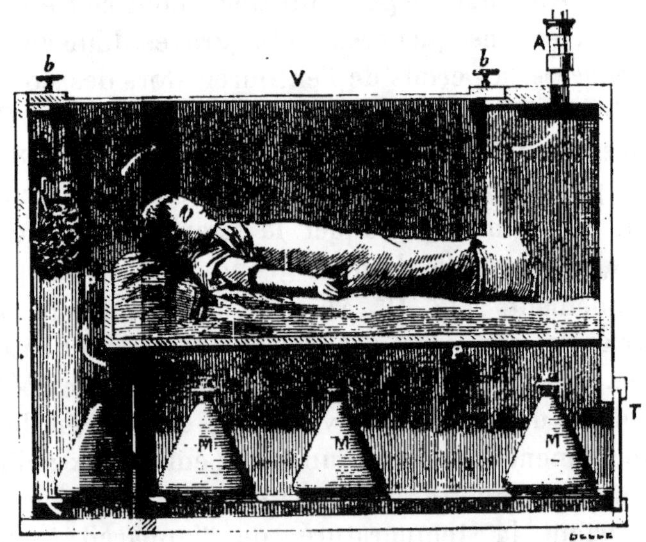

Fig. 77-78. — Couveuse du Dr Auvard : caisse fermée, et
coupe destinée à montrer sa disposition intérieure.

l'air est renouvelé par une ouverture ménagée en bas de la caisse, il s'élève à mesure qu'il s'échauffe et se charge de vapeurs d'eau, en traversant un filet où une éponge imbibée d'eau a été suspendue, et s'échappe par une tubulure en verre, adaptée à la partie supérieure et pourvue d'une hélice indicatrice de l'intensité du courant. Un chassis vitré permet de surveiller l'enfant et de le retirer de l'appareil pour le changer et le nourrir. Ces opérations se font dans la chambre, à la température ordinaire : il n'en résulte aucun inconvénient pour l'enfant, quand elles ne sont pas trop prolongées, car le nouveau-né, sortant de la couveuse, où il semble avoir fait provision de calorique, supporte beaucoup mieux l'exposition à la température extérieure que l'enfant qui sort de son berceau.

CHAPITRE III

PATHOLOGIE.

I. — MALFORMATIONS.

Imperforation des orifices naturels. — Les malformations de cet ordre doivent être constatées aussitôt après la naissance et sont l'indication d'une intervention chirurgicale immédiate.

L'*absence de l'ouverture buccale* n'est susceptible d'un traitement sérieux, que si elle résulte d'une soudure anormale des lèvres : division de siège, de direction et d'étendue convenables, avec les ciseaux ou le bistouri ; léger pansement interposé entre les plaies, pendant la durée du travail cicatriciel.

L'*imperforation de l'anus et du rectum* réclame un traitement variable, selon diverses conditions :

a. — Imperforation anale incomplète (atrésie anale) : dilatation avec l'éponge préparée, les mèches, les bougies, etc., précédée, s'il est nécessaire, d'un débridement simple ou multiple.

b. — Imperforation anale complète, mais sans absence du rectum : le gros intestin se termine au périnée, tantôt par un cul-de-sac que double la peau et le tissu cellulaire sous-cutané (absence de sphincter externe), tantôt par un orifice anal que recouvre, à l'extérieur, le tégument de la région : tumeur rénitente, bien délimitée, augmentant à certains moments (efforts pour expulser le méconium) ; incision simple ou cruciale, au niveau de cette tumeur, fixation des bords de la muqueuse rectale aux bords de la plaie cutanée, au moyen de quelques points de suture ; pansement antiseptique.

c. — Imperforation anale complète, avec absence du rectum. Le rectum manque en totalité ou en partie ; l'intestin se termine par une dilatation ampullaire, qui proémine vers la concavité du sacrum. Il faut un débouché artificiel aux matières : on a cherché à l'établir en trois points différents :

Au périnée : l'opération laisse un anus en sa place normale, quand elle réussit, et elle est fort simple, si le rectum ne manque que dans une faible étendue ; mais, comme il est souvent impossible de reconnaître à quelle hauteur s'arrête l'intestin, elle expose l'enfant aux chances d'accidents graves, résultant des difficultés et des incertitudes d'une manœuvre chirurgicale en pareille région (hémorrhagies, lésion de la vessie, inflammations purulentes consécutives : Holmes) : ponction exploratrice ; puis, si la canule du trocart donne issue à du méconium, débridement sur la sonde cannelée, substituée à la canule, de très faible étendue, mais multiple, et suivi de l'introduction de mèches ou de bougies dilatatrices ; pansement antiseptique.

• A la région lombaire gauche : l'opération ménage le péritoine, mais peut léser le rein ; elle crée un débouché intestinal mal situé pour les soins de propreté au-delà de la période infantile. Enfant couché sur le ventre, un peu incliné du côté droit, abdomen soulevé par un coussin. Incision transversale à la peau, un peu au-dessus de la crête iliaque, commençant au bord externe de la masse musculaire commune au sacro-lombaire et au long dorsal, et se continuant en dehors dans une étendue de quelques centimètres. Après la peau et la couche sous-cutanée, on tombe sur le grand dorsal, le petit oblique, le transverse et l'aponévrose, qu'on divise par une incision transversale ou cruciale ; le muscle carré des lombes, soulevé ou incisé sur son bord externe, on arrive sur le tissu adipeux qui enveloppe le colon, parfois masqué par le rein ; celui-ci repoussé en dedans, l'intestin est reconnu, traversé en haut et en bas avec deux aiguilles, ramené en dehors, incisé crucialement, et fixé à la peau par quatre points de suture au niveau de l'incision.

A la région iliaque gauche : l'opération intéresse le péritoine ; mais elle est facile, exempte de tâtonnements, et elle établit une ouverture dans une région qu'il sera toujours aisé de surveiller et de nettoyer. Incision commençant au niveau de l'épine iliaque antéro-supérieure et se prolongeant à peu près parallèlement au ligament de Poupart. Les téguments, les muscles abdominaux et le fascia transversalis sont tour à tour divisés ; après quoi, on ouvre le péritoine, et on va à la recherche de l'S iliaque. Se rappeler que la courbure de l'S iliaque est sujette à varier chez le nouveau-né, qu'elle est parfois très exagérée et considérablement déviée à droite (Huguier). On reconnaîtra le gros intestin à ses bosselures et à ses bandes longitudinales. Anse attirée au dehors, préalablement fixée, au moyen d'un fil, à l'ouverture abdominale : incision dans la direction de celle-ci, sutures réunissant les bords de la plaie intestinale à ceux de la plaie extérieure.

L'urèthre peut manquer de débouché, parce que le méat est recouvert par un prépuce imperforé, parce que le gland est lui-même imperforé : dans le premier cas, incision et dilatation du prépuce ou section transversale et complète de ce repli membraneux ; dans le second, tâcher de créer une voie artificielle dans la continuation du canal, plus ou moins distendu par l'urine, et maintenir cette voie au moyen de la sonde ; si on échoue et s'il y a urgence, ponction de la vessie.

Malformations buccales. — Elles n'exigent une intervention chirurgicale immédiate, qu'autant qu'elles apportent un obstacle absolu à l'allaitement, et qu'elles sont susceptibles d'être traitées, chez le nouveau-né, avec des chances de réussite sérieuses.

Le *bec-de-lièvre* compliqué ne saurait guère être opéré avant que l'enfant ait déjà acquis quelque développement. Mais le bec-de-lièvre simple peut être traité dès les premiers jours qui suivent la naissance.

Assez fréquemment, l'enfant tète avec difficulté, parce que le frein de la langue s'avance trop loin vers la pointe de l'organe, qu'il retient fixé au plancher buccal. On remédie à ce vice de conformation par la *section du filet* ou frein. On relève la langue avec deux doigts, de manière à tendre le frein, que l'on coupe avec des ciseaux sur une étendue médiocre et dont on achève de détruire les adhérences par déchirure : on n'a pas à craindre la lésion de l'artère ranine, qui longe la surface inférieure de la langue ; mais quelquefois, si l'incision a été trop profonde, le renversement de l'organe vers le pharynx et la mort par asphyxie (si cet accident venait à se produire, on se hâterait d'introduire le doigt dans la bouche et de ramener la langue dans sa position normale, puis de faire prendre le sein à l'enfant, pour lui donner aussitôt l'habitude de la déglutition telle qu'il doit l'accomplir. J.-L. Petit).

Hernies congénitales. — Les *hernies inguinales* sont parfois la conséquence d'une sorte d'entraînement du péritoine et de l'intestin au moment où le testicule traverse le canal inguinal et descend vers le scrotum.

La *hernie ombilicale* (très commune dans certaines races) reconnaîtrait pour cause, d'après Richet, l'insuffisance des fibres musculaires qui ferment en dedans l'anneau ombilical.

Les *hernies de la ligne blanche* se produisent au travers des interstices de l'aponévrose médiane de l'abdomen, et sont quelquefois liées à une véritable éventration.

La hernie disparaît à la longue ou persiste indéfiniment.

Contention au moyen de pelotes appropriées ; bandages à surveiller avec une grande attention, dans la crainte d'une irritation tégumentaire ou d'un étranglement des parties déplacées.

II. — LÉSIONS PHYSIQUES.

L'application du forceps détermine quelquefois des *plaies* ou des *contusions* limitées, sur certaines régions de la tête, ou bien l'*hémiplégie faciale* : ces accidents n'ont d'ordinaire aucune gravité.

A la suite de manœuvres mal calculées (tractions, déflexions), il peut se produire une *fracture* à l'un des membres, fracture qu'on méconnaîtrait souvent, si on n'avait égard, pour le diagnostic, qu'à la mobilité au niveau de la rupture, à l'impuissance du membre et à la crépitation ; car il n'est pas rare que la lésion soit incomplète et seulement indiquée par une saillie anormale sur le trajet d'un os, un changement dans la direction et l'attitude du membre. En général, la consolidation est rapide et facilement obtenue avec les bandages contentifs les plus simples (manchons de cuir, gouttières en carton ou en gutta-percha, doublés de ouate et maintenus par quelques tours de bande souple). Mais il importe de surveiller le pansement avec beaucoup de soin, car les mouvements de l'enfant le dérangeront souvent, et, s'il s'agit d'une fracture de l'un des membres inférieurs, les pièces pourront être souillées par l'urine et les matières intestinales ; la peau s'irrite et s'excorie très vite et de

35.

graves inflammations se développent, qui entravent le traitement de la fracture et même compromettent l'existence de l'enfant.

Infiltration ou bosse sero-sanguine. — On donne ce nom à des tuméfactions qui se produisent, pendant le travail, et après l'écoulement d'une quantité plus ou moins considérable du liquide amniotique, aux régions longtemps comprimées par l'anneau cervical ou l'anneau perinéo-vulvaire. On les observe le plus communément au crâne, à la région occipitale, où, presque toujours, elles prédominent sur l'un des côtés, en raison de la fréquence des présentations du sommet avec légère inclinaison latérale. L'infiltration est due à l'exhalation séro-sanguine, qui accompagne la gêne circulatoire occasionnée par la compression des vaisseaux périphériques : elle ne peut avoir lieu que sur l'enfant vivant. Tumeur arrondie ou ovale, diffuse à son pourtour, molle, exceptionnellement fluctuante, de volume variable, souvent confondue, au cours du travail, avec la poche des eaux (déjà rompue) ou avec la présentation (supposée engagée, alors qu'elle est encore très élevée) : on lui a donné le nom de *caput succedaneum*, parce qu'elle semble, pour ainsi dire, former comme une seconde tête, en avant de la première. Pronostic ordinairement bénin ; mais erysipèles, gangrènes partielles et phlegmons sous cutanés, parfois observés à la suite de l'infiltration. Abandonner la guérison à la nature, ou l'aider simplement avec des applications topiques résolutives, s'il n'existe ou ne survient aucune complication.

Cephalématome. — C'est une tumeur sanguine du crâne, due à la pression énergique éprouvée par cette région contre l'anneau cervical ou la paroi pelvienne, au cours du travail, mais se manifestant seulement après l'accouchement (du 1er au 4e jour). Comme il se produit le plus habituellement à la suite d'un arrêt, contre le pubis, de la tête en présentation du sommet avec inclinaison latérale assez prononcée, il répond d'ordinaire à l'un ou à l'autre des pariétaux. Le sang provient des os, très vasculaires, limités par une table interne, mais encore à peu près dépourvus de table externe ; il s'épanche entre eux et le périoste, qui, très adhérent au niveau des sutures, s'oppose à son extension au-delà de celles-ci. Tumeur plus ou moins volumineuses, très nettement délimitée, de forme arrondie ou ovale ; tantôt renitente et dure, tantôt molle et fluctuante, toujours entourée d'un bourrelet circulaire étroit et très résistant : ce bourrelet est pathognomonique ; il est constitué, non par un dépôt de fibrine, mais par un dépôt de substance osseuse à la surface interne du périoste ; à mesure que l'épanchement se résorbe, la membrane pericranienne ainsi doublée donne la sensation d'une coque parcheminée résistante, qui disparaît quand la néoplasie arrive au contact de l'os. Résolution habituelle ; mais quelquefois terminaison par suppuration, avec lésions osseuses et méningées. Topiques résolutifs, malaxation, compression, et, si la tumeur est très volumineuse, lente à diminuer, ou transformée en abcès, ponction aspiratrice ou incision, pansement antiseptique.

Hémorrhagies ombilicales. — Elles ont lieu en des conditions diverses, comportant chacune des indications particulières : 1º au cours de l'accouchement, par rupture du cordon : terminer l'accouchement au plus vite, comprimer le cordon entre les doigts, s'il est possible, jusqu'au moment de l'extraction, le lier aussitôt que l'enfant est venu au dehors ;— 2º au moment de la naissance ou dans les premières heures, par insuffisance de la constriction exercée sur le cordon : application d'une nouvelle ligature ; — 3º au moment de la chute du cordon, par défaut d'oblitération et de travail adhésif dans les vaisseaux artériels : applications hémostatiques, et compression sur l'ombilic ; épingle au travers de l'anneau et suture entortillée ;—4º tardivement, plusieurs jours et même plusieurs semaines après la chute du cordon, sous une influence dyscrasique (hémophilie héréditaire, enfant né d'une mère polydipsique ou ayant fait abus des alcalins) : mêmes moyens locaux que précédemment.

III. — ÉTATS MORBIDES DIVERS.

Mort imminente ou apparente. — C'est l'état qu'on a désigné tantôt sous le nom d'*asphyxie*, tantôt sous celui d'*apoplexie des nouveau-nés*, et que caractérise, au moment de la naissance, ou l'apparence de la mort, ou un ensemble de phénomènes indiquant l'extinction plus ou moins imminente de la vie. — Il se rattache à des influences multiples :

1° obstacle à l'arrivée du sang maternel au fœtus pendant le travail (épuisement hémorrhagique ou syncope chez la mère, décollement prématuré ou compression excessive du placenta, pendant un travail prolongé avec rupture précoce des membranes, rupture ou compression du cordon, oblitération par enroulement), d'où asphyxie par défaut de sang oxygéné, stimulant du cœur (arrêt cardiaque, Goodwin); 2° obstacle au retour du sang fœtal à la mère (mêmes conditions que précédemment), d'où asphyxie par défaut d'élimination de l'acide carbonique (intoxication carbonique, Bichat); 3° obstacle à la pénétration de l'air dans les voies respiratoires au moment de la naissance (enroulement du cordon autour du cou, mucosités vaginales accumulées à l'orifice du larynx : asphyxie par suffocation) ; 4° ébranlement ou lésions traumatiques des centres nerveux (accouchements très laborieux et ayant nécessité certaines manœuvres opératoires) : accidents portant sur la moelle allongée (tractions énergiques sur la tête, le tronc étant retenu dans le bassin) ou sur le cerveau (compression de la tête entre les parois pelviennes rétrécies ou par application d'instruments), asphyxie secondaire. — L'enfant est dans un état de faiblesse extrême, inerte même, comme privé de tout mouvement ; les bruits du cœur sont à peine perceptibles, les mouvements du thorax font défaut ou se produisent par intervalles, comme spasmodiques; aucun cri ne se fait entendre ; la peau est froide, ou d'un rouge violacé, avec turgescence de la face et de la partie supérieure du tronc (asphyxie bleue ou lente, vraie) ou décolorée, avec flaccidité remarquable des masses musculaires (asphyxie blanche ou rapide, en réalité plutôt une syncope, dans la plupart des cas : Parrot, Perrin, etc.)· — Traitement : 1° *Indications préventives ou étiologiques* : extraction rapide du fœtus en état de souffrance ; dégagement des circulaires du cou au moment où la tête franchit la vulve ; enlèvement des mucosités buccales avec un doigt ou une plume barbée, introduits jusque dans l'arrière-gorge, etc. — 2° *Indications relatives à l'état des organes cardiaque et pulmonaire :* stimulation du cœur et rétablissement de la respiration : saignée d'environ 30 gr. par le cordon, préconisée par un grand nombre d'accoucheurs, si l'enfant est vigoureux, turgide, violacé (cette pratique, bien irrationnelle, si l'on réfléchit que les émissions sanguines sont aujourd'hui généralement condamnées dans l'asphyxie, et que le moyen vise à décongestionner, chez le nouveau-né, des organes qui ne peuvent être en état congestif, puisque les poumons sont en atélectasie, est justement combattue par Budin : elle fait perdre inutilement à l'enfant une quantité de sang toujours précieuse à conserver : dans l'asphyxie simple, laisser l'enfant largement respirer et crier, avant de pratiquer la section du cordon et se garder de lui faire perdre du sang, voilà quelle devrait être la règle) ; révulsion cutanée : bain d'eau pure à 50°, bain sinapisé, jets d'eau-de-vie lancés avec la bouche sur la poitrine, ventouses sèches, frictions stimulantes, exposition à la flamme du foyer, etc. ; excitation du nerf phrénique par galvanisation ou par grattage avec les doigts à la base

de la poitrine, au voisinage des insertions du diaphragme ; respiration artificielle
.par mouvements communiqués au
thorax : pressions calculées de la
poitrine, mouvements d'élévation
et d'abaissement des bras, spiro-
phore de Voillez ; *insufflation* d'air
dans les poumons : cette opération
a donné naissance à un nombre
considérable d'instruments : ·

*Insufflation intra-glottique ou
laryngée* : tubes métalliques de
courbure variable, portés directement entre les lèvres de la glotte,
pourvus ou non d'un diaphragme
pour fermer le larynx à sa partie
supérieure, insufflés à la bouche
ou au moyen de poires en caoutchouc : la multiplicité de ces instruments est la meilleure preuve
de leur insuffisance ou de leur
médiocre utilité ; ils ne sont pas
toujours commodes à manier ni
toujours exempts de danger, et
leur supériorité réelle sur l'insufflation de bouche à bouche ne
nous paraît pas absolument démontrée : le meilleur nous semblerait être le tube laryngien de
Ribemont ;

    Insufflation buccale : on lui re-

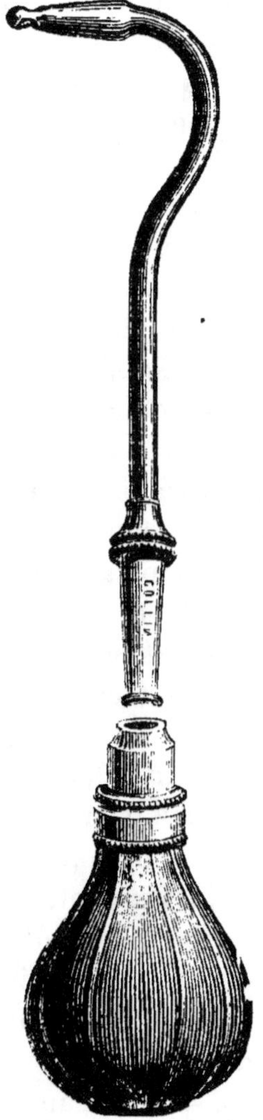

Fig. 79. — Tube la-
ryngien de Ribe-
mont.

proche de n'apporter aux voies respiratoires qu'une partie de l'air insufflé, l'autre partie se dirigeant vers les fosses nasales et l'œsophage : mais qu'importe, si l'air arrive aux poumons en quantité convenable ; de n'apporter qu'un air ayant déjà servi à la respiration : mais qu'importe si l'oxygène arrive en proportion suffisante aux poumons de l'enfant? L'asphyxie réclame une intervention toute d'urgence, et l'immense majorité des praticiens n'y saurait satisfaire que par l'emploi de l'insufflation buccale : cela seul déciderait de la supériorité des deux méthodes. Depuis longtemps déjà, M. Delattre ne fait plus usage (et avec un succès constant) que d'un simple disque ovalaire, taillé dans un morceau de cuir souple (et qu'on pourrait instantanément découper dans une feuille de gros papier), disque pourvu d'une large fente transversale et appliqué sur la bouche de l'enfant, uniquement pour protéger les lèvres du médecin contre les contacts suspects. Ce procédé nous semble très suffisant (on pince les narines entre deux doigts pendant l'insufflation). Mais, après lui, nous recommanderons l'insufflation avec l'instrument du Dr J. Maréchal, d'un emploi facile et de résultat certain : cet instrument, en caoutchouc durci, se compose : 1° d'un embout qui reçoit l'air à insuffler de la bouche de l'opérateur ou d'une poire à barillet ; 2° d'un cône modelé sur la cavité buccale de l'enfant nouveau-né et traversé par un conduit qui s'ouvre en bas, au niveau de l'orifice supérieur du larynx ; 3° d'un disque intermédiaire et vertical, en taffetas ou caoutchouc, destiné à protéger la bouche du médecin contre tout reflux de matières venant des narines ou de la bouche du sujet.

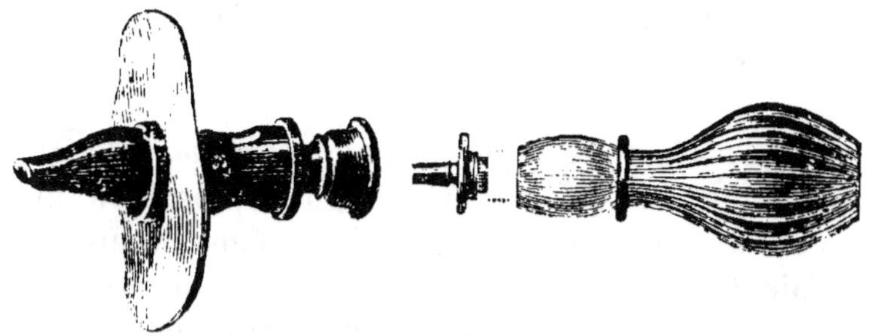

Fig. 80. — Insufflateur buccal de J. Maréchal.

Quel que soit le procédé mis en usage, il importe de n'envoyer l'air aux poumons de l'enfant qu'avec mesure, sans trop de force, pour éviter de déterminer l'emphysème, sans trop de rapidité, pour donner aux vésicules le temps de se bien déplisser, et après avoir placé le patient dans une bonne position, c'est-à-dire en décubitus dorsal, les épaules plus élevées que le siège.

Cyanose. — Cet état, caractérisé par une coloration bleuâtre ou violacée de la peau, l'abaissement de la température, l'alanguissement de la nutrition, des battements cardiaques ordinairement forts et saccadés, un bruit de souffle court et brusque à la base du cœur, reconnaît pour cause une communication entre les oreillettes ou les artères pulmonaire et aorte, communication qui, demeurant trop large, entraîne un mélange des deux sangs, incompatible avec les besoins de l'hématose. Le pronostic est très grave et la thérapeutique à peu près nulle, car elle se borne à lutter contre la tendance au refroidissement et à maintenir l'allaitement dans les meilleures conditions.

Ictère. — L'ictère se produit par *résorption biliaire*, chez les enfants qui ont eu à supporter, pendant un travail laborieux, une compression intense au niveau du foie (hypérémie ou sub-inflammation hépatique), qui sont nés débiles et en état d'asphyxie (stase veineuse au foie, liée à la gêne de la circulation pulmonaire), dont les voies biliaires sont oblitérées par un calcul ou un bouchon muqueux : il est peu probable qu'il soit la conséquence de l'amoindrissement de la tension dans les capillaires du foie (Frerichs) ou d'une inflammation de l'organe (Bouchut), dus à l'oblitération de la veine ombilicale, car il devrait alors être observé chez tous les nouveau-nés ou revêtir des allures qu'il ne présente pas ordinairement. Cet ictère est bénin ; il apparaît quelques heures après la naissance, atteint son maximum vers le 3e jour et s'efface progressivement au bout d'une ou deux semaines ; aucune modification de l'état général habituellement. Expectation ; quelquefois légers purgatifs utiles. — L'ictère se rattache à une *imprégnation par le pigment hématique* : il est *hémaphéique*, et ce serait là sa forme la plus ordinaire, pour un grand nombre de médecins : il résulterait ou d'une transsudation de la matière sanguine au travers des réseaux capillaires du derme (congestion de la peau au moment de la naissance), ou de la surcharge globulaire amenée par la ligature

tardive du cordon et souvent coïncidante avec une
insuffisance de l'élimination (enfants débiles). Cet
ictère se développe à la même époque que le précédent, offre la même bénignité et ne réclame pas
davantage une intervention active. — Mais, en quelques circonstances, et particulièrement au cours des
épidémies puerpérales, l'ictère est franchement hématique ou tout à la fois sanguin et bilieux, et il s'accompagne d'un état grave (ictère *malin*), tels sont :
l'ictère *lié à l'hémorrhagie du cordon*, tantôt observé
sans lésion appréciable du foie et des veines qui s'y
rendent (hémophilie probable), tantôt avec des lésions
inflammatoires à la veine ombilicale ou à la veine-
porte (influence infectieuse); l'ictère *avec tubulhématie
rénale* (Parrot), dû à une altération primitive, ou survenue secondairement aux lésions des glandes héma-
topoïétiques : on l'a rencontré dans des hospices
d'enfants assistés, et on ne saurait encore dire quelles
sont ses relations avec les épidémies puerpérales; il
serait produit par une infiltration des globules au
travers des tissus (diapédèse), caractérisé par la teinte
noire et violacée des organes, la coloration bronzée
de la peau, l'hématurie, l'oblitération des tubuli
rénaux par les hématies, l'absence de lésions du côté
du foie et de la veine ombilicale; l'ictère *pyohémique* ou
avec abcès du foie, manifestation de l'infection puerpérale; l'ictère *avec atrophie jaune aiguë* du foie, de
nature infectieuse, mais non toujours, peut être, susceptible d'être rapporté à la septicémie puerpérale.
Ces ictères, en outre de leur symptomatologie propre,
ont des phénomènes communs: début parfois un peu

tardif, coloration des téguments variable, tendance aux hémorrhagies, état de souffrance générale, respiration irrégulière et souvent difficile, cris, refus du sein, diarrhée, muguet, convulsions ou coma. Pronostic très grave. Thérapeutique impuissante ou illusoire; stimulants à l'intérieur: café, quinquina.

Exfoliation de l'épiderme, érythème.—Après la naissance, la peau de l'enfant devient quelquefois le siège d'une exfoliation épidermique pulvérulente ou par plaques; cet état exige un redoublement dans les soins de propreté, car il pourrait devenir le point de départ de lésions irritatives plus ou moins sérieuses· — L'érythème est commun chez les nouveau-nés, surtout chez les nouveau-nés chargés d'embonpoint. Il siège de préférence au niveau des parties génitales, entre les fesses et entre les cuisses (intertrigo), déterminé et entretenu par les frottements, le contact des liquides de la vessie et de l'intestin. Il n'acquiert de gravité qu'autant qu'il coïncide avec de mauvaises conditions de nutrition, de la diarrhée; il se complique alors de pustules d'echthyma ou d'ulcérations, occasionne chez l'enfant une grande irritabilité et contribue à l'affaiblissement général. Soins de propreté, bains, poudres absorbantes, onctions avec corps gras ou pommades légèrement astringentes, glycérine.

Sclérème.—On donne ce nom à un endurcissement particulier de la peau et de la couche cellulo-graisseuse sous-cutanée, avec ou sans œdème, endurcissement qui se produit sous l'influence d'une perturbation de la nutrition générale, et d'une inertie vaso-motrice à la périphérie, et qui, d'après Bazin, serait caractérisée par l'infiltration d'éléments fibro-plastiques dans le tissu dermique, comme dans la sclérodermie des adultes. On l'observe chez les enfants nés avant terme, ou débiles, affaiblis par le défaut d'une nourriture convenable, et qui ont été exposés à l'action du froid. Le sclérème est général ou limité aux membres, à la face. Peau décolorée ou de teinte cireuse, comme parcheminée, rigide et ne conservant pas l'empreinte des doigts, souvent crevassée et laissant échapper par ses gerçures une sérosité demi-transparente, qui se coagule rapidement au contact de l'air. Respiration gênée (hyperémie pulmonaire ou pneumonie lobulaire), pouls faible et ordinairement ralenti, température très abaissée (jusqu'à 22°), ictère dans quelques cas (congestion du foie), diarrhée (entéro-colite) ; souffrance indiquée par des cris aigus, isolés, assez analogues aux cris hydrencéphaliques, mais plus faibles ; raideur dans les mouvements et dans les attitudes ; parties modifiées dans leur volume et leur forme, comme ratatinées. La maladie débute immédiatement après la naissance ou quelques jours après, offre une marche continue et progressive, une durée de 5 à 10 jours, en moyenne. Elle se termine quelquefois par résolution, plus souvent par la mort (complications intestinales et pulmonaires). Traitement : 1° activer la circulation : hygiène, bonne alimentation, stimulants (vin chaud, eau de mélisse), massage, frictions, sinapisation ; 2° réchauffer l'enfant : bains chauds, enveloppement dans la ouate, couveuses ; 3° favoriser la résorption de l'œdème : massage, frictions de bas en haut (dans le sens de la circulation veineuse), frictions stimulantes 4° combattre les complications viscérales.

Ophtalmies. — *Franches*, elles reconnaissent pour cause l'impression du froid humide, le contact des poussières, etc.; elles se terminent ordinairement par la résolution, ne réclament que des soins de propreté, avec quelques applications émollientes ou légèrement astringentes (eau de mauve tiède ou eau fraîche, collyres au sulfate de cuivre, à l'acétate de plomb, etc.). — *Spécifiques*, elles sont occasionnées par le contact du liquide d'une blennorrhagie, existant chez la mère ou chez la nourrice, ou par l'infectieux puerpéral. Elles ont une remarquable tendance à la purulence et à l'ulcération, une marche rapide, une terminaison souvent fâcheuse ; elles sont susceptibles de transmission. On essaiera de prévenir leur développement par des injections anti-septiques intra-vaginales, chez la mère, au moment de l'accouchement ; par le lavage anti-septique des yeux de l'enfant aussitôt après sa naissance (solution phéniquée ou salicylée à 2 p. 100 : Maternité de Leipsig; collyre au nitrate d'argent à 1 p. 50 : Maternité de Paris). La maladie déclarée, on isolera le nouveau-né, on détruira par le feu les linges qui auront été employés dans ses pansements, on soumettra les yeux à l'instillation de collyres substitutifs.

Coryza. — Parfois dangereux chez le nouveau-né, en raison de l'étroitesse des voies nasales, bientôt oblitérées par l'épaississement de leur muqueuse : l'enfant respire difficilement, il ne peut prendre le sein, parce que la bouche reste ouverte à l'air, ni dormir longtemps, parce qu'il ferme la bouche aussitôt que son sommeil devient profond, et souffre alors de la dyspnée : de là inanition, accès d'asphyxie, troubles nerveux. Remplacer momentanément l'allaitement direct par l'allaitement à la cuiller, qui est mieux supporté (Depaul) ; dégager les fosses nasales de leurs mucosités par des injections d'eau tiède, ou introduire dans les narines un tube pour le passage de l'air (Bouchut) ; révulsion cutanée et dérivation intestinale.

Nous ne ferons que rappeler que les *convulsions* se produisent souvent, chez le nouveau-né, à l'occasion des influences les plus insignifiantes, bandage ombilical ou maillot trop serré, piqûre par une épingle, etc.

Dans les pays chauds, pendant la saison des brises fraîches, le *tétanos* menace le jeune enfant, et particulièrement celui des races indigènes, vers l'époque de la chute du cordon : on s'étonne, qu'on ait récemment cherché à rapporter la maladie à une compression de l'encéphale par le chevauchement des os du crâne, au cours de l'accouchement, lorsqu'on voit le tétanos endémique en certaines régions et si manifestement occasionné par des influences météorologiques accidentelles ou passagères.

Nous renvoyons, pour l'étude plus complète des maladies du nouveau-né, en connexion si étroite avec celles de la première enfance, aux nombreux ouvrages publiés sur la pathologie infantile (Bouchut, Roger, Parrot, Ellis, d'Espine et Picot, Simon, etc.)

TABLE DES MATIÈRES

PREMIÈRE PARTIE.

ANATOMIE ET PHYSIOLOGIE DES ORGANES DE LA GÉNÉRATION CHEZ LA FEMME.

DEUXIÈME PARTIE.

GROSSESSE.

Première section. — Grossesse normale.

TROISIÈME PARTIE.

ACCOUCHEMENT.

QUATRIÈME PARTIE.

SUITES DE COUCHES.

CINQUIÈME PARTIE.

OPÉRATIONS.

SIXIÈME PARTIE.

HYGIÈNE ET PATHOLOGIE DU NOUVEAU-NÉ.

INDEX ALPHABÉTIQUE

LISTE DES AUTEURS

CITÉS

DANS LE MANUEL

Alvarenga.
Aubiban.
Auvard.
Aveling.
Axel Yversen.
Bailly.
Bar.
Bardinet.
Barker.
Barnes.
Baudelocque.
Baudelocque (nev.)
Baumers.
Béhier.
Bernard.
Bérutti.
Blot.
Boivin (Mad.).
Bonnar.
Bouchacourt.
Bouchard.
Bouchut.
Braun.
Broca.
Brooke.
Budin.
Campbell.
Carus.
Cazeaux.

Chailly.
Chantreuil.
Charpentier.
Chassagny.
Churchill.
Clarke.
Collins.
Coste.
Crédé.
Danyau
Delattre.
Delore.
Demarquay.
Denman.
Depaul.
Deroubaix.
D'Espine.
Devilliers.
Didsbury.
Doléris.
Dubois (P.).
Dudan.
Dumas.
Duncan.
Dupuytren.
Fournier.
Fritsch.
Garrigues.
Guérin (J.).

Guillon.
Hamilton.
Hamon.
Hergott.
Hervieux.
Hewitt.
Hirigoyen.
Hodge.
Holmes.
Hottenier.
Huchard.
Jacquemier.
Joulin.
Kilian.
Kiwish.
Klugge.
Kroner.
Lacassagne.
Lachapelle (Mad.).
Laroyenne.
Lavoix.
Le Menaut.
Lenoir.
Léopold.
Levret.
Linas.
Lorain.
Lucas-Championnière.
Marcé.

Mac Clintock.
Maréchal (J.).
Martel.
Mattéi.
Maurel.
Maygrier.
Metaxas.
Moralès.
Naegelé.
Ollivier.
Onimus.
Pajot.
Parrot.
Penard.
Petit (J.-L.).
Peyrat.
Pinard.
Playfair.
Polaillon.
Porak.
Porro.
Pouchet.

Poullet.
Power.
Pros.
Quinquaud.
Ranvier.
Regnault.
Ribemont
Ribes
Richard.
Richet.
Robert.
Robin (Ch.).
Roussel.
Sanger.
Sappey.
Scanzoni.
Schatz.
Schrœder
Simpson.
Sinéty.
Smellie.

Spencer Wells.
Spiegelberg.
Stoltz.
Tarnier.
Tarsitani.
Terrier.
Thenance.
Thevenot.
Thomas.
Tison.
Trelat.
Trousseau.
Valette.
Vallin.
Velpeau.
Verneau.
Verneuil.
Verrier.
Vulpian.
Wigand.
Zeigler.

EVREUX, IMPRIMERIE DE CHARLES HÉRISSEY.

OCTAVE DOIN

ÉDITEUR
8, PLACE DE L'ODÉON, PARIS

EXTRAIT DU CATALOGUE GÉNÉRAL
AVRIL 1887

DICTIONNAIRES

DICTIONNAIRE ABRÉGÉ DE MÉDECINE, de chirurgie, de pharmacie et des sciences physiques, chimiques et naturelles, par Ch. ROBIN, membre de l'Institut et de l'Académie de médecine. Professeur à la Faculté de médecine de Paris. 1 vol gr. in-8 jésus de 1,050 pages imprimées à deux colonnes :

 Broché, 16 fr. — Relié en maroquin, plats toile, 20 fr.

DICTIONNAIRE DE THÉRAPEUTIQUE, de matière médicale, de pharmacologie, de toxicologie et des eaux minérales, par DUJARDIN-BEAUMETZ, membre de l'Académie de médecine et du Conseil d'hygiène et de salubrité de la Seine, médecin de l'hôpital Cochin, paraissant par fascicules de 180 pages petit in-4 à deux colonnes, avec de nombreuses figures dans le texte.

SONT EN VENTE

Tome Ier (fascicule 1 à 5), 25 fr. — Tome II (fascicule 6 à 10), 25 fr. Tome III (fascicule 11 à 15), 25 fr.

L'ouvrage sera complet en quatre volumes. Le tome IV paraîtra comme les trois premiers en 5 fascicules. Il paraît quatre fascicules par an.
Tous les fascicules se vendent séparément............. 5 fr.

DICTIONNAIRE DES SCIENCES ANTHROPOLOGIQUES, *Anatomie, Craniologie, Archéologie préhistorique, Ethnographie (Mœurs, Lois, Arts, Industrie), Démographie, Langues, Religions.* Publié sous la direction de MM. A. Bertillon, Coudereau. A. Hovelacque, Issaurat, André Lefèvre, Ch. Letourneau, de Mortillet. Thulié et E. Véron.

Avec la collaboration de MM. BELLUCI, J. BERTILLON, BORDIER, L. BUCHNER, A. DE LA CALLE, CARTHAILLAC. CHANTRE, CHERVIN, CHUDZINSKI, COLLINEAU, Mathias DUVAL, KELLER, KUHFF, LABORDE, J.-L. DE LANESSAN. MANOUVRIER, P. MANTEGAZZA, MONDIÈRE, PICOT, POZZI, GIRARD DE RIALLE, Mme Clémence ROYER, DE QUATREFAGES, SALMON, SCHAAFHAUSEN, TOPINARD, VARAMBEY, Julien VINSON, Carl VOGT, ZABOROWOSKI, etc., etc.

Première partie (A-H) *livraisons 1 à 12.* — 1 beau vol. petit in-4° de 560 pages imprimé à deux colonnes, avec de nombreuses figures dans le texte 15 fr.
Les livraisons 13 à 19 (H-P). — commençant la 2e partie, sont parues. Prix de chaque livraison 1 fr. 25
L'ouvrage sera complet en 24 livraisons.

ANATOMIE, PHYSIOLOGIE, EMBRYOLOGIE

ATLAS D'ANATOMIE TOPOGRAPHIQUE DU CERVEAU ET DES LOCA-
LISATIONS CÉRÉBRALES, par E. Gavoy, médecin principal à l'hô
pital militaire de Versailles. 1 magnifique volume in-4° en carton
contenant 18 planches chromolithographiques (8 couleurs), exécutées d'après nature, représentant de grandeur naturelle toutes les
coupes du cerveau, avec 200 pages de texte.

En carton, 36 fr. — Relié sur onglets en maroquin rouge tête dorée, 42 fr

AUFFRET (Ch.), professeur d'anatomie et de physiologie à l'école d
médecine navale de Brest, ancien chef des travaux anatomiques. —
Manuel de dissection des régions et des nerfs. 1 vol. in-18
cart. diamant, de 471 pages, avec 60 figures originales dans le text
exécutées, pour la plupart d'après les préparations de l'auteur. 7 fr

BALBIANI, professeur au Collège de France. — **Cours d'embryo
génie comparée du Collège de France.** *De la génération de
vertébrés.* Recueilli et publié par F. Henneguy, préparateur du cours
Revu par le professeur. 1 beau vol. grand in-8 avec 150 figure
dans le texte et 6 planches chromolithographiques hors texte. 15 fr

BRIEGER, professeur assistant à l'Université de Berlin, **Microbes
Ptomaïnes et Maladies,** trad. par MM. Roussy et Winter ave
une préface de M. le prof. Hayem. 1 vol in-18 de 250 pages. 3 fr. 5

CADIAT (O.), professeur agrégé à la Faculté de médecine de Paris
Cours de Physiologie professé à la Faculté. 1882-1883
Petit in-4° de 250 pages. Avec des dessins autographiés ..   9 fr

CARNOY (le chanoine J.-B.), docteur ès sciences naturelles, profes
seur à l'Université de Louvain. — **La Biologie cellulaire**
étude comparée de la cellule dans les deux règnes, 1er fasicule
1 vol. de 300 pages avec 111 figures dans le texte......   12 fr

*L'ouvrage sera publié en trois fascicules, payables séparément. — On peu
dès maintenant souscrire à l'ouvrage complet pour 25 fr.*

DEBIERRE, professeur agrégé à la Faculté de médecine de Lyon. —
Manuel d'Embryologie humaine et comparée. 1 vol
in-18, cartonné diamant, de 800 pages, avec 321 figures dans l
texte et 8 planches en couleur hors texte..............   8 fr

DUVAL (Mathias), membre de l'Académie de médecine, professeur
la Faculté de Paris, professeur à l'École des Beaux-Arts. — **Leçon
sur la Physiologie du Système nerveux (Sensibilité)**
recueillies par P. Dassy, revues par le professeur. In-8 de 130 pages
avec 30 figures dans le texte ....   3 fr

FOSTER et LANGLEY. — **Cours élémentaire et pratique d
physiologie générale.** Traduit sur la 5° édition anglaise pa
F. Prieur. 1 vol. in-18 jésus de 450 pages avec 115 figures.   5 fr

JULIEN (Alexis), répétiteur d'anatomie. — **Aide-mémoire d'ana
tomie** (muscles, ligaments, vaisseaux, nerfs), avec figures, car
tonnage toile..   3 fr. 5

KLEIN (E.), professeur adjoint d'Anatomie générale et de physiologi
à l'École médicale de Saint-Bartholomew's Hospital. Londres. —
Nouveaux éléments d'histologie, traduits sur la 2° éditio
anglaise, et annotés par G. Variot, préparateur des travaux pra
tiques d'Histologie à la Faculté de médecine de Paris, chef de cli
nique à l'hôpital des Enfants-Malades, et précédés d'une préfac
de M. le professeur Ch. Robin, 1 vol. in-18 jésus cartonné diaman
de 540 pages avec 185 figures dans le texte..........   8 fr

LEE ET HENNEGUY. — **Traité des méthodes techniques de l'anatomie microscopique.** avec une préface de M. le professeur Ranvier, 1 vol. in-8, de 500 pages .... 12 fr.

PATHOLOGIE INTERNE, HYGIÈNE ET MATIÈRE MÉDICALE

BARDET et EGASSE. — **Formulaire annuel des nouveaux remèdes, 1887.** 1 vol in-18, cartonné de 350 pages.. 4 fr.

BLONDEL (R.), préparateur à la Faculté de médecine de Paris. — **Le Droguier de la Faculté de médecine de Paris. — Histoire naturelle.** — Diagnose. — Matière médicale. — Action physiologique et emploi thérapeutique des substances qui le composent. 1 vol. in-18, cartonné diamant, de 900 pages avec 300 figures dans le texte. (Sous presse)

CAMPARDON (Ch.). — **Guide de thérapeutique aux eaux minérales et aux bains de mer,** avec une préface du docteur Dujardin-Beaumetz, membre de l'Académie de médecine, etc. 1 vol. in-18, cartonné diamant. .... 5 fr.

CANDELLÉ (Dr Henri), ancien interne des hôpitaux de Paris, membre de la Société d'hydrologie médicale. — **Manuel pratique de médecine thermale,** 1 vol. in-18 jésus de 450 pages, cartonné diamant.... .... 6 fr.

DANION(L.)docteur.—**Traitement des affections articulaires par l'électricité,** leur pathogénie, 1 volume grand in-8 de 240 pages .... 5 fr.

DELMAS (Paul). — **Manuel d'hydrothérapie.** 1 vol. in-18, cartonné diamant de 600 pages, avec 39 figures dans le texte, 9 tableaux graphiques et 60 tracés sphygmographiques hors texte... 6 fr.

DUCHESNE (L.), ancien interne des hôpitaux de Paris, membre de la Société de thérapeutique, de la Société de médecine pratique de Paris, etc., etc. — **Aide-mémoire et formulaire du médecin-praticien.** 1 vol. petit in-18, cartonné, de 380 pages.. 3 fr. 50

DUCHESNE (L.) et Éd. MICHEL. — **Traité élémentaire d'hygiène** à l'usage des lycées, collèges, écoles normales primaires, etc., 3ᵉ édition. 1 vol. in-18 de 225 pages, cartonné toile..... 3 fr.

DUJARDIN-BEAUMETZ, membre de l'Académie de médecine, médecin de l'hôpital Cochin, membre du Conseil d'hygiène et de salubrité de la Seine. — **Leçons de clinique thérapeutique** contenant le traitement des maladies du cœur et de l'aorte, de l'estomac et de l'intestin, du foie et des reins, du poumon et de la plèvre, du larynx et du pharynx, des maladies du système nerveux, le traitement des fièvres et des maladies générales. 3 vol. grand in-8, de 800 pages chacun, avec figures dans le texte et planches chromolithographiques hors texte, 4ᵉ *édition* entièrement remaniée. 48 fr.

DUJARDIN-BEAUMETZ. — *Conférences thérapeutiques de l'hôpital Cochin,* 1884-1885. **Les nouvelles médications.** 1 vol. in-8, de 216 pages avec figures, 2ᵉ édition, broché............ 6 fr.
cart. .... 7 fr.

DUJARDIN-BEAUMETZ. — *Conférences thérapeutiques de l'hôpital Cochin,* 1885-1886. **L'Hygiène alimentaire,** 1 vol. de 240 pages avec figures, et une planche en chromo hors texte, br. 6 fr.
cart. .... 7 fr.

DUJARDIN-BEAUMETZ. — (Voyez *Dictionnaire de thérapeutique*)

LAVERAN (A.), médecin principal, professeur à l'École de médecine militaire du Val-de-Grâce. — **Traité des fièvres palustres** avec la description des microbes du paludisme, un beau vol. in-8, de 558 pages avec figures dans le texte.............. 10 fr.

LEWIS (Richard).—**Les microphytes du sang** et leurs relations avec les maladies. 1 vol. in-18, avec 79 figures dans le texte. 1 f. 50

MONIN (E.), secrétaire de la Société d'hygiène. — **L'hygiène de la Beauté. Formulaire cosmétique.** 3e mille. 1 vol. in-18, cartonné diamant, de 250 pages. . . . . 3 fr. 50

PAULIER (A.-B.), ancien interne des hôpitaux de Paris. — **Manuel de thérapeutique et de matière médicale.** 2e *édition*, revue, très corrigée et augmentée 1 beau vol. in-18, de 1300 pages, avec 150 figures intercalées dans le texte. . . . . 12 fr.

PAULIER (A.-B.). — **Manuel d'hygiène publique privée et ses applications thérapeutiques.** 1 fort vol. in-18, de 800 pages. . . . . 8 fr.

PAULIER (A.-B.) et F. HÉTET, professeur de chimie légale à l'École navale de Brest, pharmacien en chef de la Marine. — **Traité élémentaire de médecine légale, de toxicologie et de chimie légale.** 2 vol. in-18, formant 1,350 pages, avec 150 figures dans le texte et 24 planches en couleur hors texte. . . . . . . 18 fr

RÉGIS (E.), ancien chef de clinique des maladies mentales à la Faculté de médecine de Paris. — **Manuel pratique de médecine mentale,** avec une préface de M. BALL, professeur de clinique des maladies mentales de la Faculté de médecine de Paris. 1 vol. in-18 jésus, cartonné diamant, de 640 pages. . . . . 7 fr. 50

RITTI (Ant.), médecin de la maison nationale de Charenton. — **Traité clinique de la Folie à double forme (Folie circulaire, délire à formes alternes).** Ouvrage couronné par l'Académie de médecine. 1 vol. in-8, de 400 pages. . . . . 8 fr.

VULPIAN (A.), ancien doyen de la Faculté de médecine, membre de l'Institut et de l'Académie de médecine, médecin de l'hôpital de la Charité, etc. — **Maladies du système nerveux.** Leçons professées à la Faculté de médecine de Paris. Recueillies par le Dr BOURCERET, ancien interne des hôpitaux. Revues par le professeur, *Maladies de la Moelle.* 1 grand in-8. . . . . 16 fr.

VULPIAN (A.). — **Maladies du système nerveux.** Leçons professées à la Faculté de médecine de Paris. Deuxième volume. *Maladies de la Moelle* (fin), 1 vol. grand in-8, de 800 pages. . . . . 16 fr.

VULPIAN. — **Leçons sur l'action physiologique des substances toxiques et médicamenteuses,** 1 vol. in-8 de 700 pages. . . . . 13 fr

VULPIAN (A.). — **Clinique médicale de l'hôpital de la Charité.** Considérations cliniques et observations, par le Dr F. RAYMOND, médecin des hôpitaux. Revues par le professeur. — RHUMATISME, MALADIES CUTANÉES, SCROFULES, MALADIES DU CŒUR, DE L'AORTE ET DES ARTÈRES, DE L'APPAREIL DIGESTIF, DU FOIE, DE L'APPAREIL GÉNITO-URINAIRE, DE L'APPAREIL RESPIRATOIRE, MALADIES GÉNÉRALES, EMPOISONNEMENTS CHRONIQUES, SYPHILIS, MALADIES DU SYSTÈME NERVEUX. fort vol. in-8, de 958 pages. . . . . 14 fr.

PATHOLOGIE DES PAYS CHAUDS

ARCHIVES DE MÉDECINE NAVALE. — Recueil fondé par le Cte DE CHASSELOUP-LAUBAT, ministre de la marine et des colonies, publié sous la surveillance de l'inspection générale du service de santé. Directeur de la rédaction : M. TREILLE médecin en chef. Les *Archives de médecine navale* paraissent le 15 de chaque mois par cahier de 80 pages, avec figures dans le texte et planches hors texte.

France et Algérie....... 14 fr, | Étranger........ 17 fr.
Les abonnements partent du 1ᵉʳ janvier de chaque année et ne sont reçus que pour un an.

BÉRENGER-FÉRAUD (L.-J.-B.), directeur du service de santé de la Marine, membre correspondant de l'Académie de médecine. — **Traité théorique et clinique de la Dysenterie,** Diarrhée et Dysenterie aiguës et chroniques, 1 fort vol. in-8, de 800 p.............................. 12 fr.

BÉRENGER-FÉRAUD (L.-J.-B.). — **Traité clinique des maladies des Européens aux Antilles** (Martinique), 2 vol. in-8, de 1193 pages .... 16 fr.

BERTRAND (L.-E.), professeur d'hygiène à l'école de Brest, et J. FONTAN, professeur d'anatomie à l'École de Toulon. — **De l'entérocolite endémique des pays chauds,** diarrhée de Cochinchine, diarrhée chronique des pays chauds, etc., etc., 1 volume in-8 de 450 pages avec figures dans le texte et planches en couleurs hors texte .... 9 fr.

BUROT (P.), médecin de 1ʳᵉ classe de la Marine. — **De la Fièvre dite bilieuse inflammatoire à la Guyane.** Application des découvertes de M. PASTEUR à la pathologie des pays chauds, 1 vol. in-8, de 535 pages, avec 5 planches hors texte, dont une coloriée .... 10 fr

CORRE (A.) médecin de 1ʳᵉ classe de la marine, professeur agrégé à l'Ecole de médecine navale de Brest. — **Traité des Fièvres bilieuses et typhiques des pays chauds,** 1 beau vol. in-8, de prés de 600 pages, avec 35 tracés de température dans le texte 10 fr.

CORRE (A.). — **De l'étiologie et de la prophylaxie de la fièvre jaune,** in-8, avec une planche en couleur...... 3 fr. 50

CORRE (A.) et LEJANNE. — **Résumé de la matière medicale et toxicologique coloniale.** 1 vol. in-18, de 200 pages avec figures dans le texte............................ 3 fr. 50

JOUSSET (A.), ancien médecin de la marine. — **Traité de l'acclimatement et de l'acclimatation,** 1 beau vol. in-8, de 450 pages avec 16 planches hors texte.............. 10 fr.

MAUREL (E.), médecin de 1ʳᵉ classe de la Marine. Contribution à la pathologie des pays chauds. · **Traité des maladies paludéennes à la Guyane.** In-8, 212 pages.......... 6 fr.

MOURSOU (J.), médecin de 1ʳᵉ classe de la Marine. — **De la fièvre typhoïde dans la Marine et dans les Pays chauds,** 1 vol. in-8, de 310 pages.............................. 6 fr.

ORGEAS, médecin de la Marine. — **Pathologie des races humaines et le problème de la colonisation.** Etudes anthropologiques et économiques, 1 vol. in-8, de 420 pages. 9 fr

PATHOLOGIE EXTERNE ET MÉDECINE OPÉRATOIRE

A. BRISSAY (de Rio-de-Janeiro), docteur. — **Fragments de chirurgie et de Gynécologie opératoire contemporaines,** complétés par des notes recueillies au cours d'une mission scientifiques du Gouvernement Français en Autriche et en Allemagne, précédés d'une introduction par J.-A. DOLÉRIS, accoucheur des hôpitaux de Paris, 1 vol. gr. in-8 de 210 pages avec 43 figures dans le texte............................ 7 fr. 50

CHALOT, professeur à la Faculté de médecine de Montpellier. — **Nouveaux éléments de chirurgie opératoire.** 1 vol. in-18 cartonné diamant de 750 pages avec 498 figures dans le texte. 8 fr.

CHAVASSE, professeur agrégé au Val-de-Grâce. — **Nouveaux éléments de petite chirurgie.** *Pansements, Bandages* et *Appareils.* 1 vol. in-18 cartonné diamant de 900 pages avec 525 figures.......................................   9 fr.

POULET (A.), médecin major, professeur agrégé au Val-de-Grâce, lauréat de l'Académie de médecine, membre correspondant de la Société de chirurgie, et H. BOUSQUET, médecin-major, professeur agrégé au Val-de-Grâce, lauréat de la Société de chirurgie. — **Traité de pathologie externe.** 3 vol. grand in-8 formant 3,114 pages avec 716 figures intercalées dans le texte.

Prix broché, 50 fr. » — Relié en maroquin, 57 fr. 50

POULET (A.) — **Traité des corps étrangers en chirurgie.** *Voies naturelles: tube digestif, voies respiratoires, organes génito-urinaires de l'homme et de la femme, conduit auditif, fosses nasales, canaux glandulaires.* 1 vol. in-8 de 800 pages, avec 200 gravures intercalées dans le texte...........................   14 fr.

SCHREIBER (J.), ancien professeur libre à l'Université de Vienne, etc. — **Traité pratique de massage et de gymnastique médicale.** 1 vol. in-18 cartonné diamant de 360 pages, avec 117 figures dans le texte..............................   7 fr.

VAILLARD (L.), professeur agrégé au Val-de-Grâce. — **Manuel pratique de vaccination animale.** Technique. Procédés de conservation du vaccin. 1 vol. in-18 cartonné toile, avec figures dans le texte et 2 pl. en couleur hors texte..........   2 fr. 50

VOIES URINAIRES, MALADIES VÉNÉRIENNES ET DE LA PEAU

Atlas des maladies des voies urinaires, par F. GUYON, professeur de pathologie externe à la Faculté de médecine de Paris, membre de l'Académie de médecine, chirurgien de l'hôpital Necker, et P. BAZY chirurgien des hôpitaux de Paris, membre de la Société anatomique et de la Société clinique. 2 vol. in-4 contenant 700 pages de texte et 100 planches chromolithographiques dessinées *d'après nature* et représentant les différentes affections des voies urinaires, la plupart de *grandeur naturelle.*

L'ouvrage paraît par livraison de 10 planches avec le texte correspondant. — Il sera complet en 10 livraisons.

Prix de chaque livraison.............. 12 fr. 50

Le Tome 1er (livraisons 1 à 5) est en vente. Un magnifique volume de 400 pages avec 50 planches et table des matières.

En carton, 62 fr. 50. Relié sur onglets en maroquin rouge, tête dorée 70 fr.

BERLIOZ (F.), professeur à l'école de médecine de Grenoble. — **Manuel pratique des maladies de la peau,** 1 vol. in-18, cartonné de 470 pages.......................   6 fr.

DELFAU (Gérard), ancien interne des hôpitaux de Paris, — **Manuel complet des maladies des voies urinaires et des organes génitaux.** 1 fort vol. in-18 de 1000 pages, avec 150 figures dans le texte.............................   11 fr.

HILLAIRET (J.-B.), médecin honoraire de l'hôpital Saint-Louis, membre de l'Académie de médecine, du Conseil d'hygiène et de salubrité de la Seine, etc., et GAUCHER (E.), médecin des hôpitaux de Paris, ancien interne de l'hôpital Saint-Louis. — **Traité théorique et pratique des maladies de la peau.**

Tome Ier : *Anatomie et physiologie de la peau ; Pathologie générale ; Dermatoses inflammatoires communes,* 1 beau vol. gr. in-8

de 670 pages, avec figures dans le texte et 8 planches chromolithographiques hors texte exécutées d'après nature..... 17 fr.
*L'ouvrage sera complet en deux volumes : le tome II qui contiendra
12 planches hors texte, est actuellement sous presse.*
LANGLEBERT, ancien interne des hôpitaux de Paris. — **Traité pratique des maladies des organes sexuels.** 1 vol in-18 jésus,
cartonné diamant de 600 pages avec figures dans le texte.   7 fr.
RIZAT (A.). — **Manuel pratique et complet des maladies
vénériennes.** 1 vol. in-18, cartonné de 600 pages, avec 24 planches
en couleur, dessinées et coloriées d'après nature, représentant les
différentes affections syphilitiques chez l'homme et chez la
femme .... 11 fr.
YVON (P.), ancien interne des hôpitaux de Paris. — **Manuel clinique de l'analyse des urines.** 2ᵉ *édition*, revue et augmentée. 1 vol. in-18, cartonné diamant, de 320 pages, avec figures dans
le texte et 4 planches hors texte...................... 6 fr.

ACCOUCHEMENTS, MALADIES DES FEMMES ET DES ENFANTS

BOURGEOIS (A.), médecin de la garde républicaine. — **Manuel
d'hygiène et d'éducation de la première enfance.** 1 vol.
in-18 de 180 pages................................... 2 fr.
BUDIN (P.), professeur agrégé à la Faculté de médecine de Paris. —
Obstétrique et gynécologie. Recherches expérimentales et
cliniques. 1 beau vol. gr. in-8 de 720 p. avec 101 fig. dans le
texte et 13 planches lithographiques et en couleur hors texte. 15 fr.
BUDIN (P.). — **Mécanisme de l'accouchement normal et
pathologique** et recherches sur l'insertion vicieuse du placenta,
les déchirures du périnée, etc., par J. Mattews DUNCAN, président
de la Société obstétricale d'Edimbourg. Traduit de l'anglais. In-8 de
520 pages, avec figures intercalées dans le texte.
     Broché, 12 fr. — Cartonné, 13 fr.
CADET DE GASSICOURT, médecin de l'hôpital Sainte-Eugénie. —
Traité clinique des maladies de l'Enfance : Leçons professées à l'hôpital Sainte-Eugénie. 2ᵉ *édition*, revue et corrigée,
3 vol. grand in-8 formant 1800 pages avec 220 figures.... 36 fr.
CORRE (A.). — **Manuel d'accouchement et de pathologie
puerpérale,** 1 vol. in-18 de 650 pages, avec 80 figures dans le
texte et 4 planches en couleur hors texte.
     Broché, 5 fr. — Cartonnage diamant, tranches rouges, 6 fr.
ELLIS (Edward), médecin en chef honoraire de l'hôpital Victoria pour
les enfants malades, de l'hôpital de la Samaritaine pour les femmes
et les enfants, ancien assistant de la chaire d'obstétrique au collège
de l'Université de Londres. — **Manuel pratique des maladies de l'enfance,** suivi d'un formulaire complet de thérapeutique infantile. Traduit de la quatrième édition anglaise par le
Dʳ WAQUET, et précédé d'une préface de M. le Dʳ CADET DE GASSI-
COURT, médecin de l'hôpital Sainte-Eugénie. 1 fort vol. in-18 de
600 pages .... 5 fr.
Cartonné diamant, tranches rouges...................... 6 fr.
GODLESKI (A.) — **La Santé de l'enfant.** Guide pratique de la
mère de famille. 1 joli vol. in-12 de 210 pages........ 2 fr. 50
LAWSON TAIT, président de la Société de gynécologie de Londres,
chirurgien de l'hôpital des femmes de Birmingham — **Traité des**

maladies des ovaires suivi d'une étude sur quelques progrès récents de la chirurgie abdominale et pelvienne, (enlèvement des annexes de l'utérus. Cholécystotomie, hépatotomie, etc.) Traduit de l'anglais avec l'autorisation de l'auteur, par le Dʳ Adolphe OLIVIER, ancien interne des hôpitaux de la Maternité de Paris, membre de la Société obstétricale et gynécologique de Paris, etc. Précédé d'une préface de M. O. TERRILLON, professeur agrégé à la Faculté de médecine de Paris, chirurgien des hôpitaux. 1 beau vol. grand in-8 de 500 pages, avec 58 figures dans le texte............. 12 fr.

PLAYFAIR (W.-S.), professeur d'obstétrique et de gynécologie à King's College, président de la Société obstétricale de Londres. — **Traité théorique et pratique de l'Art des Accouchements**, traduit de l'anglais et annoté par le Dʳ VERMEIL. 1 beau vol. grand in-8 de 900 pages, avec 208 figures dans le texte............. 15 fr.

RODRIGUES DOS SANTOS, directeur de la Maternité de Rio-Janeiro. — **Clinique obstétricale**, précédée d'une préface de M. A. PINARD, professeur agrégé à la Faculté de médecine de Paris. Tome I. Un vol. in-8° de 400 pages avec 57 figures. .... 10 fr.

SCHULTZE (B.-S.), professeur de gynécologie à l'Université d'Iéna. — **Traité des déviations utérines**, traduit de l'allemand et annoté par le Dʳ F.-J. HERRGOTT, professeur de clinique obstétricale à la Faculté de médecine de Nancy. 1 beau vol. in-8° de 470 pages, avec 120 figures dans le texte...................... 10 fr.

SINÉTY (L. de). — **Traité pratique de gynécologie et des maladies des femmes**, 2ᵉ *édition*, revue corrigée et augmentée de près de 200 pages. 1 beau vol. in-8° de 1,000 pages, avec 181 figures dans le texte........................ 15 fr.

TRIPIER (A.). — **Leçons cliniques sur les maladies des femmes. Thérapeutique générale et applications de l'électricité à ces maladies.** 1 vol. in-8° de 600 pages avec figures dans le texte................................. 10 fr.

TOUSSAINT (E.), docteur, inspecteur du service de protection des enfants du premier âge, etc., etc. — **Hygiène de l'enfant en nourrice et au sevrage**, guide pratique de la femme qui nourrit. 1 vol. in-18 jésus de 150 page................ 1 fr. 50

MALADIES DES YEUX, DES OREILLES, DU LARYNX, DU NEZ ET DES DENTS

ABADIE (Ch.), ancien interne des Hôpitaux, professeur libre d'Ophtalmologie. **Traité des maladies des yeux.** 2ᵉ *édition*, revue et augmentée. 2 vol. in-8° de 500 pages chacun, avec 150 fig. 20 fr.

ABADIE (Ch.). — **Leçons de clinique ophtalmologique**, recueillies par le Dʳ PARENTEAU, revues par l'auteur, contenant les découvertes récentes. 1 vol. in-8° de 280 pages......... 7 fr.

ANDRIEU (E.), docteur en médecine de la Faculté de Paris, président de l'Institut odontotechnique de France; président honoraire de la Société odontologique; Professeur de clinique à l'École dentaire de France; dentiste de l'hospice des Enfants assistés et de la Maternité. — **Traité de prothèse buccale et de mécanique dentaire**, 1 vol. grand in-8 de 600 pages avec 358 figures intercalées dans le texte .... 18 fr.

ANDRIEU (E.), **Leçons sur les maladies des dents.** — 1 vol. grand in-8° .. .. 7 fr.

ATLAS D'ANATOMIE PATHOLOGIQUE DE L'ŒIL par les professeurs H. PAGENSTECHER et G. GENTH, traduit de l'allemand par le Dr PARENT, chef de clinique du Dr GALEZOWSKI, avec une préface de M. GALEZOWSKI. 1 fort vol. grand in-4°, contenant 34 planches sur cuivre d'une splendide exécution, représentant en 267 dessins tous les différents cas d'anatomie pathologique des affections de l'œil.

En regard de chaque planche se trouve le texte explicatif des dessins représentés.

En cart., 90 fr.—Relié sur onglets en maroq. rouge, tête dorée, 100 f.

CHARPENTIER (Aug.), professeur à la Faculté de médecine de Nancy. — **L'examen de la vision au point de vue de la médecine générale.** In-8° de 137 pages, avec 15 figures dans le texte .... 2 fr.

GAILLARD (Dr Georges), Lauréat de la Faculté de médecine de Paris, membre de la Société d'anthropologie, secrétaire de la Société odontologique, etc. etc. — **Des déviations des arcades dentaires et de leur traitement rationnel.** 1 vol. in-8° de 200 pages, avec 80 figures dans le texte, dessinées d'après nature... 8 fr.

GUERDER (P.). — **Manuel pratique des maladies de l'oreille.** 1 joli vol. cartonné diamant de 300 pages.............. 5 fr.

LANDOLT, directeur adjoint au laboratoire d'ophtalmologie à la Sorbonne. — **Manuel d'ophtalmoscopie.** 1 vol. in-18, cartonné diamant avec figures dans le texte................... 3 fr. 50

MASSELON (J.), premier chef de clinique du professeur de Wecker. — **Examen fonctionnel de l'œil**, comprenant : *La Réfraction. Le Choix des Lunettes. La Perception des couleurs. Le Champ visuel et le Mouvement des Yeux.* 1 joli vol. in-18 cartonné avec figures dans le texte et 15 planches en couleur et hors texte. 8 fr.

MASSELON (J.). — **Mémoires d'ophtalmoscopie.**

 I. CHORIO-RÉTINITE SPÉCIFIQUE. — Grand in-8° avec 12 dessins photographiques d'après nature..................... 4 fr.

 II. INFILTRATION VITREUSE DE LA RÉTINE ET DE LA PAPILLE, avec 12 dessins photographiques........................ 4 fr.

 III. DES PROLONGEMENTS ANORMAUX DE LA LAME CRIBLÉE, avec 12 dessins photographiques........................ 4 fr.

MORELL-MACKENSIE, médecin à l'hôpital des maladies de la gorge et de la poitrine à Londres, etc. etc. — **Traité pratique des maladies du larynx, du pharynx et de la trachée**, traduit de l'anglais et annoté par MM. les Drs E.-J. MOURE et F. BERTHIER. 1 fort vol. in-8° de 800 pages, avec 150 figures... 13 fr.

MOURE (E.-J.). — **Manuel pratique des maladies des fosses nasales.** 1 vol cartonné diamant de 300 pages avec 50 figures et 4 planches hors texte .... 5 fr.

POLITZER (A.), professeur d'otologie à l'Université de Vienne. — **Traité des maladies de l'oreille**, traduit par le Dr JOLY (de Lyon). 1 beau vol. grand in-8° de 800 pages, avec 258 fig. 20 fr.

POYET (G.), ancien interne des hôpitaux de Paris. — **Manuel clinique de laryngoscopie et de Laryngologie.** 1 vol. in-18 cartonné diamant de 400 pages, avec 50 figures dans le texte et 24 dessins chromolithographiques hors texte.......... 7 fr. 50

Société française d'ophtalmologie (*Bulletins et Mémoires*), publiés par MM. ABADIE, ARMAIGNAC, CHIBRET, COPPEZ, GAYET, MEYER, PANAS, et PONCET.

3e année. — 1885. Un beau vol. grand in-8° de 380 pages, avec figures et 8 planches en chromo et en héliogravure hors texte.   10 fr.

4° année. — 1886. Un beau volume grand in-8° de 420 pages avec 5 planches en couleur...................................   10 fr.

SOUS (G.). de Bordeaux. — **Hygiène de la vue.** 1 joli vol in-18 cartonné diamant de 360 pages avec 67 figures intercalées dans le texte...   6 fr.

SOUS (G.). — **Traité d'optique,** considérée dans ses rapports avec l'examen de l'œil. 1 vol. in-8° de 400 pages, avec 90 figures dans le texte. 2° *édition*....................   10 fr.

TOMES, professeur à l'hôpital dentaire, membre de l'Institut royal de Londres. — **Traité d'anatomie dentaire humaine et comparée,** traduit de l'anglais et annoté par le Dr CRUET, ancien interne en chirurgie des hôpitaux de Paris. 1 vol. in-8° de 450 pages, avec 175 figures dans le texte................   10 fr.

WECKER (L. de). — **Thérapeutique oculaire.** Leçons cliniques recueillies et rédigées par le Dr MASSELON. Revues par le professeur. 1 vol in-8° de 800 pages, avec figures dans le texte....   13 fr.

WECKER (L. de). — **Chirurgie oculaire.** Leçons cliniques receuillies et rédigées par le Dr MASSELON. Revues par le professeur. 1 vol. in-8° de 420 pages, avec 88 figures dans le texte ....   8 fr.

WECKER (L. de) et J. MASSELON. — **Echelle métrique pour mesurer l'acuité visuelle le sens chromatique et le sens lumineux.** 2° *édition* augmentée de planches en couleur 1 vol. in-8° et atlas séparé, contenant les planches murales. Le tout cartonné à l'anglaise.............................   8 fr.

WECKER (L de) et J. MASSELON. — **Ophtalmoscopie clinique.** Beau vol in-18 cartonné de 280 pages, avec 40 photographies hors texte représentant, d'après nature, les différentes modifications pathologiques de l'œil.............................   11 fr.

WECKER (L. de) et J. MASSELON. — **Oftalmoscopia clinica.** Traducedo por REAL gefe de clinica, en el gabeneto oftalmico del professor DE WECKER, 40 *fotographias fuero de texto.*   13 fr.

HISTOIRE DE LA MÉDECINE ET OUVRAGES ADMINISTRATIFS

Annuaire de l'Administration des forêts. Tableau complet au 1er février 1887 du personnel de l'Administration des forêts de France et d'Algérie, 1 vol. grand in-8 de 165 pages...   3 fr. 50

AUDET, médecin major à l'Ecole spéciale militaire de Saint-Cyr. — **Manuel pratique de Médecine militaire.** 1 joli vol. in-18, cartonné diamant avec planches hors texte.............   5 fr.

BARNIER médecin de 1re classe de la marine. — **Aide-Mémoire du Médecin de la Marine.** In-8 de ....   2 fr. 50

GUARDIA (J.-M.). — **Histoire de la médecine** d'Hippocrate à Broussais et ses successeurs. 1 vol. in-18 de 600 pages cartonné diamant ....   7 fr.

PETIT (A.), médecin-major de l'armée. — **Guide du Médecin et du Pharmacien auxiliaires de l'armee,** programme de l'examen d'aptitude prescrit par le dernier règlement ministériel en date du 25 mai 1886, pour les docteurs en médecine, les pharmaciens, les officiers de santé et les étudiants à douze inscriptions (deuxième édition, revue et corrigée), 1 vol. in-18 de 200 pages avec figures.........   ....   3 fr. 50

ROBERT (A.), médecin principal, professeur agrégé au Val-de-Grâce, membre correspondant de la Société de chirurgie. — **Traité des manœuvres d'ambulance et des connaissances militaires pratiques**, à l'usage des médecins de l'armée active, de la réserve et de l'armée territoriale. 1 beau vol. grand in-8° de 640 pages avec 253 figures dans le texte................ **13 fr.**

BOTANIQUE

Atlas des champignons comestibles et vénéneux de la France et des pays circonvoisins, contenant 72 planches en couleur où sont représentées les figures de 210 types des principales espèces de champignons recherchés pour l'alimentation et des espèces similaires suspectes ou dangereuses avec lesquelles elles peuvent être confondues, dessinées d'après nature avec leurs organes reproducteurs amplifiés par Charles Richon, docteur en médecine, membre de la Société botanique de France. Accompagné d'une monographie de ces 210 espèces et d'une histoire générale des champignons comestibles et vénéneux, par Ernest Rozé, lauréat de l'Institut, membre de la Société botanique de France, etc. Texte illustré de 45 photogravures des dessins primitifs des anciens auteurs, d'après des reproductions exécutées par Charles Rollet. *L'ouvrage sera publié en 9 fascicules in-4, Chaque fascicule contient 8 planches et 32 pages de texte.* Prix de chaque fascicule.. **10 fr.**

Les six premiers fascicules sont parus. — Le septième paraîtra le 15 juin 1887 et les suivants de deux en deux mois.

On peut souscrire dès maintenant à l'ouvrage complet au prix de 75 fr. — Les souscriptions à ce prix de 75 francs ne seront plus acceptées à partir de l'apparition du 7° fascicule. L'ouvrage, dont nous avons *tout le manuscrit et les planches* entre les mains, sera terminé avant la fin de la présente année.

BAILLON (H.), professeur d'histoire naturelle médicale à la Faculté de médecine.—**Le jardin botanique de la Faculté de médecine de Paris.** — Guide des élèves en médecine et des personnes qui étudient la botanique élémentaire et les familles naturelles des plantes. Contenant un résumé de leurs affinités et de leurs propriétés. 1 vol. in-18, cartonné diamant avec un plan du jardin collé sur toile................................. **5 fr.**

BAILLON (H.). — **Iconographie de la Flore Française,** paraissant par séries de 10 planches chromolithographiées (10 couleurs), d'après les aquarelles faites d'après nature sous les yeux de l'auteur. — Le texte explicatif, très complet, est imprimé au verso même des planches. Chaque planche porte un numéro qui n'indique que l'ordre de publication. Un index méthodique et des clefs dichotomiques établissant les séries naturelles suivant lesquelles les espèces doivent être disposées, seront publiées ultérieurement. Le nom des plantes qui appartiennent à la Flore parisienne est accompagné d'un signe particulier (*). Les principales localités des environs de Paris sont indiquées à la fin du paragraphe relatif à l'habitat.

Prix de chaque série de 10 planches avec couverture.   **1 fr. 25**

L'ouvrage sera publié en 40 ou 50 séries. Les 16 premières séries sont en vente (mars 1887). Il paraît en moyenne une série par mois.

BAILLON (H.). — **Guide élémentaire d'herborisations et de botanique pratique**, petit volume avec figures dans le texte.. 1 fr.

CRIÉ (Louis), professeur à la Faculté des sciences de Rennes, D^r ès sciences, pharmacien de 1re classe. — **Nouveaux éléments de botanique**, pour les candidats au baccalauréat ès sciences, et les élèves en médecine et en pharmacie, contenant l'organographie, la morphologie, la physiologie, la botanique rurale et des notions de géographie botanique et de botanique fossile. 1 gros vol. in-18, de 1160 pages avec 1332 figures dans le texte.......... 10 fr.

CRIÉ (L.) —**Cours de Botanique** (organographie, familles naturelles), pour la classe de quatrième, et à l'usage des Écoles d'agriculture et forestières et des Écoles normales primaires. 3e *édition*. 1 beau vol. in-18, cartonné, de 500 p., avec 863 fig. dans le texte. 4 f. 50

CRIÉ (L.). — **Anatomie et Physiologie végétales** (cours rédigé conformément aux nouveaux programmes), pour la classe de philosophie et les candidats au baccalauréat ès lettres. 2e *édition*. 1 vol. in-18, cart., de 250 p., avec 230 fig. dans le texte... 3 fr.

CRIÉ (L.). — **Premières notions de Botanique**, pour la classe de huitième et les écoles primaires, 1 vol. in-18, cartonné, de 150 pages avec 132 figures... .... 2 fr.

CRIÉ (L.). — **Essai sur la Flore primordiale** : ORGANISATION. — DÉVELOPPEMENT. — AFFINITÉS. — DISTRIBUTION GÉOLOGIQUE ET GÉOGRAPHIQUE. Grand in-8°, avec nombreuses figures dans le texte. 3 fr.

FLUCKIGER, professeur à l'Université de Strasbourg, et **HANBURY**, membre des Sociétés royale et linnéenne de Londres. — **Histoire des drogues d'origine végétale**, traduite de l'anglais, augmentée de très nombreuses notes par le Dr J.-L. DE LANESSAN, professeur agrégé d'histoire naturelle à la Faculté de médecine de Paris. 2 vol. in-8° d'environ 700 pages chacun, avec 350 figures dessinées pour cette traduction....................... 25 fr.

FORQUIGNON (L.), professeur à la Faculté des sciences de Dijon. — **Les Champignons supérieurs.** PHYSIOLOGIE. — ORGANOGRAPHIE. — CLASSIFICATION. — Avec un vocabulaire des termes techniques. 1 vol. in-18, cartonné diamant, avec 100 figures.. 5 fr.

GÉRARD (R.), professeur agrégé à l'école supérieure de pharmacie de Paris. — **Traité pratique de micrographie** appliquée à l'étude de la Botanique, de la Zoologie, des Recherches cliniques et des Falsifications. 1 vol. gr. in-8°, cartonné en toile, de 500 pages de texte, avec 300 figures dans le texte et 40 planches sur cuivre hors texte, contenant plus de 1200 dessins, 1 vol. grand in-8°, cartonné toile.................................... 18 fr.

LANESSAN J.-L. de), professeur agrégé d'histoire naturelle à la Faculté de médecine de Paris. — **Manuel d'histoire naturelle médicale (botanique, zoologie).** 2e *édition*. Corrigée et augmentée. 2 forts volumes in-18 formant 2,200 pages avec 2,050 figures dans le texte, 20 fr. — Cartonné en toile........ 22 fr.

LANESSAN (J.-L. de). — **Flore de Paris** (phanérogames et cryptogames), contenant la description de toutes les espèces utiles ou nuisibles, avec l'indication de leurs propriétés médicales, industrielles et économiques, et des tableaux dichotomiques très détaillés, permettant d'arriver facilement à la détermination des familles des tribus, des genres et des espèces de toutes les phanérogames et cryptogames de la région parisienne, augmentée d'un tableau donnant les synonymes latins, les noms vulgaires, l'époque de floraison, l'habitat et les localités de toutes les espèces, d'un vocabulaire des termes techniques et d'un memento des principales herborisations. 1 beau vol. in-18 jés. de 950 pag. avec 702 fig. dans le texte

Prix broché, 8 fr. – Cartonné diamant, 9 fr.

LANESSAN (J.-L. de). — **Histoire des Drogues simples d'origine végétale**. 2 vol. in-8°.(Voir *Fluckiger et Hanbury*).   25 fr,

LANESSAN (J.-L. de). — **Flore générale des Champignons**. (Voir *Wunsche*.)

LORENTZ et PARADE. — **Cours élémentaire de Culture des Bois**. 6° *édition* publiée par MM. A. LORENTZ, directeur des forêts au ministère de l'Agriculture, et L. TASSY. 1 beau vol. in-8°. de 750 pages, avec une planche hors texte................ 9 fr.

MARCHAND (Léon), professeur à l'école supérieure de pharmacie de Paris. **Botanique Cryptogamique pharmaceutico-médicale**, 2 vol. gr. in-8° de 500 pages avec de nombreuses figures dans le texte et des planches hors texte dessinées par FAGUET.

Le tome 1, qui comprend la 1re et la 2e partie est en vente. Il forme 1 vol. de 500 pages, avec 130 figures dans le texte et une planche en taille-douce, hors texte, prix...,........ ...   12 fr.

PORTES (L.), chimiste expert de l'Entrepôt, pharmacien en chef de Lourcine. et F. RUYSSEN. — **Traité de la Vigne et de ses produits**, précédé d'une préface de M. A. CHATIN, membre de l'Institut, directeur de l'École supérieure de pharmacie de Paris 2 forts volumes de plus de 700 pages chacun, avec de nombreuses figures dans le texte. Prix de l'ouvrage complet........   24 fr.

Le Tome Ier et le 1er fascicule du tome II sont en vente, la fin de l'ouvrage, qui se paye d'avance, sera remise aux souscripteurs en 1887.

POULSEN (V.-A.) **Microchimie végétale**, guide pour les recherches phytohistologiques à l'usage des étudiants, traduit d'après le texte allemand par J. Paul LACHMANN, licencié ès sciences naturelles. 1 vol. in-18 ....   2 fr.

QUELET (Lucien). — **Enchiridion Fungorum in Europa Media** et præsertim in Gallia vigentium. 1 vol. in-18, cartonnage percaline verte, toile rouge.........................   10 fr.

Exemplaire interfolié de papier blanc quadrillé........   14 fr.

TASSY (L.), conservateur des forêts. — **Aménagement des forêts**. 1 vol. in-8° de 700 pages. 3e *édition* très augmentée, 1887. 8 fr.

TASSY (L.). — **État des Forêts en France**, travaux à faire et mesures à prendre pour les rétablir dans les conditions normales. Une brochure de 120 pages.........................   2 fr.
Ce travail est extrait de la 3° édition de « l'Aménagement des Forêts ».

WUNSCHE (Otto), professeur au Gymnasium de Zwickau. — **Flore générale des Champignons**. Organisation, propriétés et caractères des familles, des genres et des espèces, traduit de l'allemand et annoté par J.-L. de LANESSAN, professeur agrégé à la Faculté de médecine de Paris. 1 vol. in-18 de plus de 550 pages. 8 fr
Cartonné diamant............. ....   9 fr.

ZOOLOGIE ET ANTHROPOLOGIE

BÉRENGER-FÉRAUD (L.-J.-B.), médecin en chef de la marine. — **La Race provençale.** Caractères anthropologiques, mœurs, coutumes, aptitudes, etc. et ses peuplades d'origine. 1 vol. in-8°, de 400 pages .... 8 fr.

CORRE (A.), professeur agrégé à l'École de Brest. — **La Mère et l'Enfant dans les Races humaines.** In-18 de 300 pages, avec figures dans le texte........................... 3 fr. 50

DICTIONNAIRE DES SCIENCES ANTHROPOLOGIQUES. (Voir aux *Dictionnaires*.)

HOVELACQUE (Abel).—**Les débuts de l'humanité. L'homme primitif contemporain.** In-18 de 336 pages, avec 40 figures dans le texte.................................... 3 fr. 50

HUXLEY (Th.), secrétaire de la Société royale de Londres et MARTIN (H.-N.). — **Cours élémentaire et pratique de Biologie,** traduit de l'anglais par F. PRIEUR. 1 vol. in-18 de 400 pages.   4 fr.

LANESSAN (J.-L. de), professeur agrégé d'histoire naturelle à la Faculté de médecine de Paris. — **Traité de Zoologie. Protozoaires.** 1 beau vol. gr. in-8° de 350 pages, avec une table alphabétique, et 300 figures dans le texte.................................. 10 fr.

> Le traité de zoologie paraît par volumes ou parties à 300 ou 400 pages, ornés de très nombreuses figures, contenant chacune l'histoire complète d'un ou plusieurs groupe d'animaux, et terminés par une table analytique.
>
> 1re partie. — *Les Protozoaires* (parue).
> 2e partie. — *Les Œufs et les Spermatozoïdes des Métazoaires. Les Cœlentérés* (sous presse).
> 3e, 4e et 5e partie. — *Les Vers et les Mollusques.*
> 6e et 7e partie. — *Les Arthropodes.*
> 8e 9e 10e partie. — *Les Proto-Vertébrés et les Vertébrés.*

LANESSAN (J.-L. de). — **Manuel de Zootomie,** guide pratique pour la dissection des animaux vertébrés et invertébrés à l'usage des étudiants en médecine, des écoles vétérinaires et des élèves qui préparent la licence ès sciences naturelles, par AUGUST MOJSISOVICS ELDEN VON MOSJVAR, privat-docent de zoologie et d'anatomie comparée à l'Université de Gratz. Traduit de l'allemand et annoté par J.-L. DE LANESSAN. 1 vol. in-8° d'environ 400 pages avec 128 figures dans le texte....................................... 9 fr.

LANESSAN (J.-L. de). — **Le Transformisme. Évolution de la matière et des êtres vivants.** 1 fort vol. in-18, de 600 pages, avec figures dans le texte........................... 6 fr.

PHILIPPON (Gustave), Ex-professeur d'Histoire naturelle au Lycée Henri IV. — **Cours de zoologie, l'homme et les animaux,** rédigé suivant les nouveaux program., pour les Lycées et Collèges, et à l'usage des Écoles normales primaires. Un joli vol. in-18 cart. toile, de 500 pages, avec 300 figures dans le texte.... 4 fr. 50

RAY-LANKESTER (E.), professeur de zoologie et d'anatomie comparée à l' « University college » de Londres. — **De l'embryologie et de la classification des animaux.** 1 vol. in-18 de 107 pages, avec 37 figures hors texte.......................... 1 fr. 50

VÉRON (Eugène). — **Histoire naturelle des Religions.** — Animisme.—Religions mères.—Religions secondaires.—Christianisme. — 2 vol. in-18 formant 700 pages................ 7 fr.

WAGNER (Moritz). — **De la Formation des espèces par la ségrégation.** traduit de l'allemand. 1 vol. in-18....... 1 fr. 50

MINÉRALOGIE ET PALÉONTOLOGIE

JAGNAUX (R.), membre de la Société Minéralogique de France et de la Société des Ingénieurs. — **Traité de Minéralogie appliquée** aux arts, à l'industrie, au commerce et à l'agriculture, comprenant les principes de cette science, la description des minéraux, des roches utiles et celle des procédés industriels et métallurgiques auxquels ils donnent naissance, à l'usage des candidats à la licence, des ingénieurs, des chimistes, des métallurgistes, des industriels, etc., etc. Un très fort volume gr. in-8 de 900 pages, avec 468 figures dans le texte...................... 20 fr.

PORTES (L.), pharmacien en chef de l'hôpital de Lourcine. — **Manuel de minéralogie.** 1 vol. in-18 jésus, cartonné diamant, de 366 pages, avec 66 figures intercalées dans le texte..... 5 fr.

ZITTEL (Karl), professeur à l'Université de Munich, et SCHIMPER (Ch.), professeur à l'Université de Strasbourg. — **Traité de Paléontologie.** Traduit de l'allemand par Ch. BARROIS, maître de conférences à la Faculté des sciences de Lille, 3 vol. grand in-8 de 700 à 800 pages chacun, avec 1800 figures dans le texte.

 Le tome I — *Paléozoologie.* 1 vol. in-8 de 770 pages, avec 563 figures dans le texte, est en vente................. 37 fr. 50

 Le Tome II — *Paléozoologie* (fin). — Comprenant les mollusques et les articulés, 900 pages, avec 1.109 fig. dans le texte. 45 fr.

 Le Tome III — *Paléobotanique.* (Sous presse).

CHIMIE, ÉLECTRICITÉ ET MAGNÉTISME

BARDET (G.). — **Traité élémentaire et pratique d'électricité médicale** avec une préface de M. le prof. C. M. GARIEL, 1 beau vol. in-8 de 640 pages, avec 250 figures dans le texte. 10 fr.

BARÉTY (A.), ancien interne des hôpitaux de Paris. — **Le Magnétisme animal,** étudié sous le nom de force neurique rayonnante et circulante, dans ses propriétés physiques, physiologiques et thérapeutiques. Un vol. gr. in-8 de 640 pages avec 82 figures......................... 14 fr.

BERNHEIM, professeur à la Faculté de médecine de Nancy. — **De la suggestion et de ses applications à la thérapeutique.** 1 vol in-18 cartonné diamant de 450 pages avec figures dans le texte...................... 6 fr.

BOUDET DE PARIS, ancien interne des hôpitaux de Paris. — **Électricité médicale.** Études électrophysiologiques et cliniques. 1 vol. gr. in-8 de 600 pages, avec de nombreuses figures dans le texte. Cet ouvrage paraîtra en 3 fascicules. Le 1er fascicule est en vente, il forme 100 pages...................... 3 fr.

 Le 2ᵉ et le 3ᵉ fascicule paraîtront en 1887.

BOUDET DE PARIS: **La Photographie sans appareils** pour la reproduction des dessins, gravures, photographies et objets plans quelconque, in-8 avec 10 planches hors texte en héliogravure......................... 3 fr. 50

DUTER (E.), agrégé de l'Université, docteur ès sciences physiques, professeur de physique au lycée Louis-le-Grand. — **Cours d'é-**

lectricité rédigé conformément aux nouveaux programmes. 1 vol. in-18, cartonné toile, de 280 pages, avec 200 figures dans le texte.. 3 fr. 50

GARIEL (C.-M.), professeur à la Faculté de médecine de Paris, membre de l'Académie de médecine, ingénieur en chef des Ponts et chaussées. — **Traité pratique d'électricité**, comprenant les les applications aux *Sciences* et à l'*Industrie* et notamment à la *Télégraphie*, à l'*Éclairage électrique*, à la *Galvanoplastie*, à la *Physiologie*, à la *Médecine*, à la *Météorologie*, etc., etc. Deux beaux volumes grand in-8 formant 1000 pages avec 600 figures dans le texte. Ouvrage complet...................... 24 fr.

GIBIER (P.). — **Le Spiritisme** (Fakirisme occidental), un vol. in-18 de 400 pages avec figures........................... 4 fr.

GRAHAM (professeur). — **La chimie de la panification**, traduit de l'anglais, 1 vol. in-18....... .... 2 fr.

HÉTET, pharmacien en chef de la marine, professeur de chimie à l'École de médecine navale de Brest. — **Manuel de chimie organique** avec ses applications à la médecine, à l'hygiène et à la toxicologie. 1 vol. in-18, de 880 pages, avec 50 figures dans le texte. Broché, 8 fr. — Cartonné...................... 9 fr.

JAGNAUX (R.), professeur de chimie à l'Association philotechnique, membre de la Société Minéralogique de France, et de la Société des ingénieurs civils, etc. — **Traité de chimie générale analytique et appliquée**, 4 vol. grand in-8 formant 2200 pages avec 800 figures dans le texte, et deux planches en couleur, hors texte .... 48 fr.

JAGNAUX (R.). — **Traité pratique d'analyses chimiques et d'essais industriels**, méthodes nouvelles pour le dosage des substances minérales, minerais, métaux, alliages et produits d'art, à l'usage des ingénieurs, des chimistes des métallurgistes, etc. 1 vol. in-18 de 500 pages avec figures................. 6 fr.

OCHOROWICZ (J.), ancien professeur agrégé à l'Université de Lemberg. **La Suggestion mentale**. 1 vol. in-18 jésus, de 500 pages.. 5 fr.

YUNG (Émile), Privat-Docent à l'Université de Genève. — **Le Sommeil normal et le Sommeil pathologique**, magnétisme animal, hypnotisme névrose hystérique, 1 vol. in-18...... 2 fr. 50

1565. — Tours imp. Rouillé-Ladevèze. DESLIS Frères successeurs.

www.ingramcontent.com/pod-product-compliance
Lightning Source LLC
LaVergne TN
LVHW021916170726
843501LV00001BA/51